JN421910

제2판 의료분쟁과 법

의료분쟁과 법

Medical Dispute and Law

02 second edition

김재윤 지음

율곡출판사

제2판 들어가는 글

Medical Dispute and Law
second edition Preface

『의료분쟁과 법』이 2006년 출간된 이후 의료계, 의료법 학계, 그리고 개인적 차원에서 많은 변화가 있었다. 우선 의료계 차원에서는 지난 20여 년간 의료과실로 인한 국민의 피해를 신속·공정하게 구제하고, 의료인의 안정적인 진료환경을 조성하기 위해 의료분쟁조정법의 제정이 수차례 시도되어 오다 드디어 2011년 4월 7일 '의료사고 피해구제 및 의료분쟁 조정 등에 관한 법률'이 제정되어 이 법률의 영향을 받게 되었다. 이 법률에 근거하여 2012년 4월 8일 '한국의료분쟁조정중재원'이 설립되었다. 그런데 의료계는 한국의료분쟁조정중재원의 설립 초기에 의료분쟁조정법이 의료분쟁을 공정하게 해결하는 것이 아니라 의료분쟁을 조장하고, 의료인을 보호하기보다는 의료인의 권리를 제한하고 부담만 지우는 '악법'으로 규정하고, 이에 대해 집단적 거부를 선언하였다. 그러나 의료계의 시각과는 달리 국민들로부터는 한국의료분쟁조정중재원이 의료분쟁 영역에서 대체적 분쟁해결(ADR) 절차를 관장하는 대표적인 기관으로 자리매김함으로써 의료분쟁의 신속하고 공정한 해결에 큰 도움이 될 수 있을 것으로 기대를 모으고 있다. 한국의료분쟁조정중재원이 설립된 지 이제 겨우 2년여의 시간밖에 지나지 않았다. 향후 시행과정에서 드러난 여러 문제점을 합리적으로 개선하여 환자, 의료인, 의료기관 모두에게 이익이 되고, 사회적 비용을 줄이는 데 커다란 기여를 하길 바란다.

다음으로, 의료법 학계 차원에서는 의료분쟁을 전문적·체계적으로 기술한 다수의 전문서적이 출간되었다. 김민중 교수님의 『의료의 법률학』(2011), 김선중 변호사님의 『의료사고 손해배상소송』(2012), 이덕환 명예교수님의 『의사법연구(医事法研究)』(2013), 신현호·백경희 공저의 『의료분쟁조정·소송총론, 각론』(2011, 2012), 이상돈·김나경 공저의 『의료법강의(개정판)』(2013), 주호노 교수님의 『의사법총론(醫事法總論)』(2012) 등이 대표적이다. 이러한 의료분쟁과 관련된 다수의 전문서적 출간으로 보다 깊이 있고 체계적인 의료분쟁에 대한 학문적 논의가 진행되고 있다.

셋째로, 필자의 개인적 차원에서 보면 『의료분쟁과 법』이 처음 출간될 당시 인제대학교 법학과에서 근무하다 2007년 9월 전남대학교 법학전문대학원으로 자리를 옮겨 로스쿨이란 새로운 환경에서 근무하게 되었다. 그간 2009년 로스쿨의 출범으로 새로운 교수법의 개발, 새로운 강의교재의 마련 등 여러 분주한 일들로 『의료분쟁과 법』의 개정작업을 차일피일 미루어 왔다. 그러나 2012년, 2013년 2학기에 전남대학교 의과대학생들을 상대로 '생활과 법률(의료분쟁의 이해)'을 강의하면서 본서의 내용이 최근의 법률개정 상황과 학문적 발전을 반영하고 있지 못함을 깨닫고 개정작업을 서두르게 되었다.

본 제2판은 두 가지 주안점을 가지고 집필되었다. 하나는, 의료법을 전문적으로 공부하는 연구자가 아닌 의과대학에서 공부하는 의학도와 보건의학과 계열의 학생들 대상으로 그들이 언제 · 어디서 겪을지 모르는 의료분쟁에 대한 기초 이해를 돕기 위해 기술되었다. 이에 깊이 있는 학설의 대립이나 난해한 법이론의 설명보다는 의료분쟁에 대한 기본 개념, 의료분쟁의 절차, 의료분쟁과 관련된 기본법제의 내용 등을 평이하게 설명하고자 하였다. 다른 하나는, 최근까지 제정 내지 개정된 관련 법률, 대법원과 헌법재판소의 주요 판례, 의료분쟁과 관련된 최근 통계 등을 빠짐없이 소개하고자 하였다. 이에 의료분쟁 조정 · 소송 실무의 지침서로는 부족하지만, 대학에서 의료분쟁 교과서 내지 강의교재로서 활용되기에 적합하도록 노력하였다.

끝으로, 『의료분쟁과 법』(제2판)이 나오기까지 저자를 물심양면으로 도와주신 모든 분에게 감사의 말씀을 전하고 싶다. 그 가운데서도 학문적 열정이 무엇인지를 끊임없이 보여주시는 건국대학교 법학전문대학원 손동권 교수님께 깊은 감사를 드린다. 그리고 전남대학교 법학전문대학원에서 '의료형법'과 '생활과 법률(의료분쟁의 이해)' 을 강의하면서 의학적 의문점과 의료계의 현실에 대해 많은 조언을 해주시신 전남대학교 의과대학 박종태 교수님(제12대 대한법의학회장)께 고마움을 표하고자 한다. 그리고 본 제2판의 출간을 흔쾌히 허락해주신 율곡출판사 박기남 사장님과 편집 · 교정작업에 수고를 아끼지 않은 임직원 모두에게도 감사드린다. 마지막으로 10년만의 연구년을 맞아 마음 편하게 연구년을 보낼 수 있게 배려를 해준 아내와 어느 새 건강하게 훌쩍 커버린 두 아들 태영, 태우에게 고마움을 전한다.

2015년 1월

전남대학교 법학전문대학원 연구실에서

김 재 윤

초판 들어가는 글

Medical Dispute and Law
first edition Preface

오늘도 수많은 환자가 질병의 고통에서 벗어나고자 병상에서 힘겨운 싸움을 계속하고 있다. 의사와 간호사 등 의료관계 종사자는 전문의학지식과 의료기술을 가지고 이들의 질병을 치유하기 위해 최선의 노력을 다하고 있지만, 병원을 찾은 환자 모두가 자신의 질병을 완치해 퇴원하는 것은 아니다. 오늘날 대형화 · 전문화 · 세분화 · 영리화된 종합병원에서 환자와 의사 간의 신뢰관계는 점차 상실되고, 대신 그 자리에 갈등과 의혹이 자리 잡아 가고 있다. 또한 의료행위가 급증하면서 의사는 부지불식간의 부주의로 환자의 질병을 악화시키거나 심지어 환자를 사망케 하는 뜻하지 않은 의료사고를 일으키기도 한다. 이러한 의료사고에 근거한 의료분쟁이 지속적으로 증가하고 있기 때문에 환자와 의사는 의료분쟁을 어떻게 효과적이고 합리적으로 해결하고 예방해야 하는지에 관한 관련 법률지식에 관심을 가져야 할 필요가 있다.

필자는 2005년도 여름 인제대학교 의과대학생을 대상으로 한 '의료분쟁과 법'이란 과목의 강의안을 준비하며 다소 놀라운 사실을 발견했다. 우리나라에서 매년 의료분쟁이 얼마나 발생하고 어떻게 처리되는지에 관한 정확한 통계자료는 물론이고 의료분쟁조정과 관련한 법률조차 아직 마련되어 있지 않다는 사실을 발견했기 때문이다. 더욱이 의료과실소송 실무에 필요한 내용을 세밀히 저술해 놓은 방대한 양의 실무용 서적은 있지만, 앞으로 의사로서 의료현장에서 헌신할 의과대학생들에게 의료분쟁의 원만한 해결과 예방에 대한 전반적인 법률기초지식을 소개하는 기본서가 없다는 점을 발견하고 문제의 심각성을 깨달았다. 의료인들은 의료분쟁을 현실적으로 경험하지만 이에 관한 법률지식이 부족하고, 반대로 법조인들은 법률지식은 있지만 충분한 의료 및 의학지식이 없어 이러한 현상이 초래되고 있는 것이 아닌가 한다. 이에 형사법을 전공한 필자는 의학지식이 전무함에도 불구하고 만용(蠻勇)에 가까운 용기를 내어 의과대학에서 '의료분쟁과 법' 이란 과목의 강의용 기본서를 집필하게 되었다.

당초 '의료분쟁과 법' 의 법률기초기식을 담아보자고 출발했지만 종착지점에서 뒤돌아보니 필자의 학문적 역량부족으로 인해 미흡한 점이 너무나 많음을 느낀다. 특히나 본 교재의 내용은 저자의 순수한 학문적 연구에서 비롯된 것이기보다는 기존의 저서와 논문 등 여러 자료를 참고로 하여 저술되었고, 연구논문이 아닌 강의교재의 특성상 일일이 그 출처를 모두 밝히지 못했음을 아쉽게 생각한다. 문헌의 원작자 제위께서는 인용된 부분들이 다만 의료분쟁에 관한 법률적 체계를 구축함으로써 의료분쟁의 원만한 해결과 예방을 위해 선의의 목적으로 이용되었음을 이해하시고 널리 양해해 주시기를 부탁드린다.

끝으로 필자가 학자로서의 길을 걸을 수 있도록 인도해 주시고 끊임없는 애정과 사랑을 보내주시는 건국대학교 손동권 교수님께 깊은 감사를 드린다. 선생님의 훌륭하신 학문적 성취에 제자가 누가 되지 않을까 항상 염려가 되며, 이 염려를 덜어드리기 위해 앞으로도 더욱 열심히 연구에 매진하고자 한다. 그리고 신임교수로서 부족한 점이 많은데도 애정을 베풀어 주시고 편안한 연구활동에 도움을 주시는 인제대학교 법학과 동료 교수님들께도 감사의 말씀드린다. 독일 유학시절부터 지금까지 따뜻한 사랑을 보내주고 있는 아내에게도 고마움을 표하고 싶다. 마지막으로 미흡한 내용을 담고 있는 본 교재의 출판을 흔쾌히 허락해 주신 율곡출판사 박기남 사장님과 편집 · 교정작업에 수고를 아끼지 않은 박미라 님께 감사드린다.

2006년 1월 20일

인제대학교 법학과 연구실에서

김 재 윤

차 례

Medical Dispute and Law
second edition Contents

제3장 민사소송에 의한 의료분쟁의 해결

제4장 형사소송에 의한 의료분쟁의 해결

제6장 의료분쟁의 예방대책

제7장 판례로 본 의료분쟁

표 차례

그림 차례

참고문헌

Medical Dispute and Law
second edition Reference

[국내문헌]

1. 형사법 기본서

강구진, 『형법강의 각론 I』, 박영사, 1983.

김일수, 『형법학원론』, 박영사, 1988.

김일수 · 서보학 공저, 『새로쓴 형법총론』(제12판), 박영사, 2014.

남흥우, 『형법총론』, 박영사, 1980.

박상기, 『형법총론』(제8판), 박영사, 2009.

배종대, 『형법총론』(제11판), 홍문사, 2013.

손동권 · 김재윤 공저, 『새로운 형법총론』, 율곡출판사, 2011.

유기천, 『개정 형법학(형법강의)』, 일조각, 1980.

이재상, 『형법총론』(제7판), 박영사, 2011.

______, 『형사소송법』(제9판), 박영사, 2012.

이형국, 『형법총론』(제4판), 법문사, 2007.

임 웅, 『형법총론』(제6정판), 법문사, 2014

정성근, 『형법총론』, 법지사, 1996.

정영석, 『형법총론』, 법문사, 1987.

황산덕, 『형법각론』, 방문사, 1983.

2. 단행본

김민중, 『의료분쟁의 법률지식』, 청림출판사, 1998.

_____, 『의료의 법률학』, 신론사, 2011.

김선중, 『의료사고 손해배상소송』, 육법사, 2012.

김선중 · 이경환 · 김원호 공저, 『의사와 변호사가 함께 풀이한 최신의료판례』, 동림사, 2003.

김성천, 『의료서비스와 소비자피해구제』, 소비자보호원, 1999.

김장한 · 이윤성 공저, 『의료와 법』, E*PUBLIC, 2006.

김재윤, 『생명의 형법적 보호』, 전남대학교 출판부, 2014.

김천수, 『오진에 대한 설명과 동의의 법리』, 대구대학교 출판부, 1999.

대한의사협회, 『의료분쟁의 이해』, 법문사, 2009.

문국진, 『의료의 법이론』, 고려대학교 출판부, 1982.

_____, 『의료법학』, 청림출판사, 1989.

문정두, 『판례중심 의료소송』, 법조문화사, 1982.

박영호, 『의료분쟁과 법』, 법률정보센타, 2005.

법원행정처, 『새로운 민사사건관리 모델 실무편람』, 2001.

사법연수원, 『특수불법행위』, 2004.

손명세, 『의료분쟁조정제도 실행방안 연구』, 연세대학교 의료법윤리학연구원, 2009.

신현호, 『의료소송총론』, 육법사, 1997.

신현호 · 백경희 공저, 『의료분쟁조정 · 소송총론』, 육법사, 2011.

주호노, 『의사법총론』, 법문사, 2012.

이덕환, 『의료행위와 법』, 문영사, 2003.

_____, 『의사법연구』, 율곡미디어, 2013.

이상돈, 『의료형법』, 법문사, 1998.

이상돈 · 김나경 공저, 『의료법강의』(개정판), 법문사, 2013.

이시윤, 『신민사소송법』(제7판), 박영사, 2013.

이은영, 『채권각론』(제5판), 박영사, 2007.

이종태, 『의료과실의 이론과 실제』, (주)청암미디어, 2001.

이준상, 『의료과오에 관한 판례분석』, 고려대학교 출판부, 1997.

의료사고가족연합회 엮음, 『의료사고 분쟁』, 한솔미디어, 1995.

조병희, 『의료문제의 사회학 ― 한국의료체계의 모순과 개혁 ―』, 태일사, 1999.

정현미, 『의료과오의 형사법적 책임』, 한국형사정책연구원, 1998.

추호경, 『의료과오론』, 육법사, 1992.

최재천 · 박영호 공저, 『의료과실과 의료소송』, 육법사, 2001.

최재천 · 박영호 · 홍영균 공저, 『의료형법』, 육법사, 2003.

한국소비자보호원, 『의료분쟁시 병원진료기록 사본발급에 대한 소비자 불만과 개선방안』, 2002.

허영희 · 강경모 · 오시환 공저, 『생활법률』, 법문사, 2001.

홍일균, 『민사조정제도와 의료과오소송』, 고려대학교 특수법무대학원 제1기 의료법 최고위과정 교재, 1997.

3. 논 문

김기령, 「의료와 의권」, 『대한의학협회지』(제23권 제3호), 1980.

김광우, 「진료의 입장에서 본 병원의료분쟁의 예방과 대책」, 『대한병원협회지』(1 · 2월호), 1984.

김병준, 「의료분쟁의 현실과 개선방안」, 『의료분쟁 심포지움 자료집』, 대한의사협회, 2000.

김상영, 「의료과오의 입증에 관한 판례동향」, 『부산지방변호사회지』(제14호), 1997.

김상호 · 김경화 공저, 「의료행위와 형사책임의 유형」, 『동아논총』(제38집), 동아대학교, 2001.12.

김선석, 「의료과오에 있어서 인과관계와 과실」, 『의료사고에 관한 제문제』(재판자료 제27집), 법원행정처, 1985.

김성주 · 김도영 공저, 「의료판례의 종합적 분석 및 그 전망」, 『법조』(통권 제484호), 1997.1.

김승년, 「의료과오에 대한 손해배상책임—특히 의료과오의 판정기준과 그 유형을 중심으로—」, 『현대민법론』(설암 이광신 박사 화갑기념), 고시원, 1982.

김신규, 「형법상 의료과오의 법리에 관한 연구」, 부산대학교대학원, 법학박사학위논문, 1991.

김영환, 「의료형법에 관한 형법적 고찰」, 『성시탁 교수 화갑기념논문집』, 1993.

김용한, 「의료행위에 의한 책임」, 『법조』(제31권 제6호), 1983.

김종두, 최영희 의원 대표 발의 「의료사고 피해구제에 관한 법률안 검토보고서」, 2009.11.

권오승, 「의료분쟁조정법안의 문제점과 개선방안」, 『서울대 법학』(제36권 1호), 1995.

류지태, 「의료행위의 개념」, 『고려법학』(제39호), 고려대학교 법학연구원, 2002.

문정두, 「의료과오소론」, 『대한변호사협회지』, 1993.10.

박광민, 「형법상 의사의 치료행위의 본질」, 『성균관법학』(제12호), 2000.

박상기, 「과실범의 구조」, 『고시연구』, 1992.7.

______, 「의료사고에서의 과실인정의 조건」, 『의료와 형법』(제22회 형사정책세미나), 한국형사정책연구원, 1998.

박영규, 「의료행위에서의 생명과 신체의 보호에 관한 형법적 연구」, 연세대학교대학원, 박사학위논문, 1991.

박일환, 「의료과오의 입증에 관한 독일법과 미국법의 비교법적 고찰(상)」, 『법조』, 1985.1.

______, 「의사의 설명의무와 환자의 승낙」, 『의료사고에 관한 제문제』(재판자료 제27집), 법원행정처, 1985.

박종두, 「의료계약의 법적 구성」, 『법조』(제41권 제10호), 1992.

손용근, 「의료과오소송에 있어서 입증의 경감에 관한 연구」, 연세대학교대학원, 법학박사학위논문, 1996.

신동일, 「형법상 의료행위와 설명의무」, 『형사정책연구』(제14권 제1호), 한국형사정책연구원, 2003.

신은주, 「의료사고피해구제 및 의료분쟁 조정 등에 관한 법률에 있어서 조정제도 및 향후 전망」, 『의료법학』(제12권 제1호), 2011.

신현호, 「의료판례의 최근 동향과 의료분쟁의 원만한 해결을 위하여」, 『의료분쟁 심포지움 자료집』, 대한의사협회, 2000.

안동준, 「분업적 의료행위와 과실범」, 『전남대학교 논문집』(제29집), 1984.

_____, 「치료상의 실수에 대한 의사의 법적 책임」, 『김종원 교수 화갑기념논문집』, 법문사, 1991.

윤경현, 「의료과오의 책임」, 『사법논집』(제6집), 법원행정처, 1975.

윤석정, 「의료과오사범의 실태와 대책」, 『의료과오사범의 실태와 대책』, 법무연수원, 1990.

이동학, 「사회통합을 위한 의료분쟁의 조정과 중재」, 『저스티스』(통권 제134-3호), 2013.

이보환, 「의료과오로 인한 민사책임의 법률적 구성」, 『의료사고에 관한 제문제』(재판자료 제27집), 법원행정처, 1985.

이상영 외, 「의료분쟁조정중재제도 활성화를 위한 정책과제와 대책」, 한국보건사회연구원, 2012.

이영환, 「진료과오에 있어서의 의사의 민사책임에 관한 연구」, 동아대학교대학원, 박사학위논문, 1984.

이재석, 「의료행위와 형법적 평가」, 『대구법학』(제4호), 2001.8.

_____, 「분업의료와 신뢰의 원칙」, 『대구법학』(제5호), 2002.8.

_____, 「전단적 의료행위의 형법적 평가」, 『박재윤 교수 정년기념논문집』, 2002.

전지연, 「분업적 의료행위에서 형사상 과실책임」, 『형사판례연구 [12]』, 한국형사법학회, 2004.

정규원, 「피해자의 승낙에 대한 연구」, 서울대학교, 법학박사학위논문, 1999.

정락형, 「의사배상책임보험의 현황과 개선방안」, 『의료분쟁 심포지움 자료집』,

대한의사협회, 2000.

정영수, 「의료분쟁의 합리적 해결을 위한 연구」, 『민사소송』(제14권 제2호), 2010.

정영일, 「분업적 의료행위에 있어서 형법상 과실책임」, 『형사판례연구 [6]』, 한국형사법학회, 1998.

하태훈, 「의사의 치료행위」, 『고시계』, 2001.8.

한두희, 「의료분쟁조정법 시행을 둘러싼 몇 가지 쟁점에 대한 검토」, 『법조』(통권 제675호), 2012.12.

현두륜, 「의료분쟁조정법 시행에 따른 성과 및 과제」, 『의료분쟁조정법 시행 1주년 성과와 과제』, 한국의료분쟁조정중재원, 2013.

4. 인터넷사이트

http://laws.co.kr/main.asp?lm=3&ce=0301

http://www.ccn.go.kr

http://www.clinic-clinic.com/mlprctce/MalpracticeLaw.htm

http://www.hospitallaw.or.kr

http://www.hospitallaw.or.kr/dispute-demo.html

http://www.hospitallaw.or.kr/dispute-now%20case.html

http://www.humanmed.org/

http://www.k-medi.or.kr

http://www.medisuit.co.kr/trouble_info/trouble_info01.asp

http://www.wowmedical.tv/trouble/precedent01.asp

http://www.wowmedical.tv/trouble/precedent_abc02.asp

http://www.wowmedical.tv/trouble/precedent_abc04.asp

http://www.xn--9r2b23n2b973a.net/sub1.html

[외국문헌]

1. 일본문헌

稲葉一人, 정문희 · 서홍석 공역, 『의료과오와 간호과오 그리고 소송』, 계축문화사, 2004.

2. 독일문헌

U. Beck, *Risikogesellschaft. Auf dem Weg in eine andere Moderne*, Frankfurt am Main 1986.

D. Bussmann, *Die strafrechtliche Beurteilung von ärztlichen Heileingriffen*, Diss., 1984.

P. Bockelmann, *Strafrecht des Arztes*, Stuttgart 1968.

H. Welzel, *Das Deutsche Strafrecht*, 11. Aufl., Berlin 1969.

제1장

현대사회와 의료분쟁

제1절 서 론

I. 의료분쟁의 의의 및 특성

의료분쟁(醫療紛爭, medical dispute)은 의사가 전문적 의학지식과 충분한 임상경험, 최신의 의료기술로 최선을 다했음에도 환자에게 기대된 효과가 나타나지 않거나 심지어 환자가 사망 또는 중대한 상해를 입는 등의 악화된 결과가 나타나 다툼이 있는 것으로, 의사 등 의료인에게 의료과실이 있거나 또는 있다고 주장함으로써 발생한다.

현대사회에서는 의료기술과 의학지식의 급속한 발전으로 양질의 의료서비스가 제공되고 있다. 그러나 의료사고에 의한 의료분쟁은 오히려 과거보다 더 빈번하게 발생하고 있는 실정이다. 이것은 복지국가 실현을 위한 정부의 의료보험 확대정책과 더불어 국민의 건강에 대한 관심과 의식이 향상됨에 따라 의료수요가 크게 증가하였고, 대형 종합병원 위주의 대량의료공급체계로 인하여 의료가 비인격화되고, 의사와 환자 간의 상호 신뢰가 붕괴된 것에서 그 주된 원인을 찾을 수 있다.

본질적으로 의료행위는 치료 등의 목적을 위해서이기는 하나 환자의 신체에 대한 침해(身體에 對한 侵害, Eingriff in den Körper)를 수반함으로써 그 자체로 위험을 내포하고 있다. 뿐만 아니라 사람의 신체는 기계와는 달리 예측할 수 없는 생리적 · 병리적 현상을 보여 기대한 치료효과가 없거나 심지어 사상(死傷)에 이르게 되는 결과가 발생할 수도 있는데, 이때 환자 또는 그 가족과 의료인 간의 의료분쟁은 불가피하다.

의료분쟁의 증가로 말미암아 종래 '인술'(仁術)이라는 차원에서 이해되었던 의사와 환자의 관계는 법적 규율을 받는 새로운 관계로 인식되었고, 분쟁 당사자 간의 개인적 차원의 문제를 넘어 중대한 사회문제로 부각되기에 이르렀다.[1]

따라서 의료행위를 둘러싼 의사와 환자 간의 의료분쟁이 어떠한 과정에서 어떠한 원인으로 발생하는지, 그리고 의료과실에 대한 법률적 구성을 어떻게 할 것인지, 특히 의사에게 요구되는 민・형사상의 주의의무의 내용은 어떠한 것인지, 의료분쟁의 해결을 위한 방안은 어떠한 것이 있는지 등의 문제는 보건학 또는 의료법학 분야에서 시급히 해결하지 않으면 안 될 중요한 과제로 대두되고 있다.[2]

Ⅱ. 의료분쟁과 관련된 기초 개념

1. 의료인

의료법 제2조 제1항은 "의료인이라 함은 보건복지부장관의 면허를 받은 의사・치과의사・한의사・조산사 및 간호사를 말한다"고 정의하면서, 동조 제2항은 다시 "의사는 의료와 보건지도, 치과의사는 치과 의료와 구강 보건지도, 한의사는 한방 의료와 한방 보건지도, 조산사는 조산과 임부・해산부・산욕부 및 신생아에 대한 보건과 양호지도, 간호사는 상병자나 해산부의 요양을 위한 간호 또는 진료 보조 및 대통령령이 정하는 보건활동의 임무를 수행하여 국민보건 향상을 이루고 국민의 건강한 생활 확보에 이바지할 사명을 가진다"고 규정하고 있다.

---

1. 의료문제를 사회문제의 시각에서 분석한 글로는 조병희, 『의료문제의 사회학 — 한국의료체계의 모순과 개혁 —』, 태일사, 1999 참조.
2. 추호경, 『의료과오론』, 육법사, 1992, 15～16면; 허영희・강경모・오시환 공저, 『생활법률』, 법문사, 2001, 199면.

이러한 의료법의 규정을 종합하면, 결국 의료인이란 위와 같은 임무를 수행함으로써 국민보건의 향상을 도모하고, 국민의 건강한 생활 확보에 기여함을 사명으로 하는 의사 · 치과의사 · 한의사 · 조산사 · 간호사를 총칭하는 개념이다.

2. 의료행위

일반적으로 의료(醫療, medical care)는 "인간의 생명에 관련된 건강과 질병을 대상으로 하는 의학의 사회적 적용"[3] 또는 "의학적인 지식과 수단 · 방법, 즉 의술로써 질병을 진단하고 치료하는 것"[4]이라고 정의되며, 행위가 의학적 적응성과 의료기술의 정당성을 가지고 객관적인 치유경향에 있을 때 의료행위가 된다.

그런데 의료법에서는 의료행위의 개념에 관하여 '의료인이 하는 의료 · 조산 · 간호 등 의료기술의 시행'을 의료행위라고 한다(동법 제12조 제1항)고 규정하고 있을 뿐 의료행위의 실질적 내용이 무엇인지에 대한 개념 정의규정을 두지 않고 있다.[5] 다만 의료계에서는 의료행위의 개념에 대해 크게 ① 사람의 질병의 진찰, 치료 혹은 예방을 목적으로 하는 행위라는 견해, ② 현대의학을 기본으로 하여 그 이론을 임상에 응용하는 행위로서 사람의 질병의 진찰, 혹은 예방을 목적으로 행하는 행위라는 견해, ③ 의사의 의학적 판단 및 시술로써 행하는 것이거나 보건위생상 위해를 발생시킬 우려가 있는 행위라는 견해 등으로 나누고 있다.[6] 하지만 의료행위의 실질적 내용은 의학 및 의료기술의 발달과 사회통념에 따라 변화되므로 쉽게 확정할 수 있는 성질의 것이 아니라 본다.[7] 판례도 처음에는 의료행위를 "의료인이 의학의 전문적

---

3. 김기령, 「의료와 의권」, 『대한의학협회지』(제23권 제3호), 1980, 177면.
4. 김성주 · 김도영, 「의료판례의 종합적 분석 및 그 전망」, 『법조』 1997년 1월호(통권 제484호), 5면; 문국진, 『의료의 법이론』, 고려대학교 출판부, 1982, 3면.
5. 헌법재판소는 현행 의료법이 의료행위에 관한 정의규정을 두고 있지 않은 점에 대해 명확성 원칙에 반하지 않는 것으로 결정을 내린 바 있다(헌법재판소 1996.12.26. 93헌바65 결정). 이러한 헌재 결정에 대한 비판과 의료행위 개념정의의 필요성에 관한 자세한 분석으로는 류지태, 「의료행위의 개념」, 『고려법학』(제39호), 고려대학교 법학연구원, 2002, 65면 이하 참조.
6. 최재천 · 박영호 · 홍영균 공저, 『의료형법』, 육법사, 2003, 196면.
7. 예컨대 성형수술의 의료행위 해당 여부와 관련하여 대법원은 과거 "곰보수술, 쌍눈꺼풀, 콧날세우기 등 미용성형수술이 질병의 예방 또는 치료행위가 아니기 때문에 의학상 의료행위에 속하지 않는다"

지식을 기초로 하여 경험과 기능으로써 진찰, 검안, 처방, 투약 또는 외과수술 등 질병의 예방과 치료행위"로 파악했으나,[8] 의학의 진보와 의료기술의 혁신 및 새로운 의료행위에 대한 사회적 수용에 따라 의료행위를 점점 확대하여 "질병의 예방 또는 치료행위 이외에도 의료인이 행하지 아니하면 보건위생상 위해가 생길 우려가 있는 행위"도 의료행위의 범주에 포함시키고 있다.[9]

생각건대 안락사, 인공임신중절수술, 인공수정, 성전환수술, 장기이식술 등 '새로운 영역의 의학'이 계속해서 등장하고 있으며, 침술, 뜸, 안마, 지압, 마사지 등과 같은 한의학적 치료법뿐만 아니라 식이요법, 약초요법, 향기요법, 생체자기요법, 수(水)치료법, 동종요법, 척추교정요법 등과 같은 대체의료행위가 점점 증가하고 있고, 대체의료행위 자체의 위험성도 무시하기 어렵기 때문에 의료행위의 개념은 의사의 의학적 판단 및 시술로써 행하는 것이거나 보건위생상 위해를 발생시킬 우려가 있는 행위라는 견해로 파악하는 것이 타당하다고 여겨진다. 판례도 수지침 및 체침과 같은 침술행위, 뜸요법, 자석요법, 벌침요법, 부항 시술행위, 안마, 지압, 척추교정, 활법 등과 같은 행위가 생리상 또는 보건위생상 위험이 있을 수 있는 경우에는 의료행위에 해당한다고 판시한 바 있다.[10]

고 판시하였으나(대법원 1972.3.28. 선고 72도342 판결), 그 후 입장을 변경하여 "코높이기 등 성형수술도 질병의 치료행위의 범주에 넣어 의료행위에 해당한다"고 판시하고 있다(대법원 1974.11.26. 선고 74도1114 판결).

8. 대법원 1972.3.28. 선고 72도342 판결. 의료행위에 대해 조금 더 자세한 설명을 하고 있는 판례로는 대법원 1985.5.28. 선고 84도2135 판결: "의료행위라고 함은 질병의 예방이나 치료행위를 말하는 것으로서 의학의 전문적 지식을 기초로 하는 경험과 기능으로써 진찰, 검안, 처방, 투약 또는 외과수술 등의 행위를 말하는 것이고, 진찰이라 함은 환자의 용태를 듣고 관찰하여 병상 및 병명을 규명·판단하는 작용으로 그 진단방법으로는 문진, 시진, 청진, 타진, 촉진 기타 각종의 과학적 방법을 써서 검사하는 등 여러 가지가 있고, 위와 같은 작용에 의하여 밝혀진 질병에 적합한 약품을 처방, 조제, 공여하거나 시술하는 것이 소위 치료행위에 속한다."

9. 대법원 2002.6.20. 선고 2002도807 전원합의체 판결.

10. 대법원 1978.5.9. 선고 77도2191 판결; 대법원 1992.10.13. 선고 92도1892 판결; 대법원 1993.7.27. 선고 93도1352 판결; 대법원 1999.3.26. 선고 98도2481 판결; 대법원 2000.4.25. 선고 98도2389 판결; 대법원 2000.2.25. 선고 99도4542 판결; 대법원 2002.5.10. 선고 2000도2807 판결; 대법원 2002.6.20. 선고 2002도807 판결; 대법원 2004.10.28. 선고 2004도3405 판결. 그러나 판례는 "지압서비스업소에서 근육통을 호소하는 손님들에게 엄지손가락과 팔꿈치 등을 사용하여 근육이 뭉쳐진 허리와 어깨 등의 부위를 누르는 방법으로 근육통을 완화시켜 준 행위는 의료행위에 해당하지 않는다"고 판시한 바 있다(대법원 2000.2.22. 선고 99도4541 판결).

3. 의료사고

의료사고(醫療事故, medical accident)란 병원 · 의원 · 보건소 등 의료에 관련된 장소에서 주로 의료행위의 수급자인 환자를 피해자로 하고, 진단, 검사, 치료 등과 같은 의료행위가 개시되어 그 종료에 이르기까지의 전 과정이나 그 종료 후에 당해 의료행위로 인하여 뜻밖에 일어난 악결과(惡結果)를 말한다.

2011년 4월 7일 제정된 '의료사고 피해구제 및 의료분쟁조정 등에 관한 법률'(이하 '의료분쟁조정법' 이라 한다) 제2조 제1호에 따르면 "의료사고란 보건의료인이 환자에 대하여 실시하는 진단 · 검사 · 치료 · 의약품의 처방 및 조제 등의 행위로 인하여 사람의 생명 · 신체 및 재산에 대하여 피해가 발생한 경우"를 의미한다.

의료사고는 협의의 의료사고와 광의의 의료사고로 나눌 수 있는데, 협의의 의료사고는 의료행위과정에서 발생하는 악결과만을 의료사고로 이해한다. 이와 달리 광의의 의료사고는 병실의 바닥이 미끄러워 넘어지는 바람에 부상을 입은 경우, 정신병자가 발작을 일으켜 같이 입원해 있던 정신병자를 칼로 찔러 살해한 경우 및 기타 환자관리상의 과실 등으로 인하여 생긴 사고, 기구의 결함으로 환자가 부상을 당한 경우 등 병원의 환자관리나 시설관리 면에서 발생하는 사고는 물론 신생아를 잘못 인도한 경우 등도 의료사고에 포함한다. 이와 같은 의료사고는 그 발생, 원인, 책임의 소재를 일단 도외시한 사회현상을 의미하는 가치중립적인 개념이다.

의료사고에는 임상의학의 실천단계에 있어 의료 수준을 벗어난 사고, 다시 말해 의사에게 당해 결과에 대하여 결과예견 가능성이나 결과회피 가능성에 대한 비난을 할 수 없는 의료사고도 포함된다. 이러한 사고는 의료의 수준에 비추어 볼 때 의사에게 주의의무를 위반했다고 할 수 없기 때문에 모든 의료사고에 의료과실이 있다고 볼 수는 없다.[11]

의료사고와 구별되는 개념으로 준의료사고(準醫療事故, medical incident)라는 개념이 있는데, 이는 의료사고와 같은 유해한 결과는 발생하지 않았지만 하마터면 의료사고를 일으킬 뻔한 사태를 의미한다. 의료사고와 준의료사고의 개념을 그림으로

11. 신현호 · 백경희, 『의료분쟁조정 · 소송총론』, 육법사, 2011, 35~36면; 추호경, 앞의 책, 26면.

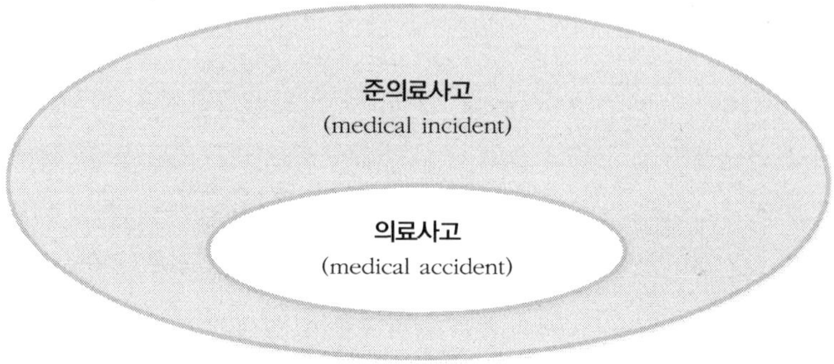

[그림 1-1] 의료사고와 준의료사고의 관계

표시하면 [그림 1-1]과 같다.[12]

의료사고의 유형으로는 환자에게 발생된 결과에 따라 사망, 후유장애, 질병의 재발, 재수술, 새로운 질병의 발생, 치료지연 등이 있으며, 의료서비스의 내용에 따라 오진, 투약 및 주사사고, 수술 · 처치에서의 사고, 마취사고, 수혈사고, 분만사고, 환자관리상의 사고, 예방접종에서의 사고 등으로 분류할 수 있다.

의료사고가 발생하는 원인으로는 의료인의 의술부족과 주의태만과 같은 의료기관측의 원인, 의사의 지시를 준수하지 않는 등의 환자측의 원인 및 원인불명으로 나눌 수 있으나 여러 원인들이 복합적으로 상호 작용하여 발생하기도 한다. 이때 원인불명은 현대의학의 한계를 의미하는 것으로 의약품의 불가항력적인 부작용, 환자의 특이체질 등을 말한다.[13]

4. 의료과오 · 의료과실

의료과오란 흔히 의료행위에 있어서의 잘못이나 허물을 의미하는데, 의료사고가 가치중립적인 개념이라면 의료과오는 법률적인 개념이다. 그런데 의료과오와 의

12. 稲葉一人, 정문희 · 서홍석 공역, 『의료과오와 간호과오, 그리고 소송』, 계축문화사, 2004, 13면.
13. 의료사고의 발생원인으로 추호경은 의료주체의 원인, 의료본질적 원인, 진료상황적 원인, 의료제도적 원인, 기타 원인 등을 지적하고 있다(추호경, 앞의 책, 30~32면).

료과실은 일반적으로 구별하지 아니하고 혼용하는 경향이 있고, 실제로 양자를 구별하는 것이 어려운 경우도 많이 있으나 이를 구별하면 다음과 같다.

의료과오(醫療過誤, medical malpractice)란 의료행위가 당시의 의학지식 내지 의료기술의 원칙에 따라 의료인에게 요구되는 주의의무를 게을리함으로써 적합한 것이 되지 못한 것이라고 말할 수 있는데, 보통은 법적 책임을 지울 수 있는 의료행위에 있어서의 잘못을 통틀어 말하고, 때로는 잘못된 행위 자체를 의미하기도 한다.

이와는 달리 의료과실(醫療過失, medical negligence)은 의사가 환자를 진료하면서 당연히 기울여야 할 업무상 요구되는 주의의무를 게을리하여 사망, 상해, 치료지연 등 환자의 생명, 신체의 완전성을 침해한 결과를 일으키게 한 경우로서 의사의 주의의무 위반에 대한 비난 가능성을 말한다. 즉 의료과실은 의료행위상의 잘못에 대하여 법적으로 비난할 수 있는 요소로서 사법상으로는 "일정한 사실을 인식할 수 있었음에도 불구하고 부주의로 인식하지 못한 것"을 의미하고, 형법상으로는 "정상의 주의를 태만히 함으로 인하여 죄의 성립요소인 사실을 인식하지 못한 것"(형법 제14조)을 의미한다.

대부분의 학자들은 이러한 과오와 과실을 구분하는 것이 실익이 없다고 보고 있다. 그런데 이러한 의료과오와 의료과실에 대하여 과오는 과실인정의 전제가 되는 것으로 양자를 구별하여 사용하는 것이 논리적으로 명확하다는 견해도 있다. 이러한 견해에 의하면 의료과오는 "의료에 있어서 일정한 사실을 인식할 수 있었음에도 부주의로 인식하지 못한 것"을 의미하고, 의료과실은 의료과오가 있다는 것이 객관적으로 입증이 되었을 때 적용되는 용어로서 "의료과오행위의 객관적 평가"를 의미한다.

하지만 대법원 판례의 태도를 보면 "원심은 앞서 지적한 점에 관한 심리에 나아가지 아니한 채 관련 피고들 전원에 대하여 위 원고를 진료함에 있어서 필요한 검사를 시행하지 않았다거나 소홀히 했다고 볼 수 없을 뿐만 아니라, 그 밖에 위 원고의 증세를 악화시켜 후유장해를 남게 한 어떠한 과실이 있었다고 인정할 증거가 없다고 판단하였는 바, 거기에는 의료과실, 즉 진료상의 주의의무에 관한 심리미진의 위법 내지는 채증법칙 위배로 인한 사실오인의 위법이 있다고 할 것이고, 이 점을 지적한 논지는 이유 있다"[14]라고 판시하여 진료상의 주의의무 위반을 의료과오 내지는 의료과실로 파악하고 있어 양자의 개념을 구별하지 않고 있다.

생각건대 영미법계에서는 일반적으로 과실에 해당하는 용어로 'negligence'가 사용되고 있고, 전문가들인 의사, 변호사, 공인회계사 등이 그들의 업무를 수행함에 있어서 고의나 부주의로 부적절하거나 부도덕한 행위를 하여 환자나 의뢰인에게 손해를 부담시키게 되는 경우를 특정하여 'malpractice'라 칭하고 있고, 이러한 'malpractice'를 일본인들이 해석하면서 과실(negligence)과 구분하여 과오라는 용어를 사용하여 의료과오라는 용어가 생기게 되었다. 하지만 우리나라에서는 과오와 과실을 동의어로 보고 있을 뿐만 아니라, 의료법 분야를 제외한 다른 분야에서는 과실이라는 개념 이외에 이와 구분되는 과오라는 개념을 전혀 사용치 않고 있다. 일본에서도 'malpractice'(과오)에 대한 책임을 대부분의 경우 'negligence'(과실) 이론에 따라 취급하면서 과오와 과실을 실질적으로는 구분하고 있지 않기에 과오와 과실을 구분할 필요는 없다고 본다. 즉 전문가책임법리가 발달하여 'malpractice'(과오)라는 개념이 우리나라의 법학에 완전히 도입되지 않는 한, 우리 법학상 사용되지 않는 과오라는 개념 대신 과실이라는 개념을 사용함이 바람직하다고 생각된다. 나아가 최근 실무상으로도 의료과오소송(medical malpractice litigation)이라고 하면 의사의 과실책임의 유무가 쟁점이 되는 민사사건을 가리키므로, 본서에서는 우리 법체계에 없는 의료과오라는 용어 대신 의료과실이라는 용어, 의료과오소송 대신 의료과실소송이라는 용어를 사용키로 한다.[15]

5. 의료분쟁

의료분쟁(醫療紛爭, medical dispute)이란 "의료사고를 주원인으로 한 환자측과 의료인측 간의 다툼"[16] 또는 "의사의 진료로 인한 진료사고와 의사를 포함한 의료관계자의 행위로 인한 의료사고를 출발점으로 한 의료진과 환자측과의 다툼"[17]을 말한

14. 대법원 1998.2.27. 선고 97다38442 판결.

15. 박영호, 『의료분쟁과 법』, 법률정보센타, 2005, 28면 이하; 신현호 · 백경희, 앞의 책, 36~37면; 추호경, 앞의 책, 24~26면; 稻葉一人, 앞의 책, 14면; 이종태, 『의료과실의 이론과 실제』, (주)청암미디어, 2001, 3~4면.

16. 문국진, 앞의 책, 5면.

다. 의료분쟁조정법은 '의료사고로 인한 다툼'을 의료분쟁이라고 규정하고 있다(동법 제2조 제2호).

일단 가치중립적인 개념인 의료사고가 발생한 경우에 무과실책임을 인정하는 '의사배상책임보호제도'가 발달하지 않은 우리나라에서는 발생한 결과의 보상책임의 주체 내지 형사처벌을 둘러싸고 자연히 의사측에게 결과 발생에 대하여 민·형사상 책임이 있느냐 여부, 즉 의사 또는 그 보조자에게 당해 의료행위의 모든 과정에 있어서 의사로서의 주의의무를 다하였느냐 여부에 관하여 미묘한 다툼이 발생할 수밖에 없다. 이러한 의료분쟁은 대부분 의료과실소송으로 발전하는 경향이 있다.

한편 의학상 또는 법률상 의료행위의 전 과정에서 아무런 과실이 없어도 의료분쟁은 일어날 수 있는데, 이때 원고 및 피고뿐만 아니라 국가기관도 무익한 의료분쟁에 개입함으로써 많은 피해가 야기된다.[18]

6. 의료소송

의료소송(醫療訴訟, medical procedure)이란 의사의 의료상 처치나 병원의 인적·물적 관리 또는 의료전달체계 등 모든 의료과정에 있어서 과실이 있느냐 여부를 탓하며 제기되는 소송을 말하는 것으로, 보통은 의료과실소송이라고도 한다. 통상 손해배상을 전제로 한 민사소송을 의미하나, 의사의 업무상 과실치사상죄를 다투는 형사소송 및 의료법 위반을 다투는 행정소송도 이에 포함된다.[19]

의료소송은 의료분쟁과 마찬가지로 의학상, 법률상 아무런 과실이 없어도 발생할 수 있으며, 제3자가 문제를 야기하는 경우도 있다. 예를 들어 의료과실이 전혀 없거나 오히려 증상이 개선되었는데도 불구하고 통증을 호소하면서 소송을 제기한 사례[20] 내지 환자의 협박에 못 이겨 수차례에 걸쳐 환자의 의사대로 성형수술을 하였음에도 그 이전에 무면허 성형수술로 인해 생긴 상해에 대하여 소송을 제기한 사

---

17. 김광우, 「진료의 입장에서 본 병원의료분쟁의 예방과 대책」, 『대한병원협회지』(1·2월호), 1984, 37면.
18. 신현호·백경희, 앞의 책, 37～38면.
19. 신현호·백경희, 앞의 책, 38면.
20. 서울민사지방법원 1995.10.4. 선고 92가합27367 판결.

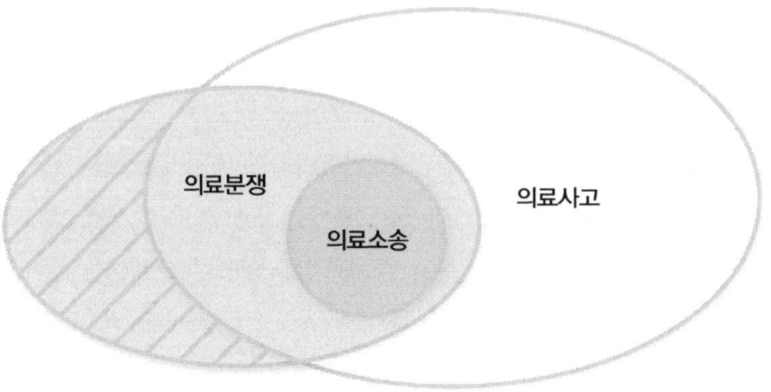

[그림 1-2] 의료사고 · 의료분쟁 · 의료소송의 관계

례[21] 등이 대표적이다. 이처럼 의료분쟁과 의료소송은 실질적인 의료과실의 존재 여부를 불문하고, 환자측이 의료과실이 있거나, 없더라도 있다고 주장만 하면 생기는 것이다.[22]

주의할 점은 의료사고가 모두 의료분쟁으로 이어지는 것이 아니고, 의료분쟁이 항상 의료소송이 되는 것도 아니라는 점이다. 또한 의료사고가 아닌데도 의료분쟁(다툼, 분규)이 되는 부분([그림 1-2]에서 사선부분)이 존재한다. 의료사고, 의료분쟁 및 의료소송의 관계를 그림으로 표현하면 [그림 1-2]와 같다.[23]

---

21. 서울고등법원 1997.8.1. 선고 96나5553 판결.

22. http://www.xn--9r2b23n2b973a.net/sub1.html.

23. 稲葉一人, 앞의 책, 14면.

제2절 의료과실과 의료분쟁

I. 의료과실의 발생과정

앞서 살펴본 의료분쟁 내지 의료소송은 의료과정의 전 단계에서 발생할 수 있고, 의료과정은 통상 의사의 환자에 대한 문진에서부터 시작하여 필요한 임상검사 등을 행하는 진찰 · 검사단계, 일정한 진단을 내리는 단계, 그리고 투약 · 주사 · 수술 등을 시행하는 치료단계, 끝으로 증상의 변화를 관찰하는 경과관찰 및 예후 판정 · 재활치료의 단계라는 순서로 진행된다.[24] 의료과실은 대체로 이들 전 과정에서 [그림 1-3]에서와 같이 여러 가지 형태로 발생한다.

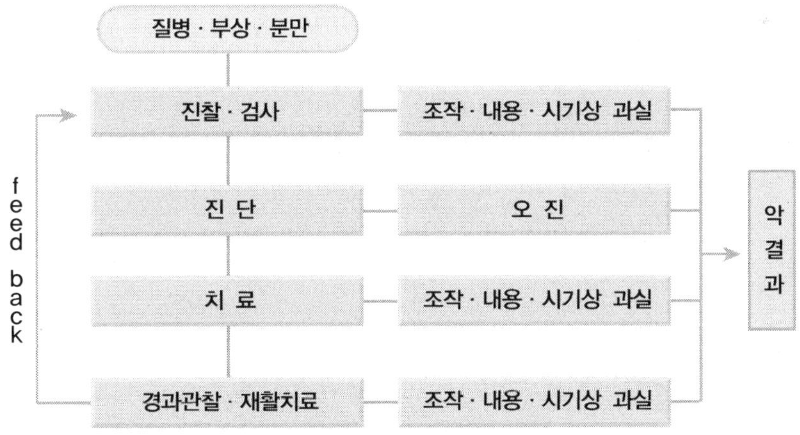

[그림 1-3] 의료과실의 발생과정

24. 이하 김민중, 『의료분쟁의 법률지식』, 청림출판사, 1998, 34면 이하; 신현호 · 백경희, 앞의 책, 39면 이하; http://www.xn--9r2b23n2b973a.net/sub1.html; http://laws.co.kr/main.asp?lm=3&ce=0301 참조.

1. 진찰 · 검사단계

(1) 진 찰

의사가 환자를 보는 출발점은 우선 문진(問診)이다. 이어 시진 · 촉진 · 타진 · 청진으로 진찰을 하고, 필요한 검사를 한 다음, 검사 결과를 보아 질병의 유무 정도를 진단하고 치료로 이행하게 된다.

본래 의료행위는 환자와 의사의 인간관계를 기초로 이루어지는데, 그러한 인간관계가 잘 유지되어 있으면 의료사고가 발생하더라도 의료분쟁 내지 의료소송으로 확대될 가능성이 적다. 그러나 대학병원이나 종합병원의 외래에서 보는 것처럼 '진료대기 3시간, 진료 3분'의 현상은 환자와 의사의 신뢰를 형성하는 데 중요한 기회를 제공하는 문진이 충분히 이루어지지 않는다는 것을 의미하며, 이것은 의료분쟁과 의료소송을 증대시키는 원인의 하나가 되고 있다. 결국 문진은 환자와 의사의 인간관계를 구축하고, 어떠한 검사를 해야 할 것인가 하는 계획을 세우는 것이며, 질병의 진단은 검사 결과를 보고 종합적으로 이루어지는 것이다.

그러나 문진의 역할에는 한계가 있고, 그것에만 의존하는 것은 오히려 위험할 수 있다. 간단한 질병인 경우 문진만으로도 진단을 내릴 수 있지만 대개의 경우 진료 및 임상검사와 결합하여 진단이 내려진다.

(2) 검 사

의료기술이 급격히 발달함에 따라 임상검사가 활발히 시행되고 있고, 어느 면에서는 이제 필수적이라고 해야 할 수준에 이르렀다. 그러나 이와 함께 의료사고의 발생도 증가하고 있다. 예를 들어 위장이나 대장 내시경검사시 내시경에 의한 장 천공사고, 두개 내 질환의 유무 · 위치를 신속히 진단하기 위하여 조영제를 주사하는 뇌혈관 촬영검사시 부작용으로 인하여 뇌출혈 · 혈관파열 · 뇌경색 · 심장마비 등의 의료사고가 발생하여 의료소송으로 진행되기도 한다.

최근에는 검사기기의 발달과 적용 분야의 확장이 눈부시고, 이에 수반된 의료사고도 많이 발생하고 있다. 예를 들어 산부인과 전문의가 임산부에 대한 문진을 소홀히 한 채, 초음파검사기계를 과신한 나머지 회임기간을 잘못 판단하여 미숙아를 제왕절개술로 분만시키는 사고는 검사상의 과실 중 하나이다.

2. 진단단계

진단이란 질병의 실태를 확인하고 치료수단과 치료 후 환자의 예후(豫後)를 판단하는 의료행위를 말한다. 진단의 방법은 진찰(시진, 문진, 촉진, 타진, 청진 등)과 각종 검사(임상병리검사, 방사선검사 등)로 나눌 수 있다. 의료에 있어서 진단상의 과오, 즉 오진(誤診)으로 치료수단을 잘못 선택하게 되면 적절한 치료시기를 상실하여 환자에게 손해가 발생한다. 오진에 의하여 병명을 잘못 판단하거나 검사방법을 잘못 선택한 경우에는 흔히 의료과실이 되고, 의사와 환자 사이에 의료분쟁이 야기된다. 따라서 의사는 환자에 대해 일반적인 의학적 판단에 따라 진단과 치료조치를 올바르게 시행하고, 만일 치료과정에서 이상증세가 나타나면 즉시 대응조치를 취하여 후유증을 최소한으로 줄여야 할 주의의무가 있다.

대법원은 "진단은 문진 · 시진 · 촉진 · 청진 및 각종 임상검사 등의 결과에 터잡아 질병 여부를 감별하고, 그 종류, 성질 및 진행 정도 등을 밝혀내는 임상의학의 출발점으로서 이에 따라 치료법이 선택되는 중요한 의료행위이므로, 진단상의 과실 유무를 판단하는 데에는 비록 완전무결한 임상진단의 실시는 불가능할지라도, 적어도 임상의학 분야에서 실천되고 있는 진단 수준의 범위 안에서 해당 의사가 전문직업인으로서 요구되는 의료상의 윤리와 의학지식 및 경험에 터잡아 신중히 환자를 진찰하고 정확히 진단함으로써 위험한 결과 발생을 예견하고, 그 결과 발생을 회피하는 데에 필요한 최선의 주의의무를 다하였는지 여부를 따져 보아야 한다"[25]고 판시한 바 있다.

진단단계상의 의료과실과 관련하여 대법원은 "산부인과 의사가 산부에 대하여 초음파검사를 할 당시 이미 그 태아가 사망한 상태에 있었으므로 신중하게 위 검사

25. 대법원 2003.1.24. 선고 2002다3822 판결.

를 하였다면 이를 발견할 수가 있었음에도 불구하고 이러한 조치를 취하지 아니하여 태아가 이미 사망한 사실을 발견하지 못하고 단순한 유산기가 있는 것으로만 판단하였으며, 더욱이 환자와 가족 등에게는 태아의 정확한 상태를 상세히 설명하지 아니하고서 별 이상이 없다고 말함으로써, 직접 조기에 소파수술을 하도록 하여 예상되는 부작용에 대비하는 등의 조치를 취하도록 하거나 혹은 시설을 제대로 갖춘 종합병원에 신속히 찾아가 소파수술 및 부작용에 대비한 치료를 받도록 결정하는 등의 필요한 조치를 취할 기회를 상실하도록 한 의료상의 과실이 있다"[26]고 판시한 바 있다.

3. 치료단계

치료나 수술 단계에서는 의료과실의 발생빈도가 다른 단계보다 훨씬 높다. 우리나라에서의 의료는 예방이나 재활보다는 치료를 중심으로 이루어지기 때문이다. 치료는 환자의 신체에 대하여 직접적으로 투약하거나 수술 등의 방법으로 상해를 가하는 것이기 때문에 생체반응의 다양성, 복잡성, 예측 불가능성 등으로 각종 사고가 발생할 가능성이 높다.

치료행위의 방법이나 종류로는 투약, 주사, 수혈, 마취, 수술, 방사선치료 등이 있고, 각각의 과정에서 고유의 의료사고가 발생한다.

(1) 투 약

투약(投藥, medication)이란 인체에 의약품을 투여하는 의료행위로 약물의 투여경로에 따라 경구투여 · 주사 · 흡입투여 · 국소투여로 나눌 수 있다. 경구투여는 약물을 입으로 투여하는 방법으로 위장계에서 흡수되며, 약물의 효과는 비교적 늦게 나타난다. 주사는 약물의 흡수가 신속하고 정확하며, 피내주사 · 피하주사 · 근육주사 · 정맥주사 · 동맥주사 · 심장내주사 · 복강내주사 · 척수내주사 · 뼈내주사 등이 있다. 흡입투여는 가스나 증기로 약물을 투여하는 방법으로 호흡기에서 흡수

26. 대법원 1995.12.5. 선고 94다57701 판결.

된다. 국소투여는 신체의 한 부위에 국소적으로 적용하는 방법으로 피부나 점막을 통하여 흡수되며 피부도찰 · 질내투여 · 직장투여 · 설하투여 · 점적 · 관장 · 세척 등이 있다.

투약 전에 의사는 환자 또는 보호자에게 투약의 필요성과 약제의 종류, 투여방법, 약효, 주의사항, 부작용 등을 충분히 설명하고 승낙을 받아야 한다. 의사로부터 올바른 설명을 들었더라도 투약에 동의하였을 것이라는 추정적 승낙은 환자의 승낙이 명백히 예상되는 경우에만 허용된다.

투약에 있어서 일반적인 주의사항은 ① 정확한 약물, ② 정확한 사람, ③ 정확한 용량, ④ 정확한 투여경로, ⑤ 정확한 투여시간이다. 투약사고에 있어서 의사의 과실을 판단하는 기준은 의약품에 첨부된 문서이다. 의사는 첨부문서에 기재된 용법, 용량, 기타 사용 또는 취급상에 필요한 주의사항을 준수해야 하며, 이를 준수하지 않아서 환자에게 유해한 결과가 발생했다면 당해 의사는 과실책임을 면할 수 없다. 다만 첨부문서에 기재되지 않은 금기사항, 주의사항, 부작용에 의하여 환자에게 유해한 결과가 발생했다면 그 책임은 당해 의약품의 제조자에게 있다.

투약 후에는 부작용의 발현 여부를 세심하게 관찰하고 환자 또는 보호자에게 당해 투약과 관련된 행동상의 주의사항을 교육해야 한다. 투약으로 인한 의료사고와 관련하여 대법원은 "간질환으로 치료받던 피해자에게 진균증 감염 사실이 발견되어 항진균제인 니조랄(Nizoral)을 투약한 후 반복적인 흉통, 발작, 일시적인 혼수상태 등의 현상이 있었으나, 그것이 니조랄과 관련된 것인지 여부를 판단하여 투약을 중단시키거나 심장계통 등의 이상을 의심하여 이에 적절히 대처하는 등의 조치를 취하지 아니하고 방치한 의사의 과실을 인정"[27]하였다.

(2) 주 사

주사는 경구투여와 달리 약효가 신속하고 확실하여 빠른 약효를 원할 때 또는 환자가 위장계 질환 때문에 경구투여가 곤란할 때 사용되는 치료방법이다.

27. 대법원 1999.2.12. 선고 98다10472 판결.

주사로 인한 의료분쟁에 휘말릴 염려가 있으므로 상태가 좋지 않은 환자, 확실히 진단이 내려지지 않은 환자, 노약한 환자, 죽음이 임박한 말기환자에 대한 주사는 주의를 기울여야 하며, 지극히 제한적으로 사용해야 한다. 주사는 치료행위 자체가 신체에 미치는 영향이 크고, 고도의 기술을 요하는 것이므로 정맥주사는 의사가 직접 하는 것이 원칙이다.[28] 그러나 대부분의 병 · 의원에서 간호사나 간호조무사가 의사의 구체적인 지시 · 감독을 받아 시주행위를 하고 있는 실정이고, 보건복지부에서도 유권 해석으로 인정하고 있다.[29]

주사상의 의료과실은 여러 가지 형태로 나타난다. 주사 실시 여부에 대한 판단을 잘못하여 주사를 실시할 필요가 없음에도 주사를 실시하는 경우, 주사약의 종류 · 분량 및 방법을 잘못 선택하는 경우, 주사 후 조치에 잘못이 있는 경우 등이 그 대표적인 형태이다.

(3) 수 혈

수혈은 흔히 부작용을 수반하는 의료행위이기 때문에 일반적으로 널리 사용되는 투약 또는 치료방법을 사용할 때와는 달리 세심한 업무상의 주의의무가 요구된다. 의사는 수혈 전에 환자 또는 보호자에게 수혈의 필요성, 예상 수혈량, 수혈의 위험과 부작용 등을 설명한 후 환자의 동의를 받아야 하며, 응급 환자의 경우에는 수혈을 한 후에 설명할 수 있다.[30]

(4) 마 취

마취는 수술과 불가분의 관계를 가지고 있는 것으로 임상의학에서 차지하는 비율도 상당히 크다. 마취는 항상 위험발생의 요소를 내포하고 있고, 실제로 마취사고

---

28. 대법원 판례도 같은 취지로 판결하고 있다(대법원 1981.6.23. 선고 81다413 판결).

29. 의제 1420-8753.77.6.25 및 의제 1421-8947.81.6.18.

30. 대표적인 수혈 관련 판례로는 서울지법 1993.12.22. 선고 92가합46696 판결(수혈된 혈액으로 인하여 AIDS에 감염된 사건), 부산지법 1990.12.5. 선고 89가합23073 판결(좌측중지절단수술시 수혈된 혈액으로 인하여 간염에 걸려 사망한 사건) 등이 있다.

의 발생률도 높다.[31]

그럼에도 불구하고 이를 인체에 시행하는 것은 그 위험보다 우선되고 또 응급한 우리 몸의 질병 또는 손상을 제거하기 위한 것이므로 허용된 위험(許容된 危險, erlaubtes Risiko)의 법리가 광범위하게 인정되는 분야이기도 하다.

(5) 수 술

수술은 고도의 의학적 전문성을 바탕으로 시행되는 의료기술로서 환자의 신체에 대한 대규모의 상해를 동반하므로 잠재적 위험이 높은 의료행위이다. 따라서 전체 의료사고 가운데 수술사고가 차지하는 비율이 높다.

수술사고는 일반적으로 수술의 필요성 여부, 수술시기의 판단, 수술방법, 수술 중의 판단실수, 수술에 따른 세균 감염, 수술부위에 대한 이물질 잔류, 수술 후 환자 관리 등과 관련하여 발생한다.

(6) 방사선치료

방사선을 둘러싼 의료사고 수는 적지만 치료할 때에 방사선 조사(照射)의 적부, 조사의 시기, 분량, 방법 등이 문제가 되고, 장애 발생의 결과에 대하여 책임을 다룬 사례가 몇 개 있다. 향후 방사선 사용량이 상당히 증가할 것이기 때문에 그 영향에 대하여 문제가 제기될 가능성이 높다.

---

31. 대표적인 마취 관련 민사판례로는 대법원 1995.3.17. 선고 93다41075 판결(망막박리 환자가 안과 의사로부터 전신마취하에 망막박리유착술을 받고 회복하는 과정에서 저산소뇌후유증으로 인한 신경마비의 상해를 입은 사건), 형사판례로는 대법원 1994.4.26. 선고 92도3283 판결(마취회복을 위한 처치를 받고 회복실에서 치료 중 무산소증 또는 저산소증으로 인한 뇌손상으로 사망한 사건), 대법원 1990.12.11. 선고 90도694 판결(할로테인을 사용한 전신마취에 의하여 난소종양절제수술을 하던 중 전격성간염으로 사망한 사건) 등이 있다.

4. 환자관찰단계

환자에 대한 관찰이란 의료인이 환자로부터 객관적 · 주관적 의학정보를 수집, 분석하여 환자의 의료요구를 파악하는 과정이다. 관찰업무는 의료업무 중 가장 기본적인 것으로 24시간 동안 끊임없이 계속된다. 환자에 대한 관찰의무는 의사와 간호사 모두에게 주어지며 환자 개개인의 상태에 따라서 관찰의 내용과 방법 등이 달라진다. 특히 수술 후의 환자, 중환자, 응급 환자, 분만징후가 나타난 산모 등은 시간의 경과에 따라 예후(豫後)를 세심하게 관찰하여 증상의 악화 또는 진행 여부를 미리 파악하고 적절한 치료조치를 취함으로써 위험을 방지해야 할 의무가 있으며, 이를 게을리하면 의료사고가 발생하게 된다.

환자에 대한 관찰은 간호사의 일상적인 업무로서 환자가 입원한 순간부터 퇴원할 때까지 끊임없이 계속된다. 간호에 있어서 환자관찰의 가장 기본적인 방법은 활력징후(Vital Sign ; 체온 · 맥박 · 호흡 · 혈압)를 측정하는 것이다.

간호사는 환자에 대하여 관찰을 시행한 결과 환자의 의학적 요구 수준이 의사의 치료조치를 필요로 할 때에는 담당의사에게 신속 · 정확하게 통지해야 할 의무가 있다. 간호사가 의사에 대한 통지의무를 위반하여 환자에게 상해가 발생한 경우에 당해 간호사는 과실책임을 면할 수 없을 것이다.

의사는 환자의 질병상태가 위중할 때에는 병상 곁에서 직접 관찰을 시행해야 하며, 발생 가능한 위험으로부터 환자를 보호하고 각종 치료조치가 올바르게 반응하는지 확인해야 한다. 의사는 세심한 관찰의 필요성이 있는 환자를 자신이 직접 관찰하지 못하고 간호사에게 지시할 때에는 자신이 관찰하는 것과 같은 정도의 주의를 갖고 간호사를 관리 · 감독해야 할 의무가 있다.

5. 환자관리단계

정신병원 등에서는 환자의 치료뿐만 아니라, 자살시도의 기왕력이 있는 자에 대하여는 감시강화 및 시설관리 등의 환자관리도 철저히 해야 한다. 정신병원의 입원은 환자가 반대하여도 강제입원이 가능하다는 특수성과 의사는 환자의 질병만을 치료하는 것이 아니라 환자의 전인격을 치료한다는 점에서 일반 질병과는 다른 특징을 지녔기 때문이다.

폐쇄병동이 아닌 개방병동의 사용과 감시 소홀로 인한 환자관리상의 주의의무 위반은 대개 환자의 자살을 둘러싸고 문제점으로 등장하게 된다.

Ⅱ. 의료분쟁의 발생원인

의료과정의 전 단계에서 의료진의 과실에 기초한 의료사고가 발생하고, 이러한 의료사고를 바탕으로 의사측과 환자측의 다툼, 즉 의료분쟁이 일어난다. 오늘날 고도로 발달한 의학과 새로운 의료기술의 개발에도 불구하고 의료분쟁은 날로 증가하는 추세를 보이고 있다. 최근에 와서 의료분쟁이 급증하는 데에는 여러 가지 원인이 있는데, 그 원인들은 크게 의료계 내부요인과 의료계 외부요인으로 나누어 볼 수 있다.[32]

1. 의료계 내부요인

(1) 의료의 기계화

오늘날 국민의 생활 수준이 향상됨에 따라 건강에 대한 관심이 고조되고, 전국민 의료보험 실시 등으로 인하여 의료서비스의 수요자가 급격히 증가하고 있다. 즉, 복지사회 구현의 일환으로 펼쳐 온 의료보장정책으로 인하여 국민의 의료혜택이 증가된 것이다. 그러나 의료공급이 이에 제대로 따르고 있지 못하여 대학병원이나 종합병원에서 환자가 몇 시간을 기다리고 있다가 2, 3분 정도 진료를 받고 병원 문을

---

32. 의료분쟁의 발생원인에 대한 보다 자세한 설명은 김민중, 앞의 책, 32면 이하; 이덕환, 『의료행위와 법』, 문영사, 2003, 12면 이하; 의료사고가족연합회 엮음, 『의료사고 분쟁』, 한솔미디어, 1995, 43면 이하; 박영호, 앞의 책, 91면 이하; 신현호 · 백경희, 앞의 책, 56면 이하; 추호경, 앞의 책, 34면 이하 참조.

나서는 것이 현실이다. 또한 의료 환자수가 증가됨에 따라 의료인은 제한된 시간에 많은 환자를 치료하게 되어 설명해 주어야 할 사항이 있음에도 이를 설명해 주지 못하는 등 기계적이고 형식적인 진료를 하는 경우가 늘고 있다.

나아가 의료의 전문화와 병원의 대형화 · 분업화로 인하여 환자는 정확히 어떤 과에서 진료를 받아야 하는지도 모르게 되고, 관료화되어 가는 의료진과 인간적 유대관계를 형성할 수 없어 의사에 대한 환자의 신뢰가 여지없이 무너져 의료계 전체를 불신하게 된다.

(2) 의료기술의 고급화

오늘날 새로운 약과 치료방법이 개발됨에 따라 의료기술이 고도로 발달하여 예전에는 전혀 치료를 할 수 없었던 질병도 수술을 할 수 있게 되었다. 이러한 수술의 결과 환자의 생명을 구하는 사례는 증가하는 반면, 자연히 이전에는 들어 보지도 못한 부작용이나 위험이 수반되는 등 불상사를 초래할 가능성도 높아지고 있어 의료분쟁이 점차 증가하고 있는 추세이다.

(3) 의료인의 태도

의료인들은 흔히 진료에 있어서 지나칠 정도로 전문가로서의 의식을 나타내는 경우가 많다. 또한 환자의 질병을 지나치게 객관화하여 질병을 인간과 분리된 하나의 사물로 취급하여 마치 기계의 고장을 수리하는 것과 같은 태도를 취함으로써 그렇지 않아도 의료의 복잡성을 이해하지 못하는 환자들로부터 좋은 반응을 이끌어 내지 못하고 마찰을 일으키곤 한다. 그리고 의료분쟁이 발생할 경우 원만한 해결보다는 우선 숨기는 데 급급하며, 금전으로 해결하려는 안이한 태도를 보여 환자측으로부터 불신을 받는다.

(4) 의료인의 의료법리에 대한 무지

오늘날 의료기술의 발달로 환자들은 최고 수준의 의료를 원하고 있으며, 의사 · 환자와의 관계가 계약관계화됨으로써 의사는 법적 의무를 부담하게 된다. 그러나 의료인들은 의료전문가로서의 의식만을 앞세워 환자의 동의가 불필요한 전단적인 진료에 대해 미련을 가지고 동경하고 있을 뿐만 아니라, 의료행위와 관련한 법적 의무나 책임을 잘 이해하지 못한 상태에서 환자를 대하고 있다. 이것은 의과대학 교육에서 의사법규 및 의료법은 강의되고 있으나, 의사의 설명의무 등 각종 법적 의무와 의료과실 등의 책임법리에 대한 강의가 소홀히 되고 있어 기본적인 법률지식도 갖추지 못한 채 진료에 임하기 때문이다. 사회 형태 및 의사와 환자와의 관계 변화에 따른 법률지식의 부족은 의료분쟁의 질과 형태를 다양화시키고 분쟁을 증가시키는 커다란 요인으로 작용하고 있다.

2. 의료계 외부요인

(1) 국민의 권리의식의 신장

과거 우리나라에서는 대부분의 분쟁을 법에 호소하기보다는 도덕적 방법에 의하여 해결해 왔는데, 그러한 경향은 의료 분야에서 현저하게 나타났다. 그러나 현대 민주사회에서는 국민의 권리의식이 향상됨에 따라 환자가 의사의 권위에 절대적으로 복종하는 의료부권주의(醫療父權主義)에서 벗어나 의료처치에 대한 중대한 결정에 참여할 권리를 주장하려는 환자주권주의(患者主權主義)로 변화하고 있다. 이에 따라 의사와 환자의 관계도 수평적 · 쌍무적인 관계로 전환되어, 의사가 계약상 의무를 다하지 못하여 환자에게 손해를 입힌 경우에 환자는 자기의 권리를 주장하여 손해배상을 청구하거나 형사고소를 하는 경향이 보편화되고 있다.

(2) 의료인에 대한 인식 변화

본래 의료행위는 인술의 시혜(施惠)로서 의료인에게 전임되었다. 이에 의료인은 그가 다루고 있는 의료행위의 전문성으로 인하여 사회의 존경을 받아 왔고, 환자들의 의료인에 대한 존경은 거의 절대적이었다. 그러나 자본주의가 형성되고 시장경제질서가 발달되면서 의료행위도 인술이 아닌 일종의 서비스산업이라는 인식이 자리 잡게 되었다. 나아가 의료인도 환자와 대등한 위치에 있는 사람이고, 의료사고가 발생했을 경우 그 의료서비스에 의사의 과실이 개입된 것은 아닌지를 따져 피해를 보상받거나 의사에게 형사책임을 물으려는 방향으로 의료인에 대한 인식이 변화하고 있다.

(3) 의료의 본질에 대한 이해 부족

어떠한 의료기술도 결국 인체에 가해지는 비생리적인 현상이 되며, 의료는 본질적으로 위험을 수반하고 있어 항상 사고가 날 가능성이 있다. 그러나 환자는 이러한 의료의 본질에 대한 이해가 부족하여 의료에 대해 지나친 기대를 갖는 나머지 의사는 모든 질병을 치료하고 예방할 수 있다는 착각에 빠진다. 그러므로 악결과가 발생한 경우에 의료과실이 아닌지 의심하고 의료분쟁을 일으키게 된다.

(4) 사회적 보상제도의 결여

의료행위는 환자의 신체에 대한 상해를 수반하기 때문에 그 본질상 위험을 내포하고 있고, 현대의학이 개발한 새로운 치료법과 의약품에도 위험성이 있어 의료행위에 의하여 발생하는 불상사 중에는 의사의 과실 없이 발생하는 경우도 빈번하다. 이처럼 의료인의 과실도 아니고 환자의 질병의 정도 및 상태로 보아서 예상할 수 없었던 악결과로 빚어진 손해에 대해서는 이를 적절히 평가하여 그에 상당한 보상을 해주는 사회적 보상제도가 필요한데, 이러한 보상제도가 없는 한 의료분쟁은 계속해서 증가할 수밖에 없다.

Ⅲ. 의료분쟁의 발생현황

현재 우리나라의 의료분쟁건수는 해마다 증가하고 있다. 이는 과거에 비교하여 절대적으로 의료서비스를 받을 기회가 늘어나게 되고 국민의 의식 수준이 높아지면서 나타나는 당연한 현상이며 향후 더욱 증가할 것으로 예상된다. 그럼에도 불구하고 민·형사소송을 제기하기 전단계에서 의료분쟁을 담당하는 정부의 공식기구로는 한국소비자원과 한국의료분쟁조정중재원 두 곳에 지나지 않는다. 그렇다 보니 상당수의 의료분쟁이 사적·음성적으로 해결되고 있고, 의료기관에서 자료의 제출을 꺼리기 때문에 전체적으로 의료분쟁의 발생현황을 파악하는 것은 불가능에 가깝다. 다만 대한의사협회, 한국소비자원, 한국의료분쟁조정중재원 등을 통해 이루어지는 부분적인 각종 통계자료와 대법원의 통계 등을 통하여 단편적인 파악만이 가능할 따름이다.

1. 국내 주요기관 공식접수 현황

국내 주요 기관에 공식적으로 접수된 의료분쟁 통계를 정리하면 〈표 1-1〉과 같다. 이 표에서 보듯이 국내 공인기관의 의료분쟁 접수건수는 2000년 1,674건에서 2011년 4,034건으로 약 2.4배 증가하는 추세를 보였다. 2011년 기준으로 대한의사협회 공제회(현 대한의사협회 의료배상공제조합)의 의료분쟁 접수가 가장 많은 것으로 나타났고, 법원(민사소송), 한국소비자원 등의 접수건수도 꾸준히 증가하고 있다.[33]

33. 이상영 외, 『의료분쟁조정중재제도 활성화를 위한 정책과제와 대책』, 한국보건사회연구원, 2012, 28면.

표 1-1 연도별 의료분쟁 접수 현황 (단위 : 건)

접수기관	연도별 접수건수				
	2000	2008	2009	2010	2011
처리건수 계	**1,674**	**3,148**	**3,472**	**3,499**	**4,034**
의료심사조정위원회	22	8	25	6	53
법원(민사소송 1심)	519	748	911	871	876
한국소비자원	450	603	711	761	833
의사협회 공제회	485	720	810	703	994
치과협회	198	586	635	715	724
한의사협회	–	483	380	443	554

출처 : 이동학, 「사회통합을 위한 의료분쟁의 조정과 중재」, 『저스티스』(통권 제134-3호), 2013 한국의료분쟁조정중재원, 내부자료, 2012.

반면에 의료분쟁 발생시 의료기관의 자체해결 비율은 〈표 1-2〉에서와 같이 약 85.9%인 것으로 나타나 소송비용 과다 및 소송의 장기화로 환자들이 제소를 포기하거나 소액합의를 이루는 경우가 많은 것으로 추정된다.

2009년 자체해결 비율인 85.9%를 2009년 의료분쟁 발생건수로 역산하면 2009년 의료분쟁 발생건수는 약 25,000건으로 추정된다.

표 1-2 의료기관 종류별 의료분쟁 해결 비율 (단위 : 건)

기관 종류	소송	제3중재	자체해결	기타
의원	9.1	0.7	86.9	3.3
병원	15.7	6.0	75.8	2.5
한의원	3.3	1.7	95.0	0.0
평균	**9.3**	**2.8**	**85.9**	**2.0**

출처 : 건강보험심사평가원, 「진료위험도 상대가치 개발연구」, 2005.

한국의료분쟁조정중재원은 전체 의료분쟁 발생건수를 연간 3만 건으로 계상했을 경우 의료분쟁 조정신청은 약 20%인 연간 6,000여 건에 이를 것으로 예상하고 있다.[34]

34. 이상영 외, 앞의 보고서, 29면.

2. 의료소비자 시민연대 추정 의료분쟁

의료소비자 시민연대[35]의 의료사고 상담센터에 따르면 연간 5,000여 건 이상의 의료분쟁이 발생하는 것으로 추정되고 있다. 이 중 형사고소가 약 400여 건 제기되고, 민사소송의 경우 1심 사건을 기준으로 약 300여 건 정도 제기되는 것으로 추정되고 있다. 우리나라의 현실에서는 의료사고에 대해 중간에 소송을 포기하는 경우가 많아 의료분쟁 후 사건화가 되는 것은 약 10%에 지나지 않는 것으로 의료소비자 시민연대에서는 추정하고 있다.[36]

3. 한국소비자원의 의료분쟁 접수 현황

한국소비자원에 접수된 의료서비스 피해구제 접수건수를 살펴보면 2013년 총 981건으로, 2012년 1,015건 대비 3.4% 감소한 것으로 나타났다. 2013년 한국소비자원에 접수된 의료분쟁의 진료과목별 현황을 살펴보면 〈표 1-3〉과 같다. 진료과목별로는 '정형외과'가 153건(15.7%)으로 가장 많았으며, 다음으로 '치과'가 137건(14.0%), '내과' 135건(13.8%), '성형외과' 110건(11.3%), '신경외과' 101건(10.3%) 등의 순으로 나타났다.

표 1-3 2013년도 진료과목별 피해구제 접수 현황 (단위 : 건, %)

진료과목	정형외과	치과	내과	성형외과	신경외과	외과	피부과	산부인과	안과	한의원	기타*	계
건수	153 (15.7)	137 (14.0)	135 (13.8)	110 (11.3)	101 (10.3)	65 (6.7)	52 (5.3)	31 (3.2)	28 (2.9)	24 (2.4)	145 (14.9)	981 (100.0)

* 이비인후과 19건, 비뇨기과 16건, 흉부외과 13건, 신경과 11건, 응급의학과 10건, 소아청소년과 9건, 동물병원 8건, 의약품 5건 등.

출처 : 한국소비자원, 『2013 소비자 피해구제 연보 및 사례집』.

35. 2000년 11월 12일 창립한 의료소비자 시민연대는 의료사고 및 예방을 위한 활동은 물론 의료소비자의 보호와 권리 증진을 위한 제도 · 정책개선 제안 · 교육 · 홍보사업을 통하여 의료사고 피해구제를 위한 사업은 물론 의료사고 예방과 복지 나아가 의료소비자 주권확립을 위해 활동하는 비영리 기구이다(홈페이지 http://www.medioseo.or.kr/).

36. 이상영 외, 앞의 보고서, 29～30면.

진료단계별 피해구제 현황은 〈표 1-4〉와 같다. 2013년 기준으로 '수술'이 324건(33.0%)으로 가장 많은 피해가 접수된 것으로 나타났고, 다음으로 '치료·처치' 275건(28.0%), '진단' 136건(13.9%), '시술' 71건(7.2%) 순으로 나타났다. '수술'의 경우 피부를 절개하고 조직이 민감한 신체 내부의 접촉이 불가피하다 보니 다른 단계에 비해 피해가 발생하는 경우가 많았다.

표 1-4 2013년도 진료단계별 피해구제 접수 현황 (단위 : 건, %)

진료단계	수술	치료·처치	진단	시술	진료비	주사	검사	투약	기타*	총합계
건수	324 (33.0)	275 (28.0)	136 (13.9)	71 (7.2)	58 (5.9)	16 (1.6)	14 (1.4)	13 (1.3)	74 (7.5)	981 (100.0)

* 병원관리·안전 7건, 건강검진 7건, 제왕절개 6건 등.
출처 : 한국소비자원, 『2013 소비자 피해구제 연보 및 사례집』.

2013년 피해구제 신청건을 사고유형별로 보면(〈표 1-5〉 참조), '부작용·악화'가 543건(55.4%)으로 가장 많았고, 다음으로 '사망' 120건(12.2%), '장애' 89건(9.1%), '효과미흡' 39건(4.0%), '장기 손상' 12건(1.2%), '감염' 7건(0.7%) 순으로 나타났다. 다른 유형은 전년과 비슷한 수준의 접수 추이를 보인 것과 달리 '감염'은 2011년 65건, 2012년 16건, 2013년 7건으로 지속적인 감소 추세를 보였다. 이는 병원들의 감염관리 강화 및 소비자들의 청결의식 향상이 영향을 미친것으로 추정된다.[37]

표 1-5 2013년도 피해유형별 현황 (단위 : 건, %)

구분	부작용·악화	사망	장애	효과미흡	장기손상	감염	태아영아사망	약해1)	기타2)	계
건수	543 (55.4)	120 (12.2)	89 (9.1)	39 (4.0)	12 (1.2)	7 (0.7)	7 (0.7)	2 (0.2)	162 (16.5)	981 (100.0)

1) 약해 : 약물 사고.
2) 기타 : 계약금 등 진료비, 피해 불분명(주관적 증상) 등.
출처 : 한국소비자원, 『2013 소비자 피해구제 연보 및 사례집』.

37. 한국소비자원, 『2013 소비자 피해구제 연보 및 사례집』, 151~153면.

4. 한국의료분쟁조정중재원의 의료분쟁 조정·중재 접수 현황

한국의료분쟁조정중재원에 접수된 의료분쟁 조정·중재 접수건수를 살펴보면 〈표 1-6〉에서 보듯이 2013년도 1,398건으로 2012년 503건 대비 177.9% 증가하였으며, 방문 91.4%, 온라인 303.9%, 우편 176.2%, 팩스 671.4% 각각 증가하였다. 나아가 2013년 보건의료기관 종별 조정 개시 현황은 〈표 1-7〉과 같다. 즉 2013년도 접수된 1,398건의 사건 중 조정이 실제로 개시된 사건은 551건으로, 피신청인의 조정 개시율은 39.7%이며, 2012년 대비 1.1% 상승에 그치고 있다.[38]

표 1-6 **2013년도 월별 조정·중재 접수 현황**(사건접수일 기준) (단위 : 건)

	계		조정(중재) 접수			
		일평균	방문	온라인	우편	팩스
2012년	503	2.8	186	76(1)	227	14
2013년	1,398	5.6	356	307	627(1)	108
1월	106	4.8	33	17	48	8
2월	83	4.4	28	14	31	10
3월	112	5.6	36	20	38	18
4월	127	5.8	33	31	41	22
5월	102	4.6	31	26	39	6
6월	103	5.4	27	22	46	8
7월	105	4.6	23	25	52(1)	5
8월	135	6.4	27	37	66	5
9월	107	5.9	26	34	41	6
10월	140	6.7	27	33	71	9
11월	141	6.7	31	25	81	4
12월	137	6.5	34	23	73	7

* 괄호는 중재 신청 사건임.

출처 : 한국의료분쟁조정중재원, 『2013년도 의료분쟁 조정·중재 통계연보』.

38. 한국의료분쟁조정중재원, 『2013년도 의료분쟁 조정·중재 통계연보』, 17, 20면.

표 1-7 2013년도 보건의료기관 종별 조정 개시 현황(사건접수일 기준) (단위 : %, 건)

	개시율		접수	개시	취하	각하
	2012년	2013년				
계	**38.6**	**39.7**	**1,398**	**551**	**9**	**838**
상급종합병원	25.0	23.7	297	70	2	225
종 합 병 원	29.9	32.4	318	103	–	215
병 원	49.5	55.0	295	160	4	131
치 과 병 원	100.0	37.5	17	6	1	10
한 방 병 원	55.6	85.7	7	6	–	1
요 양 병 원	50.0	52.8	36	19	–	17
의 원	40.0	39.8	295	117	1	177
치 과 의 원	56.8	46.6	88	41	–	47
한 의 원	44.4	60.0	30	18	–	12
약 국	100.0	100.0	2	2	–	–
보 건 소	–	–	1	–	1	–
보건의료원	–	77.8	9	7	–	2
보 건 지 소	–	100.0	1	1	–	–
보건진료소	–	–	1	–	–	1
조 산 원	–	100.0	1	1	–	–

* 개시율 : {개시건수 / (접수건수 – 신청취하건수)} × 100.

출처 : 한국의료분쟁조정중재원, 『2013년도 의료분쟁 조정 · 중재 통계연보』.

Ⅳ. 의료분쟁의 해결제도

의료분쟁은 의료사고가 발생되었을 때 환자측이 의사측의 의료과실을 주장하며 다투는 것인데, 대개 손해배상 · 형사처벌 또는 사죄를 요구하는 방식으로 해결하려고 한다. 이렇게 의료분쟁을 해결하는 방식의 관점에서 살펴보면 크게 민사소송과 형사소송이라는 사법적 해결과 화해와 조정과 같은 비사법적 해결로 구분할 수 있다.[39]

39. 이하 박영호, 앞의 책, 108면 이하; 신현호 · 백경희, 앞의 책, 49면 이하; 이덕환, 앞의 책, 16면 이하; 추호경, 앞의 책, 48면 이하; http://www.wowmedical.tv/trouble/precedent_abc04.asp 참조.

1. 의료분쟁의 사법적 해결

(1) 민사소송

의료사고뿐만 아니라 모든 일상생활상의 분쟁에서 당사자 간에 원만한 해결이 이루어지지 않으면 누구나 민사소송을 생각하게 된다. 의료사고의 경우 입증의 어려움 때문에 환자들은 소송외적 해결방법을 주로 선호해 왔다. 그러나 의료분쟁의 계속적인 증가와 국민들의 법의식 향상으로 인하여 현재 우리나라의 의료소송은 매년 급증하고 있다. 이러한 추세에 맞추어 법원에서는 1989년 9월 1일부터 의료사고 손해배상청구 사건은 손해배상(의)으로 접수받아 이를 처리하고 있고, 서울지방법원 본원에서는 1991년 9월부터 제15민사부를 의료과실소송 사건 전담부로 정하여 의료사건을 전담하여 처리하고 있으며, 1996년 3월부터는 고등법원에서도 제9민사부와 제17민사부 2개의 민사부에 의료과실소송을 집중 배당하여 전담시키고 있다.

대법원에서 1989년 의료사건을 손해배상(의)로 분류하여 접수한 이래 2009년부터 2013년까지 최근 5년간 법원에 제기된 소송건수 및 이에 대한 처리는 〈표 1-8〉과 같다. 〈표 1-8〉의 통계자료를 분석해 보면 소송제기건수는 2009년 911건에서 2013년에 1,101건으로 28.9%나 증가하였는데, 이는 의료과실소송의 경우 소송제기건수가 다른 유형의 소송에 비하여 급증하고 있음을 보여준다. 그리고 1심 판결에 불복하여 상급법원에 항소를 제기건수도 매년 증가추세에 있음을 알 수 있는데, 2009년 272건에서 2013년에 371건으로 36.4% 증가하였다.

나아가 〈표 1-9〉에서 보는 바와 같이, 최근 5년간 의료사고 본안소송에 대한 평균 항소율이 79.16%이고, 매년 60%를 상회하는 항소율을 보이고 있다.

표 1-8　　최근 5년간 의료사고 손해배상소송 1심 본안사건 통계

연도	금년 접수	처리											항소
		합계	판결					취하	조정	화해	인낙	기타	
			각하 명령	원고 승	원고 일부 승	원고 패	각하						
2009	911	780	6	6	199	195	6	58	128	103	–	79	272
2010	871	782	4	7	196	171	6	59	140	106	–	93	260
2011	876	881	4	8	244	213	3	54	115	135	–	105	314
2012	895	876	3	25	185	57	3	167	150	255	–	31	332
2013	1,101	945	6	6	282	238	2	48	123	136	–	2*	371
누계	4,654	4,264	23	52	1,106	874	20	386	656	735	–	310	1,549

* 판결에 기타 1건 포함.
출처 : 『사법연감』, 2009~2013.

표 1-9　　민사 1심 본안판결 항소율

연도	처리건수	판 결*	항소건수	비율(%)
2009	780	406	272	67.0
2010	782	380	260	68.4
2011	881	468	314	67.1
2012	876	270	332	123.0
2013	945	528	371	70.3
평균				79.16

* 판결건수는 원고승, 원고일부승, 원고패, 각하의 합계임.
출처 : 『사법연감』, 2009~2013.

이와 같이 의료과실소송의 항소율이 높은 이유로 다음과 같은 점들이 지적되고 있다.[40] 첫째, 일반 국민들은 소송을 통한 보상액에 대해 높은 기대치를 갖고 있으나, 의료과실소송의 경우 법원에서는 환자측에게 과실상계를 유추적용하여 소액의 배상금 판결을 내리는 경향이 있고, 이에 반발하여 항소하는 비율이 높다. 둘째, 의사들은

40. 이하 박영호, 앞의 책, 125면 참조 ; 신현호 · 백경희, 앞의 책, 52면 참조..

직접적인 증거가 없음에도 불구하고 자신들에게 과실이 인정된 것에 불만을 가지고 항소하는 경우가 많기 때문에 자연스럽게 항소율이 높아지고 있다. 셋째, 의료감정 결과에서 인정된 정도의 사소한 과실로 인하여 당해 사건의 악결과가 발생한 것이 아니라고 주장하면서 항소하는 경우가 많다. 넷째, 의료과실과 그 인과관계의 판단에 있어서 의료행위가 지니고 있는 특수성으로 인하여 불가피하게 진료기록감정 등의 특유한 증거방법이 행하여지고 추정의 법리 등이 도입되어 법원의 판단이 이루어짐에도 불구하고 소송 당사자측에서 이를 신뢰하지 못하여 항소하는 경향이 있다. 마지막으로 의료분쟁이 발생하게 되면 우선 법적 절차에 따른 해결보다는 물리력의 행사와 같은 일탈행동을 통한 해결을 1차적으로 시도한 결과 당사자 간 감정의 골이 깊어지게 되고, 이로 인하여 1심 판결에 대하여 무조건 항소하고 보려는 경향이 의료소송에서 항소율을 높이는 이유이다.

한편 의료사고 상고건수는 미미하고 파기율도 상당히 낮다(〈표 1-10〉 참조). 이는 의료과실소송의 경우 법리적으로 문제될 것이 없고, 사실관계의 입증 여부에 따라 승패가 결정되기 때문이다.

표 1-10 의료과실소송 상고처리 내역 (단위 : 건)

연도	판결	기각	파기	소취하	상고취하	각하명령	파기율(%)
2009	58	52	3	2	-	-	5.2
2010	77	60	15	1	-	1	19.5
2011	55	47	8	-	-	-	14.5
2012	57	53	2	-	2	-	3.5
2013	83	78	4	-	1	-	4.8
평균							9.50

출처 : 『사법연감』, 2009~2013.

(2) 형사소송

의료과실로 환자가 상해를 입거나 사망한 경우에는 민사소송과 함께 형사소송이 제기되는 경우가 많다. 이 경우 형사상으로는 업무상 과실치사상죄(형법 제268조)를 비롯하여 무면허 의료행위 등과 관련된 의료법 위반 및 보건범죄단속에 관한 특별조치법 위반이 문제된다. 업무상과실치사상죄의 법정형은 5년 이하의 금고 또는 2천만 원 이하의 벌금에 처하도록 규정되어 있다. 특히 의료과실과 관련되어 형사상 입건된 사범을 의료과오 사범이라고 한다.

2009년부터 2013년까지 최근 5년간 법원에 기소된 의료사고에 대한 통계는 〈표 1-11〉과 같다. 그러나 이 통계는 의료행위로 인한 업무상 과실치사상죄에 한하지 않고, 무면허의료행위나 환자알선과 같은 비의료인의 행위가 상당부분 포함된 것이므로 정확한 의료사고를 추정하기는 어렵다.

표 1-11 **의료관계 형사공판사건 통계**

내용 / 연도	(업무상)과실치사상죄	의료법	보건범죄단속에 관한 특별조치법
2009	798	804	346
2010	827	806	257
2011	818	859	326
2012	878	805	311
2013	983	860	352
계	4,304	4,134	1,592

출처 : 『사법연감』, 2009~2013.

최근 의료사고가 발생하면 일단 환자측은 형사고소부터 해놓고 보는 경향이 있다. 이러한 경향은 민사소송에서 환자측에 가장 큰 부담으로 작용하는 의사의 과실 입증을 수사기관에 전가하려는 의도와 의사의 형사처벌을 통해 보상심리의 충족을 꾀하려는 정서 때문인 것으로 분석되고 있다.

그러나 형사고소가 환자측에게 유리한 것만은 아니다. 그 이유로는 의료사고에 대해 형사고소한 경우 대개의 경우 무혐의 처리되는데, 그렇게 되면 의사측에서는 면책의 항변을 하면서 오히려 수사기록을 의사측에 유리한 증거로 활용할 수 있다는 점, 의사측은 경찰이나 검찰에서 몇 차례 조사를 받으면서 무과실 주장에 관한 논리적 훈련을 받게 되어 후에 민사소송에도 그 논리를 그대로 펴게 된다는 점, 고소를 당한 의사측에서는 감정이 격하게 되어 화해의 가능성이 그만큼 줄어 들게 된다는 점 등을 언급할 수 있다. 그러므로 의료사고가 발생한 경우 형사고소를 하고자 할 때는 유죄의 입증이 가능한지를 면밀히 살펴야 하며 무턱대고 고소하는 일은 삼가야 한다.[41]

2. 의료분쟁의 비사법적 해결

우리나라에서 의료분쟁과 관련한 재판 이외의 해결방법으로는 화해와 조정이 많이 행해지고 있다.[42]

(1) 화 해

화해(和解, settlement)란 분쟁 당사자가 서로 양보하여 분쟁이 있는 법률관계를 자신들이 합의한 대로 확정시키는 것을 말한다. 분쟁의 자주적 해결방식으로서의 화해는 재판외 화해(裁判外 和解)와 재판상 화해(裁判上 和解)로 구분할 수 있다. 먼저 재판외 화해로는 소송과는 관련 없이 당사자가 상호 양보하여 당사자 간의 분쟁을 끝낼 것을 약정하는 민법상 화해계약(민법 제731조 이하)이 있다. 다음으로 재판상 화해로는 확정판결과 동일한 효력을 얻기 위하여 법관 앞에서 합의사항을 진술하고 조서를 받아 놓는 제소전 화해(提訴前 和解)와, 소송계속 중에 소송물인 권리관계에 대하여 당사자 양쪽이 양보한 끝에 일치된 결과를 법원에 진술하는 것으로 조서에 적은 때에는 소송이 판결에 의하지 않고 종결되는 소송상 화해(訴訟上 和解)가 있다.[43]

(2) 조 정

조정(調停, mediation)이란 중립적 위치에 있는 제3자(법관 또는 조정위원회)가 당

41. 신현호 · 백경희, 앞의 책, 54면.
42. 이에 대한 자세한 설명은 제5장 참조.
43. 이시윤, 『신민사소송법』(제7판), 박영사, 2013, 18면.

사자들의 동의를 얻어 협상에 개입하여 분쟁 당사자들이 쉽게 협상에 이를 수 있도록 도와주는 분쟁해결방법이다. 분쟁의 비사법적 해결방식의 하나인 조정은 소송에 비하여 비용이 적게 들고, 간이 · 신속하게 처리될 수 있는 이점이 있으며, 제3자의 중개가 필수적이라는 점에서 반드시 중개를 요하지 않는 화해와 구별된다.[44] 그리고 조정을 하는 사람은 중재인이나 판사와 달리 협상을 도와줄 뿐 분쟁을 해결하는 권한이 없다는 특징이 있다.

조정은 누가 조정을 담당하느냐에 따라 법원조정, 행정조정, 민간조정으로 나눌 수 있는데, 최근에는 법원과 의료분쟁조정법에 의해 설립된 한국의료분쟁조정중재원에 의한 조정이 활발히 이루어지고 있다.

의료분쟁 사건에 대하여 조정을 담당하는 대표적인 기관으로는 법원, 한국소비자원 및 한국의료분쟁조정중재원이 있다.

가. 법 원

의료사고에 대하여는 민사조정법이 적용된다. 조정은 당사자의 신청, 또는 수소법원의 직권에 의한 결정으로 그 절차가 개시된다. 조정은 조정담당판사 또는 조정위원회가 한다. 조정에 의하여 당사자 사이에 합의가 성립하면 조서가 작성된다. 그 효력은 확정된 판결과 동일하다. 당사자 사이에 합의가 성립되지 않거나, 성립된 합의의 내용이 상당하지 아니한 경우가 있을 수 있는데, 이런 경우 조정담당판사가 조정이 성립되지 아니한 것으로 사건을 종결시키거나 당사자의 이익, 기타 모든 사정을 참작하여 사건의 공평한 해결을 위한 결정을 할 수 있다. 후자를 특히 강제조정이라 한다. 강제조정 결정에 대하여 당사자는 이의신청을 할 수 있고, 이의신청이 있으면 사건은 소송으로 진행된다.

나. 한국소비자원[45]

한국소비자원은 소비자보호정책의 효과적인 추진을 위하여 소비자기본법에 의

44. 이시윤, 앞의 책, 19면.
45. 이에 대한 자세한 설명은 제5장 제3절 Ⅳ. 1. 참조.

하여 설립된 법인이다. 1999년 2월 구 소비자보호법(현행 소비자기본법) 개정에 의하여 소비자보호원(현행 '한국소비자원' 에 해당)의 소비자분쟁조정위원회는 의료피해구제 업무를 수행할 수 있게 되었다. 한국소비자원은 의료분쟁 업무를 담당할 수 있게 되면서 1999년 7월 1일 의료팀을 신설하였다. 한국소비자원의 의료서비스 피해구제 접수건수는 2010년 761건, 2011년 833건, 2012년 1,051건, 2013년 981건 등으로 나타나고 있다. 한국소비자원의 2013년도 처리 결과별 현황은 〈표 1-12〉와 같다. 의료서비스 피해 중 273건(27.8%)이 합의가 성립되었으며, 그중 배상이 181건으로 가장 많았고 다음으로 환급 91건, 계약이행 1건 순이었다. 합의가 성립되지 않은 사례 중 소비자분쟁조정위원회에 조정신청된 경우는 544건(55.5%)이었으며, 이밖에 소비자가 취하중지한 경우가 47건(4.8%), 정보제공 · 상담기타 · 처리불능 등으로 종결된 경우가 117건(11.9%)이었다.[46] 한국소비자원의 조정에 의하여 합의가 성립하고 조서가 작성되면 확정판결과 동일한 효력이 있다.

표 1-12 **2013년도 한국소비자원 처리 결과별 현황** (단위 : 건, %)

구분	합의				조정 신청	취하 중지	기타*	계
	배상	환급	계약 이행	소계				
건수	181 (18.5)	91 (9.3)	1 (0.1)	273 (27.8)	544 (55.5)	47 (4.8)	117 (11.9)	981 (100.0)

* 정보제공, 상담기타, 처리불능 등.
출처 : 한국소비자원, 『2013 소비자 피해구제 연보 및 사례집』.

다. 한국의료분쟁조정중재원[47]

2012년 4월 8일 의료분쟁조정법이 시행되고, 이에 따라 한국의료분쟁조정중재원(이하 '조정중재원' 이라 한다)이 설립되어 의료분쟁을 해결하기 위한 조정 · 중재 업무를 담당하고 있다. 즉 의료분쟁조정법 제6조 제1항은 '의료분쟁을 신속 · 공정하고 효율적으로 해결하기 위하여 한국의료분쟁조정중재원을 설립한다' 라고 규정하

46. 한국소비자원, 『2013 소비자 피해구제 연보 및 사례집』, 153면.
47. 이에 대한 자세한 설명은 제5장 제3절 Ⅳ. 2. 참조.

고 있다. 조정중재원은 별도의 법인으로 설립되고(법 제6조 제2항), 보건복지부장관의 지도와 감독을 받는다(법 제16조 제1항). 조정중재원의 설립·운영 및 업무에 필요한 경비는 정부출연금과 조정중재원의 운영에 따른 수입금으로 충당하고(법 제15조 제1항), 정부는 조정중재원의 경비를 충당하기 위하여 필요한 출연금을 예산의 범위에서 지급한다(같은 조 제2항).

조정중재원은 의료분쟁조정위원회, 의료사고감정단, 사무국으로 구성되고, 전체 상임인력은 총 177명 규모인데, 2012년도는 70명 규모로 운영되었다. 비상임 인력은 200여 명 내외로서, 그중에는 조정위원장·감정단장 및 임원 9명, 조정위원 85명, 감정위원 85명, 감정위원추천위원회 9명 등이 포함되어 있다.

조정중재원의 주요 업무는 1) 의료분쟁의 조정·중재 및 상담, 2) 의료사고 감정, 3) 손해배상금 대불, 4) 의료분쟁과 관련된 제도와 정책의 연구, 통계작성, 교육 및 홍보, 5) 그 밖에 의료분쟁과 관련하여 대통령령으로 정하는 업무[48]를 수행한다(법 제8조). 그중 가장 중요하고 핵심적인 부분은 바로 의료분쟁에 대한 조정 및 중재 업무라고 할 수 있다.[49]

의료분쟁 조정·중재 월별 처리 현황은 〈표 1-13〉과 같다. 2013년은 2012년 대비 전체적으로 실적이 증가하였으며, 특히 합의는 6배 이상, 조정 성립은 2배 증가하였다. 그리고 합의 및 조정 성립금액의 분포는 〈표 1-14〉와 같다. 2013년도에는 500만원 이하로 합의 또는 조정 성립된 사건은 전체의 74.3%, 501~3,000만원은 22.3%, 3,001만원 이상은 3.3%를 차지하였으며, 전체의 30.5%가 101~300만원에서 가장 많이 합의 또는 조정이 성립된 것으로 나타나고 있다.

---

48. 동법 시행령 제3조(조정중재원의 업무) 법 제8조 제5호에서 "대통령령으로 정하는 업무"란 다음 각 호의 업무를 말한다.

1. 의료사고 예방에 관한 업무
2. 불가항력 의료사고 보상 재원(財源) 등 자산의 관리·운영
3. 의료분쟁에 관한 국제협력
4. 이 법 또는 다른 법령에 따라 위임받거나 위탁받은 업무
5. 그 밖에 보건복지부 장관이 조정중재원에서 수행하는 것이 적절하다고 인정하는 업무

49. 현두륜, 「의료분쟁조정법 시행에 따른 성과 및 과제」, 『의료분쟁조정법 시행 1주년 성과와 과제』, 한국의료분쟁조정중재원, 2013, 65~66면.

표 1-13 **의료분쟁 조정·중재 처리 현황**(사건종료일 기준) (단위 : 건)

	계	조정·중재 개시									조정·중재 불개시		
		소계	중재	합의	조정 결정			부조정 결정	취하	각하	소계	각하	취하
					소계	성립	불성립						
2012	385	112	1	43	48	29	19	8	12	–	273	267	6
2013	1,304	462	–	270	94	58	36	60	30	8	842	833	9

출처 : 한국의료분쟁조정중재원, 「2013년도 의료분쟁 조정·중재 통계연보」.

표 1-14 **합의 및 조정 성립금액의 분포**(사건종료일 기준) (단위 : 건, %)

	2012년		2013년	
	건수	비율	건수	비율
계	72	100.0	328	100.0
0원	1	1.4	10	3.0
~50만원	5	6.9	50	15.2
51~100만원	11	15.3	40	12.2
101~300만원	26	36.1	100	30.5
301~500만원	7	8.3	44	13.4
501~1,000만원	6	13.9	33	10.1
1,001~2,000만원	10	4.2	25	7.6
2,001~3,000만원	3	1.4	15	4.6
3,001~4,000만원	1	1.4	4	1.2
4,001~5,000만원	1	1.4	2	0.6
5,001~10,000만원	1	1.4	5	1.5

출처 : 한국의료분쟁조정중재원, 『2013년도 의료분쟁 조정·중재 통계연보』.

보건의료기관 종별 조정성립률은 〈표 1-15〉와 같다. 제도 시행 첫 해인 2012년에는 79.1%로 나타났으나, 2013년에는 11.0% 증가한 90.1%로 나타났다. 그리고 진료과목별 조정성립률은 [그림 1-4]에서 나타나는 바와 같이, 평균 조정성립률(90.1%)을 상회하는 진료과목으로는 내과(96.6%), 치과(90.9%), 산부인과(100%), 안과(100%), 피부과(100%) 등이 있는 것으로 나타났으나, 성형외과는 68.4%로 진료과목 가운데 가장 낮은 조정성립률을 보이고 있다.

표 1-15 보건의료기관 종별 조정성립률(사건종료일 기준) (단위 : 건, %)

	계	합의	조정 결정		조정성립률
			성립	불성립	
2012년	**91**	**43**	**29**	**19**	**79.1**
2013년	**364**	**270**	**58**	**36**	**90.1**
상급종합병원	44	32	7	5	88.6
종 합 병 원	59	41	14	4	93.2
병 원	111	77	20	14	87.4
의 원	80	64	10	6	92.5
치 과 병 원	3	3	–	–	100.0
치 과 의 원	29	21	5	3	89.7
한 방 병 원	3	3	–	–	100.0
한 의 원	14	10	2	2	85.7
요 양 병 원	16	15	–	1	93.8
보건의료원	2	1	–	1	50.0
기 타	3	3	–	–	100.0

* 조정성립률 = {(합의건수 + 조정 성립건수) / (합의건수 + 조정 성립건수 + 조정 불성립건수)} × 100.

출처 : 한국의료분쟁조정중재원, 『2013년도 의료분쟁 조정 · 중재 통계연보』.

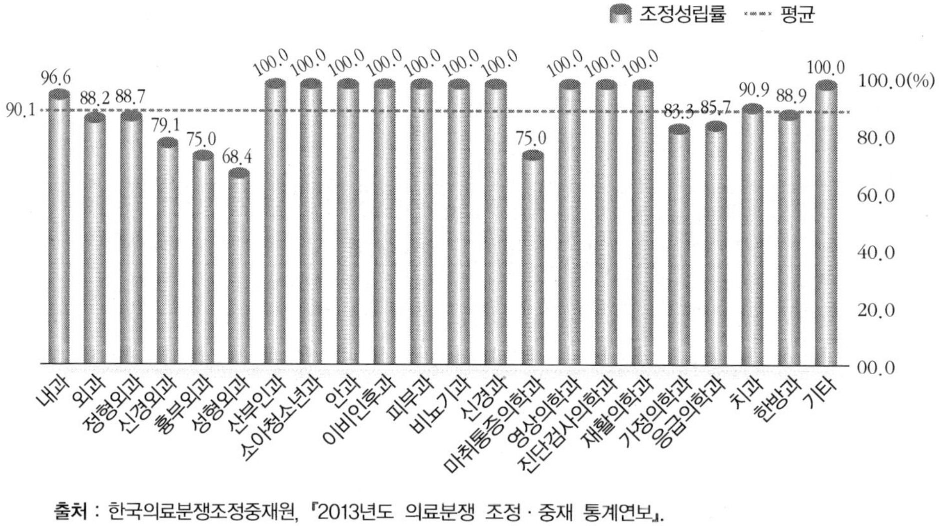

출처 : 한국의료분쟁조정중재원, 『2013년도 의료분쟁 조정 · 중재 통계연보』.

[그림 1-4] 진료과목별 조정성립률

제3절 의료소송

I. 의료소송의 의의

의료소송이란 의사의 의료상 처치나 병원의 인적 · 물적 관리 또는 의료전달체계 등 모든 의료과정에 있어 과실이 있느냐의 여부를 탓하며 제기되는 소송을 말하며, 보통은 의료과실소송이라고도 한다. 통상은 손해배상을 전제로 한 민사소송을 의미하나, 의사의 업무상 과실치사상죄를 다투는 형사소송 및 의료법 위반을 다투는 행정소송도 이에 포함된다.

의료소송은 의료분쟁과 마찬가지로 의학상, 법률상 아무런 과실이 없어도 발생할 수 있으며, 제3자가 문제를 야기하는 경우도 있다. 그러나 의사나 병원 등이 소송 당사자가 되더라도 의료관계자의 부당파업, 병원관리상 하자, 신생아가 뒤바뀐 사고 등과 같이 의료상 과실이 관련되지 않는 경우에는 의료과실소송에 해당되지 않는다.

그리고 의료소송은 일반적인 민사상의 손해배상소송과는 다른 특수성이 있으나, 그 실질에 있어서는 손해배상청구소송의 하나임에 다름 없고, 따라서 근본적으로는 손해배상청구소송 일반에 관한 원칙이 그대로 적용된다.[50]

II. 의료소송의 발생과정

의료분쟁이나 의료소송은 여러 단계를 거쳐 이루어진다. 의료분쟁이나 의료소송은 의료사고가 발생하고, 그러한 의료사고에 의료인의 과실이 있다고 환자측이 배상, 처벌 또는 사과를 요구하면서 발생하게 된다. 의료분쟁은 대개 배상, 처벌 또는

50. 김선중 · 이경환 · 김원호, 『최신의료판례』, 동림사, 2003, 27면; 사법연수원, 『특수불법행위』, 2004, 187면.

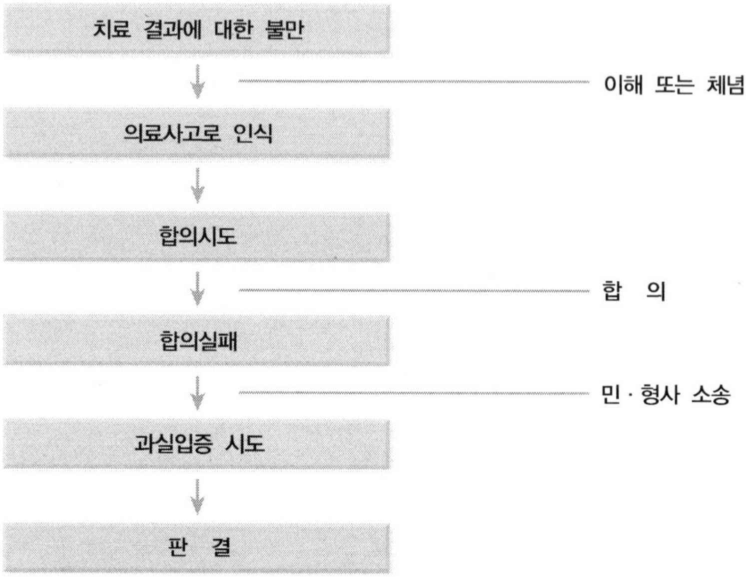

[그림 1-5] 의료분쟁 · 의료소송의 진행과정

사과를 요구하는 형태를 취하는데, 이를 세분하여 그 처리과정의 관점에서 분류하면 첫째, 환자측과 의사측 사이의 합의, 화해를 위한 사적 분쟁, 둘째, 법원 또는 한국소비자원 내지 한국의료분쟁조정중재원에의 조정신청, 셋째, 민사소송에 의한 손해배상청구, 넷째, 형사고소 또는 고발을 통한 처벌요구, 다섯째, 보건복지부 등 주무관서에의 민원이나 진정, 여섯째, 소비자보호기구나 언론기관에의 호소 등의 형태로 나타난다. 이와 같은 유형의 분쟁은 각기 독립하여 별도로 행해지는 것은 아니고 하나의 사실에 있어서도 중첩적 · 혼합적으로 진행되는 경우가 많으며, 특히 사적 분쟁은 다른 유형의 의료분쟁에 대하여 사전적 · 병행적인 성격을 지니고 있다.

이와 같은 의료사고가 의료소송이나 분쟁으로 진행되는 과정을 그림으로 살펴보면 [그림 1-5]와 같다. [그림 1-5]에서 보이듯 분쟁은 양 당사자들의 성향이나 태도에 따라 해결을 향해 다중적인 접근을 가진다. 분쟁의 진행방식은 사안의 성격이나 의료기관의 성격과 병원측의 태도, 환자측의 태도에 따라 달리 나타난다. 또한 여러 가지 면에서 유사한 성격의 분쟁일 경우에도 분쟁진행에 영향을 미치는 변수는 일일이 포착할 수 없을 만큼 다양하기 때문에 진행방향을 정확히 예상할 수는 없다.[51]

Ⅲ. 의료소송의 특성

의료분쟁에 따른 의료소송은 환자측이 의사측에 의료과실을 주장하면서 이에 대한 손해배상이나 형사처벌 등을 요구하는 형태로 나타나고 있다. 이러한 의료소송은 의료행위의 중요성과 특수성으로 인해 일반 민사사건과는 다른 특별한 고려가 필요하고, 다음과 같은 특성을 지니고 있다.[52]

첫째, 의료의 전문성과 의료행위의 밀실적 성격 등으로 인하여 의료과실에 대한 법관의 판단이 어렵고, 사건이 장기화되는 경향이 있다. 또한 의료소송에 있어서는 의학지식이 부족한 법관이 의사의 과실 유무를 판단하기 위하여 전문가인 다른 의사의 감정을 받아야 하는데, 이 경우 그 감정의 공정성이 특히 요구된다.

둘째, 의료소송은 다른 일반소송에 비하여 승소율이 매우 낮은 편이다. 의료과실에 대한 입증책임이 환자에게 있기 때문에 전문적 의학지식이 없는 환자가 이를 입증하기는 곤란하기 때문이다. 이와 같은 의료과실의 입증곤란과 관련하여 의료소송에 있어서는 전문가인 의료인과 비전문가인 환자측 사이에 실질적인 평등을 보장하기 위하여 환자측의 입증책임을 완화하는 이론이 대두되고 있다.

셋째, 의료과실에 관한 법적 쟁점은 환자측에서 의사에 대한 위협수단으로 이용하는 경우가 많다. 대부분의 경우에 민사상의 손해배상청구에 앞서 소송 이외의 합의나 화해를 시도하여 보고, 그것이 이루어지지 않으면 형사고소 또는 진정을 하여 외압을 가하면서 수사기관의 힘을 빌어 민사소송을 위한 증거자료를 수집하게 된다. 이 과정에서 의료과실과 관련된 분쟁은 사적 합의나 화해로 끝나는 경우가 많다.

마지막으로 의료소송에 대한 판결은 당해 사건에 있어서 책임의 유무에 관한 판단의 결론임과 동시에 유사한 의료행위 및 의료사고의 처리에 미치는 영향이 매우 크다. 하나의 사건에 있어서 과실의 유무에 대한 판단은 당시의 의료제도나 인적·물적 설비상황을 고려하여 당해 의료행위에 있어서 의사가 갖추어야 할 주의의무의

---

51. http://www.wowmedical.tv/trouble/precedent_abc02.asp.

52. 이하 김선중·이경환·김원호 공저, 앞의 책, 28면; 이덕환, 앞의 책, 15~16면; 추호경, 앞의 책, 55~57면 참조.

기초가 되는 의료기술의 수준을 제시하기 때문이다.

Ⅳ. 의료소송의 부작용

오늘날은 의료분쟁에 대해 당사자 사이의 합의나 화해보다는 민 · 형사상의 소송으로 해결하려는 경향이 늘고 있다. 그러다 보니 의료는 방어적 태세를 취하게 되고, 그러한 역작용의 위험성으로 인해 이제 의료분쟁은 당사자인 의사와 환자의 개인적인 차원을 넘어 사회적인 문제로 부각되고 있다. 이러한 의료소송의 부작용으로 방어적 진료의 경향, 의료비용의 상승, 응급진료의 기피 및 의료인의 인력수급불균형과 의료전달체계의 왜곡현상 등을 지적할 수 있다.[53]

1. 방어적 진료의 경향

의료분쟁의 양상이 과격화, 대형화, 장기화되면서 의사들에게 병원폐업 등의 피해가 발생되고, 진료에 대한 소신이나 사명감이 현저하게 저하된다. 의료분쟁의 가장 큰 부작용으로 이른바 방어적 진료의 경향을 들 수 있다.

방어적 진료(防禦的 診療, defensive medicine)란 의사가 진료행위를 함에 있어서 법적 규제를 의식하여 의사들 자신을 보호하기 위한 방법이나 조치를 취하는 것을 말하는 것으로 "의료분쟁의 예방의학"이라고까지 불리어진다.[54] 방어적 진료는 통상 의학적으로 반드시 필요하지 않은 검사나 치료방법을 채택하여 과잉진료를 행하는 형태로 나타나나, 소극적으로는 의학상 필요한 진료행위라도 나중에 제소당하는

53. 이하 김선중 · 이경환 · 김원호 공저, 앞의 책, 29～31면; 신현호 · 백경희, 앞의 책, 64면 이하; 추호경, 앞의 책, 45면 이하 참조.

54. 미국의 The Office of Technology Assessment(OTA)에 따르면, 방어적 진료는 주로 의료과실로 인한 책임에 대한 분쟁에 노출되는 것을 줄이기 위하여, 검사나 절차를 명하거나 위험성이 높은 환자나 절차를 회피하는 것이라고 정의하고, 방어적 진료에 드는 미국 전체의 비용을 측정할 만한 방법이 없지만, 그들이 의사들을 설문조사한 결과 양심적으로 8% 이상의 검사가 방어적 진료였다고 답변했다고 밝혔다(http://www.xn--9r2b23n2b973a.net/sub1.html).

것이 두려워 진료를 유보하거나 실시하지 않는 위축진료의 형태로도 나타난다.

실제로 1991년 인도주의실천 의사협의회[55]가 실시한 의료윤리에 대한 설문조사에 따르면 전공의의 49.5%, 개원의나 병원에 종사하는 의사의 36.3%가 과잉진료를 한 적이 있다고 응답한 바 있어 방어적 진료의 경향이 상당히 만연해 있음을 알 수 있다.

이러한 방어적 진료의 경향은 '나는 환자의 건강과 생명을 첫째로 생각하겠노라'는 히포크라테스의 선서를 위반하는 것으로 환자 개인의 의료비 상승뿐만 아니라 사회적 비용의 증대를 초래하고, 최선의 의료를 제공한다는 의료의 목적에도 맞지 않다. 결국 방어적 진료는 의학의 발전을 저해하고, 국민의 치료받을 권리를 침해한다.

2. 의료비용의 상승

의사의 방어적 진료도 의료비 상승의 요인이 되지만, 최근 의료분쟁이 증가함에 따라 의료사고로 인한 손해배상비용, 의료사고배상책임보험료, 기타 경제적 손실이 급속히 증가되었고, 이는 결국 환자에게 전가되어 의료비 상승의 무시할 수 없는 요인이 되고 있다.

3. 응급진료의 기피

응급의료의 기피는 의료분쟁의 영향으로 생겨날 수 있는 또 다른 중요한 문제 중의 하나이다. 사고현장이나 1차 병원인 개인의원에서 진료환경이 갖춰지지 않았을 경우나 심지어 종합병원 의사들까지 응급 환자의 진료를 기피하는 경향이 많은 것은 의료사고로 인하여 제소당하지 않을까 하는 심리적 불안감이 작용하고 있기 때문이다. 이러한 응급환자 진료기피 현상은 직접적으로 국민의 생명을 위협하고 의료인과 의료제도를 불신하도록 만든다.

55. 인도주의실천 의사협의회 홈페이지 http://www.humanmed.org/.

4. 의료인의 인력수급불균형과 의료전달체계의 왜곡현상

산부인과, 외과, 내과, 신경외과, 정형외과 등의 경우에는 의료분쟁이 자주 발생하고, 이로 인하여 의사들이 막대한 금액의 손해배상금을 지급하거나, 심지어 형사고소를 당하여 업무상 과실치사상죄로 처벌되는 사례가 빈발하다. 그러자 의사들이 이러한 진료과목으로의 진출을 피하고 의료사고가 다소 적게 발생하는 이비인후과, 안과, 치과, 피부과, 성형외과 등에 몰려 의료인력수급의 심각한 불균형현상이 나타나고 있다. 종합병원에서는 의료분쟁이 자주 발생하는 산부인과, 일반외과, 흉부외과 등의 전문의가 모자라 전문의를 확보하기 위해 다른 과들에 비해 2배의 보수를 지급하고 있는 실정이다. 특히 이른바 '내, 외, 산, 소'라고 불리는 내과, 외과, 산부인과, 소아과 등은 의료의 중추를 이루는 가장 중요한 진료과목임에도 불구하고 우수한 의술을 가진 인재들이 이러한 진료과목의 선택을 회피하고, 의료분쟁의 가능성이 적고, 근무조건이 훨씬 안락한 안과, 성형외과, 피부과, 이비인후과 등으로 몰리고 있다. 이 결과 생명과 직접 연관이 있는 가장 중요한 진료과목에는 의술이 다소 떨어지는 의사들만 모이게 되어 양질의 의술을 가진 의사로부터 치료를 받을 권리가 제한되는 불합리성이 발생하게 되었다.

그리고 의료분쟁의 위험성과 저가의 진료비 때문에 1차 병원에서 수술실이나 입원실을 없앤 결과, 일반외과 의사들 사이에서는 가장 간단한 수술이라고 말하는 맹장, 치질, 탈장수술조차도 대학병원이나 종합병원에서 해야 하는 형태로 의료전달체계가 왜곡되어 가고 있다.

V. 의료소송의 절차

2001년 3월 1일부터 전국의 모든 법원에서는 새로운 민사사건 관리방식에 따라 민사소송절차를 진행하고 있다. 새로운 민사사건 관리방식은 ① 먼저 당사자들이 법정에 출석하지 아니한 상태에서 답변서나 준비서면을 서로 수회씩 교환하면서 증거서류 등도 교환하고, 기일 전 증거신청을 하여 미리 사건의 다투지 아니하는 부분

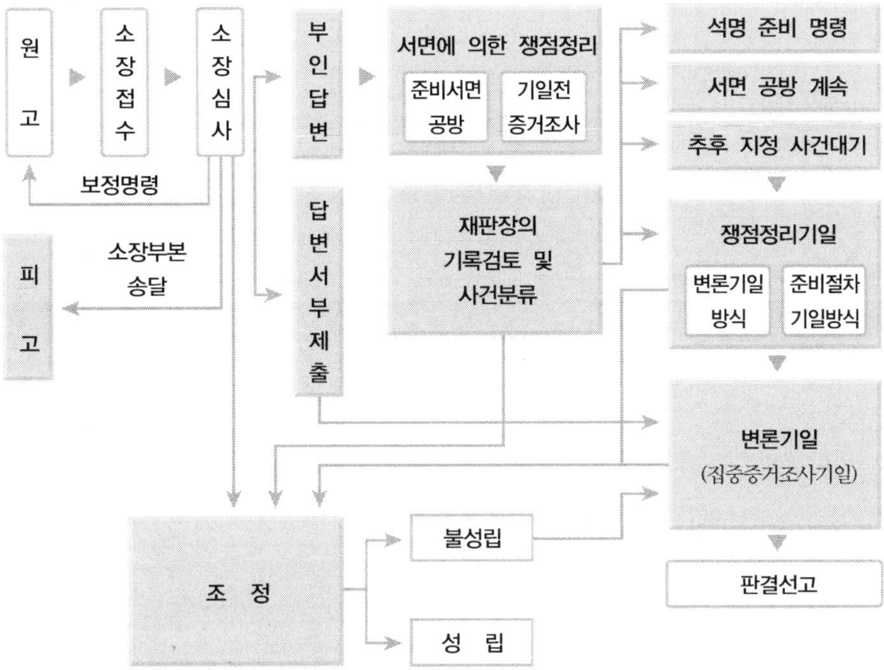

[그림 1-6] 의료소송의 절차

과 다투는 부분을 정리하는 절차인 서면에 의한 쟁점정리절차를 거치고, ② 그 다음 되도록 1회의 재판기일(준비절차기일 또는 변론기일)을 열어 최종적으로 쟁점을 정리하고 확인하는 절차인 쟁점정리기일을 진행하며, ③ 이어 되도록 1회의 증거조사기일에 관련 증인을 한꺼번에 불러서 같이 신문하는 등 필요한 증거조사를 일괄·집중적으로 시행하는 절차인 집중증거조사기일을 진행함으로써 심리를 종결하게 되는 방식이다.[56]

의료소송은 통상 증거자료의 수집과 쟁점정리에 상당한 기간이 소요되므로, 불필요한 기일의 공전을 최소화하고, 서면에 의한 주장과 쟁점의 정리, 기일 전 증거조사, 조정 및 화해기일, 쟁점정리기일 등의 순서로 진행하는 새로운 민사사건 관리방식에 적합한 소송유형이라 할 수 있다. 이와 같은 의료소송의 절차를 간략히 그림

56. 법원행정처, 『새로운 민사사건관리 모델 실무편람』, 2001, 21면 개요도 참조.

으로 표현하면 [그림 1-6]과 같다.[57]

1. 소장제출

원고의 소장제출은 소송의 시작을 의미하는 것으로, 소장에는 원고가 피고에게 무엇을 청구하며 청구이유는 무엇인지가 내용으로 담기게 된다.[58]

2. 법원의 소장심사

소장이 법원에 접수되면 재판장은 소장에 민사소송법에 규정된 기재사항인 사건의 당사자, 청구취지, 청구원인 등이 잘 기재되어 있는지를 심사한다.

3. 소장부본의 송달

법원은 소장심사가 끝나면 소장부본을 소송상대방(피고)에게 보낸다. 이것은 피고에게 소송상 방어를 준비할 수 있도록 하기 위한 절차이다. 소장이 송달되어 왔다면 상대방이 소송을 걸어왔다는 의미이고, 이때 피고는 소장에 대한 '답변서'를 준비해야 한다. 만일 피고가 이러한 소장부본을 송달받고도 아무런 조치를 취하지 않고 답변서를 제출하지도 않으며 이하에서 설명되는 변론기일에 출석하지도 않으면 '의제자백'(擬制自白)이 되어 법원은 실체 판단을 하지 않고 원고 승소판결을 내게 된다. 이렇게 하는 이유는 피고가 원고의 청구내용을 모두 시인하는 것으로 간주하기 때문이다.

---

57. 의료소송의 절차에 대한 보다 자세한 설명은 김선중 · 이경환 · 김원호 공저, 앞의 책, 32~35면; 사법연수원, 앞의 책, 199면 이하; http://laws.co.kr/main.asp?lm=3&ce=0301 참조.

58. 소장을 포함한 의료소송에 필요한 서류의 작성례는 [부록 5] 의료과실소송서류 작성례 참조.

4. 변론기일의 지정 및 소환

(1) 준비서면의 제출

변론기일에 원고 또는 피고가 제출하는 서면을 통상 '준비서면'이라고 한다. 변론에서 청구를 하는 원인이 되는 사실을 주장하는 것이다. 원고는 소장을 제출한 후 준비서면을 통해 피고의 과실을 주장해야 한다.

(2) 증거신청

법정에서 이루어지는 원고와 피고 간의 공격과 방어를 '변론'이라 하며, 이러한 변론은 '주장'과 '입증'으로 이루어진다. 소송에서 재판장을 설득시키기 위해서는 주장에 대한 증거를 제시해야 한다. 그러한 증거를 제출하는 활동을 입증이라고 한다. 증거신청은 사실조회를 신청하거나, 진료기록감정신청 또는 증인을 신청하는 것 등이 있다.

(3) 증거결정

증거방법에 대한 조사를 신청하면 법원은 당사자가 신청한 증거방법을 채택할 것인지 여부를 결정한다. 법정에서 재판장이 증거신청에 대하여 사실조회나 진료기록감정 내용을 제출하라는 법원의 지시가 있다면 신청한 증거조사를 하겠다는 증거결정을 한 것이라고 볼 수 있다. 이렇게 되면 채택된 증거신청에 대해 증거조사가 실시된다.

(4) 증거조사

의료소송에 있어서 대표적인 증거방법으로는 신체감정, 사실조회, 진료기록감정, 필름감정, 증인신청 등이 있다. 신체감정은 구체적인 손해의 입증을 위해 시행되며, 나머지 증거는 과실입증을 위해 시행된다고 볼 수 있다.

증거결정이 되면 신체감정신청서나 사실조회신청서, 진료기록감정신청서 등을 법원에 제출하면 된다.

(5) 변론종결

당사자의 주장과 입증이 끝나면 변론은 종결되고 이제 선고만 남게 된다. 다만 변론이 종결된 이후에도 법관이 필요하다고 판단되면 다시 변론을 재개할 수 있다. 이를 '변론갱신'(辯論更新)이라고 한다. 그리고 1심 판결이 선고되고 나면 판결문이 양 당사자에게 송달되며, 송달된 날로부터 2주일 이내에 항소(抗訴)를 할 수 있다.

(6) 선 고

판결은 선고로 그 효력이 생기는 바, 선고는 공개한 법정에서 판결원본에 의하여 주문을 낭독하고, 필요한 때에는 이유의 요지를 설명할 수 있다. 그리고 판결의 선고는 변론종결일로부터 2주일 내에 해야 하며, 번잡한 사건이나 기타 특별한 사정이 있는 때에도 변론종결일로부터 4주일을 초과할 수 없다.

5. 항 소

1심 판결에 불이익을 받은 당사자는 항소를 할 수 있다. 항소는 판결문을 송달받기 전에 할 수도 있고, 송달받은 날로부터 2주일 이내에 원심법원에 항소장을 제출할 수도 있다. 판결을 받은 당사자 쌍방이 항소하지 아니하기로 합의한 경우에는 항소권이 없다.

6. 상 고

항소심이 종결된 후 항소심 판결에 영향을 미친 헌법 · 법률 · 명령 · 규칙의 위반이 있음을 이유로 한 경우에 한하여 대법원에 상고할 수 있다. 그러나 상고심에서는 사실관계에 대한 당부는 판단할 수가 없다. 상고장은 판결이 송달된 날로부터 2주일 내에 원심법원(항소심법원)에 제출해야 하며, 상고장에는 상고이유를 기재하여도 좋으나 이유를 기재하지 않은 경우에는 소송기록접수의 통지를 받은 날로부터 20일 이내에 상고이유서를 제출해야 하며, 이를 제출하지 않으면 상고를 기각한다.[59]

59. http://www.medisuit.co.kr/trouble_info/trouble_info01.asp.

제2장

의료과실에 대한 법적 평가

제1절 의료과실의 요소로서 의료행위

I. 의료행위와 의료과실

의료과실은 의료행위를 전제로 한 개념이다. 즉 의료인의 의료행위에 있어서 당시의 의학지식 내지 의료기술의 원칙에 따라 요구되는 주의의무를 게을리함으로써 적합한 의료행위가 되지 못하는 것이 의료과실인데, 보통은 법적 책임을 지울 수 있는 의료행위에 있어서의 잘못을 통틀어 말한다. 그러므로 의료과실에 대한 법적 평가를 설명하려면 먼저 그 전제가 되는 의료행위의 법적 성격과 그 특성을 명확히 해 두어야 할 필요가 있다.

제1장에서 살펴보았듯이 의료법은 의료행위의 개념에 관하여 '의료인이 하는 의료 · 조산 · 간호 등 의료기술의 시행'을 의료행위라고 한다(동법 제12조 제1항)고 규정하고 있을 뿐 그 실질적 내용이 무엇인지에 대한 개념 정의규정을 두고 있지 않다. 그러나 일반적으로 의료행위란 사람의 질병의 진찰, 치료 혹은 예방을 목적으로 의사가 의학적 판단 및 시술로써 행하는 것이거나 보건위생상 위해를 발생시킬 우려가 있는 행위라고 말할 수 있다.

이러한 의료행위는 다른 사실행위 또는 법률행위에 비하여 아래에서 보는 바와 같이 몇 가지 특성을 지니고 있다. 이는 의료의 본질에서 비롯된 것이거나 의료에 관한 제도의 특수성에서 비롯된 것인데, 이러한 의료행위의 특성으로 인하여 의료행위를 둘러싼 의료분쟁이 특별히 논의되고, 또 주의의무 판단의 기준에 있어서도 이를 고려해야 한다.[1]

Ⅱ. 의료행위의 특성

의료행위의 특성으로는 대략 위험내재성, 중대성, 예측곤란성, 재량성, 전문성 및 비공개성 등으로 대별하여 볼 수 있다.[2]

1. 위험내재성

의료행위는 본래 사람의 생명을 구하거나 신체의 건강을 회복, 증진하는 것을 목표로 한다. 하지만 대부분의 경우 혈관이나 근육에 부작용의 우려가 있는 약품을 주사기로 투입시키거나, 수술용 가위나 칼로써 신체부위를 절단 내지 절개하는 등 인간의 신체에 대한 침해(身體에 對한 侵害, Eingriff in den Körper)를 수반하면서 이루어진다. 이것을 침습성(侵襲性)[3]이라고 하기도 한다. 따라서 의료행위로 인하여 신체기능이 변화할 위험성이 항상 내재되어 있는 것이다. 판례도 의사의 진단 또는 치료를 목적으로 한 의료행위가 환자의 신체나 그 기능에 대한 침해행위의 측면도 가지고 있다고 하여 의료행위의 위험성을 인정하고 있다.[4] 그러나 이러한 위험성은 의학 또는 의료행위가 피할 수 없는 숙명으로, 환자 개인은 물론 인류 공동체의 건강과 복지향

---

1. 추호경, 『의료과오론』, 육법사, 1992, 60면.
2. 이하 김경화, 「의료행위의 형법적 한계」, 동아대학교대학원, 법학박사학위논문, 2001, 17면 이하; 박영호, 『의료분쟁과 법』, 법률정보센타, 2005, 53면 이하; 신현호 · 백경희, 『의료분쟁조정 · 소송총론』, 육법사, 2011, 75면 이하; 최재천 · 박영호, 『의료과실과 의료소송』, 육법사, 2001, 139면 이하; 추호경, 앞의 책, 61면 이하 참조.
3. '침습'이란 단어가 우리 국어사전에 찾아봐도 존재하지 않고, 더욱이 의학사전 등에도 존재하지 않은 용어임을 지적하면서 '침해'(侵害) 내지 '손상'(損傷)이란 용어가 더 적절하다는 주장에 대해서는 문국진, 『의료의 법이론』, 고려대학교 출판부, 1982, 157~158면; 김경화, 앞의 논문, 36면 각주 89) 참조.
4. 대법원 1997.7.22. 선고 96다37862 판결.

상을 위하여 하나의 '허용된 위험'(許容된 危險, erlaubtes Risiko)[5]이라고도 할 수 있다.

2. 중대성

의료행위는 그것이 적절하게 시행되느냐 그렇지 않느냐에 따라 환자의 생명이나 신체의 건강이 심각하게 좌우되는 경우가 대부분이다. 이것을 의료행위의 중대성이라고 한다. 특히 의료행위로 인해 환자가 사망하거나 중상해가 발생했을 경우에는 법익침해의 중대성으로 말미암아 형법의 개입을 초래하는 경우가 빈번한 실정이다.

의료행위로 인하여 의료사고가 발생한 경우 환자측이나 의사측이 치루어야 하는 대가는 상상을 초월하는 경우가 많다. 가정의 유대가 파괴되거나 경제적인 파탄을 초래하거나 직장을 잃는 경우를 예로 들 수 있다.

3. 예측곤란성

사람의 신체는 기계와는 달리 유전적 · 환경적 소인에 따라 사람마다 각각 예측하기 어려운 생물학적 · 신체적 특성을 지니고 있기 때문에 의료의 대상이 되는 질병도 실제 증상과 나타난 증상이 상당히 다른 경우가 많다. 또한 환자마다 개인차가 크기 때문에 구체적 증상에 대한 치료법에도 각각 다르게 반응한다. 예를 들어 같은 의약품, 수술검사라 할지라도 환자 개인의 신체조건, 면역성, 성별, 연령, 건강 정도 등에 따라 의료행위의 효과가 동일하게 나타나지 않는다. 이와 같이 의사의 의료행위에 따르는 치료효과가 개인의 건강상태, 신체적 특성에 따라 정형적으로 나타나지

5. 현대산업사회에 있어서 자동차 운전, 원자력발전소의 운영, 거대한 구조물의 건축, 지하자원의 채굴, 신기술의 사용행위 등은 항상 고도의 위험성이 따르는 행위이지만 사회생활상 유용하고 불가결한 행위이기 때문에 그 위험성에만 근거하여 전적으로 금지할 수 없어, 이러한 위험원을 '허용된 위험'(erlaubtes Risiko)으로 인정하고 있다. 형법상 허용된 위험행위에 대해서는 행위자가 거래상 요구되는 주의의무를 다하는 한 구성요건해당성이 배제되는 것으로 본다(통설). 이에 대한 보다 자세한 설명은 김일수 · 서보학, 『형법총론』(제12판), 박영사, 2014, 325면; 배종대, 『형법총론』(제11판), 홍문사, 2013, 689면 이하; 손동권 · 김재유, 『새로운 형법총론』, 율곡출판사, 2011, 361~362면; 이재상, 『형법총론』(제7판), 박영사, 2011, 189~190면; 임웅, 『형법총론』(제6정판), 법문사, 2014, 532~533면 참조.

않으므로 예후(豫後)를 예측하기가 상당히 곤란하다.

따라서 의료행위에는 의학의 원칙이 개인 모두에게 획일적으로 적용될 수 없는 면이 있고, 그 개인 간의 차이는 아직 현대의학으로도 밝혀지지 않는 면이 있으므로 예측곤란성이라는 다소 시험적인 요소가 있음을 부인할 수 없다.

4. 전문성

의사는 오랜 시간과 많은 비용을 들여서 의학과 의료기술에 관한 전문적 지식을 배우고, 다시 인턴, 레지던트 등의 과정을 거치면서 장기간 경험을 쌓아 양성된 고도의 전문적 직업인이다. 의료행위는 바로 이러한 고도로 숙련된 의사들에 의하여 행해진다. 특히 의료행위의 경우 아직까지도 완전히 규명되지 않은 질병이 상당히 많기 때문에 의사라 하더라도 자기의 전문진료과목이 아닌 다른 과목의 환자의 증상을 정확히 진단하는 것이 어려울 정도로 특정과목에 대한 고도의 전문성이 요구된다. 다른 직업들 가운데에도 전문성을 가진 것들이 많으나, 의료행위의 경우에는 그 전문성이 더 세분화되어 있고, 전문성을 획득하는 데 소요되는 시간이 매우 길다는 특징이 있다.

5. 재량성

의사의 치료는 그 성질상 상당히 고도로 전문화된 지식과 기술을 필요로 한다. 따라서 고도의 판단능력에 따른 의학적 결단이 요구되고, 그 자유로운 판단에 따른 의료행위의 실시가 소기의 치료효과 획득과 연결되므로 재량성이 요구된다. 즉, 질병의 증상과 반응의 예측이 곤란하므로 의료행위에 있어서는 의사에게 어느 정도 선택적 재량권을 인정하지 않을 수 없다. 다만 이러한 의사의 재량권은 사용하려는 치료법에 따르는 위험과 그 치료법을 사용하지 않을 경우에 질병의 치료가 곤란하게 되는 정도를 비교·형량하여 환자의 생명 유지 내지 건강상태의 개선을 목적으로 신중하게 행사되어야 한다.

이러한 의료행위의 재량성에 대해 대법원은 "의사는 진료를 행함에 있어 환자의 상황과 당시의 의료 수준, 그리고 자기의 전문적인 지식과 경험에 따라 생각할 수 있는 몇 가지 조치 중에서 적절하다고 판단되는 진료방법을 선택할 수 있고, 그것이 합리적인 재량의 범위를 벗어난 것이 아닌 한 진료의 결과를 놓고, 그 중 어느 하나만이 정당하고 그와 다른 조치를 취한 것에 과실이 있다고 말할 수는 없다"[6]고 판시하여 의사의 재량권을 폭넓게 인정하고 있다.

6. 비공개성

의료행위는 일반인이 이해할 수 없을 정도로 복잡 · 다양하고 고도로 전문성을 띠는 한편 의료의 시행과정도 공개되지 아니하여 일반인이 접근하기 어려운 것이 현실이다. 의료행위의 이러한 비공개적 성격은 환자측으로 하여금 당해 의료에 대한 정보를 취득할 기회를 제한하고, 의료행위에 대한 법적 책임을 묻는 것도 곤란하게 한다. 이로 인하여 의사와 환자 사이에 신뢰관계가 무너지고, 의료의 핵심적인 두 주체가 상호 불신과 오해를 갖게 하는 커다란 요인으로 작용한다. 이러한 의료행위의 비공개성으로 인하여 환자측은 의료사고에서 의사측의 과실을 입증하는 데 어려움을 겪게 되고, 이를 극복하기 위하여 민사소송에서 입증책임의 감경, 전환의 법리가 나타나는 것이다.

Ⅲ. 의료행위의 적법성 요건

의료행위는 크든 작든 환자의 신체에 대한 침해를 수반하게 된다. 그런데 의사의 의료행위로 인하여 타인의 신체를 상해하는 일이 있더라도 형법상 상해죄가 성립되지 않을 뿐만 아니라 민법상의 불법행위로서 손해배상책임을 지지 아니한다. 이와 같이 의료행위가 위법하지 않게 되는 근거는 의료행위가 환자의 건강보호 및 증진을 위해 치료의 목적으로 이루어지며, 환자의 동의를 받아 이루어지기 때문이지

6. 대법원 1996.6.25. 선고 94다13046 판결.

만, 그것만으로는 부족하고 객관적으로 의학적 적응성과 의술의 법칙에 맞추어 행해질 것 등을 요한다.[7]

1. 의학적 적응성

의료적 침해행위(醫療的 侵害行爲, ärztlicher Eingriff)는 환자의 신체에 대한 위험을 수반하는 것이 보통이므로 그 시술이 환자의 생명·건강을 유지하거나, 질병을 치유하기 위한 경우에 한하여 허용되는데, 이를 '의학적 적응성'(醫學的 適應性, medizinische Indiziertheit)이라고 한다.

의료적 조치가 무조건 필요한 경우에 의학적 적응이 있는 것은 당연하며, 무조건적 필요성은 없지만 사전적·사후적 조치가 필요한 경우에도 의학적 적응이 있다고 할 수 있다. 전자를 '절대적 적응', 후자를 '상대적 적응'이라고 한다. 그러므로 의학적 적응은 사실상의 치료적 행위(수술, 방사선치료)에서뿐만 아니라 진단적 조치(채혈, 복강경검사), 예방적 조치(예방접종, 예방적 차원에서 편도선 절제) 또는 불치의 질병에서 단순한 진통조치에도 의학적 적응이 있다고 할 수 있다.[8]

의사의 신체침해행위 가운데는 엄격한 의미에서 치료의 목적을 위한 행위라고 볼 수 없는 경우가 있는데, 미용목적의 성형수술이나 불임시술이 이에 해당하며, 이를 '치료유사행위'라고 분류하기도 한다. 이러한 치료유사행위는 그 내용에 따라 의학적 적응 여부가 달라진다. 예를 들면 장기이식수술의 경우 장기수여자에게는 의학적 적응이 인정되는 반면, 장기제공자에게는 의학적 적응이 없다. 장기제공자로서는 어떠한 질병의 치료나 건강을 유지하기 위한 차원에서 행해지는 것은 아니기 때문이다. 따라서 장기제공자의 경우에는 그의 승낙만을 전제로 장기적출이 적법해질 수 있다. 성형수술의 경우에도 미용을 위하여 행해지는 경우에는 의학적 적응이 부정되므로 환자의 승낙이 있는 경우에만 신체침해가 가능하다. 다만 신체적 기형으

7. 이하 김경화, 앞의 논문, 30면 이하; 정현미, 『의료과오의 형사법적 책임』, 한국형사정책연구원, 1998, 32면 이하; 최재천·박영호, 앞의 책, 148~149면 이하; 추호경, 앞의 책, 74면 이하 참조.

8. Bussmann, Die strafrechtliche Beurteilung von ärztlichen Heileingriffen, Diss., 1984, S. 4; 정현미, 앞의 책, 33면에서 재인용.

로 말미암아 질병으로 분류되는 경우에는 의학적 적응이 인정될 수 있다. 성전환수술에서도 인격형성에 일치하는 동일성의 발견을 가능하게 하는 경우는 의학적 적응이 있다.[9]

2. 의술의 법칙(의술의 적정성)

의료행위는 일반적인 의술의 법칙(醫術의 法則, lege artis)에 따라 행해져야 하는데, 이를 '의술의 적정성'(醫術의 適正性, medizinische Kunstgerechtigkeit)이라고도 한다. 보통은 "의학상 일반적으로 승인된 수단 · 방법으로써" 사람의 신체를 침해하는 것이라고 일괄하여 설명하고 있지만, 그러한 수단 · 방법을 사용하는 것(적응성)과 그 수단 · 방법에 의한 의료행위가 의술의 법칙에 합치되게 행해지는 것(적정성)의 두 가지 요건을 포함하는 것으로 해석하는 것이 타당하다. 이러한 두 가지 요건은 서로 밀접한 관련을 가지고 있다. 예를 들어 환자의 상태를 보아 치료가 시각을 다투는 응급상황이라면 수술환경과 시술자의 능력이 일반적 수준에 미치지 못하는 경우라 하더라도 시술의 필요성이 크기 때문에 시술이 허용되며, 그 과실의 존부를 따질 수 없다.

의술의 법칙을 벗어난 경우에 일반적으로 의술의 결함(醫術의 缺陷, Kunstfehler)이 있다고 한다. 이때 의술의 결함이란 환자의 치료시에 발생할 수 있는 의사의 부지불식간의 모든 실수를 의미한다. 그러나 일반적으로 승인된 의술의 법칙에 위배한다고 해서 바로 의술상의 결함이 있다고 단정하는 것은 타당하지 않다. 의술의 결함이란 과실범의 평가를 받는 단순한 사실이며, 의술의 결함 있는 모든 의료행위를 과실범과 동일시할 수 없기 때문이다.

3. 치료의 목적

앞서 언급한 의료행위의 적법성 요건인 의학적 적응성과 의술의 법칙에 따른 실

---

9. 성전환수술의 의학적 적응성 문제와 관련하여 박영규는 성전환수술은 '일정한 엄격한 기준에 부합하지 않는 한' 치료행위로서의 정당성을 가질 수 없다고 한다(박영규, 「의료행위에서의 생명과 신체의 보호에 관한 형법적 연구」, 연세대학교대학원, 법학박사학위논문, 1991, 15면).

행은 의료행위의 객관적 정당화 요소라고 할 수 있는 반면, 치료[10]의 목적은 의료행위의 주관적 정당화 요소이다. 의사는 치료의 목적, 즉 당해 환자의 건강을 개선·회복시켜주려는 목적을 가지고 의료행위를 해야 한다. 따라서 의사가 주관적으로 치료의 목적을 가지지 아니한 경우에는 결과적으로 치료의 효과가 생겼다 하더라도 정당한 의료행위의 범주에 포함되지 않는다. 그러므로 오로지 실험적 목적으로 환자에게 베풀어진 신약의 투약 등은 의료행위라고 할 수 없다.[11]

한편 치료의 목적은 의료행위의 주관적 정당화 요소이기는 하지만, 그 목적의 달성 여부는 의료행위의 적법성을 좌우하지 아니한다. 즉 의료행위가 결과에 있어 실패했을 경우에도 환자의 건강을 개선·회복시켜주려는 목적이 있고, 객관적으로 의술의 법칙에 따르는 등 다른 요건이 갖추어져 있을 때에는 위법하다고 할 수 없다.

4. 환자의 동의

의사의 의료행위가 적법한 것으로 평가되기 위해서는 무엇보다도 환자의 동의 내지 승낙이 있어야 한다. 여기서 동의 내지 승낙은 "그저 방임해 두는 것" 또는 "피동적으로 참는 것"이 아니라, 질병의 종류 및 치료방법과 그에 따른 위험 등에 대한 의사의 충분한 설명을 전제로 하여 환자측에서 의료행위의 성질과 그에 수반되는 위험성을 진지하게 숙고해서 결정하는 것을 의미한다. 따라서 환자의 동의가 없는 전단적 치료행위는 적법하지 않다. 의사가 아무리 환자를 위하여 치료한다는 주관적 치료목적을 갖고 있더라도 치료를 받는 환자의 의사가 충분히 존중되어야 한다. 우리 판례도 "무릇 의사의 의료행위는 원칙적으로 환자의 자기결정권에 따른 승낙이

---

10. 여기서의 '치료'(治療)는 좁은 의미의 치료뿐만 아니라 예방, 생명의 연장 등도 포함한 넓은 의미의 치료를 의미한다.

11. 다만, 인체실험(人體實驗, human experiment)과 임상의학연구(臨床醫學研究, Heilversuch)는 구별할 필요가 있다. 즉 인체실험은 구체적 치료목적 없이 인체를 대상으로 실험적 방법을 취하는 경우로서 원칙적으로 법상 허용되지 않으며, 임상의학연구는 주관적으로 치료적 관심은 가지고 있으나 아직 보편적이지 아니한 방법을 시도하는 것으로서 다른 치료방법이 없는 경우에 치료목적으로 시도하는 것이므로 일반적으로 일정한 요건(환자의 동의가 있고, 이익·위험을 비교형량하여 이로 인하여 발생할 수 있는 사실상의 위험보다 환자에게 줄 수 있는 이익이 더 큰 경우)하에서 법상 허용된다(정현미, 앞의 보고서, 40면).

있어야만 정당성을 갖는 합법행위가 되는 것이므로 의사로서는 의료행위의 시작에 있어서는 물론이고, 그 종료에 있어서도 환자의 자기결정권을 최대한 존중해야 하는 것이다"[12]라고 하여 환자의 동의를 의료행위 정당화의 적극적 요소로 간주하고 있다.

또한 환자의 승낙능력이 흠결되어 있는 경우가 있을 수 있는데, 이때에도 의료행위를 하기 위해서는 환자의 배우자나 법정대리인의 승낙을 얻어야 하며, 예외적으로 추정적 승낙하에 행해져야 한다. 긴급성 등의 구체적 사정에 따라 환자에게 설명을 하거나 그 동의를 얻는 것이 곤란한 경우 의술의 법칙에 따라 환자의 생명 또는 건강에 가장 이익이 되는 조치를 취했다면 환자의 추정적 승낙을 받은 것으로 보아야 할 것이다.

제2절 의사와 환자의 법률관계

의료행위의 주체는 의사와 환자이다. 환자는 자신의 질병의 치료를 원하고, 의사는 자신이 지닌 의학적 전문지식 · 기술로써 최선을 다하여 질병을 진료한다. 결국 의사와 환자의 관계는 의료행위를 주고받는 관계라고 할 수 있다.

의사와 환자의 정상적인 관계를 위해서는 ① 인식적인 면(진단), ② 실시적인 면(치료), ③ 정서적인 면, ④ 윤리적인 면 등의 여러 요구가 충족되어야 한다고 지적되는데, 의료행위는 인간의 고귀한 생명 · 신체를 그 대상으로 하기 때문에 신의와 성실(信義와 誠實, Treu und Glauben)에 그 바탕을 두어야 한다.

의료행위는 예방, 진단, 진료, 재활치료, 보건유지서비스 등 다양하나 여기서는 질병의 진찰, 검사, 치료, 예방, 미용성형수술, 불임수술 등 기본적인 의료행위를 중심으로 한 의사와 환자와의 법률관계를 중심으로 살펴본다.[13]

---

12. 서울지법 남부지원 1998.5.15. 선고 98고합92 판결.

13. 이하 김장한 · 이윤성, 『의료와 법』, E*PUBLIC, 2006, 20면 이하; 김성천, 『의료서비스와 소비자피해구제』, 소비자보호원, 1999, 13면 이하; 신현호 · 백경희, 앞의 책, 88면 이하; 이덕환, 『의료행위와 법』, 문영사, 2003, 20면 이하; 추호경, 앞의 책, 62면 이하; 허영희 · 강경모 · 오시환 공저, 『생활법률』, 법문사, 2001, 200면 이하 참조.

I. 계약에 의한 경우

1. 의료계약의 의의

의사와 환자의 법률관계는 일반적으로 그들 사이에 체결된 계약에 의하여 성립한다. 이러한 의료계약은 개인병원에서든 종합병원에서든 환자가 의사의 진료를 받게 되면 당사자 간의 합의에 의하여 체결되며, 문서나 그 밖의 요식행위를 필요로 하지 않는다. 의료계약은 일반적으로 의사측에서는 당시의 의학지식과 의료기술의 원칙에 따라 환자의 병상을 진찰하고, 질병의 치유를 위하여 최선의 주의를 기울여 치료를 행하기로 하고, 이에 대하여 환자측에서는 보수를 지급하기로 하는 것을 주된 내용으로 하는 쌍무 · 유상계약(雙務 · 有償契約)이다.

의료계약도 사법상의 계약이므로 계약자치의 원칙(契約自治의 原則)이 적용된다. 환자는 의사를 선택하거나, 계약방식을 정함에 있어서 자유롭다. 또한 환자는 강제진료를 받아야 할 특별한 사정이 없는 한 의료계약을 언제나 임의로 해지할 수 있다. 반면에 의사도 환자를 선택할 권리가 있으나, 정당한 이유 없이 의료행위를 거부할 수 없다. 또한 의사는 질병이 완치될 때까지는 정당한 이유가 없는 한 환자에게 불리한 시기에 의료계약을 해지할 수 없다. 다만 의료계약에 의해 의사가 환자에게 부담하는 채무는 질병의 완치와 같은 일정한 결과를 달성해야 할 결과채무(結果債務)는 아니고, 선량한 관리자의 주의를 가지고 당시의 의학 수준에 따른 적절한 의료행위를 할 것을 내용으로 하는 수단채무(手段債務)임에 유의해야 한다.

의료계약은 의료행위의 종료, 일정한 기간의 만료, 의료계약의 목적이 달성되거나 환자가 사망한 경우에 종료한다.

이와 같은 의료계약은 계약 당사자 사이의 특약의 유무에 따라 그 법적 성질이 달라진다.

2. 의료계약의 법적 성질

(1) 특약(特約)이 없는 경우

환자와 의사 사이에 질병의 완치라는 특약이 없는 경우 의료계약의 법적 성질에 관해서는 병적 증상의 의학적 설명과 치료행위라고 하는 사무처리를 목적으로 하는 위임계약으로 파악하는 '위임계약설', 의료계약을 의사가 환자에 대하여 치료의무를 부담할 것을 약정하고, 환자는 의사에게 보수(치료비)를 지급할 것을 약정함으로써 성립되는 계약으로는 보는 '고용계약설', 의료계약은 환자가 원하는 결과, 즉 질병의 완치를 목적으로 하는 계약이라는 '도급계약설', 의료계약을 민법상의 전형계약과는 그 성질을 달리하는 특수한 계약으로 보는 '특수한 무명계약설' 등으로 견해가 대립하고 있다.[14]

현재 우리나라의 다수설[15]이자 판례[16]의 입장인 위임계약설에 의하면 일반적으로 환자나 그 가족은 의사에게 질병의 증상 또는 진료에 참고가 될만한 사항을 개진할 뿐이고, 질병의 치료를 전적으로 의사에게 위탁한다. 이를 위탁받은 의사는 상당한 주의와 의료기술에 의하여 진료행위를 하는 것이 통례로 되어 있으며, 이는 민법 제680조 이하의 규정에 비추어 볼 때 의료계약을 위임계약으로 봄이 타당하다고 한다. 반면에 소수설[17]인 무명계약설에 의하면 의료행위는 치료를 위한 제반문제와 생명·신체에 대한 특별한 행위를 목적으로 하는 것이므로 민법상 전형계약인 위임계약에 있어서의 사무와는 일치하지 않는 경우가 허다하며, 또한 위임에 관한 규정이

14. 각 학설에 대한 자세한 내용은 추호경, 앞의 책, 64~67면 참조.

15. 김승년, 「의료과오에 대한 손해배상책임—특히 의료과오의 판정기준과 그 유형을 중심으로—」, 『현대민법론』(설암 이광신 박사 화갑기념), 고시원, 1982, 473면; 김용한, 「의료행위에 의한 책임」, 『법조』(제31권 제6호), 1983, 4면; 이은영, 『채권각론』, 박영사, 1990, 705면; 윤경현, 「의료과오의 책임」, 『사법논집』(제6집), 법원행정처, 1975, 25면; 문국진, 『의료법학』, 청림출판사, 1989, 85면; 문정두, 『판례중심 의료소송』, 법조문화사, 1982, 68면.

16. 대법원 1988.12.13. 선고 85다카1491 판결.

17. 이덕환, 앞의 책, 21면; 이보환, 「의료과오로 인한 민사책임의 법률적 구성」, 『의료사고에 관한 제문제』(재판자료 제27집), 법원행정처, 1985, 23면; 이영환, 「진료과오에 있어서의 의사의 민사책임에 관한 연구」, 동아대학교대학원, 법학박사학위논문, 1984, 10면.

모두 그대로 적용된다고 볼 수 없으므로 의료계약은 위임에 유사한 무명계약으로 보고 있다.

생각건대 의료계약이란 치유 자체를 목적으로 한다기보다는 "임상의학상의 지식 · 기술을 구사하여 가급적 신속히 환자의 질병의 원인 및 병명을 정확하게 진단하고, 적절한 치료행위를 한다는 사무처리를 목적"으로 하는 것이라고 할 수 있다. 따라서 의료채무는 내용적으로 확정되어 있는 일정한 결과의 달성을 실현하는 의무를 의미하는 것이 아니라 "채권자인 환자가 원하는 질병의 치유 등의 결과를 향하여 정성을 들여 부주의함 없이 적절한 치료행위를 실시한다"는 것 자체를 내용으로 하는 수단채무[18]로 해석하는 것이 타당하다. 이러한 진료채무의 특질을 전제로 하여 의료계약을 유형화해 보면 위임계약설이 가장 적절하다.

그러나 어느 견해에 의하더라도 실제로 운영하는 데에는 큰 차이가 없다. 다만 발치, 의치, 보철 등과 같은 치과의료와 미용성형수술, 맹장제거수술, 불임수술, 임신중절수술 등과 같은 의료행위(치료유사행위)에 있어서는 의사가 수단채무가 아닌 결과채무를 부담하는 것으로 볼 수 있으므로 질병의 완치라는 일의 완성을 목적으로 하는 도급계약으로 파악하는 것이 타당하다. 대표적인 예가 남성의 불임수술의 사례이다. 즉 테이크(Thake)는 영구적인 불임을 위하여 정관절제술(vasectomy)을 시행하였는데, 정관이 저절로 다시 연결되어 그의 부인은 임신을 하고 출산을 한 사례에서 테이크와 의사의 계약내용이 정관절제술 자체인지 아니면 영구적인 불임인지가 문제되었다.[19] 외과의가 받은 수술동의서(consent form)에는 영구불임에 대한 설명만이었고, 정관의 자발적인 복원의 가능성에 대하여는 언급이 없었다. 사실심에서 이 계약의 내용은 특정한 목적인 영구적인 거세로 보아야 한다고 보았다. 이에 의하면 이 계약은 도급계약의 성질을 갖는 것으로 의사는 환자에 대하여 채무불이행책임을 져야 한다.[20]

---

18. 대법원 1988.12.13. 선고 85다카1491 판결: "의사가 환자에게 부담하는 진료채무는 질병의 치유와 같은 결과를 반드시 달성해야 할 결과채무가 아니라 환자의 치유를 위하여 선량한 관리자의 주의의무를 가지고 현재의 의학 수준에 비추어 필요하고 적절한 진료조치를 다해야 할 책무, 이른바 수단채무라고 보아야 하므로 진료의 결과를 가지고 바로 진료채무불이행사실을 추정할 수는 없으며 이러한 이치는 진료를 위한 검사행위에 있어서도 마찬가지다."

19. Thake v. Maurice, Dix, Errington, et al., Law for the Medical Profession, p.100.

(2) 특약(特約)이 있는 경우

의사와 환자 사이에, 예컨대 질병이 완치되지 않으면 치료비를 지급하지 않겠다는 특약(特約)이 있는 경우에 진료채무는 수단채무가 아닌 결과채무를 부담하는 것으로서 의료계약의 성질을 도급계약으로 볼 수 있다. 의료계약의 당사자가 특약으로 질병의 완치 또는 일정한 결과의 발생을 직접적인 계약내용으로 하는 경우에 그 내용이 민법 제103조의 선량한 풍속, 기타 사회질서에 위반하지 아니하는 한, 도급계약이 체결된 것으로 볼 수 있다. 그러나 예를 들어 에이즈나 파킨슨병과 같이 완치가 불가능함에도 완치의 특약을 하였다면, 이는 목적의 실현이 불가능한 경우의 특약으로서 선량한 풍속, 기타 사회질서에 위반하여 무효가 된다.

3. 의료계약의 성립

의료계약도 통상의 계약과 같이 우선 청약(請約)과 승낙(承諾)이 필요하고 의사(意思)의 일치방식은 이른바 당사자의 의사표시(意思表示)의 합치만으로 성립하는 낙성계약(諾成契約)이다. 따라서 계약방식은 자유이고, 의사표시의 방식도 명시적(明示的) 또는 묵시적(默示的) 방법으로 할 수 있다.

환자는 일반적으로 병원의 접수창구에 의료보험카드 또는 기존에 발급받은 진찰권을 접수시키거나 전화청약 등을 통하여 명시적으로 진료청약을 하지만, 의사는 명시적으로 승낙의 의사표시가 없는 경우가 대부분이므로 구체적으로 언제를 승낙시기로 보느냐를 특정하기는 힘들다. 다만 일반적으로 승낙의 의사를 추단하기에 족한 사실, 예를 들어 신규진찰권의 교부나 진찰의 개시가 있으면 족하다.

이렇게 성립한 의료계약은 처음부터 그 내용이 구체적으로 정해져 있는 것이 아니며, 또한 진료의무나 진료비지급의무 등의 구체적 내용에 대해서는 그 후의 진료경과 및 환자와의 구체적인 접촉을 통하여 확정된다.

---

20. 김장한 · 이윤성, 앞의 책, 29면.

Ⅱ. 계약에 의하지 않는 경우

일반적으로 의사와 환자의 관계는 의료계약에 의하여 성립하지만, 이러한 계약이 없더라도 의료행위가 행해지는 경우가 있다. 여기에는 사무관리와 법률의 규정에 의한 의료가 있다.

1. 사무관리

사무관리(事務管理)란 법률상 의무 없이 타인을 위하여 그의 사무를 처리하는 행위를 말한다(민법 제734조). 의료행위에 있어서 사무관리는 환자가 의식불명상태가 되어 의사와 계약을 체결할 수 없는 경우에 적용된다. 즉 불의의 교통사고를 당하여 교통경찰관 등에 의해 이송되어 온 경우나 자살을 기도하여 중태에 빠진 경우 등과 같이 환자 자신은 의식불명상태이고 법정대리인이나 부양의무자도 없이 제3자에 의하여 병원에 이송되어 왔을 때에 사무관리가 인정된다.[21]

사무관리가 성립한 후 환자가 계속적인 진료를 원하여 의료계약이 성립되면, 그 계약은 사무관리가 성립할 당시까지로 소급하여 효력이 발생하며, 이와 반대로 진료를 거부하면 사무관리는 종료된다. 따라서 본인이나 법정대리인이 일정한 의사표시를 할 때까지는 진료를 계속해야 한다. 그리고 의사가 사무관리에 의하여 진료할 때에 환자의 실제적 · 추정적 의사에 적합하도록 해야 하며, 그 진료가 환자에게 이익이 되도록 해야 한다.

그리고 민법은 긴급사무관리에 의하여 응급 환자를 진료하는 경우에 의사의 주의의무를 경감하고 있다. 즉, 의사가 응급 환자의 생명과 신체에 대한 급박한 위해(危害)를 구하기 위하여 의료행위를 한 경우에 고의나 중대한 과실이 없는 한 그에 대한 손해배상책임을 부담하지 않는다. 따라서 의사가 긴급사무관리에 의하여 의식불명상태에 있는 환자를 진료하다가 고의나 중과실이 아닌 경미한 과실에 의하여 손해

21. 이와 같은 사무관리의 이론구성에 대한 문제점의 지적으로는 추호경, 앞의 책, 73면 참조.

를 입힌 경우에 민 · 형사상 책임을 지지 아니한다. 이러한 긴급사무로 다루어져 왔던 응급의료에 관해서는 의료법 제15조 제2항의 응급 환자에 대한 최선의 처치의무에 관한 규정이 적용되며, 1994년 1월 7일에 제정된 '응급의료에관한법률'의 적용을 받는다.

2. 법률의 규정에 의한 의료

사회보장정책의 일환으로 국가 또는 지방자치단체가 경영하는 국 · 공립보건의료기관에서 필요한 조치를 받게 하거나 또는 비용을 지급하여 일반 의료기관에 위탁하여 필요한 처치를 받을 수 있도록 한 경우가 있다. 이러한 경우에 의사와 환자의 법률관계는 공법상의 의료관계가 되는 것으로, 노인복지법에 의한 건강진단조치(동법 제27조), 아동복지법에 의한 의료보호조치(동법 제15조), 장애인복지법에 의한 의료 재활치료(동법 제18조) 등이 여기에 속한다. 이러한 의료행위로 인하여 의료과실이 발생한 경우에 환자는 국가배상법에 의하여 국가 또는 지방자치단체에 대하여 손해배상을 청구할 수 있으며, 국가 또는 지방자치단체는 담당의사에게 구상권(求償權)을 행사할 수 있다.

그리고 일종의 행정상 강제처분으로서 환자에게 지워진 공법상의 수진의무(受診義務)에 의하여 의료행위가 행해지는 경우가 있는데, 감염병의 예방 및 관리에 관한 법률(제42조, 제43조), 결핵예방법(제10조, 제11조, 제19조) 등에서 일정한 경우에 수진의무를 강제하고 있다. 이러한 의무에 위반한 자는 일정액의 벌금이나 과태료에 의해 제재를 받는다.

Ⅲ. 의료계약의 당사자

1. 일반적인 경우

환자가 개인 개업의(開業醫)와 의료계약을 체결하는 경우 계약 당사자는 의사와 환자이다. 이 경우 환자에 대한 의료계약상의 책임은 진료를 담당한 의사 자신이 부담한다. 그러나 개업의가 아닌 대학병원이나 종합병원에 고용된 의사인 경우에 계약 당사자는 병원개설자인 의료법인과 환자이며, 진료를 담당한 의사는 병원의 이행보조자 내지는 피용자에 지나지 않는다. 따라서 이 경우 병원이 환자에게 치료는 물론이고 숙식 등에 대한 채무를 그 계약내용에 따라 부담한다. 그리고 의료과실이 발생하게 되면 환자는 병원에 대하여 의료계약상의 채무불이행책임 및 의사의 불법행위에 대하여 과실이 없음을 입증할 수 없는 경우 사용자책임에 의한 불법행위책임을 주장할 수 있다.

병원의 특진의료에서는 병원계약 이외에 환자와 특진의사 사이에 별도의 계약이 체결되므로 환자와 병원 및 특진의사가 계약 당사자가 된다. 이 경우 특진의사는 이행보조자가 아닌 독자적인 계약 당사자가 되므로 의료계약상 환자에 대하여 병원과 연대채무의 관계에 있다.

2. 환자가 행위무능력자인 경우

환자가 자기의 행위의 의미나 결과를 판단할 수 있는 의사능력(意思能力)은 있으나 단독으로 유효한 행위를 할 수 있는 행위능력(行爲能力)이 없는 경우에 환자가 단독으로 의사와 의료계약을 체결할 수 있느냐가 문제된다. 민법상 행위무능력자인 만 19세 미만의 미성년자도 연령에 따라 그 능력에 차이가 있으며, 일반적으로 16세 이상의 청소년의 경우 의사능력이 있다고 볼 수 있으므로, 구체적인 의료행위의 내용에 따라 의사능력 있는 미성년자의 경우 단독으로 유효하게 의료계약을 체결할 수 있다.

이러한 경우에 법률행위의 일반원칙에 따라 의료계약을 취소할 수 있느냐의 여부가 문제된다(민법 제140조[22]). 생간건대 의료는 그 객체가 환자 개인의 생명 · 신체에 관한 것이어서 보통의 재산적 거래행위와 다르므로 환자가 자기결정을 할 수 있는 의사능력을 갖추고 있는 한, 행위무능력자임을 이유로 의료계약을 취소할 수 없

22. 민법 제140조(법률행위의 취소권자) 취소할 수 있는 법률행위는 제한능력자, 착오로 인하거나 사기 · 강박에 의하여 의사표시를 한 자, 그의 대리인 또는 승계인만이 취소할 수 있다.

다고 봄이 타당하다. 다만 이러한 환자의 진료요청에 대한 승낙 여부와 진료계약의 내용은 의사 자신의 가치관이나 양심 등에 의하여 의사의 윤리적인 판단에 맡겨야 한다.

그리고 의사능력은 있으나 행위무능력자인 환자가 그의 법정대리인(친권자, 후견인)을 동반하여 의사와 의료계약을 체결하고자 하는 경우에 법정대리인을 계약 당사자로 볼 수 없으며, 환자 본인의 자기결정권을 존중하고 의사능력을 인정하여 의사와 환자를 직접적인 계약 당사자로 보아야 한다.

3. 환자가 의사무능력자인 미성년자 또는 성년후견개시의 심판을 받은 자인 경우

환자가 유아 · 소아 · 어린이 등의 의사무능력자인 미성년자이거나 질병, 장애, 노령, 그 밖의 사유로 인한 정신적 제약으로 사무를 처리할 능력이 지속적으로 결여되어 성년후견개시의 심판을 받은 자인 경우에 의사와 법정대리인 또는 성년후견인이 의료계약의 당사자가 된다. 이 경우 환자는 수익자로서의 법적 지위를 취득하게 되고, 의료과실이 발생하게 되면 환자 및 법정대리인 또는 성년후견인은 독립 · 고유의 손해배상청구권을 주장할 수 있다.

또한 환자가 의사무능력자인 경우에 진료요청자가 배우자이거나 부양의무 있는 친족인 경우에도 법정대리인 또는 성년후견인의 경우와 마찬가지로 진료요청자와 의사가 계약 당사자가 된다. 더욱이 의사무능력자인 환자에게 가족이나 친지가 없는 상태에서 진료가 요청되는 경우가 있는데, 이 경우에는 의사의 의료행위를 계약관계에 의한 의료행위가 아닌 사무관리로 이해할 수 있다(민법 제734조[23]).

---

23. 민법 제734조(사무관리의 내용) ① 의무 없이 타인을 위하여 사무를 관리하는 자는 그 사무의 성질에 좇아 가장 본인에게 이익되는 방법으로 이를 관리해야 한다.
② 관리자가 본인의 의사를 알거나 알 수 있는 때에는 그 의사에 적합하도록 관리해야 한다.
③ 관리자가 전2항의 규정에 위반하여 사무를 관리한 경우에는 과실 없는 때에도 이로 인한 손해를 배상할 책임이 있다. 그러나 그 관리행위가 공공의 이익에 적합한 때에는 중대한 과실이 없으면 배상할 책임이 없다.

Ⅳ. 의료계약의 내용

의료계약이 성립하면 의사는 일정한 환자의 질병에 대한 진료행위를 시행할 의무를 부담하고, 환자는 금전 등으로 의료비를 의사에게 지급할 의무를 부담한다. 의사의 진료의무와 환자의 의료비지급의무가 의료계약의 내용의 중심이며, 서로 대가적 관계를 형성하고 있다. 그러나 진료의무 이외에도 의사는 의료행위와 관련하여 설명의무, 전의 · 전원의무, 비밀준수의무, 진료기록의무, 진단서 · 검안서 · 증명서의 교부의무 등과 같은 의무를 부담한다. 그리고 환자도 의료비지급의무 이외에 의사의 의료행위에 협력해야 할 의무를 부담한다.

1. 의사의 의무

(1) 진료의무

의사는 환자에 대한 진단 · 주사 · 투약 · 수술 · 수혈 · 방사선치료 등 의료행위를 해야 할 진료의무를 부담한다. 의료법은 "의료인은 진료나 조산 요청을 받으면 정당한 사유 없이 거부하지 못한다" 고 하여(의료법 제15조 제1항) 소위 진료거부금지의무 내지 진료인수의무에 대하여 규정하고 있다. 의사의 진료의무는 의사의 최대의 권리이자 본질적인 의무이다. 따라서 정당한 사유 없이 의사가 진료를 거부한 때에는 민 · 형사상 책임을 면할 수 없다.[24] 다만 '정당한 사유' 가 무엇인지에 대하여 명문의 규정이 없다. 이에 정당한 사유의 합리적인 한계는 해석에 의하여 정해질 수밖에 없다. 이때 환자측의 절박한 사정, 의료인측의 직업상의 사정과 개인적 사정, 그리고 의료행위의 공공성과 지역의 의료 현황 등 여러 가지 사회적 여건까지 종합적으로 고려하여 사회통념에 따라 구체적 · 개별적으로 판단할 수밖에 없다.[25]

나아가 의사는 요양방법의 지도의무가 있는데, 환자 또는 그 보호자에 대하여

24. 이에 위반한 자에 대하여는 1년 이하의 징역 또는 500만원 이하의 벌금에 처한다(의료법 제89조).
25. 주호노, 『의사법총론』, 법문사, 2012, 96면.

요양의 방법 기타 건강관리에 필요한 사항을 지도해야 한다(의료법 제24조). 의사가 지도해야 할 사항에는 내용적으로 ① 치료목적을 촉진하기 위하여 환자가 취해야 할 태도에 관한 것(안정의 유지, 적당한 운동의 지시, 병상에 변화가 보이는 경우 수진지시, 투약상의 지시 등)과, ② 치유목적에 반하기 때문에 금지되어야 할 행위에 관한 것(외출이나 입욕의 금지, 금식 · 금연의 지시 등)의 두 가지 종류로 나눌 수 있다. 이러한 요양방법에 대한 지시는 환자의 질병, 연령, 성별, 성격, 교양의 정도 등에 상응하여 진료의 각 단계에서 적절한 시기에 환자의 상황에 따라 구체적으로 충분하게 이루어져야 한다.[26] 당시의 의료 수준에 비추어 요양지도의 내용이 부적절하여 환자에게 악결과가 발생하고 상당인과관계가 있다면 그로 인한 생명 · 신체상의 손해에 대해 배상할 책임을 면할 수 없다.[27] 대법원은 "일반적으로 의료행위에는 통상 진단과 치료 외에 환자에 대한 요양지도도 포함되고, 이러한 요양지도는 환자의 질병, 연령, 성별, 성격, 교양의 정도 등에 응하여 진료의 각 단계에서 적절한 시기에 환자의 상황에 따라 구체적으로 이루어져야 할 것인바, 통상 입원환자들은 환자 자신을 위해서나 다른 환자들의 보호를 위해서도 금연이 요구되고, 특히 수술환자에 있어서는 그 필요가 더욱 크다고 할 수 있으므로, 입원환자나 수술환자들의 금연에 대한 지시 혹은 지도는 의료 종사자들의 요양지도의 한 구체적 내용을 이룬다고 할 것이나, 의료 종사자들에게 이처럼 금연에 대한 지시 혹은 지도의무가 인정된다고 하더라도 흡연 자체가 환자에게 금기시되는 것은 굳이 의학적 지식이라고 할 것까지 없이 상식적인 사항에 해당하므로, 환자의 질병과 나이 또는 상황 등에 비추어 달리 특별한 사정이 있다고 인정되지 않는 한, 이러한 금연에 대한 지시 혹은 지도는 금연의 필요성에 대한 의학적 설명 내지 강조와 구두에 의한 금연의 수시 확인 정도로도 충분하고 나아가 환자의 동태 등을 살펴 금연 여부를 상시 확인 · 감독할 의무까지 있는 것은 아니다"고 판시한 바 있다.[28]

26. 대법원 1999.3.26. 선고 98다45379, 45386 판결.
27. 대법원 2010.7.22. 선고 2007다70445 판결.
28. 대법원 1999.3.26. 선고 98다45379, 45386 판결.

(2) 설명의무

의사는 의료행위를 함에 있어 환자에게 설명을 해야 할 의무가 있다.[29] 의료계약상의 설명의무는 크게 두 가지 측면에서 살펴볼 수 있는데, 하나는 환자가 의료행위에 동의 여부를 결정할 수 있도록 하는 자기결정 설명의무이고, 다른 하나는 환자에 대한 치료상의 설명의무이다. 특히 치료상의 설명의무의 위반은 의사의 의료과실이 된다.

자기결정 설명은 의사가 치료에 앞서 환자에게 질병의 종류와 치료의 방법, 치료에 따르는 위험이나 치료 후의 합병증, 부작용 등에 대하여 상세히 설명함으로써 환자가 치료에 동의할 것이냐의 여부를 결정할 수 있도록 하는 것이다. 그리고 치료상의 설명은 의사가 환자를 치료하는 과정에서 치료의 효과를 증진시키기 위하여 환자가 지키고 따라야 할 일정한 사항을 환자에게 주지시키거나 지시 · 지도하는 것으로, 안전설명이라고도 한다.

한편 의사는 '치료상의 특권'에 의하여 환자에게 설명을 제한하거나 설명을 하지 않을 수도 있다. 예를 들어 암환자에게 '암'이라는 진단설명을 하지 않는 경우가 그것이다. 이는 환자가 심리적 충격을 받아 미리 회복의지를 상실하는 것을 방지하려는 의도이다.

(3) 전의 · 전원의무

의사가 환자를 진료하는 데 일반적인 의학지식이나 의료기술 또는 의료설비를 갖추지 못한 경우에는 일정한 응급처치를 한 후 다른 전문의의 진료를 스스로 의뢰하거나 환자에게 다른 전문의에게 진료를 받도록 권고할 의무를 부담한다.[30] 그리고 경우에 따라서 의사는 환자를 필요한 의료시설과 전문의를 갖춘 병원에 이송해야 하는 전의의무(轉醫義務) 또는 전원의무(轉院義務)를 부담한다. 이러한 의무를 위반하여 자신의 능력을 벗어난 의료행위를 하다가 환자에게 손해를 입힌 경우 의사는 그에

29. 의사의 설명의무에 관한 자세한 설명은 제3장 제5절 참조.
30. 이에 대해 자세한 설명은 주호노, 앞의 책, 114면 이하 참조.

대한 책임을 면할 수 없다. 전원의무에 관한 판례를 보면 다음과 같다. 즉 ① 환자에게 적절한 치료를 하거나 그러한 조치를 취하기 어려운 사정이 있다면 신속히 전문적인 치료를 할 수 있는 다른 병원으로의 전원조치 등을 취해야 하며, 특히 미용성형을 시술하는 의사로서는 고도의 전문적 지식에 입각하여 시술 여부, 시술의 시기, 방법, 범위 등을 충분히 검토한 후 그 미용성형 시술의 의뢰자에게 생리적・기능적 장해가 남지 않도록 신중을 기해야 할 뿐 아니라, 회복이 어려운 후유증이 발생할 개연성이 높은 경우 그 미용성형 시술을 거부 내지는 중단해야 할 의무가 있다.[31] ② 의사가 환자 내지 그 가족에게 상처 부위의 조직괴사에 대응하기 위하여 필요한 검사 내지 치료를 할 수 있는 병원으로는 종합병원밖에 없다고 설명하면서 종합병원으로 전원할 것을 권유하였다면 그것으로 의사로서의 진료상의 의무를 다하였다 할 것이고, 거기서 나아가 그 환자나 가족들이 개인의원으로 전원하는 것을 만류, 제지하거나 그 환자를 직접 종합병원으로 전원해야 할 의무까지 있다고 할 수는 없다고 하여, 환자가 그 권유에 따르지 아니하여 증세가 악화된 데 대한 의사의 과실을 부정하였다.[32] ③ 응급수술이 불가능한 병원의 의사가 전원요청을 받은 환자의 상태에 대해 응급수술이 필요한지 여부를 전원을 요청하는 의사로부터 확인하여 전원을 허용하였다면 전원요청을 받은 의사로서는 구체적이고 추가적인 질문을 하여 환자의 상태를 더 구체적으로 정확하게 파악한 후에야 전원을 허용할 것인지의 여부를 결정해야 할 주의의무까지 있다고 보기는 어렵다.[33]

(4) 비밀준수의무

개인의 사생활 혹은 프라이버시의 보호는 평화로운 사생활 유지를 위해 대단히 중요하기 때문에 헌법상 보호하고 있다(헌법 제17조). 의사는 환자의 진료에 필요한 환자 개인의 정신적・육체적 혹은 건강상의 비밀뿐만 아니라 경우에 따라서는 집안의 병력이나 환자의 가족에 대한 비밀까지도 알아야 할 필요가 있는데, 만약 의사가

31. 대법원 2007.5.31. 선고 2007도1977 판결.
32. 대법원 1996.6.25. 선고 94다13046 판결.
33. 대법원 대법원 2005.6.24. 선고 2005다16713 판결.

이러한 환자의 비밀을 누설하는 경우에는 의사에 대한 신뢰는 물론 의료행위에도 많은 지장을 초래하게 된다. 따라서 의료법 제19조는 "의료인은 이 법이나 다른 법령에 특별히 규정된 경우 외에는 의료·조산 또는 간호를 하면서 알게 된 다른 사람의 비밀을 누설하거나 발표하지 못한다"고 하는 의사의 비밀준수의무를 규정하고 있다. 그러나 이러한 법률의 규정에 관계없이 의사의 비밀준수의무는 의료계약상 당연히 발생하는 것이며, 의사는 의료행위를 통하여 알게 된 비밀을 누설해서는 아니된다. 만약 정당한 이유 없이 비밀을 누설하게 되면 형법상의 업무상 비밀누설죄가 성립되어 처벌된다(형법 제317조[34]).

그러나 의사의 비밀준수의무는 절대적인 것은 아닌 것으로서 환자의 개인적 이익보다도 더 중요한 공공의 이익을 보호하기 위하여 환자의 비밀이 공개되어야 할 필요가 있는 경우에는 예외적으로 비밀을 공개할 수 있다. 예를 들어, 에이즈 환자나 전염병 환자가 타인에게 에이즈나 전염병을 감염시켜 공공의 복지를 해할 우려가 있는 경우 의사는 보건소 등의 행정기관에 신고해야 한다(감염병의 예방 및 관리에 관한 법률 제11조). 그리고 의사는 환자 본인의 동의가 있는 경우에는 비밀을 공개할 수 있으며, 직장에서 정기적으로 실시하는 건강진단에서 결핵 환자 등을 발견하여 그 결과를 직장에 통지하는 경우에는 비밀준수의무에 위배되지 않는다.

(5) 진료기록의무

진료기록부 등이란 의료인이 진료에 관한 사항, 즉 진료에 의한 소견, 진단, 투약, 주사, 수술 기타의 처치의 내용과 그 결과 또는 경과 등을 특정한 환자에 대하여 구체적으로 기재한 문서 또는 전자기록을 말한다. 이와 관련하여 의료법은 "의료인은 각각 진료기록부, 조산기록부, 간호기록부, 그 밖의 진료에 관한 기록을 갖추어

34. 형법 제317조(업무상 비밀누설) ① 의사, 한의사, 치과의사, 약제사, 약종상, 조산사, 변호사, 변리사, 공인회계사, 공증인, 대서업자나 그 직무상 보조자 또는 차등의 직에 있던 자가 그 업무처리 중 지득한 타인의 비밀을 누설한 때에는 3년 이하의 징역이나 금고, 10년 이하의 자격정지 또는 700만원 이하의 벌금에 처한다.
② 종교의 직에 있는 자 또는 있던 자가 그 직무상 지득한 사람의 비밀을 누설한 때에도 전항의 형과 같다.

두고 환자의 주된 증상, 진단 및 치료 내용 등 보건복지부령으로 정하는 의료행위에 관한 사항과 의견을 상세히 기록하고 서명해야 한다"고 규정하고 있다(의료법 제22조 제1항). 진료기록부의 진료기록은 일종의 증명문서로서 환자의 이익을 위해서뿐만 아니라 의사가 환자에 대한 의료행위의 기억자료로 활용하기 위해서도 중요하다. 특히 의료분쟁에 대한 민사소송에서 진료기록부에 기재를 하지 않았거나, 기재했더라도 진료기록상 흠결이 있다면 의사에게 불이익을 초래한다. 이와 관련하여 대법원은 "수술 후 진정상태를 유지하고 있던 환자에게 뇌로 공급되는 산소의 전반적인 감소로 인한 저산소성 뇌손상이 발생하였으나 의무기록에는 이에 관한 아무런 기재가 없는 경우, 의사측에서 다른 원인에 의하여 그러한 결과가 발생할 수 있음을 입증하지 못하는 이상, 진료기록의 기재 여하에 불구하고 환자에게 뇌로 공급되는 산소의 전반적인 감소를 시사하는 임상상태가 현실적으로 있었다고 추정할 수 있고, 나아가 임상경과의 관찰을 소홀히 하여 그 임상상태를 제대로 발견하지 못하였다거나 그 임상상태를 발견하였음에도 그 내용을 의무기록에 제대로 기재하지 아니함으로 말미암아 적절한 치료가 이루어지지 못한 것으로 추정할 수 있다"고 판시한 바 있다.[35]

환자에게는 진료기록부의 열람권 및 복사청구권이 인정된다. 즉 의료법 제21조 제1항은 원칙적으로 환자에 관한 기록의 열람, 사본교부를 금지하고 있으나, 환자 및 그 배우자 등이 요구한 때에는 치료목적상 불가피한 경우를 제외하고 의료인은 이에 응하도록 규정하고 있다.[36]

현행법상 진료기록부의 기재시기에 관한 명문의 규정은 없으나 진료기록부에 진료날짜와 시간, 분을 기재하도록 되어 있고, 또한 인간은 착각하기 쉬우며 그 기억도 반드시 명료한 것이 아니므로 진료시마다 즉시 작성해야 한다.

(6) 진단서 · 검안서 · 증명서의 교부의무

의료법은 진단서 · 검안서 · 증명서, 즉 '진단서 등'에 관한 규정에서 이를 교부

35. 대법원 2008.7.24. 선고 2007다80657 판결.

36. 2002년 한국소비자보호원의 조사에 따르면 이러한 규정에도 불구하고 조사대상자 259명 중 117명(39.7%)이 진료기록 교부요구를 거부당한 적이 있다고 한다(한국소비자보호원, 「의료분쟁시 병원 진료기록 사본발급에 대한 소비자 불만과 개선방안」, 2002, 4면).

할 수 있는 자격을 엄격히 제한하고, 정당한 이유 없이 이의 교부요구를 거부할 수 없도록 금지하고 있다(의료법 제17조, 제66조, 제89조, 제90조). 즉 의료법은 "의사 · 치과의사 또는 한의사는 자신이 진찰하거나 검안한 자에 대한 진단서 · 검안서 또는 증명서 교부를 요구받은 때에는 정당한 사유 없이 거부하지 못하며" (의료법 제17조 제3항), "의사 · 한의사 또는 조산사는 자신이 조산(助産)한 것에 대한 출생 · 사망 또는 사산 증명서 교부를 요구받은 때에는 정당한 사유 없이 거부하지 못한다" 고 규정하고 있다(의료법 제17조 제4항).

2. 환자의 의무

(1) 진료협력의무, 고지의무

환자는 그 자신의 질병을 치료하기 위하여 의사가 필요로 하는 검진 등의 행위에 협력해야 할 의무가 있다. 그리고 환자는 의사에게 자신의 병력, 질병의 증상, 특이체질, 기왕의 치료 등 당해 의료행위에 필요로 하는 사항을 알려 줄 의무도 부담한다. 환자의 진료협력의무 및 환자의 고지의무는 의료계약상의 법적 의무로서 이를 위반하면 의사는 환자에 대한 의료계약을 해지(解止)할 수 있다. 또한 환자가 진료협력의무를 다하지 않거나 잘못된 고지에 기초하여 오진(誤診)을 한 경우 의사는 의료분쟁의 발생시 손해배상책임이 경감되거나 손해배상책임을 면할 수 있다.

(2) 의료비지급의무

환자는 의사의 의료행위에 대한 반대급부로서 의료비지급의무를 진다. 환자의 의료비지급의무는 환자가 의료계약상 의사에 대하여 부담하는 가장 중요한 의무이다. 그러나 이러한 환자의 의료비지급은 언제나 의료계약상 본질적인 내용은 될 수 없으며, 당사자 간의 약정에 의하여 의료비를 면제할 수 있다. 그 구체적 지급시기, 지급액은 특약 또는 관습 등에 의하여 정해질 것이나, 진료비가 당해 진료행위의 내용 등 제반 사정에 비추어 지나치게 과다한 때에는 그 감액을 청구할 수 있다.[37]

V. 의료계약의 종료

의사와 환자 사이의 의료계약 관계는 여러 가지 사유로 종료된다. 쌍방의 합의가 있는 경우, 질병의 치유, 일방 당사자의 사망, 다른 의료기관에의 전원 등이 종료사유가 된다. 다만 뇌사의 경우에도 의료계약이 종료되는 사유가 되는가 하는 문제가 최근 심각하게 논의되고 있다. 만약 뇌사를 사망으로 인정하고자 하는 뇌사설에 따르면 의학적 기준에 따라서 뇌사가 확정되면 의사는 의료계약의 종료로 더 이상 의료행위를 계속할 의무를 부담하지 아니한다. 그러나 뇌사를 사망으로 인정하지 아니하는 견해에 따르면 뇌사상태가 되는 경우에도 의료계약이 종료되지 아니한다.

의사는 질병이 완치될 때까지는 정당한 이유가 없는 한 환자에게 불리한 시기에 의료계약을 해지할 수 없다. 그러나 환자는 강제진료를 받아야 할 특별한 사정이 없는 한 의료계약을 언제나 임의로 해지할 수 있다. 다만 경우에 따라서 미리 일정한 기간을 정하고 의료계약을 체결할 수도 있다. 예를 들어 일정한 기간 동안 요양의 기간을 정하고 체결된 의료계약이 이 경우에 해당할 수 있다. 일정한 기간을 정한 기한부의료계약에서는 기간이 만료되면 의료계약도 종료된다.

제3절 의료과실로 인한 법적 책임

I. 민사상 책임

의료사고가 발생하면 환자는 민사소송을 제기하여 의사 등에게 민사책임을 추궁하게 된다. 민사책임은 가해자 개인에 대한 사적인 책임으로서 개인에 의하여 책임이 추궁되며, 피해자 또는 채권자에게 생긴 손해를 사후에 전보하고자 하는 제도

37. 박종두, 「의료계약의 법적 구성」, 『법조』(제41권 제10호), 1992, 34면.

로서 주로 금전배상으로서의 손해배상책임을 말한다.

의료사고에 의한 의사의 민사책임은 의료계약에 따른 채무불이행책임(민법 제390조[38])과 의료상 고의 · 과실로 환자에게 손해를 주었다는 점에서 불법행위에 기한 손해배상책임(민법 제750조[39])의 두 가지 측면에서 살펴볼 수 있다.[40]

먼저 채무불이행책임(債務不履行責任)이란 부동산매매계약, 금전소비대차계약, 공사도급계약, 의료계약 등에 있어서 토지를 판 자와 산 자, 금전을 빌린 자, 공사수급인, 의사와 같이 일정한 법률상의 의무를 지는 자가 의무를 이행하지 않은 경우에 부담하는 책임을 말한다. 예를 들어 치과의사가 환자에게 틀니를 해주기로 의료계약을 체결한 경우, 치과의사는 환자에게 틀니를 해주어야 할 의무가 있는 반면 환자에 대해서는 진료비를 청구할 권리를 갖는다. 이때 만약 치과의사가 위 의무를 다하지 아니한 경우는 구체적으로 다음과 같은 형태가 있다. 첫째, 환자의 틀니를 해주기로 한 기간이 되었음에도 불구하고 틀니가 완성되지 않았음을 이유로 보철을 해주지 않은 경우로서 이를 '이행지체'(履行遲滯)라고 한다. 둘째, 치과의사가 교통사고로 인하여 뇌사상태에 이르러 도저히 보철을 해줄 수 없게 된 경우로서 이를 '이행불능'(履行不能)이라고 한다. 셋째, 보철을 해주기는 하였으나 틀니를 잘못 만들어 음식물을 씹을 수 없는 경우를 예로 들 수 있는데, 이를 '불완전이행'(不完全履行)이라고 한다. 이와 같은 이행지체 · 이행불능 · 불완전이행 등 채무불이행이 있을 경우에는 민법 제390조 전단의 '채무자가 채무의 내용에 좇은 이행을 하지 아니한 때'에 해당하여 환자는 치과의사에게 손해배상을 청구할 수 있다.

다음으로 불법행위책임(不法行爲責任)이란 가해자의 고의 · 과실행위에 의하여 발생된 손해에 대하여 손해배상책임을 지우는 것을 말한다. 환자측에서 의료과실을 이유로 불법행위에 의한 손해배상을 청구하기 위해서는 ① 의사에게 고의 또는 과실이 있을 것, ② 위법행위, ③ 손해 발생, ④ 위법행위와 손해와의 인과관계가 있을

38. 민법 제390조(채무불이행과 손해배상) 채무자가 채무의 내용에 좇은 이행을 하지 아니한 때에는 채권자는 손해배상을 청구할 수 있다. 그러나 채무자의 고의나 과실 없이 이행할 수 없게 된 때에는 그러하지 아니하다.

39. 민법 제750조(불법행위의 내용) 고의 또는 과실로 인한 위법행위로 타인에게 손해를 가한 자는 그 손해를 배상할 책임이 있다.

40. 이에 대해 보다 자세한 설명은 제3장 참조.

것 등의 조건이 충족되어야 한다.

채무불이행책임과 불법행위책임은 손해배상을 목적으로 한 위법행위에 대한 책임이라는 점에서 공통점을 가지나 여러 가지 면에서 차이가 있다. 우선 채무불이행책임은 계약관계를 전제로 하고 있으나, 불법행위책임은 이를 전제로 하지 않는다는 점에서 차이가 있다. 또한 불법행위로 인한 의료과실책임으로 구성하는 경우는 원고인 환자측이 청구원인사실로써 의사의 과실을 입증해야 하나, 채무불이행책임으로 구성하면 피고인 의사가 과실의 부존재를 항변사실로써 입증해야 한다. 마지막으로 불법행위로 인한 손해배상청구권은 손해 및 가해자를 안 날로부터 3년간 행사하지 아니하거나 불법행위를 한 날로부터 10년이 경과하면 시효가 소멸하고(민법 제766조[41]), 채무불이행으로 인한 손해배상청구권은 10년이 지나야 시효가 완성한다(민법 제162조 제1항[42]).

의료과실소송은 주로 불법행위책임으로 구성해 오다가 최근 채무불이행책임으로 구성하는 경향이 두드러지고 있다. 이는 다음과 같은 인식에서 기인한다고 본다. 즉 불법행위책임에 있어서 피해자가 불법행위의 성립요건인 가해자의 고의 · 과실을 입증해야 하는데, 의료업무는 고도의 의학지식과 의료기술을 요하는 전문직업인의 일이기 때문에 그 과실을 입증하기가 지극히 어렵다. 그런데 채무불이행책임의 경우 채권자인 피해자는 채무자인 가해자의 귀책사유를 입증할 필요가 없고, 오히려 가해자가 자기에게 귀책사유가 없음을 입증해야 하므로 의료과실책임을 불법행위책임으로 구성하는 것보다 채무불이행책임으로 구성하는 것이 입증책임상 환자측에게 보다 유리할 수 있다. 그러나 이에 대한 반론도 제기되고 있으며, 아직은 실무상 불법행위를 이유로 하는 손해배상청구가 많다.[43]

---

41. 민법 제766조(손해배상청구권의 소멸시효) ① 불법행위로 인한 손해배상의 청구권은 피해자나 그 법정대리인이 그 손해 및 가해자를 안 날로부터 3년간 이를 행사하지 아니하면 시효로 인하여 소멸한다.
② 불법행위를 한 날로부터 10년을 경과한 때에도 전항과 같다.

42. 민법 제162조(채권, 재산권의 소멸시효) ① 채권은 10년간 행사하지 아니하면 소멸시효가 완성한다.

43. 이에 대한 자세한 설명은 추호경, 앞의 책, 80면 이하 참조.

Ⅱ. 형사상 책임

형법 제14조는 "과실로 인한 행위는 법률에 특별한 규정이 있는 경우에 한하여 처벌한다"고 규정하고 있고, 형법 제268조는 "업무상 과실 또는 중대한 과실로 인하여 사람을 사상에 이르게 한 자는 5년 이하의 금고 또는 2천만원 이하의 벌금에 처한다"고 규정하고 있기 때문에 의사가 과실[44]로 환자에게 상해를 입히거나 사망에 이르게 한 경우에는 업무상 과실치사상죄로 형사처벌을 받을 수 있다.[45]

의료법상의 형사책임으로는 의료법 제87조에서 제91조까지의 벌칙조항에서 규정하고 있다. 즉 진료거부금지의 위반(제15조), 세탁물처리의 위반(제16조), 비밀누설금지의 위반(제19조), 태아의 성감별금지의 위반(제20조), 기록열람제한의 위반(제21조 제1항), 변사체신고의무의 위반(제26조), 무면허의료금지의 위반(제27조 제1항), 허위·과대광고금지의 위반(제56조), 면허증대여금지의 위반(제87조 제1호) 등을 형벌에 처하고 있다.

이와 같은 형사책임은 사적 책임인 민사책임과는 달리 위법행위자에 대한 사회적 책임으로서 국가(검찰)에 의하여 그 책임이 추궁된다. 나아가 형사책임은 위법행위자에 대한 형벌로 재산형(벌금), 자유형(징역·금고)의 제재를 가함으로써 위법행위자에게 과거의 행위에 대하여 징계(응보적 성격)하고, 장래에 있어 같은 범죄행위가 행해지는 것을 방지(특별예방적 성격)하고자 하는 것은 물론, 일반인에게도 형벌을 예고하는 기능(일반예방적 성격)을 갖고 있다. 형사책임과 민사책임의 차이를 표로 나타내면 〈표 2-1〉과 같다.

---

44. 형법상 과실(過失, Fahrlässigkeit)이란 구성요건에 해당하는 결과의 발생을 회피하기 위하여 사회생활상 요구되는 객관적 주의의무를 위반함으로 그러한 결과를 부수적으로 고의(古意) 없이 초래하는 것을 의미한다(이재상, 앞의 책, 182면).

45. 의료과실과 형사책임에 대한 자세한 설명은 제4장 참조.

표 2-1 형사책임과 민사책임

구분	형사책임	민사책임
원고(기소를 결정하는 사람)	검찰	피해자
실체법(근거가 되는 법률) **소송법**(절차에 관한 법률)	형법 등 형사소송법	민법 등 민사소송법
책임주체	개인	개인과 고용주
결론의 내용	형벌	금전배상

그런데 문제는 의료과실이 인정된 의사는 반드시 형사처벌을 받아야 하는가에 있다. 민사상의 과실이든 형사상의 과실이든 주의의무 위반이라고 하는 기초 개념으로서는 다를 바 없으나, 실제의 소송단계에 있어서는 민사책임에 비하여 형사책임을 인정함에 매우 엄격한 경향이 있다. 이는 민사상의 과실은 피해자 구제라는 관점에서 비교적 경미한 형식적 부주의가 있어도 과실이 인정되어 손해배상책임을 부담하지만, 형사상으로는 국가의 가장 강력한 제재수단인 형벌로 강제할 만한 상당히 고도의 실질적 부주의가 있는 경우에 한하여 과실을 인정해야 한다는 데에서 기인한다.

의료과실에 대한 형사책임과 관련해 유의할 점은 의사는 전문적 직업인이고 의료는 기본적으로 허용된 위험의 법리가 적용되는 영역이기 때문에 의료과실이 인정된다고 하여 이를 덮어 놓고 형사처벌의 문제로 삼는 것은 바람직하지 않다는 것이다. 다른 모든 경우도 그러하겠지만 특히 의료과실에 대한 국가의 형벌권 행사는 의료인, 환자 및 국가사회의 각기 다른 입장을 이해하고, 가벌적인 의료과실의 본질과 그 한계를 명확히 파악함으로써, 특히 의료인들에게 가혹한 처리나 형평을 잃는 결과가 되지 않도록 적정하게 행사되어야 한다. 지나친 국가 형벌권의 관여로 인하여 의료인들의 진료기피 현상이나 방어적 진료현상이 나타난다면 이는 오히려 의료의 본질적 성격에 어긋나는 것일 뿐만 아니라 사회발전에도 역행하는 결과를 초래할 수 있기 때문이다. 따라서 의료형법의 영역에서도 국가 형벌권은 의료문제를 해결하기 위해 어디까지나 최후수단(ultima ratio)으로서만 머물러야 한다.

Ⅲ. 행정상 책임

행정법규 · 목적 실현을 위하여 행정법상 의무를 지는 자가 그 의무를 이행하지 않거나 위반한 경우 의무위반자에게 면허취소, 자격정지, 업무정지 등의 행정상 제재가 가해진다. 의료법상 행정처분은 크게 시정명령, 개설허가취소 등(의료업 정지, 의료기관 폐쇄 포함), 면허취소, 자격정지 등이며, 시정명령 및 개설허가취소 등은 '의료기관'에 대한 처분이며, 면허취소 및 자격정지는 '의료인'에 대한 처분이다.

이러한 행정처분은 신고 또는 보고의무이행, 과대광고행위, 면허증 대여 등과 같이 의료행정과 관련된 것이 대부분이지만 의료사고와 관련된 행정처분도 있을 수 있다. 즉 학문적으로 인정되지 아니하는 의료행위를 하여 의료인의 품위를 심하게 손상했을 때에는 면허자격을 정지할 수 있고(의료법 제66조 제1항 제1호), 의료법 제8조 각 호의 어느 하나에 해당하게 된 경우 면허를 취소할 수 있다(의료법 제65조 제1항 제1호). 그리고 의료법 제92조 각 호의 어느 하나에 해당하는 자에게는 300만원 이하의 과태료를 부과하도록 하고 있다.

이러한 의료과실로 인한 행정처분은 민사상 또는 형사상의 책임과는 별도로 행해질 수도 있지만 실제에 있어서는 일반 행정법규 위반의 경우와는 달리 의료과실로 인한 민사책임 또는 형사처벌이 법적으로 명백해진 경우에 부가적으로 행해지는 것이 일반적이다. 종래에는 의사가 금고 이상의 형을 선고받은 경우에는 면허취소사유가 되었으나, 2000년 1월 12일 개정된 의료법 제8조 제4호에 의하면 '형법 제233조(허위진단서등의 작성), 제234조(위조사문서등의 행사), 제269조(낙태), 제270조(의사등의 낙태, 부동의낙태), 제317조(업무상비밀누설), 제347조(사기. 단, 허위로 진료비를 청구하여 환자나 진료비를 지급하는 기관이나 단체를 속인 경우만을 말한다)'를 위반하여 금고 이상의 형을 선고받고 그 형의 집행이 종료되지 아니하였거나 집행을 받지 아니하기로 확정되지 아니한 자의 경우에만 면허취소사유가 된다. 따라서 의료과실로 업무상 과실치사상죄와 같이 상기 사유 이외의 사유로 형사처벌을 받았더라도 면허취소의 대상이 되는 것은 아니다.[46]

---

46. 대한의사협회, 『의료분쟁의 이해』, 법문사, 2009, 64~65면.

제3장

민사소송에 의한 의료분쟁의 해결

제1절 민사상 의사의 책임

앞서 간략히 살펴보았듯이 의사가 의료행위시에 과실로 환자의 생명 · 신체에 피해를 입혀 의료분쟁이 발생했을 경우 피해자인 환자는 의사 또는 병원을 상대로 민사상 채무불이행 내지 불법행위로 인한 손해배상청구를 제기하여 의료분쟁을 해결하고자 한다. 따라서 이하에서는 민법에 있어서 손해배상책임의 기본구조인 채무불이행책임과 불법행위책임에 관하여 간략히 살펴보고자 한다.[1]

I. 채무불이행책임

1. 발생요건

계약법상 채무자에게 책임이 성립하려면 채무자의 채무불이행 등의 요건이 성

1. 이하 사법연수원, 『특수불법행위』, 2004, 196면 이하; 김장한 · 이윤성, 『의료와 법』, E*PUBLIC, 2006, 104면 이하; 신현호 · 백경희, 『의료분쟁조정 · 소송총론』, 육법사, 2011, 179면 이하; 이덕환, 『의료행위와 법』, 문영사, 2003, 78면 이하; 이보환, 「의료과오로 인한 민사책임의 법률적 구성」, 『의료사고에 관한 제문제』(재판자료 제27집), 법원행정처, 1985, 9면 이하; 주호노, 『의사법총론』, 법문사, 2012, 644면 이하; 추호경, 『의료과오론』, 육법사, 1992, 79면 이하 참조.

립해야 한다. 채무불이행이라 함은 채무자의 책임 있는 사유에 의하여 채무의 내용에 좇은 이행을 하지 않은 것을 말한다(민법 제390조[2]). 채무불이행의 유형에는 채무자가 기한이 도래하였는데도 이행하지 않은 이행지체, 채무를 이행할 수 없게 된 이행불능, 그리고 불완전이행이 있다. 특히 문제가 되는 것은 불완전이행인데, 불완전이행이 되기 위해서는 불완전이행과 위법성이 있어야 하며, 채무자에게 고의 · 과실 또는 신의칙상 이와 동시(同視)해야 할 사유인 귀책사유가 있고, 손해의 발생, 불완전이행과 손해 발생 사이에 인과관계가 있어야 한다.

따라서 채무불이행 책임을 묻기 위해서는 채권자(의료계약에 있어서는 환자)가 먼저 계약이 존재하며 채무자(의료계약에 있어서는 의사)가 이를 이행하지 않았다는 것(채무불이행), 이로 인하여 손해가 발생하였다는 것을 증명하여야 하며, 이에 대하여 채무자는 자신 또는 이행보조자[3]에게 책임이 없다는 것(유책사유의 부존재)을 증명하여야 한다. 유책사유의 부존재는 채무불이행에 대하여 채무자의 고의나 과실이 없다는 것을 의미한다.

2. 책임의 주체

채무불이행책임의 주체는 환자와 의료계약을 맺은 개업의 · 병원 · 진료소의 개설자이다. 개인적으로 개업한 의사는 그 자신이 이행보조자의 의료과실에 대한 계약법상의 책임을 진다. 그러나 병원에 고용된 고용의인 경우에는 병원의 이행보조자에 불과하므로 고용의의 의료과실에 대한 책임은 병원, 즉 의료법인이 부담한다. 환자가 병원에 입원하는 경우에는 환자와 병원 사이에 입원계약이 성립하며, 이 계약에 의하여 병원은 환자에게 의료행위는 물론, 간호 환자에 대한 숙식제공 등 포괄

---

2. 민법 제390조(채무불이행과 손해배상) 채무자가 채무의 내용에 좇은 이행을 하지 아니한 때에는 채권자는 손해배상을 청구할 수 있다. 그러나 채무자의 고의나 과실 없이 이행할 수 없게 된 때에는 그러하지 아니하다.

3. 이행보조자의 책임은 민법 제391조(이행보조자의 고의, 과실)에 의하여 "채무자의 법정대리인이 채무자를 위하여 이행하거나 채무자가 타인을 사용하여 이행하는 경우에는 법정대리인 또는 피용자의 고의나 과실은 채무자의 고의나 과실로 본다"는 것이다. 진료에 있어서 의사의 의료행위에 대한 이행보조자가 되는 자로는 간호사, 의료기사 등이 있다.

적인 채무를 부담한다. 그러므로 병원이 의료계약상 이러한 포괄적인 채무를 불이행하면 그 자신 및 고용의, 간호사 등 이행보조인의 과실에 대하여도 책임을 부담한다. 예를 들어 산부인과의원을 개원한 산부인과 의사에게 고용된 다른 산부인과 전문의가 분만을 돕다가 사고를 일으킨 경우에도 개업의는 고용의가 스스로의 책임하에 환자를 보는 것이고, 매일 분만업무에 관하여 주의를 다하도록 교육시키고 분만의 업무를 감독했다 하더라도 면책되지 않는다. 그리고 병원에 입원한 환자가 특정의사와 특진계약을 체결한 때에도 그 특정 의사는 병원의 이행보조자가 아닌 독립한 계약 당사자이므로 의료행위로 인하여 환자에게 손해 등을 입힌 경우 병원과 함께 연대채무자로서 책임을 부담한다.

3. 손해배상의 범위

손해란 채무의 불이행이나 불법행위로 인하여 채권자(피해자)가 입은 현실적 불이익을 말하며, 손해배상이란 불법한 원인으로 인하여 발생한 손해를 피해자 이외의 자가 손해가 없었던 것과 같은 상태로 되돌려주는 것을 말한다.

우리 민법은 채무불이행으로 인한 손해배상은 통상의 손해를 그 한도로 하고, 특별한 사정으로 인한 특별손해는 채무자가 그 사정을 알았거나 알 수 있었을 때에 한하여 배상책임을 지도록 하고 있다(민법 제393조[4]). 의사의 의료과실에 의한 책임에 있어서도 손해배상의 범위는 이와 마찬가지이다. 다만 계약법에는 불법행위법(민법 제751조, 제752조[5])에서와 달리 비재산적 손해 또는 정신적 손해, 즉 위자료에 대한 규정이 없다. 그러나 학설과 판례는 계약책임의 경우에도 위자료의 청구를 인정하

---

4. 민법 제393조(손해배상의 범위) ① 채무불이행으로 인한 손해배상은 통상의 손해를 그 한도로 한다. ② 특별한 사정으로 인한 손해는 채무자가 그 사정을 알았거나 알 수 있었을 때에 한하여 배상의 책임이 있다.

5. 민법 제751조(재산 이외의 손해의 배상) ① 타인의 신체, 자유 또는 명예를 해하거나 기타 정신상 고통을 가한 자는 재산 이외의 손해에 대하여도 배상할 책임이 있다.
② 법원은 전항의 손해배상을 정기금채무로 지급할 것을 명할 수 있고, 그 이행을 확보하기 위하여 상당한 담보의 제공을 명할 수 있다.
민법 제752조(생명침해로 인한 위자료) 타인의 생명을 해한 자는 피해자의 직계존속, 직계비속 및 배우자에 대하여는 재산상의 손해 없는 경우에도 손해배상의 책임이 있다.

고 있다. 따라서 의료과실에 의한 손해배상의 범위에 대해서도 계약법상의 책임이나 불법행위법상의 책임 중 어느 것에 의하든 실질적인 차이가 생기지 않는다.

4. 소멸시효

계약법상 채무불이행책임에 있어 손해배상청구권의 소멸시효는 일반채권과 마찬가지로 10년이다(민법 제162조 제1항[6]). 의료계약상 채무불이행을 이유로 하는 손해배상청구권은 의료과실로 발생하는 청구권이 아니고, 본래의 채무를 이행하지 아니한 경우에 발생하는 것으로 의사가 부담하는 내용이 변경된 것에 불과하다. 따라서 이 경우 소멸시효의 기산점은 본래의 의료계약에 기한 이행의무가 손해배상청구권으로 전화(轉化)한 때로부터 진행하는 것으로 해석되고 있다.

Ⅱ. 불법행위책임

1. 발생요건

의료과실로 인한 의사의 책임에서도 계약법상의 책임 이외에 불법행위법상의 책임이 발생할 수 있다. 민법 제750조는 "고의 또는 과실로 인한 위법행위로 타인에게 손해를 가한 자는 그 손해를 배상할 책임이 있다"고 규정하고 있으므로, 불법행위법상 의사의 책임은 의사가 의료행위를 함에 있어서 고의·과실로 인한 위법행위로 환자에게 손해를 가한 경우에 성립한다. 의료과실에 있어서 고의는 형법상 범죄행위가 되는 것이므로 불법행위로 인한 손해배상책임이 성립하려면 의사의 과실, 권리의 침해(위법성), 손해의 발생, 위법행위와 손해 사이의 인과관계 등의 요건이 필요하다. 여기서 위법성을 띠는 것은 실정법을 객관적으로 위반하는 행위뿐만 아니라 반사회적인 행위도 포함된다. 따라서 의료과실이 의료기술의 합법성과 의학적 적

6. 민법 제162조(채권, 재산권의 소멸시효) ① 채권은 10년간 행사하지 아니하면 소멸시효가 완성한다.

응성을 결여했기 때문에 발생한 경우에는 환자의 생명과 신체적 완전성을 침해하는 것으로 위법성을 띠게 된다. 또한 의사가 설명의무[7]를 위반하여 환자의 자기결정권을 침해한 경우에도 의료행위의 적법성을 결여한 위법행위가 된다.

2. 책임의 주체

개업의가 자기의 과실로 인하여 환자에게 손해를 입힌 경우에는 불법행위책임을 지게 된다(민법 제750조). 그리고 병원도 그 대표기관의 불법행위에 책임을 질 수 있다(민법 제35조 제1항[8]). 국립의료원이나 경찰병원과 같은 국립병원의 경우에는 국가가, 시립병원인 경우에는 지방자치단체가 불법행위책임을 부담한다.

의료행위가 2인 이상의 의료진에 의하여 공동으로 행해져 그 책임의 경중을 구분하기 어려운 경우에도 원칙적으로 의사 전원에게 공동으로 과실이 있다고 해야 할 것이다(민법 제760조 제1항[9]). 따라서 이 경우에도 공동불법행위가 성립하여 의료에 참여한 의사는 환자에 대하여 연대책임을 지게 된다. 그리고 병원이 의사, 약제사 및 간호사 등을 고용하여 의료행위에 종사하게 한 경우에는 사용자책임을 부담한다(민법 제756조[10]). 고용관계에 있지 않고 일시적인 것이나 무상인 경우에도 지휘 · 감독만 있으면 사용관계에 있다고 본다. 따라서 진료의 개설자는 진료시에 사무집행으로 가족 등을 사용한 것이 입증되면 사용자책임을 부담한다.

---

7. 이에 대한 자세한 설명은 아래 제5절 참조.
8. 민법 제35조(법인의 불법행위능력) ① 법인은 이사 기타 대표자가 그 직무에 관하여 타인에게 가한 손해를 배상할 책임이 있다. 이사 기타 대표자는 이로 인하여 자기의 손해배상책임을 면하지 못한다.
9. 민법 제760조(공동불법행위자의 책임) ① 수인이 공동의 불법행위로 타인에게 손해를 가한 때에는 연대하여 그 손해를 배상할 책임이 있다.
10. 민법 제756조(사용자의 배상책임) ① 타인을 사용하여 어느 사무에 종사하게 한 자는 피용자가 그 사무집행에 관하여 제3자에게 가한 손해를 배상할 책임이 있다. 그러나 사용자가 피용자의 선임 및 그 사무감독에 상당한 주의를 한 때 또는 상당한 주의를 하여도 손해가 있을 경우에는 그러하지 아니하다.
   ② 사용자에 가름하여 그 사무를 감독하는 자도 전항의 책임이 있다.
   ③ 전2항의 경우에 사용자 또는 감독자는 피용자에 대하여 구상권을 행사할 수 있다.

3. 손해배상의 범위

불법행위법상 손해배상의 범위도 계약법상의 책임에서와 마찬가지로 불법행위 당시에 보통사람이 알 수 있었던 사정과 가해자가 특히 알고 있었던 사정을 함께 고려하여 정해진다(민법 제763조). 그리고 재산 이외의 손해에 대한 배상과 재산적 손해가 없는 경우에도 손해배상을 청구할 수 있다(민법 제751조, 제752조). 즉 비재산적 손해 또는 정신적 손해로서 위자료를 청구할 수 있다. 그러나 불법행위의 경우에는 현실적으로 가해자가 특별한 사정을 예견한다는 것은 고의가 아닌 한 거의 없을 것이므로 불법행위로 인한 손해배상은 일반적으로 통상의 손해라 할 수 있으며, 이는 의료과실의 경우에도 마찬가지일 것이다.

4. 소멸시효

불법행위로 인한 손해배상청구권의 소멸시효는 피해자 또는 그의 법정대리인이 손해 및 가해자를 안 날로부터 3년, 불법행위를 한 날로부터 10년이다(민법 제766조[11]). 여기서 손해를 안다는 것은 위법행위로 인하여 손해가 발생한 사실뿐만 아니라 그 가해자의 행위가 불법행위인 것까지 아는 것을 말하며, 그것이 의사의 과실에서 비롯된 것을 환자가 안 날로부터 시효의 진행이 개시된다. 그리고 불법행위를 한 날이란 불법행위의 구비요소, 즉 불법행위에 의한 손해배상청구권이 발생한 때라고 해석된다.

---

11. 민법 제766조(손해배상청구권의 소멸시효) ① 불법행위로 인한 손해배상의 청구권은 피해자나 그 법정대리인이 그 손해 및 가해자를 안 날로부터 3년간 이를 행사하지 아니하면 시효로 인하여 소멸한다.
② 불법행위를 한 날로부터 10년을 경과한 때에도 전항과 같다.

Ⅲ. 채무불이행책임과 불법행위책임의 차이점

앞서 살펴본 바와 같이 의료과실에 의한 손해배상청구권은 민법상 채무불이행책임과 불법행위책임으로 구성할 수 있는데, 양자 사이에는 다음과 같은 몇 가지 차이점을 발견할 수 있다.

1. 소멸시효

불법행위책임에 기한 손해배상청구권은 그 가해행위 및 가해자를 안 날로부터 3년(민법 제766조 제1항) 혹은 가해행위가 있은 날로부터 10년(민법 제766조 제2항)이 경과하면 소멸하나, 계약법상의 채무불이행책임에 기한 손해배상청구권은 10년의 소멸시효가 적용(민법 제162조 제1항)되기 때문에 계약법에 의함이 더 유리하다고 할 수 있다. 그러나 불법행위상 3년의 소멸시효는 피해자측이 손해 및 가해자 모두를 안 날로부터 진행하고, 손해를 안다 함은 손해뿐만 아니라 가해행위가 위법행위인 것까지도 안다는 것을 의미하는데, 의료행위의 특성상 그 과실의 유무를 일반인이 아는 것은 상당히 늦어질 수 있으므로 불법행위법상의 청구권이 환자측에게 반드시 불리하다고만 할 수 없다.

2. 과실의 입증책임

의료과실소송에서 승패를 좌우하는 입증책임에 있어 과실의 입증책임은 불법행위법에 의하면 피해자인 환자에게 있으나, 계약법에 의하면 채무자인 의사에게 있으므로 계약법에 의함이 소송에서 유리한 것처럼 여겨질 수 있다. 그러나 이 경우에도 환자가 과실에 대한 주장책임을 지게 됨으로써 실제로는 불법행위와 마찬가지로 환자가 불리한 지위에 있게 된다. 즉 채무불이행책임에 의하면 채권자인 환자측이 채무의 불완전이행 사실을 주장책임으로써 입증해야 하는데, 이를 위해서는 환자가 채무자인 의사의 과실을 입증해야 하기 때문이다.

3. 피용자 또는 이행보조자의 과실에 대한 책임

피용자가 그 사무집행에 관하여 과실이 있으면 사용자가 그 불법행위로 인한 손해배상책임을 지게 되고(민법 제756조 제1항 본문), 채무이행의 과정에서 이행보조자의 과실이 있으면 그것은 바로 채무자 본인의 책임으로 돌아가게 된다(민법 제391조). 그런데 불법행위에 있어서는 사용자가 피용자의 선임 · 감독에 상당한 주의를 한 때 또는 상당한 주의를 하여도 손해가 있을 경우에는 면책되나(민법 제756조 제1항 단서), 채무불이행의 경우에는 이러한 규정이 없다.

4. 연대책임의 성립 여부

수인이 공동의 귀책사유가 있을 경우에는 불법행위책임에 있어서만 연대책임을 인정할 수 있다(민법 제760조). 그러나 채무불이행책임에서는 이와 같은 연대책임의 규정이 없으므로 수인의 의사에 의하여 행해진 의료행위의 귀책에 대하여는 책임추궁이 곤란하게 된다.

5. 배우자, 부모, 형제자매 등의 위자료 청구권

불법행위에 기한 손해배상청구권의 경우 배우자, 부모, 형제자매 등에게 피해자와 별도로 고유의 위자료 청구권이 인정된다(민법 제752조). 그러나 채무불이행에 기한 손해배상청구를 하는 경우 피해자에게 생명 · 신체에 대한 침해가 있더라도 배우자 등에게는 그 고유한 위자료 청구권이 인정되기 어렵다.

6. 소 결

환자측인 원고는 의료분쟁을 해결하기 위하여 민사소송을 제기할 경우 채무불이행에 기한 손해배상청구 혹은 불법행위에 기한 손해배상청구 등 어떤 형태로든 그 청구원인을 구성할 수 있고, 또한 이를 예비적 · 선택적으로 병합하여 청구할 수 있다. 그 청구원인을 무엇으로 삼는지 위에서 본 바와 같이 과실의 주장 · 입증책임에는 별다른 차이가 없게 되나, 소멸시효, 연대책임 및 배우자 등의 고유한 위자료 청구권 등에 있어서는 양자가 뚜렷한 차이를 나타내고 있으므로 법원으로서는 당사자로 하여금 이를 구분하여 주장 · 정리하도록 석명하는 것이 바람직할 것이다.

제2절 민사책임의 공통 발생요건

앞서 살펴본 의사의 채무불이행책임 내지 불법행위책임이 성립하기 위해서는 양자 모두 의사의 과실(주의의무 위반), 위법성, 손해의 발생 및 주의의무 위반과 손해 발생 사이에 인과관계의 존재 등의 요건을 충족해야 한다. 이러한 성립요건 중에서 특히 의사의 과실과 인과관계가 문제된다. 따라서 이 절에서는 이에 대해 보다 자세히 살펴보고자 한다.[12]

I. 의사의 주의의무 위반

1. 주의의무의 의의

의료과실로 인한 민 · 형사상의 책임은 의사의 과실을 요건으로 하는데, 그 과실 판정의 기초가 되는 것은 의사에게 요구되는 주의의무이다. 이때 주의의무란 '진찰 · 검사 → 진단 → 치료 → 경과관찰 및 예후 판정 · 재활치료'라고 하는 의료행위의 각 단계에서 유해한 결과가 발생되지 않도록 의식을 집중할 의무를 말한다. 즉 의사가 진료상 필요로 하는 주의의무를 위반하여 환자의 생명 또는 신체에 피해를 입힌 경우에는 의료과실에 의한 민 · 형사상의 책임을 부담하게 된다.

12. 이하 신현호 · 백경희, 앞의 책, 190면 이하, 315면 이하; 이덕환, 앞의 책, 43면 이하; 정현미, 『의료과오의 형사법적 책임』, 한국형사정책연구원, 1998, 48면 이하; 추호경, 앞의 책, 92면 이하 참조.

의사의 과실은 일반인의 과실이 아닌 전문가의 과실(malpractice)이라는 점에 특징이 있으며, 의사의 주의의무는 전문가에게 요구되는 높은 수준의 주의의무이다. 특별한 기술을 필요로 하는 직업에 종사하는 자는 그 직업에 숙련된 전문가가 갖추어야 할 능력을 기초로 고도의 주의를 기울여 행동해야 한다.[13]

2. 주의의무의 내용

의료사고에 있어 의사의 과실을 인정하기 위해서는 의사가 결과 발생을 예견할 수 있음에도 불구하고, 그 결과 발생을 회피하지 못한 과실이 검토되어야 한다. 전자는 결과예견의무를, 후자는 결과회피의무를 위반한 것이다. 의사에게 주어진 '결과예견의무'(結果豫見義務)란 의사가 의료행위에 의하여 환자에게 어떠한 결과가 초래될 것이라는 사실을 인식 내지 예견해야 할 의무를 말한다. 그리고 '결과회피의무'(結果回避義務)란 의료행위에 의하여 발생될 어떤 나쁜 결과를 인식 또는 예견했다면 이를 회피해야 하는 의무를 말한다. 주의의무의 핵심내용으로 결과예견의무와 결과회피의무에 대해 보다 자세히 살펴보면 다음과 같다.

먼저 결과예견의무는 예견 가능성을 전제로 하는데, 예견 가능성이란 일반인이라면 행위시에 예측할 수 있는 결과 발생의 가능성을 말한다. 의료행위에서 주의의무의 판단기준이 되는 일반인은 '통상의 의사' 내지 '평균적 의사'로서 그 당시의 일반적인 지식을 지녀야 할 것이 요구된다. 의사의 결과예견의무를 판단하는 당시의 의료 수준은 여러 종류의 의학서 또는 의학잡지에 게재된 의학지식이나 의료기술을 기준으로 결정된다. 그리고 의사가 결과예견의무를 부담하는 위험은 현대의학상 그 발생 가능성이 확증되어 의료행위시에 의사가 일반적으로 알고 있는 위험이어야 한다. 위험이 존재하더라도 아직 위험이 발견되지 않았거나 일반인에게 알려지지 아니한 경우에는 의학적으로는 몰라도 법적으로는 예견 가능성이 부정된다.

다음으로 의사는 의료행위의 위험에 대한 예견 가능성을 인식한 이상 결과를 회피해야 하는 결과회피의무를 부담한다. 이러한 의사의 결과회피의무는 현대의 의학

13. 이은영, 『채권각론』(제5판), 박영사, 2007, 792면.

지식이나 의료기술에 의하여 피할 수 있는 위험에 대해서만 인정될 수 있다. 그리고 결과회피의무의 적절성 여부는 예상되는 위험의 개연성, 위험의 원인이 되는 행위의 목적 · 성질, 다른 위험 방지조치의 유효성, 위험을 받는 측의 피해 방지능력 등을 고려하여 판단해야 한다. 의료행위에 필요한 의사의 결과회피행위는 대부분 의학이나 임상에 의한 경험에 의하여 객관화되어 있거나 특정되어 있다. 의사가 이러한 결과회피의무를 게을리하여 의료과실을 야기한 경우에는 그에 대한 법적 책임을 부담한다.

3. 주의의무의 판단기준

(1) 일반적 · 객관적 기준

가. 의학 수준

의사는 진료 당시의 의학 수준에 적합한 행위를 할 주의의무가 있다. 이때 의학수준에 적합한 행위란 '일반적으로 인정되는 의학의 원칙'(die allgemein anerkannten Regeln der ärztlichen Wissenschaft), 즉 의술의 법칙에 따른 행위를 말한다.

의료과실소송에서는 진료 당시의 의학 수준에 비추어 볼 때 당해 의사가 결과발생을 예견하거나 결과의 발생을 회피하는 것이 가능했는가의 여부에 따라 과실 유무가 결정되므로, 당해 의료행위시의 의학 수준이 의사의 주의의무 판단 여부에 있어 중심이 된다. 우리나라 판례에서도 "의학",[14] "의료",[15] "현대의술",[16] "고도의 전문적인 의학지식",[17] "의학지식과 의료계의 인식 정도 및 의료계의 관행"[18] 등 의학수준과 관련한 다양한 용어를 사용하고 있지만, 의학 수준이 의료행위의 과실판정기준으로서 중요한 역할을 하고 있음을 인정하고 있다.

---

14. 서울고법 1973.12.14. 선고 73나2102 판결.
15. 대법원 1978.12.14. 선고 78다1184 판결.
16. 부산지법 1976.11.5. 선고 76가합78 판결.
17. 서울고법 1973.12.13. 선고 73나1386 판결.
18. 대법원 1986.10.28. 선고 84다카1881 판결.

그러나 주의의무 판단의 일반적 · 객관적 기준으로서 요구되는 의학 수준은 최첨단의 의학 수준을 의미하는 것은 아니다. 따라서 원칙적으로 일부의 대학, 연구소, 병원 등에만 알려져 있는 의학을 따를 필요는 없다. 여기서 말하는 의학 수준은 의료행위 당시에 널리 행해지고 있는 임상의학의 수준을 말하는 것이므로, 의사에게 기초의학인 병리학에서와 같은 엄밀성까지 인식하지 못하였다고 해서 주의의무 위반의 책임을 물을 수는 없다.[19]

과실 유무의 판단기준이 되는 의학 수준은 의료사고 발생 당시의 수준에서 본 의학이므로 의학의 진보에 따라 높아진 수준을 기준으로 판정하게 된다. 그러므로 의사는 연구를 통하여 진보하는 현대의학의 수준이 아닌 일반적인 수준을 유지하는 것 자체가 의사의 업무상 주의의무에 속하는 것으로 의사가 이 의무를 게을리하면 의사의 과실이 인정된다. 따라서 의사는 자기의 전문 분야에 관한 보수교육을 지속적으로 받고, 최신 정보가 수록된 정기간행물을 구독하거나 감독관청의 공문에 유의하는 등 꾸준한 노력을 해야 한다.

의학 수준과 관련하여 만약 의사가 의료관행에 좇아 진료행위를 하였지만 그로 인해 악결과가 초래되었다면 의사에게 책임을 인정할 수 없는가라는 문제가 제기된다. 이는 의료계의 관행이 의사의 법적 주의의무의 기준을 설정하는 데 어떤 역할을 하는가 하는 문제와도 연결된다. 의료관행(醫療慣行, Arztpraxis)이란 학문적으로 정립된 원칙과 다소 차이가 있지만, 전문가로서의 의사집단 내에서는 오랫동안 관행적 실무(慣行的 實務, customary practice)로 받아들여지고 있는 것을 말한다. 의사에게 요구되는 주의를 그 의사가 속해 있는 의료계 내의 기준에 따라 판단하는 경우에는 그 의료계 내에서 일반적으로 행해지는 의료관행에 따랐다면 주의의무를 준수했다고 할 것이다. 그러나 관행에 따른 평균적 행위가 항상 법이 요구하는 합리적 행위 수준에 일치한다고 할 수 없다. 주의의무 위반 여부는 의료관행과 다른 독립된 법적 판

---

19. 대법원은 "인간의 생명과 건강을 담당하는 의사에게는 그 업무의 성질에 비추어 위험 방지를 위하여 필요한 최선의 주의의무가 요구되고, 따라서 의사로서는 환자의 상태에 충분히 주의하고 진료 당시의 의학적 지식에 입각하여 그 치료방법의 효과와 부작용 등 모든 사정을 고려하여 최선의 주의를 기울여 치료를 실시하여야 하며, 이러한 주의의무의 기준은 진료 당시의 이른바 임상의학의 실천에 의한 의료 수준에 의하여 결정되어야 하나, 그 의료 수준은 규범적으로 요구되는 수준으로 파악되어야 하고, 해당 의사나 의료기관의 구체적 상황을 고려할 것은 아니다"라고 판시한 바 있다(대법원 2003.1.21. 선고 2002다3822 판결).

단에 의하여 결정될 사항이며, 법적 가치판단의 문제이기 때문이다. 따라서 의료관행은 주의의무 내지 과실을 판단하는 일반적 · 객관적 기준이 될 수 없으며, 단지 과실의 경중 및 그 정도를 판단할 때 참작할 사항에 불과하다.[20]

나. 의료행위의 재량성

의료행위의 재량성 문제도 의사의 주의의무의 확정 및 과실 여부의 판단에서 중요한 쟁점이 된다. 앞서 설명한 바와 같이 의료행위에 있어 질병의 증상과 반응의 예측이 곤란하므로 의사에게 어느 정도 선택적 재량권을 인정하지 않을 수 없다.[21] 의료행위의 재량성과 관련하여 특히 두 가지 문제가 제기되는데, 하나는 어느 범위까지 의료행위의 재량성을 인정할 수 있는가 하는 문제이고, 다른 하나는 아직 이론적 검토와 실험검증을 충분히 거치지 않은 신요법(新療法)을 적용하는 것도 의사의 재량의 범위에 속하는가 하는 문제이다.

먼저 의사의 재량권은 의학 수준의 범위 내에서 행사되어야 한다. 따라서 의학 수준의 범위를 벗어난 행위는 재량의 일탈로서 과실을 인정할 수 있다. 그러나 의사가 치료목적을 실현하기 위하여 처치 및 위험을 충분히 고려하여 판단하고, 적절하다고 여겨지는 치료를 했다면 그것이 구체적 상황에서 의술의 법칙으로부터 현저하게 일탈하거나 합리성이 결여되었다고 인정되는 경우가 아닌 한, 의사 재량의 범위 내로 보아 과실책임을 배제해야 한다.[22]

다음으로 신요법의 적용문제와 관련해서는 원칙적으로 의학 수준으로 아직 확립되지 않은 신요법의 적용은 허용되지 않는다고 보아야 한다. 신요법의 경우 그 유용성과 안전성이 아직 완전히 검증되지 않은 동안은 그 선택을 자제하고, 의사의 재량범위도 한정해야 한다. 그러나 신요법이 환자의 회복을 기대할 수 있는 유일한 수단으로 인정되는 경우 신요법의 선택을 무조건 배제할 수 없다. 신요법에 의한 치료

---

20. 문정두, 「의료과오소론」, 『대한변호사협회지』, 1993.10, 30~31면 참조.

21. 대법원은 "의료행위가 고도의 전문적 지식을 필요로 하는 분야이고, 그 의료의 과정은 대개의 경우 환자 본인이 그 일부를 알 수 있는 외에 의사만이 알 수 있을 뿐이며, 치료의 결과를 달성하기 위한 의료기법은 의사의 재량에 달려 있다"고 판시한 바 있다(대법원 2003.1.21. 선고 2002다3822 판결).

22. 김신규, 「형법상 의료과오의 법리에 관한 연구」, 부산대학교대학원, 법학박사학위논문, 1991, 60면 참조.

가 기존의 방법보다 치료 가능성이 더 크고, 신요법을 적용했을 때 효과가 위험보다 우월한 경우에는 정당한 진료로서 법적으로 허용되어야 한다. 다만 신요법의 시술시에 의사는 통상의 요법을 시술할 때보다 환자에게 더욱 충분한 설명을 해야 한다. 즉 의사는 신요법을 적용하는 이유와 그 방법에 의하지 않을 경우 초래될 수 있는 불이익 및 아직 검증되지 않은 신요법의 위험이 무엇인지를 설명해야 한다. 그리고 이러한 신요법의 시술시 의사는 신요법에 의해 인체에 일어날 수 있는 모든 이변을 고려하고, 이변에 대처할 인적 · 물적 의료여건을 준비하는 등 통상의 요법에 의한 경우보다 더 높은 수준의 주의를 기울여야 한다.

(2) 개별적 · 구체적 기준

가. 지역성

지방벽지에 근무하는 의사에게 대도시 종합병원이나 대학병원에서 근무하는 의사와 같은 수준의 의료를 요구할 수 없고, 양자 간에 주의의무의 기준이 다르게 적용되어야 한다는 것이 이른바 '지역성의 원칙'(地域性의 原則, The Locality Rule)이다. 이 원칙은 미국, 캐나다 등 국토가 광대한 나라에서 종래 일반적으로 승인되어 왔으나, 우리나라는 이들 나라와 사정이 다르므로 원칙적으로 지역성을 주의의무 판단의 개별적 · 구체적 기준으로 삼을 수 없다는 견해가 지배적이다.[23] 즉 벽지에서 시설이 미비한 상태로 진료를 한다고 하여 그 사실만으로, 곧 일반적 의학 수준에 미치지 못하는 진료가 허용되는 것은 아니다. 이러한 경우에 당해 의사는 적절한 의료기관으로 이송할 의무가 있다. 이송을 지체한 상태에서 수준미달의 시술을 감행하여 악결과를 초래하였다면 과실을 인정할 수 있다. 그러나 적기의 이송이 현실적으로 불가능한 경우는 순전히 시설미비로 말미암은 오진 및 치료미흡이라는 악결과에 대해 책임을 물을 수 없다. 지역성이라는 요소는 이러한 범위 내에서 주의의무 판단기준의 수정요소로서 기능한다.

23. 김신규, 앞의 논문, 84면 이하; 추호경, 앞의 책, 113면 이하.

나. 전문성

(가) 전문의와 비전문의

전문의(專門醫)에게는 해당 전문과목에 있어서 일반의(一般醫)보다도 고도의 전문지식과 기술이 요구되므로 비전문의에 비해 주의의무의 정도가 높다. 오늘날은 종합병원뿐만 아니라 일반병원에서도 전문의의 의료행위가 증가하고 있으며, 전문 분야의 세분화와 과목별 특수성으로 인하여 이에 의한 기준은 대단히 중요해지고 있다. 일반의라도 전문의 계통의 진료를 할 때에는 전문의의 주의의무가 그 기준이 된다. 따라서 일반의는 전문의가 해야 할 진료에 자신이 없을 경우에는 환자를 다른 적합한 전문의에게 이송할 의무, 즉 전의의무(轉醫義務)가 있다. 만약 일반의가 이러한 전의의무를 위반하여 진료하다가 환자에게 손해가 생기게 되면 의사는 의료과실에 의한 책임을 면할 수 없다. 우리 판례에서도 비전문의가 무리가 있음에도 전문의나 종합병원에 이송하지 아니하여 사망에 이르게 된 경우에 과실을 인정하고 있다.[24]

(나) 의료보조자

오늘날 의료행위는 의사를 보조하는 간호사 · 방사선사 · 물리치료사 등의 의료보조자의 도움으로 이루어지므로 의사의 과실은 이들의 과실과 함께 검토되어야 한다. 그러므로 간호사 등 의료보조자의 과실에 대한 책임귀속이 문제된다. 이와 관련하여 의료보조자가 독자적으로 할 수 있는 업무, 예를 들어 간호사의 경우 환자의 요양상의 간호에서 과실의 유무가 실제 문제될 때에는 행위자(즉, 간호사)를 기준으로 판단한다. 그러나 본래 의사가 해야 할 행위를 의료보조자에게 지시하여 하게 한 경우 그 주의의무는 의사를 기준으로 판단해야 한다. 의사가 의료보조자를 감독 · 지시할 때에는 의료행위로 인한 위험을 미연에 방지할 수 있을 정도로 구체적으로 해야 한다. 따라서 구체성이 없는 지시나 감독으로 의료사고가 발생했다면 의사가 책임을 져야 한다.

24. 대법원 1967.8.29. 선고 66도1197 판결; 대법원 1969.11.25. 선고 65도816 판결.

다. 긴급성

의사의 주의의무는 진료의 긴급성에 반비례하는데, 이는 긴급성을 요하는 의료상황에서는 의사에게 평상시와 같은 정도의 주의를 요할 수 없기 때문이다. 예를 들어 교통사고로 인하여 과다한 출혈이 계속되고 있거나 지병으로 인해 극심한 호흡장애를 일으킨 상태와 같이 진료 개시 전에 이미 응급상황이 계속되고 있는 경우나, 수술 중에 예측하지 못했던 환자용태의 돌발적 변화와 같이 진료 도중에 긴급상황이 야기되는 경우가 때때로 발생한다. 그러나 이러한 긴급상황에서는 일반적으로 어떤 의사든지 평상시와 같이 의학 수준에 적합한 모든 진단방법과 치료방법을 동원하고 시설을 이용하며 진료실행상의 기술적 주의를 다하는 등의 행동을 하기가 곤란하다. 따라서 긴급을 요하는 의료상황에서의 행위는 긴급성으로 인해 위법성이 탈락하여 불법행위 또는 범죄를 성립시키지 않을 수도 있지만, 과실의 인정에 있어서도 긴급성의 정도에 따라 상대적으로 과실의 인정 여부를 판단해야 할 것이다.

라. 환자의 특이체질

특이체질(特異體質)이란 정상인이라면 전혀 반응하지 않는 물질 또는 자극에 의해서도 용이하게 반응하는 과민성을 지닌 체질을 말한다. 이러한 특이체질에는 약물성 특이체질과 비약물성(식사성) 특이체질이 있으며, 임상에서는 주로 비약물성 특이체질보다는 약물성 특이체질이 문제된다. 환자의 특이체질로 인하여 피해가 발생한 경우는 의사가 그 특이체질을 발견할 수 있었는지의 여부가 문제가 되고, 의사가 그것을 예측할 수 있었던 경우에는 주의의무 위반에 따른 과실이 인정될 수 있으나 그렇지 않은 경우에는 의사의 책임이 면제된다. 그리고 과거에는 환자의 특이체질에 대해 예측할 수 없어 돌발사고가 발생했던 것이 의학적 진보에 따라 예측할 수 있게 된 경우에는 의사의 과실을 부인할 수 없다. 그러나 환자가 특이체질임을 이유로 일률적으로 의사의 면책을 인정한다면 피해자인 환자의 보호가 소홀히 될 염려가 있다. 따라서 의사가 환자의 특이체질 여부에 대한 문진, 예비검사, 사후조치 등을 소홀히 하여 의료사고가 발생했다면 의사는 주의의무를 위반한 것이 되어 그에 대한 책임을 부담해야 한다.

Ⅱ. 주의의무 위반과 인과관계

1. 인과관계의 의의

인과관계(因果關係, Kausalität)란 원인과 결과의 관계, 즉 어떤 원인이 있으면 어떤 결과가 필연적으로 발생한다는 관계를 말한다. 의료과실에 의한 손해배상책임이 인정되려면 의료행위와 환자의 상해 또는 사망 등의 악결과 사이에 인과관계가 존재해야 한다. 예를 들어 의사의 실수가 환자의 사망원인으로 보이는 경우 그 실수가 없었더라도 역시 같은 결과(즉, 환자의 사망)가 발생했으리라고 인정될 때에는 의사의 실수와 환자의 사망 사이에 인과관계가 부정되어야 한다. 이러한 인과관계는 의료과실의 법적 구성을 의료계약에 근거한 채무불이행으로 구성하든, 불법행위로 구성하든 동일하게 요구되는 책임 발생의 요건이다.[25]

2. 인과관계의 내용

인과관계는 일반적으로 사실적 인과관계와 법률적 인과관계로 구별된다. 사실적 인과관계(事實的 因果關係)란 선행사실과 후행사실 사이에 전자가 없으면 후자도 없었으리라는 관계, 즉 조건관계로서 자연적 인과관계라고도 한다. 그리고 법률적 인과관계(法律的 因果關係)란 자연적 인과관계에서는 이론상 그 인과의 연쇄가 한없이 계속될 수 있으므로 어느 범위의 손해를 가해행위와 법률적 인과관계에 있는 것으로 보는 것을 말하는 것으로, 사실적 인과관계뿐만 아니라 귀책의 상당성을 포함하기 때문에 필연적으로 규범적인 측면을 띠게 된다.

법률적 인과관계의 문제와 관련하여 인과관계의 범위를 정하는 기준으로서 조건설과 상당인과관계설이 대립하고 있다. 조건설(條件說, Bedingungstheorie)이란 행

25. 인과관계에 대한 보다 자세한 설명은 김선석, 「의료과오에 있어서 인과관계와 과실」, 『의료사고에 관한 제문제』(재판자료 제27집), 법원행정처, 1985, 53면 이하; 신현호 · 백경희, 앞의 책, 184면 이하; 이덕환, 앞의 책, 64면 이하; 추호경, 앞의 책, 128면 이하 참조.

위와 결과 사이에 그 행위가 없었더라면 결과가 발생하지 않았을 것이라는 관계(소위 conditio sine qua non의 관계)가 성립하면 인과관계를 인정하는 견해이다. 이때 결과에 대한 모든 조건은 동등한 가치가 있다고 평가하므로 조건설은 등가설(Äquivalenztheorie)이라고도 한다. 조건설에 따르면 살인자를 출산한 행위에 대해서도 인과관계를 인정해야 하기 때문에 인과관계의 인정범위를 지나치게 확대하는 문제점을 지니고 있다.

이러한 조건설의 결함을 극복하기 위해 논리학상의 인과관계 개념을 따르지 않고, 법적인 인과관계 개념을 설정하자는 의도에서 상당인과관계설이 등장하게 되었다. 상당인과관계설(相當因果關係說, Adäquanztheorie)은 자연적인 사실관계로서의 선행사실과 후행사실은 원인과 결과의 관계로 무한히 연결되지만, 어떤 행위로부터 그 결과가 발생하는 것이 경험칙상 상당한 조건, 즉 결과에 상당한 조건에 의할 때에만 인과관계를 인정하는 견해로서 우리나라의 통설과 판례의 태도이다. 민법 제393조[26]도 같은 취지로 해석되고 있다. 즉 민법 제393조 제1항은 통상의 손해에 관한 규정으로서 발생한 사실과 결과 사이에 사회통념상 객관적으로 인과관계가 예정되는 경우로 피해자는 구체적인 사실을 입증할 필요 없이 발생한 손해를 청구할 수 있으며, 제2항은 특별사정으로 인한 손해에 관한 규정으로서 가해자가 그 사정을 알았거나, 알 수 있었을 때에 한하여 배상책임이 있다.

3. 의료과실에 있어 인과관계의 특성

의학이 발달한 오늘날에도 의학상 그 메커니즘이 불명확한 점이 많으며, 환자 개인의 특이체질 등은 인과관계의 규명을 한층 더 어렵게 한다. 따라서 의료과실에 있어 가장 곤란한 문제는 어떠한 사실이 어느 정도까지 증명될 때 인과관계를 인정할 수 있는가 하는 점이다. 즉 의료과실에서는 사실적 인과관계의 존부판단 그 자체가 매우 어려운 것이다. 이것은 의료과실의 법적 구성을 의료계약에 기한 채무불이

---

26. 민법 제393조(손해배상의 범위) ① 채무불이행으로 인한 손해배상은 통상의 손해를 그 한도로 한다. ② 특별한 사정으로 인한 손해는 채무자가 그 사정을 알았거나 알 수 있었을 때에 한하여 배상의 책임이 있다.

행으로 하든 불법행위로 하든 차이가 없다. 이와 같이 의료과실소송에서는 사실적 인과관계의 판단이 곤란하다는 특성이 있다.

그리고 인과관계는 원인행위와 결과 사이의 관계를 묻는 것이고, 과실은 과실의 사실적 측면인 원인행위에 대한 법적 평가를 의미하는 것이기 때문에 의료과실에 있어 인과관계와 과실은 서로 밀접한 관계를 맺고 있다는 특성이 있다. 즉 과실은 주의의무를 전제로 하고, 결과예견의무와 결과회피의무를 내용으로 하는 주의의무는 대부분의 경우 인과관계를 전제로 한다. 일반적으로 인과관계의 의학적 해명도 및 개연성이 높을수록 이를 전제로 하는 주의의무도 보다 높이 요구되기 때문에 그 위반으로 인한 과실의 인정 또한 용이하다. 반대로 인과관계의 의학적 해명도 및 개연성이 낮을수록 주의의무는 완화되고, 따라서 그에 위반하더라도 과실을 인정하기는 어렵다.

4. 인과관계 존부판단의 기준

최근의 학설과 판례를 보면 대체로 다음과 같은 9가지 유형을 인과관계 존부판단의 기준으로 삼고 있음을 알 수 있다. ① 원인이 되는 의료행위 의술의 법칙 위반, ② 의료행위와 결과의 시간적 관계, ③ 일반적 · 통계적 인과관계, ④ 의료행위의 양과 결과 발생률, ⑤ 의료행위의 내용과 결과 발생률, ⑥ 의료행위와 생체반응의 생물학적 관련, ⑦ 환자의 특이성, ⑧ 타 원인의 개입 가능성, ⑨ 불가항력 등이다.

이러한 기준에 의하여 의료과실에 있어 인과관계를 긍정한 사례와 부정한 대표적 사례를 살펴보면 다음과 같다.

(1) 인과관계를 긍정한 사례

가. 의료행위가 의학원칙상 중대한 준칙 위반이라는 점에서 인과관계의 존재를 긍정한 사례

갑상선비대증이나 심장병 환자에 대하여는 편도선절제수술이 금기사항으로 되어 있다. 따라서 의사는 환자를 진찰한 결과 환자의 갑상선과 심장이 보통 사람에 비하여 많이 비대해 있음을 발견했다면 마땅히 정밀검사를 통하여 그 발병원인을 밝히고, 나아가 그 질환의 정도가 편도선절제수술을 감내할 수 있는지의 여부를 확인한 연후에 편도선절제수술을 시행해야 한다. 그러나 사전에 이에 대한 정밀검사를 실시하지 아니한 과실로 환자가 갑상선수양암 및 관상동맥경화증 환자임을 알지 못한 채 동인의 편도선절제수술을 감행함으로써 동인으로 하여금 수술을 마친 후 약 40분 후에 사망케 하였다면 업무상 과실치사의 책임이 있다.[27]

나. 의료행위와 결과 사이에 시간적 근접성이 인정된다고 하는 사실로부터 인과관계의 존재를 긍정한 사례

간호사로 하여금 피해자에게 에피도신 5cc와 범피린 5cc의 주사를 놓게 하였는데, 이 두 개의 주사는 본시 부작용의 소지를 가지고 있어서 허약한 피해자에게는 특히 위험성이 있고, 또 에피도신 주사는 서서히 놓아야 할 것인데도 피고는 간호사에게 아무 지시도 하지 않은 까닭에 간호사가 짧은 시간에 그 주사를 놓은 탓으로 그 주사가 끝나는 순간 피해자가 구토를 하면서 쇼크를 일으켜 1시간 30분만에 심장마비로 사망한 사실을 족히 짐작할 수 있으므로 피해자의 사망과 피고의 치료행위 간의 인과관계를 긍정할 수 있다.[28]

다. 의료행위의 준칙 위반과 타 원인의 개입 부정으로 인과관계의 존재를 추인한 사례

태아의 뇌부종 및 두개내출혈 등 두부손상이 의사가 심슨감자로 무리하게 태아의 머리를 끌어내는 과정에서 가한 물리적 충격과 압박에 기인한 것으로 보이고, 산모와 태아가 모두 출산 직전까지 극히 정상적인 것으로 진단되었을 뿐 아니라 출산 전후를 통하여 달리 뇌성마비의 원인이 될만한 모체 또는 태아의 감염이나 이상을 인정할 자료가 없다면 두부손상이 뇌성마비의 원인이 된 것으로 추정된다.[29]

---

27. 대법원 1986.10.14. 선고 85도1789 판결.

28. 대법원 1972.5.9. 선고 71다2731, 2732 판결.

라. 타 원인의 개입 부정과 통계적 인과관계로부터 인과관계의 존재를 추인한 사례

피해자는 감기를 앓은 후 쾌차치 못하던 중에 예방접종을 받았으며, 또 사망 당시 기관지폐렴 및 급성편도선염에 감염되었던 사실이 인정되므로 접종을 받을 당시 그가 건강체였다고는 단정키 어려워 이후에 어떤 돌변도 없으리라는 단정이 안 선다. 피해자가 접종 후 사망하기까지는 다른 원인이 없었던 것으로 보이는데, 일반적으로 콜레라 예방접종으로 인하여 0.004%의 치사율이 있다는 의학상의 보고가 있고, 피해자 부검에 특이성인 뇌의 울혈부종 및 출혈반점이 있었던 점으로 보아 본건의 출혈이 예방접종으로 인한 것일 가능성이 있다는 것이 원판결 인정과 같다면 달리 피해자에게 사인인 뇌출혈상(腦出血傷)을 일으킬 만한 특별한 사정이 있음을 인정할 자료가 있다고 인정할 수 없는 본건에 있어서, 예방접종과 피해자의 사망 사이에 인과관계가 있다고 해석하는 것이 타당하다.[30]

마. 타 원인의 개입 가능성이 없다는 것에 중점을 두어 인과관계의 존재를 추인한 사례

환자가 치료 도중에 하반신 완전마비 등 사지부전마비 증상이 발생한 경우에 있어서 그 사지부전마비 증세가 수술 직후에 나타났고, 그 증상에 대한 최종적인 의학적 진단명이 혈류 부족으로 인한 제6 및 제7경추부위의 척수위축증으로 밝혀져 그 부위가 수술부위와 일치하며, 수술 전후를 통하여 위 환자에게 척수위축으로 인한 하반신마비를 초래할 만한 특별한 원인이나 증상이 관찰되지 아니하고, 나아가 척수위축으로 인한 하반신마비가 생기는 원인들 중 세균 감염, 탈수초성 및 혈관성으로 인한 경우에는 각 특유의 전구증상이 나타나는데도 위 환자에게는 이러한 전구증상이 없었으므로 외상성 또는 원인불명의 두 가지 원인만이 남게 된다. 또한 신경근동맥이 압박을 받으면 동맥경력 또는 혈전증이 생겨 척수병변을 발생시킬 수 있고, 척수 또는 전면척추동맥이 수술 중 외과적인 원인에 의하여 손상되면 운동마비, 감각

29. 대법원 1992.12.8. 선고 92다29924 판결.
30. 대법원 1977.8.23. 선고 77다686 판결.

장애 등의 증상을 일으킬 수 있는 것이라면, 비록 시술상의 잘못 이외의 알 수 없는 원인으로 합병증이 발생할 확률이 1% 미만으로 알려졌다 하더라도, 위 환자의 사지 부전마비 증세는 피고 김○○가 시술과정에서 수술기구 등으로 원고의 전면척추동맥 또는 신경근동맥을 과다 압박 또는 손상하게 하여 척수혈류장애를 초래하였거나, 또는 원고의 제6 또는 제7경추부위의 척수를 손상시킨 잘못으로 인하여 초래된 것이라고 추정할 수밖에 없다.[31]

바. 통계적 인과관계, 즉 당해 의료행위에 의한 장애결과의 발생률의 요소에 중점을 두어 인과관계의 존재를 인정한 사례

일반외과 전문의가 환자를 진료함에 있어 방사선 사진상에 나타나 있는 선상골절상이나 이에 따른 뇌실질내출혈 등을 발견 내지 예측하지 못하여 환자를 제때에 신경외과 전문의가 있는 병원에 전원시켜 확정적인 진단 및 수술을 받을 수 있는 필요한 조치를 취하지 아니한 경우, 그러한 조취를 취했을 경우의 구명률이 50%라면 특별한 사정이 없는 한 의사의 과실과 사망 사이에 인과관계를 인정함이 상당하다.[32]

(2) 인과관계를 부정한 사례

가. 의료행위와 결과 사이에 시간적 근접성이 인정되지 않는다는 이유로 인과관계의 존재를 부정한 사례

X-ray 사진을 잘못 판독하여 적절한 조취를 취하지 않아 환자가 사망한 사안에서, 의사가 환자를 진단함에 있어 X-ray상 전두와 기저부 복잡골절 등의 상처가 있었음에도 이를 발견하지 못하고 전두부좌창 등의 상처만 있다고 오진한 것에 대하여 과실을 인정하면서도 환자가 사망한 직접사인은 다른 병원으로 전원된 지 20여 일 후에 병발된 뇌막염 및 뇌종양에 의한 것이어서 의사의 과실과 환자의 사망 사이에 인과관계의 존재를 인정할 수 없다.[33]

---

31. 대법원 1995.3.10. 선고 94다39567 판결.

32. 대법원 1989.7.11. 선고 88다카26246 판결.

나. 통계적 인과관계와 타 원인의 개입 가능성의 관점에서 인과관계의 존재를 부정한 사례

의료법상 사용이 금지된 겸자기를 사용했다 하여도 산모의 사망원인을 초래케 할 정도의 대출혈을 가져오는 자궁경관대파열이 생긴다는 것은 극히 희소한 예에 불과하고, 대부분의 경우 경관파열 원인은 경관이 완전히 열려지기 전에(태아의 두부가 노출되기 전) 폭력으로 급속히 태아를 끌어내는 경우 또는 분만경력이 있는 여자로서 그 전 분만시의 손상으로 경관에 반흔조직이 있어서 충분한 신전력이 결여되어 있는데다가 분만시의 강한 진통으로 태아가 두부를 밑으로 내밀게 된 때에 경관의 자연파열을 초래하게 하는 경우가 허다하다는 사실이 각 인정되는 본건에 있어서 위 산모의 자궁경관파열이 피고가 조산사로서 사용해서는 아니될 겸자기를 잘못 사용하여 생긴 것이라고 인정할 증거가 없다.[34]

다. 타 원인의 개입 가능성이 극히 크다는 관점에서 인과관계의 존재를 부정한 사례

반측성안면경련증의 치료를 위한 뇌수술로 인해 발생하는 후유증인 하지부전마비의 발생원인으로는 소뇌혈관이나 뇌간의 손상, 환자의 전신적인 혈관장애, 환자의 특이체질의 세 가지를 예상할 수 있는데, 피해자에게 그 원인의 하나인 전신적 혈관장애가 없었다는 사실 외에 환자의 특이체질이 구체적으로 어떠한 체질을 말하는지 밝히고, 피해자의 체질이 그에 해당하는지 여부를 심리 · 판단함 없이 피해자에게 전신적 혈관장애가 없었다는 사실만으로 그 후유증의 발생이 집도의사가 수술함에 있어서 피해자의 소뇌혈관이나 뇌간에 손상을 가함으로 인한 것이라고 추정할 수 없다. 또 수술의사가 집도한 반측성안면경련증 환자 중 이 사건과 같이 팔, 다리의 부전마비의 부작용이 발생한 것은 피해자가 처음인 사실, 일반적으로 본건 수술의사 정도의 뇌수술을 지도할 수 있는 의료기술을 가진 신경외과 의사라면 통상 세심한 주의를 기울이면 뇌수술과정에서 소뇌혈관이나 뇌간을 손상함 없이 시술할 수

33. 대법원 1987.9.29. 선고 86다카2780 판결.
34. 내법원 1996.2.15. 선고 66다2405 판결.

있다는 사실만으로 피해자의 하지부전마비의 후유증이 좌측두부의 소뇌혈관과 안면신경의 접합부분을 분리하는 뇌수술을 한 의사의 과실에 기인한 것이라 추인할 수 없다.[35]

제3절 의료과실과 입증책임

I. 의료과실소송에서의 입증의 문제

1. 증명의 대상

민사소송에 있어 원고는 증거를 가지고 과실행위와 손해, 그 사이의 인과관계가 존재한다는 사실, 즉 고도의 개연성이 있다는 사실을 재판관에게 인식시켜야 한다([그림 3-1] 참조). 다시 말해, 원고는 민사소송의 일반원칙에 따라서 입증의 대상이 되는 사실인 주요 사실을 증명해야 한다.

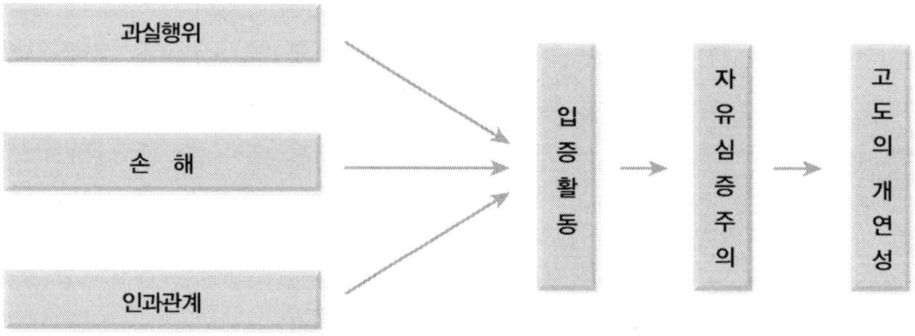

[그림 3-1] 의료과실의 입증구조

35. 대법원 1983.11.22. 선고 83다카1350 판결.

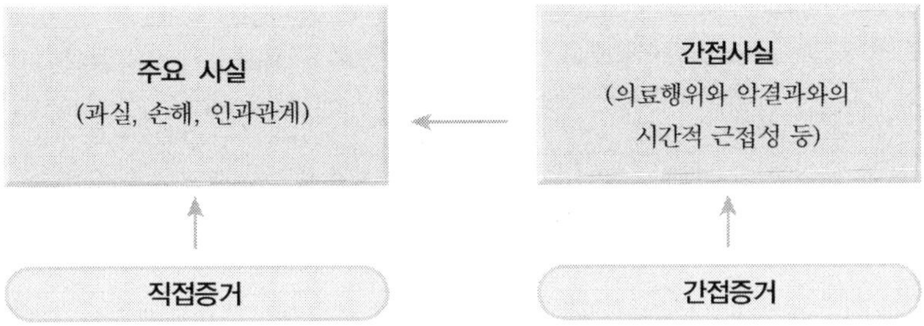

[그림 3-2] 의료과실소송에 있어 사실인정 구조

의료과실소송과 관련한 주요 사실은 의사의 의료행위상의 주의의무 위반사실 및 그 사실과 악결과 발생 사이의 인과관계이다. 따라서 주요 사실 이외의 간접사실, 예를 들어 의사의 의료행위와 환자의 상해 또는 사망이라는 악결과의 시간적 근접성이나 의료사고가 발생한 시점에 있어서의 환자의 상태와 같은 것은 원칙적으로 증명의 대상이 되지 아니한다. 다만 의료과실이 문제되는 경우에 있어서는 의료행위 전문성, 비공개성, 재량성 등으로 말미암아 직접적으로 주요 사실을 증명할 수 있는 경우는 극히 드물기 때문에 실제에 있어서는 간접사실을 차례로 누적적으로 증명해 나감으로써 주요 사실을 간접적으로 증명할 수밖에 없는 경우가 많다. 따라서 의료과실소송의 경우에는 주요 사실 그 자체보다도 간접사실이 쟁점화되는 경우가 많다. 이러한 의료과실소송에 있어 사실인정의 구조를 그림으로 나타내면 [그림 3-2]와 같다.

2. 증명의 정도

민사소송법상 증명이란 법관이 당해 사실에 대하여 자유심증(自由心證, freie Beweiswürdigung)에 기한 확신을 갖도록 하는 것을 말하며,[36] 이는 자연과학에서 사

36. '자유심증주의'라 함은 사실주장이 진실인지 아닌지를 판단함에 있어 법관이 증거법칙의 제약을 받지 않고, 변론 전체의 취지와 증거자료를 참작하여 형성된 자유로운 심증으로 행할 수 있는 원칙을 말한다. 이는 증거능력이나 증거력을 법률로 정해놓아 법관이 사실인정에 당하여 반드시 이러한 증거법칙에 구속되어야 한다는 '법정증거주의'(法定證據主義, formelle Beweisregeln)에 대립되는 개념이다[이시윤, 『신민사소송법』(제7판), 박영사, 2013, 437면].

용되는 실험에 기초한 논리적 증명이 아니라 이른바 역사적 증명으로서 진실 그 자체를 목표로 하지 않고 '고도의 진실개연성'(高度의 眞實蓋然性, hohe Wahrscheinlichkeit)으로 만족한다. 대법원도 "민사소송에 있어서의 인과관계의 입증은 경험칙에 비추어 어떠한 사실이 어떠한 결과 발생을 초래하였다고 시인할 수 있는 고도의 개연성을 증명하는 것이며, 그 판정은 통상인이라면 의심을 품지 아니할 정도로 진실성의 확신을 가질 수 있는 것임이 필요하고, 또 그것으로 족하다"[37]고 판시한 바 있다.

따라서 의료과실로 인한 민사책임이 문제되는 의료과실소송에 있어서도 그 주요 사실이 당해 '법관의 확신'에 이를 정도로 증명되어야 한다. 여기서 '법관이 확신을 가질 상태'라는 것이 무엇을 의미하느냐의 문제와 관련해서는 앞에서 본 바와 같이 일반적으로 역사적 사실로서 증명되면 족하고, 과학적으로까지 증명될 필요는 없다고 설명될 수 있다. 원래 의료사고는 극히 고도의 과학적인 분야에 있어서의 사고이기 때문에 소송에 있어서도 의사측으로부터 과학논쟁이 제기되는 것이 오히려 보통이지만, 민사소송의 목적은 인과관계를 과학적으로 증명하려는 데에 있는 것이 아니라 당사자 간의 분쟁을 공평하게 해결하려는 데 있는 것이므로 과학적 증명이 아닌 역사적 증명으로서 족한 것이다.[38]

3. 증명의 주체

민사소송에 있어서 입증이 안 되는 사실에 대하여는 누가 증명책임을 부담하는가라는 입증책임분배의 문제는 "의심스러운 때는 피고인의 이익으로"(in dubio pro reo)라는 원칙이 적용되어 검사의 불이익으로 돌리는 형사소송의 경우와는 달리 소송의 승패가 좌우되는 중요한 문제이다. 입증책임분배와 관련하여 입증책임은 사실주장의 진실 여부가 불명확한 경우의 법적용에 관한 문제이기 때문에 법규의 구조·형식 속에서 그 분배를 구해야 한다는 법률요건분류설(法律要件分類說) 내지 규범설(規範說)이 통설과 판례의 태도이다.[39]

37. 대법원 1990.6.26. 선고 89다카7730 판결.
38. 이시윤, 앞의 책, 437면.
39. 이시윤, 앞의 책, 515~516면.

이 견해에 의하면 민사소송에 있어 요건사실은 이를 주장하는 원고가 입증해야 하는 바, 의료과실 사건에 있어서는 원고가 되는 환자측이 의사의 과실 및 인과관계에 대한 주장 · 입증책임을 부담하게 된다. 이는 의료과실을 불법행위로 법률구성을 하든지 또는 채무불이행으로 법률구성을 하든지 영향이 없다. 왜냐하면 법률요건분류설은 입증책임분배가 실체법의 구조에 의해서 결정된다고 하고, 이 실체법은 권리근거규정, 권리장애규정 및 권리소멸규정으로 나뉘며, 위 각각의 규정에 의한 법률상의 효과를 주장하는 자가 그 규정에 해당하는 사실을 주장해야 한다고 하는 바, 불법행위의 경우 권리근거규정은 ① 행위자의 고의 · 과실, ② 위법성, ③ 손해의 발생, ④ 행위와 손해 발생 간의 인과관계이고, 채무불이행의 경우의 권리근거규정은 ① 채무자의 고의 · 과실(위법성), ② 불완전한 이행, ③ 손해의 발생, ④ 불완전이행과 손해 발생과의 인과관계로 되어 있어 양자의 경우 모두 과실과 인과관계가 권리근거규정으로 포함되고 있기 때문이다. 따라서 원고가 되는 환자측에서 의사의 의료행위상 과실로 인하여 환자에게 상해 또는 사망이라는 악결과가 생긴 것 또는 의사가 필요한 치료행위를 하지 않음으로 인하여 환자에게 상해 또는 사망이라는 악결과가 생긴 것을 주장 · 입증해야 한다.

4. 의료과실소송에 있어 입증의 특수성

앞서 본 바와 같이 입증책임분배에 관한 일반원칙에 따라 의료과실 사건에 있어서도 원고인 환자측이 요건사실을 주장 · 입증해야 한다. 그러나 이러한 일반원칙을 수정하지 않고 그대로 의료과실 사건에 적용하면 입증책임의 주체인 환자측으로서는 그 입증이 거의 불가능한 경우가 많아서 극히 불리할 수 있다. 이 때문에 의료과실 사건에서는 그 분쟁의 대상이 되는 의료의 특성과 관련하여 그 입증책임 문제가 특별히 논의된다.

의료는 의학이라고 하는 과학적 전문영역의 문제이므로 의료과실책임의 요건사실을 주장 · 입증함에는 고도의 전문성이 요구된다. 그런데 환자측은 비전문가인데다가 의료행위의 비공개적 · 밀실적 성격으로 대부분의 증거를 확보하기가 어렵고, 감정인 역시 의사인 경우가 대부분이어서 직업적 동료의식으로 인하여 진실을 은폐

할 가능성도 없지 않아 그 입증이 극히 곤란한 상태에 있게 된다. 따라서 어떻게 하면 환자측의 입증곤란을 해소시켜 증거법상의 이상인 이른바 '무기평등성'(武器平等性, Waffengleichheit)을 실현시키느냐 하는 것이 학자와 실무가들의 주된 관심사였다. 그러나 한편 현대의학으로도 그 메커니즘을 충분히 해명할 수 없는 병리현상이 많아 의사에게 모든 사실해명책임을 지우기도 곤란하다. 그러므로 의료과실 사건에 있어 입증책임의 문제는 결국 의사에게 부당한 피해를 입히지 않는 범위 내에서 어떻게 하면 환자측의 입증부담을 완화시키느냐 하는 점에 귀착하게 된다.[40]

이러한 실질적 요청에 의하여 실체법적 측면에서 의료과실소송의 청구원인을 채무불이행으로 보는 견해를 취하여 의사에게 증명책임을 부담시키는 방법과 소송법적 측면에서 표현증명론으로 대표되는 입증책임경감론, 입증책임전환론, 입증방해론 등을 인정하려는 견해들이 대두되어 왔다.[41]

Ⅱ. 환자측 입증책임경감의 이론

1. 실체법적 측면

의료과실책임을 불법행위로 구성한다면 환자측에서 피고인 의사의 고의 · 과실이라는 귀책사유와 인과관계를 입증해야 한다는 것이 일반적인 견해이다. 그러나 의사의 과실이나 인과관계의 입증이 쉽지 않으므로 불법행위라는 관점에서 벗어나 의료행위가 의료계약이라는 채권 · 채무관계를 기초로 이루어진다는 사실에 착안하여 의료과실소송에 있어서의 청구원인을 채무불이행으로 구성하려는 시도가 있어 왔다.

채무불이행의 일반론에 의하면 채무자인 의사가 채무의 내용에 맞는 이행을 했

40. 이에 대한 보다 자세한 설명은 김상영, 「의료과오의 입증에 관한 판례동향」, 『부산지방변호사회지』(제14호), 1997, 56~57면 참조.
41. 이에 대해 종합적으로 잘 정리된 자료로는 손용근, 「의료과오소송에 있어서 입증의 경감에 관한 연구」, 연세대학교대학원, 법학박사학위논문, 1996 참조.

다는 사실과 그 이행을 못한 경우에는 그 불이행에 과실이 없었음을 입증해야 한다. 따라서 채무불이행책임구조이론은 형식은 책임의 본질에 관한 것이지만, 그 실제적 의의 내지 기능은 바로 환자측 입증부담의 완화에 있다. 우리나라에서도 의료분쟁이 증가하기 시작한 1970년대 초에 이미 책임구조에 관한 논의가 시작되었으며, 판례에서도 그 이전까지의 불법행위책임구조 일변도에서 벗어나 채무불이행책임에 관해서까지 언급하는 사례가 나타났다.

그러나 채무불이행이라는 법률적 구성을 취한다고 하더라도 의료과실소송에 있어서는 통상의 채무불이행(이행지체 또는 이행불능)과는 달리 의사가 의료계약상의 의무인 의료행위 그 자체를 하지 않았다는 경우는 보통 있을 수 없고, 다만 그가 한 의료행위가 적절하지 못했다는 등 그 채무이행이 불완전하여 환자가 예상하거나 전혀 기대하지 않았던 악결과가 발생했다는 것이므로(채무의 불완전이행) 역시 원고측이 의사가 한 의료행위의 불완전성을 입증해야 한다고 볼 수 있다.[42] 즉 환자로서는 의료계약을 맺은 상대방(의사 등)의 의료행위로부터 악결과가 발생했다는 사실을 입증하는 것만으로는 그 의료채무의 불이행, 곧 의료행위의 불완전성을 입증했다고 할 수 없고, 더 들어가 구체적으로 평균적인 의학 수준의 정도, 적절한 진료의 범위 등이 무엇이며, 이에 비추어 상대방(의사 등)의 의료행위가 어떠한 점에서 그 수준에 미달한 불완전한 것인지를 입증해야 한다.

결국 의사 등의 손해배상책임을 추궁하기 위하여 불법행위나 채무불이행 중 어떠한 법률적 구성방법을 선택하든 의료과실소송에 있어서는 그 특수성에 의하여 의사 등의 진료행위상의 부적절성 · 소홀 등의 잘못이나 과실을 실제로 환자측이 입증할 부담을 지게 되어 이 점에 있어서는 양자 간에 별 차이가 없다 할 것이다. 다만 채무불이행의 법리를 택할 경우 피해자 내지 의료계약의 당사자가 아닌 그 가족들의 위자료 청구권은 이론상 인정되기 어려울 것으로 생각된다.[43]

---

42. 대법원도 "의사가 환자에게 부담하는 진료채무는 질병의 치유와 같은 결과를 반드시 달성해야 할 결과채무가 아니라 환자의 치유를 위하여 선량한 관리자의 주의의무를 가지고 현재의 의학 수준에 비추어 필요하고 적절한 진료조치를 다해야 할 책무, 이른바 수단채무라고 보아야 하므로 진료의 결과를 가지고 바로 진료채무불이행사실을 추정할 수는 없다"고 판시한 바 있다(대법원 1988.12.13. 선고 85다카1491 판결).

43. 김성수 · 김도영, 「의료판례의 종합적 분석 및 그 전망」, 『법조』, 1997.1, 11면.

이러한 이유로 아직도 대부분의 의료과실소송에서 원고인 환자측은 불법행위로 인한 손해배상청구를 하고 있고, 이에 따라 판례 역시 대부분 불법행위책임구조를 취하고 있으며, 청구가 병합적으로 된 경우에도 어떤 청구원인에 의하든지 결론이 달라지는 경우가 없는, 즉 입증책임분배 자체에 관해서는 특별취급을 하지 않는 경향을 띠고 있다.

2. 소송법적 측면

의료과실소송에 있어서 환자측에 입증의 혜택, 즉 입증완화의 혜택을 주는 소송법적 방법으로서 논의되고 있는 것을 크게 나누어 보면 입증책임경감론으로서의 표현증명이론, 입증책임전환론 및 입증방해론을 들 수 있다.[44]

(1) 입증책임경감론으로서의 표현증명이론

의료과실 사건에서 정보편재의 불합리를 극복하는 수단으로 거론되어 온 대표적인 것이 과실이나 인과관계에 관한 표현증명이론이다. 이 이론에 의하면 과실의 존재를 뒷받침하는 사실을 어느 정도까지 원고측이 주장·입증하면 피고측에서 그러한 과실이 존재하지 않음을 입증해야 하고, 피고가 그것을 입증하지 못하면 입증실패로 패소하게 된다.[45] '표현증명'(表見證明, Anscheinsbeweis)이란 외부적으로 나타난 사실이 일반경험칙에 비추어 어떠한 사건의 전형적인 전개과정을 시사하는 것으로 볼 수 있을 때 그 전개과정에서 나타나는 어떠한 요건사실이 입증된 것으로 하는 증거법칙을 말하는 것으로 '일응의 추정'(一應의 推定)이라고도 한다. 이와 같은 표현증명은 독일에서 불법행위상의 고의·과실 및 인과관계의 인정에 있어서의 입증곤란을 완화하기 위하여 전개된 이론으로 고도의 개연성이 있는 경험칙을 이용하

44. 이하 사법연수원, 『특수불법행위』, 2004, 243면 이하; 신현호·백경희, 앞의 책, 291면 이하; 손용근, 앞의 논문, 61~63면; 이덕환, 앞의 책, 73~77면; 주호노, 앞의 책, 718면 이하; 추호경, 앞의 책, 156면 이하 참조.

45. 이영환, 「진료과오에 있어서의 민사책임에 관한 연구」, 동아대학교대학원, 법학박사학위논문, 1984, 97면.

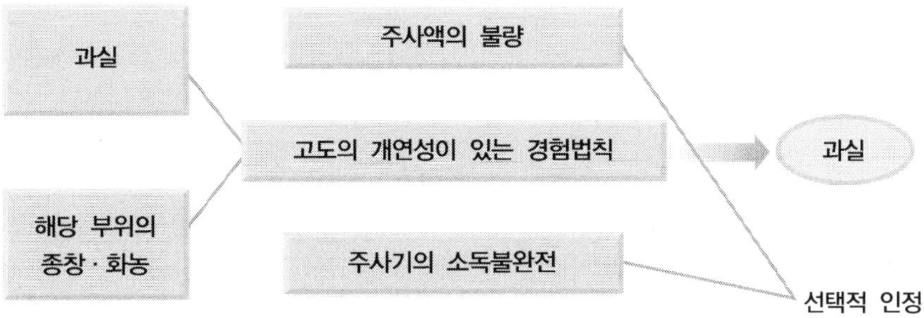

[그림 3-3] 표현증명

여 직접사실에 의한 사실의 상세한 입증 없이도 간접사실의 증명을 통하여 주요 사실이 추정된다.[46]

표현증명이론은 의사가 진료상 과실을 범하였고, 이러한 과실이 의료경험에 비추어 발생한 손해를 전형적으로 초래하는 경우, 또는 진료 결과로 손해가 발생하였는데 이러한 손해가 의료경험에 비추어 볼 때 의사의 진료상 과실에서 유래하였다고 볼 수 있는 경우에 적용된다.[47] 예를 들어 의사가 환자에게 치료목적으로 오른쪽 상완부에 주사하였는데, 주사부위가 붓고 곪아, 결국에는 근육의 위축이 생겨 심각한 운동장애를 남겼다. 이 부작용의 원인이 주사액의 불량 때문인지, 주사기의 불완전한 소독 때문인지 확실하지 않다고 의사측이 주장해서 다투게 되었다. 그러나 판결은 주사했다는 사실과 그 부위가 붓고 곪았다는 사실이 명백하다면, 그 원인이 주사액의 불량이든 주사기의 불완전한 소독이든 관계없이 과실을 추정해도 좋다고 하였다. 이 경우 사태의 전개과정은 선택적으로 인정해도 상관없다는 것이 바로 표현증명이론이다. 이를 그림으로 표현하면 [그림 3-3]과 같다.[48]

표현증명도 법관의 확실한 심증을 요한다는 점에서는 일반의 사실인정과 다를 바 없지만 다음과 같은 두 가지 특징이 있다. 첫째, 요건사실의 개괄적 · 추상적인

---

46. 우리나라에서 표현증명이론을 적용한 대법원 판례로는 대법원 1980.5.13. 선고 79다1390 판결이 있다. 판결의 자세한 내용은 추호경, 앞의 책, 158면 참조.

47. 박일환, 「의료과오의 입증에 관한 독일법과 미국법의 비교법적 고찰(상)」, 『법조』, 1985.1, 30면.

48. 稲葉一人, 정문희 · 서홍석 공역, 『의료과오와 간호과오, 그리고 소송』, 계축문화사, 2004, 59~60면 참조.

인정을 허용한다. 보통의 경우 과실인정을 위해 피고가 어떠한 주의의무에 반하여 어떠한 결과를 예견하지 못하고 혹은 결과회피의 조치를 취하지 않았다는 것을 구체적으로 인정하고, 행위와 결과와의 구체적인 인과관계를 특정적 · 개별적으로 인정하지 않으면 안 된다. 그러나 표현증명이론에서는 고도의 개연성을 가지고 과실이라든가 인과관계의 존재를 제시하는 것 같은 강력한 경험칙이 작용하는 경우에 가해행위 내지 손해 발생의 객관적 사정에 기하여 무엇인가의 과실 혹은 무엇인가의 인과관계가 있었음에 틀림없다고 하는 형식으로 요건사실의 개괄적 · 추상적인 인정을 허용한다. 둘째, 이러한 개괄적 · 추상적 인정을 방해하기 위해서는 상대방측에서 경험칙의 적용을 예외적으로 배제하기에 족한 구체적 · 특정적인 사정을 주장 · 입증하도록 특별한 사정에 대한 입증책임을 상대방에게 부과한다.

표현증명과 관련하여 대법원은 "심장수술 도중 발생한 대동맥박리현상으로 인하여 환자가 사망한 경우, 그 대동맥박리는 심장수술을 위한 캐뉼라 삽관 직후에 나타나 그 수술 이외에는 다른 원인이 개재하였을 가능성이 없고, 그 발생 부위도 캐뉼라 삽관과 연관하여 볼 수 있는 부위로 보이고, 환자에게 심장수술 전후를 통하여 대동맥박리를 초래할 만한 특별한 질환이나 증상이 관찰되지 아니하였으며, 또 대동맥에 캐뉼라를 삽입하는 과정에서 부적절한 시술로도 대동맥박리가 나타날 수 있는데다가, 심장수술 과정에서의 잘못 이외의 합병증으로 대동맥박리가 발생할 수 있는 확률도 극히 미미하게나마 있지만 그 경우도 주로 혈관질환을 보유하고 있는 환자들에게서 나타난 것이라는 사정 등에 비추어, 그 대동맥박리는 결국 대동맥박리가 일어날 수 있는 원인 중에서 부적절한 캐뉼라 삽관에 의하여 초래된 것이라고 추정할 수밖에 없다"[49]고 판시한 바 있다.

표현증명이론은 입증책임을 전환시키는 것이 아니고 단순한 증거고려작용에 불과한 것이지만 상대방이 그 추정을 번복시키지 않는 한, 간접사실의 증명만으로 입증책임을 다하는 것이 된다. 따라서 환자측에 입증책임을 많이 경감시켜 줄 수 있는 것이 사실이다. 그러나 피고인 의사에게 그 반증을 위하여 더 큰 부담을 주고, 또 불가항력적인 경우까지도 의사에게 책임을 지우는 불합리한 점이 있다. 그러므로 표

49. 대법원 2000.7.7. 선고 99다66328 판결.

현증명을 쉽게 인정한다면 의료행위의 여러 특성에서 오는 입증의 곤란을 의사에게 일방적으로 부담시키는 결과가 되며, 그로 말미암아 진료의 기피 혹은 위축진료의 현상이 나타날 우려가 있다.

(2) 입증책임전환론

입증책임전환(立證責任轉換, Beweislastumkehr)이란 의료과실 사건과 같이 전문적인 내용을 포함하는 소송에서 피해자인 원고(환자)가 상대방의 고의 · 과실이나 인과관계를 입증하기 곤란할 때가 많기 때문에 일반 소송과는 달리 피고측(의사)에게 그러한 사실이나 인과관계가 없음을 입증하도록 요구하는 것을 말한다. 의료과실 사건에서의 입증책임전환은 과실에 대한 것과 인과관계에 대한 것으로 나누어 볼 수 있다. 과실에 대한 입증책임전환은 청구원인을 불법행위가 아니라 채무불이행으로 구성할 때의 문제로서 우리나라에서도 논의되고 있다. 의료과실책임의 청구원인으로는 보통 불법행위가 주장되지만, 환자측과 의사 사이의 의료계약을 근거로 계약법상 채무불이행을 주장할 수도 있기 때문이다. 의료과실을 채무불이행으로 본다면 채무불이행에 있어서 귀책사유에 관한 입증책임이 채무자(의사)에게 있으므로 채권자인 환자는 의사의 과실을 입증할 필요가 없다. 오히려 의사가 자기에게 과실이 없음을 입증해야 하므로 입증책임이 전환되는 결과를 가져온다.

의료과실 사건에서 인과관계에 대한 입증책임을 전환시키는 것은 독일의 판례에서 발전된 이론이다. 초기 독일제국법원 판례는 구체적 사건에서의 '공평한 이익고려'(公評한 利益考慮, gerechte Interessenabwägung), '신의성실의 원칙'(信義誠實의 原則) 등을 이유로 고의 또는 경솔한 무관심으로 환자를 위험에 처하게 한 경우에 인과관계의 입증책임을 전환함으로써 개개의 경우에 개별적인 해결을 시도했으나, 연방대법원에 이르러 점차 그 요건이 정형화되어 현재는 판례상 완전히 이 이론이 정립되기에 이르렀다. 즉 의사가 중대한 과실을 범하고, 그 과실이 당해 사안에서 실제로 발생된 손해를 야기하기에 충분하다고 일반적으로 인정될 때에는 과실과 손해발생 사이의 인과관계에 관한 입증책임을 져야 한다는 것이다.

입증책임전환과 관련하여 대법원은 "의료행위는 고도의 전문적 지식을 필요로 하는 분야로서 전문가가 아닌 일반인으로서는 의사의 의료행위의 과정에 주의의무 위반이 있는지의 여부나 그 주의의무 위반과 손해발생 사이에 인과관계가 있는지 여부를 밝혀내기가 극히 어려운 특수성이 있으므로 수술 도중 환자에게 사망의 원인이 된 증상이 발생한 경우 그 증상 발생에 관하여 의료상의 과실 이외의 다른 원인이 있다고 보기 어려운 간접사실들을 입증함으로써 그와 같은 증상이 의료상의 과실에 기한 것이라고 추정하는 것도 가능하다고 하겠으나, 그 경우에도 의사의 과실로 인한 결과 발생을 추정할 수 있을 정도의 개연성이 담보되지 않는 사정들을 가지고 막연하게 중한 결과에서 의사의 과실과 인과관계를 추정함으로써 결과적으로 의사에게 무과실의 입증책임을 지우는 것까지 허용되는 것은 아니다." 이에 "심한 어지럼증으로 입원한 환자가 뇌경색의 진단을 받고 뇌혈관의 이상 여부를 확인하기 위해 뇌혈관조영술 검사를 받던 중 뇌경색으로 의식을 상실하였다고 하더라도, 중한 결과가 의사의 시술상의 과실로 인한 것으로 추정하기 어렵다"[50]고 판시한 바 있다.

한편 최근에 제정된 의료분쟁조정법은 의료행위 등을 둘러싼 과실과 인과관계의 유무를 의료사고감정단으로 하여금 규명하도록 규정하고 있다(법 제25조 제3항 제2호).[51] 이는 입법이 제3자에 대한 입증책임의 전환을 명문으로 규정한 것으로 볼 수 있다.

결국 인과관계에 대한 입증책임이 전환되기 위해서는 우선 의사의 중대한 진료상의 과실이 입증되어야 하므로 이 점에서 환자측의 입증상 곤란은 그대로 남지만, 인과관계에 관해서는 입증책임이 전환되어 표현증명이론에서보다 훨씬 환자측의 입증부담이 경감된다. 일단 입증책임이 전환된 경우 의사로서는 자기의 치료가 적절

---

50. 대법원 2004.10.28. 선고 2002다45185 판결.

51. 의료분쟁조정법 제25조(의료사고감정단의 설치) ① 의료분쟁의 신속 · 공정한 해결을 지원하기 위하여 조정중재원에 의료사고감정단(이하 "감정단" 이라 한다)을 둔다.
② 감정단은 단장 및 50명 이상 100명 이내의 감정위원으로 구성하고, 단장은 비상임으로서 보건의료에 관한 학식과 경험이 풍부한 사람 중에서 원장의 제청으로 보건복지부장관이 위촉한다.
③ 감정단의 업무는 다음 각 호와 같다.
1. 의료분쟁의 조정 또는 중재에 필요한 사실조사
2. 의료행위등을 둘러싼 과실 유무 및 인과관계의 규명
3. 후유장애 발생 여부 등 확인
4. 다른 기관에서 의뢰한 의료사고에 대한 감정

한 것이었더라도 손해 발생은 방지되지 못했을 것이라는 점을 입증해야 하는데, 이러한 입증은 실제로 어렵기 때문에 의사가 패소할 가능성이 많다.

(3) 입증방해론

입증방해(立證妨害, Beweisvereitelung)란 입증책임을 부담하는 사람의 입증이 그 상대방의 유책한 방해행위로 인하여 곤란 또는 불가능하게 된 경우에 그 상대방에 증거법상 불이익을 줌으로써 공평을 기한다는 이론이다. 이러한 입증방해이론은 입증방해자에게 일정한 부담을 지게 함으로써 상대방의 증거수집활동을 방해하지 못하도록 미리 예방하는 동시에, 다른 한편으로는 일단 방해행위가 있는 경우에는 방해자에게 불리한 사실을 의제하는 제재적 기능을 가지고 증거에 관한 양 당사자의 실질적 평등을 보장하는 데 기여할 수 있게 된다.

의료과실소송에서 입증방해이론을 적용하는 경우는 의사가 진료기록의무를 위반하여 기록을 하지 않거나 또는 불분명하게 작성하여 치료상 잘못을 증명할 수 없게 한 경우, 의사가 X-ray 사진을 촬영하지 않거나 또는 분실하거나 제출을 거부하는 등 입증자료를 소멸시키는 경우, 의사가 실패한 수술에 있어서 자신을 보조했던 단 한 사람의 간호원을 해고하고 그 현주소를 은닉하거나, 2차 수술에서 1차 수술 당시 수술부분에 남긴 면구(綿球, Tupfer)를 꺼내어 없애 버린 경우 등이다.

입증방해의 근거, 요건, 효과 등에 관해서는 견해가 다양하게 나뉘고 있으나,[52] 입증방해를 인정하기 위해서는 적어도 방해하는 자가 법률이나 계약 또는 신의성실의 원칙이나 소송상 요구되는 협력의무를 고의·과실로 위반할 것을 요한다고 보는 것이 일반적이다.

입증방해이론과 관련하여 우리나라 대법원은 "의료분쟁에 있어서 의사측이 가지고 있는 진료기록 등의 기재가 사실인정이나 법적 판단을 함에 있어 중요한 역할을 차지하고 있는 점을 고려해 볼 때, 의사측이 진료기록을 변조한 행위는 그 변조 이유에 대하여 상당하고도 합리적인 이유를 제시하지 못하는 한 당사자 간의 공평

52. 이에 대한 자세한 설명은 사법연수원, 앞의 책, 273면 이하 참조.

의 원칙 또는 신의칙에 어긋나는 입증방해행위에 해당한다 할 것이고, 법원으로서는 이를 하나의 자료로 하여 자유로운 심증에 따라 의사측에게 불리한 평가를 할 수 있다"[53]거나, "의사측이 진료기록을 사후에 가필·정정한 행위는 그 이유에 대하여 상당하고도 합리적인 이유를 제시하지 못하는 한 당사자 간의 공평의 원칙 또는 신의칙에 어긋나는 증명방해행위에 해당하나, 당사자 일방이 증명을 방해하는 행위를 하였더라도 법원으로서는 이를 하나의 자료로 삼아 자유로운 심증에 따라 방해자 측에게 불리한 평가를 할 수 있음에 그칠 뿐 증명책임이 전환되거나 곧바로 상대방의 주장 사실이 증명된 것으로 보아야 하는 것은 아니며, 그 내용의 허위 여부는 의료진이 진료기록을 가필·정정한 시점과 그 사유, 가필·정정 부분의 중요도와 가필·정정 전후 기재 내용의 관련성, 다른 의료진이나 병원이 작성·보유한 관련 자료의 내용, 가필·정정 시점에서의 환자와 의료진의 행태, 질병의 자연경과 등 제반 사정을 종합하여 합리적 자유심증으로 판단하여야 한다"[54]고 판시하여 입증방해를 자유로운 증거판단의 범주에서 고려해야 할 것이라는 입장을 표명한 바 있다.

(4) 소 결

이상에서 의료과실 사건에 있어 입증의 문제, 특히 표현증명론, 입증책임전환론, 입증방해론 등 환자측 입증완화를 위한 이론과 판례들을 살펴보았다. 이와 같은 이론체계들은 매우 유용하면서도 한편으로는 일정한 한계를 내포하고 있기도 하다. 또한 그 의미내용 내지 적용기준이 다소 불명확하기도 하고, 외국의 법체계하에서 형성된 이론들이기 때문에 우리의 법체계와 완전히 부합하지 않는 점도 없지 않다. 따라서 위 이론들을 도입, 그 이념 및 취지를 살려 의료과실소송에 활용하려면 먼저 그 이론의 명확화가 선행되어야 할 것이고, 다음으로 이론적 한계를 넓혀가도록 노력해야 그 타당성과 효율성이 확보되리라고 본다.

다만 위의 각 이론들은 전체로서 하나의 체계하에 정립된 것이 아니어서 어떤 특정한 경우에는 적합하고 다른 경우에는 적합하지 않은 부분이론의 성격을 지니고 있

53. 대법원 1995.3.10. 선고 94다39567 판결.
54. 대법원 2010.7.8. 선고 2007다55866 판결.

으므로 구체적 사실에 따라 그 적용이론을 선택하는 탄력적 자세를 취해야 한다고 본다.

제4절 민사책임에 의한 손해배상

I. 손해배상의 범위

1. 손해배상 범위의 기준

손해(損害, Schaden)란 일반적으로 법적으로 보호받을 법익이 입은 침해 내지 불이익이고, 손해배상에 의하여 전보되는 대상이라고 정의할 수 있다. 따라서 생명이나 신체의 완전성뿐만 아니라 기대권과 같은 심리적 · 정신적인 권리 등 법적 보호가치가 있는 것이면 모두 그 대상이 된다.

의료과실에 있어서 손해란 환자가 기대했던 치료효과에 반하는 결과를 말하는 것으로서, 이는 질병이 치료되지 않고 부작용이나 합병증 등으로 인해 환자의 생명이나 신체를 침해함으로써 발생한다. 그리고 손해배상(損害賠償, Schadensersatz)이란 불법한 원인으로 인하여 발생한 손해를 피해자 이외의 자가 손해가 없었던 것과 같은 상태로 회복하는 것을 말한다. 배상해야 할 손해의 범위는 당해 의료과실로 인하여 생긴 손해이며, 발생한 손해와 의료과실 사이에 인과관계가 인정되어야 한다. 예를 들어 피부과 의사가 무좀 환자에게 치료목적으로 항진균제인 케토코나졸을 장기투약하는 바람에 활동성간염에 걸렸으나 의사가 이를 확인하고 즉시 치료하여 환자가 완치되었다면, 그 환자는 치료비 및 투약과실로 인하여 늘어난 치료기간에 대한 손해배상과 위자료를 청구할 수 있다.[55]

우리나라의 손해배상원칙은 채무불이행책임이든 불법행위책임이든 금전배상주

55. 서울지법 동부지원 1995.11.17. 선고 94가합4149 판결.

의를 취하고 있다(민법 제394조[56] · 제763조). 그리고 채무불이행으로 인한 손해배상의 범위는 통상의 손해로 하고, 특별한 사정으로 인한 손해는 채무자가 그 사정을 알았거나 알 수 있었을 때에 한하여 배상책임을 지도록 하고 있다(민법 제393조[57]). 이때 통상의 손해(通常의 損害, gewöhnlicher Schaden)란 특별한 사정이 없는 한 채무불이행이 있으면 사회의 일반관념상 통상 발생하는 것이라고 생각되는 범위의 손해이다. 그리고 민법 제393조를 불법행위로 인한 손해배상에도 준용하도록 하고 있다(민법 제763조[58]). 특히 청구권의 근거를 불법행위로 하는 경우 현실적으로 가해자가 특별한 사정을 예견한다는 것은 고의가 아닌 한 거의 없을 것이므로 통상의 손해가 손해배상의 범위가 되는 것이 일반적이라고 할 수 있다.

2. 의료과실에 있어서 손해배상의 범위

의료과실로 인한 손해배상의 범위는 환자가 신체상해를 입은 경우에는 일실이익, 의료비, 개호비, 입원과 관련한 각종의 잡비, 의료보조기 구입비, 장래의 치료관계 비용 등과 정신적 손해에 대한 위자료 등이 중심이 된다. 그리고 환자가 사망한 경우에는 신체상해의 경우와 비슷하나 장례식 비용이 첨가된다. 의료과실에 있어 이러한 손해는 일반적으로 통상의 손해에 해당하며, 채무자(가해자)에게 예견 가능성이 있을 때 인정되는 특별손해는 교통사고로 인하여 치료 중에 있는 환자에게 의료과실이 추가적으로 경합하여 발생하는 경우와 환자의 특이체질로 인하여 경합하는 경우에 발생할 수 있다.

56. 민법 제394조(손해배상의 방법) 다른 의사표시가 없으면 손해는 금전으로 배상한다.

57. 민법 제393조(손해배상의 범위) ① 채무불이행으로 인한 손해배상은 통상의 손해를 그 한도로 한다. ② 특별한 사정으로 인한 손해는 채무자가 그 사정을 알았거나 알 수 있었을 때에 한하여 배상의 책임이 있다.

58. 민법 제763조(준용규정) 제393조, 제394조, 제396조, 제399조의 규정은 불법행위로 인한 손해배상에 준용한다.

Ⅱ. 배상되는 손해의 종류

손해는 보통 재산적 손해와 비재산적 손해로 나누어진다. 재산에 관하여 생긴 손해가 재산적 손해이고, 생명 · 신체 · 자유 · 명예 등의 비재산적 법익에 관하여 생긴 손해가 비재산적 손해이다. 재산적 손해는 발생한 손해의 내용에 의하여 다시 적극적 손해와 소극적 손해로 나누어진다. 그리고 비재산적 손해는 정신상의 타격 · 고통 · 비애를 평가하는 것이라는 의미에서 정신적 손해라고도 부르며, 그 손해에 대한 배상을 보통 위자료라고 한다.[59]

1. 재산적 손해

(1) 적극적 손해

적극적 손해(積極的 損害)란 현실적으로 치료비 등의 지급을 위하여 자기의 재산을 감소하여 야기된 손해나 부담한 채무를 말한다. 이러한 적극적 손해에 해당하는 것으로는 치료비 · 입원비 · 약품대 · 치료기 구입비 · 특진비용 · 원격지 · 진료비 등의 치료관계 비용, 장례비용, 변호사선임비용 및 피해자가 중상을 입어 그 치료기간 동안 병원의 간호사 외에 제3자의 간호 내지 조력이 필요하거나 또는 그 치료기간 동안 피해자가 자기의 힘만으로는 배변 · 배뇨 · 식사 · 기립 · 거동 및 보행 등 기본적인 일상생활을 영위할 수 없어 생명의 유지 · 보전을 위하여 타인의 간호 또는 조력이 필요할 경우 이에 소요되는 비용인 개호비용(介護費用) 등이 있다. 특히 개호비를 산정함에 있어 일상생활의 범위를 어느 정도로 볼 것인가에 대해 견해대립이 있다. 광의의 견해에 따르면 환자의 쇼핑을 위해서 개호가 필요함을 인정하나, 협의의 견해에 따르며 양안실명의 경우에도 점자 등 이에 익숙해진 이후에는 개호가 필요 없다고 한다. 판례에 따르면 지속적 식물상태에 있는 환자가 24시간 병원에서 간

59. 이하 신현호 · 백경희, 앞의 책, 331면 이하; 이덕환, 앞의 책, 180면 이하 참조.

호사의 치료를 받아야 한다면 별도로 개호비를 인정할 필요가 없다고 한다.[60] 개호비 산정은 평균 개호비×평균여명에 의한다. 그 액수는 평균여명에 비례한다.

(2) 소극적 손해

소극적 손해(消極的 損害)란 환자가 일실수입(逸失收入) 등과 같이 노동을 할 수 없는 결과로 인하여 상실한 장래의 이익을 말하며, 다음과 같은 것이 이에 해당한다.

가. 휴업보상

의료과실로 인하여 환자가 휴업 또는 결근함으로써 수입을 얻을 수 없거나 감소된 경우에는 일실이익의 일종으로 휴업보상비의 배상을 청구할 수 있다. 피해자가 급여소득자인 경우에는 결근으로 인하여 받지 못한 급여 · 일시금, 제수당이 휴업보상비로 되며, 주부의 경우에는 가사노동도 휴업보상의 대상에 포함된다. 회사의 임원이나 종업원이 결근으로 인하여 회사의 수입이 감소된 경우에는 당해 피해자가 회사의 필수요원이어서 대체성이 없는 경우 등에는 상당인과관계를 인정하여 그로 인한 손해의 배상을 청구할 수 있다고 보는 것이 통설이다.

나. 일실수입

(가) 사망의 경우

의료과실로 인하여 환자가 사망한 경우에는 환자가 생존했더라면 얻을 수 있었던 수입에서 그 사이에 필요한 생활비 등을 공제한 금액이 일실수입이다. 그리고 이러한 장래의 손해를 일시적으로 청구하는 경우에는 그 사이의 중간이자를 공제해야 한다. 환자의 사망 당시 수입액이 장래 예상되는 수입액 산정의 기초가 되는데, 급여가 일정한 자는 상여금을 포함한 사망 전 1년간의 수입액, 급여가 일정하지 않은 자는 근로기준법(제10조 제1항)에 따라 사망 전 3개월의 평균임금을 월수입액으로 하

60. 대법원 1988.11.8. 선고 87다카1032 판결.

여 산정한다. 그러나 개인사업이나 농업 종사자는 각 사례별로 장부나 납세신고 외에 공신력 있는 통계자료 등에 의하여 산정할 수밖에 없다. 그리고 주부의 가사노동에 대하여도 여자의 평균임금이나 노동자의 평균임금을 기준으로 하여 산정하며, 현실적으로 수입이 없는 유아나 학생 등도 그들이 성년기로부터 수입이 있을 것으로 추정하여 일반적으로 노동자의 평균임금을 기준으로 손해를 산정한다.

일반적으로 노동에 의하여 수입이 가능한 시기는 만 19세가 되는 때부터이며, 수입이 가능한 최종시기에 관하여는 직업인의 경우에는 정년시까지, 일반 육체노동자인 경우에는 종래 판례에서 55세를 한계로 보았으나 최근의 판례는 60세를 그 한계로 보고 있다. 이러한 잔존가동연수는 통계청에서 발표하는 '한국인의 간이생명표'에 의하여 평균연령을 찾아내어 그 범위에서 결정된다.

(나) 신체상해의 경우

의료과실로 인한 신체상해로 노동능력이 상실 · 감소된 경우에는 그러한 상해가 없었더라면 얻을 수 있었던 이익의 배상을 청구할 수 있으며, 그 산정방법은 기본적으로 환자가 사망한 경우와 같다. 다만 노동력 상실 · 감소의 존속기간이 잔존가동연수보다 짧을 경우에는 존속기간의 손해에 한한다는 점에서 차이가 있을 뿐이다.

신체상해의 경우에 일실이익의 산정은 실무상 보통 다음 3가지 방식으로 처리되고 있다. 즉 ① 사고 전 무직자의 경우에는 통계자료에 의한 평균적 수입(일용노임)에 노동능력상실률을 곱하고, ② 사고 전 유직자가 사고 후에도 종전의 직업에 종사할 수 있는 경우에는 피해자가 종전의 수입에 노동능력상실률을 곱하며, ③ 사고 전 유직자가 사고의 후유증으로 종전 직업에 종사할 수 없는 경우에는 피해자가 종전의 직업에서 얻던 수입의 전부를 상실한 것으로 보고 일용노임을 그의 장래소득으로 의제하여 그 차액을 구하는 방식으로 일실이익을 산정하게 된다.

2. 정신적 손해(위자료)

의료과실은 환자의 생명 · 신체에 대한 침해를 야기하므로 그에 대한 고통이나 비애 등 정신적 손해의 배상문제가 발생한다. 민법은 불법행위로 인한 정신적 손해로서의 위자료 청구를 인정하고 있으며(민법 제751조, 제752조), 채무불이행의 경우도 이를 준용하여 채권자에게 위자료 청구권을 인정하고 있다. 대법원도 "피해자가 의사의 치료상의 과실이 없더라도 그의 설명의무 위반으로 투약 여부에 대한 승낙권을 침해당하였다면 그 위법행위 때문에 예기치 못한 의약품의 부작용으로 인한 정신적 고통을 입었다 할 것이고, 가족들도 위 고통을 함께 입었다 할 것이므로, 이러한 경우 병원을 경영하는 법인은 위 피해자에게 신체장해 등에 의한 재산적 손해를 배상할 책임은 없다 하더라도 위 피해자와 그의 가족들에게 위 정신적 고통에 대한 위자료는 지급할 책임이 있다"[61]고 판시함으로써 채무불이행을 전제로 한 위자료 청구권을 인정하고 있다.

위자료 청구권자는 피해자의 직계존속 · 직계비속 및 배우자이며, 판례는 내연의 처에게도 청구권을 인정하고 있다. 그리고 위자료를 산정함에 있어서는 재산적 손해의 경우와 같이 구체적 손해액의 입증이 곤란하며, 또한 산정방법에 관한 명확한 기준도 없다. 따라서 위자료는 법관의 자유재량에 의하여 당사자 쌍방의 사회적 지위 · 재산 · 직업 · 연령 · 가해행위의 종류 · 침해의 상태 · 사고경위 등의 제반사정을 고려하여 공평의 관념에 따라 산정할 수밖에 없다.[62]

Ⅲ. 손해배상액의 산정

앞서 의료과실로 인하여 환자가 입은 손해에 대한 배상액을 산정함에 있어서는 재산적 손해와 정신적 손해에 대한 것이 그 주요 대상이 되고 있음을 살펴보았다. 그러나 그 밖에 손익상계 · 과실상계뿐만 아니라 중간이자도 공제되었을 때 최종적으로 손해배상액이 결정된다.

61. 대법원 1994.4.15. 선고 92다25885 판결.

62. 참고로 서울지법은 1996년 1월 1일부터 교통사고, 의료사고 등에 의한 손해배상청구 사건에서 위자료로 금 4,000만원을 상한으로 정하여 적용하고 있다.

1. 손익상계

의료과실로 인하여 피해자는 손실을 입음과 동시에 이익을 받을 수도 있다. 이러한 경우 손실에서 이익분을 공제한 차액이 배상해야 할 손해가 된다. 예를 들면 생계비공제가 그것이다. 즉 의료과실로 사망한 경우에 그 사망자는 장래 얻을 수 있는 수입을 상실하나, 그 반면 장래의 생활비 지출은 면하게 되는데, 실무에서는 어른의 경우 1/3을, 어린이의 경우 1/3 내지 40% 정도를 공제하고 있다.

여기서 문제가 되는 것은 환자가 사망한 경우에 유족이 받은 부의금인데, 이것은 증여라고 하는 별개의 원인에 기초한 것이므로 손익상계의 대상이 되지 않는다. 또한 생명보험금이나 유족연금도 본래 손해의 전보를 목적으로 하는 것이 아니므로 유족의 손해배상청구권에 영향을 미치지 않는다. 그러나 산업재해보상보험법에 의한 보험급부가 이루어지는 경우에 피해자는 그 한도 내에서 손해배상청구권을 상실한다. 즉 산업재해로 입원한 근로자가 의사의 과실로 인하여 사망하였으나 우선 근로복지공단으로부터 유족급여를 받았다면 근로자는 그 한도 내에서 손해배상청구권을 잃는다. 이 경우 의사는 근로복지공단으로부터 산업재해보상보험법 제87조 제1항[63]에 의하여 구상청구(求償請求)를 당할 수 있다. 그러나 생명보험금이나 상해보험금은 공제대상이 되지 않는다. 생명보험금은 이미 불입된 보험료의 대가로서 지불되는 것이며, 상해보험금은 손해액의 적립을 목적으로 하는 피해자의 의사적 행위에 근거한 것이기 때문이다.

2. 과실상계

가해자의 과실뿐만 아니라 피해자의 과실도 겹쳐 손해가 발생하거나 확대되는 경우가 있다. 이러한 경우에는 손해부담의 공평이라는 차원에서 손해의 일부를 피

63. 산업재해보상보험법 제87조(제3자에 대한 구상권) ① 공단은 제3자의 행위에 따른 재해로 보험급여를 지급한 경우에는 그 급여액의 한도 안에서 급여를 받은 자의 제3자에 대한 손해배상청구권을 대위(代位)한다. 다만, 보험가입자인 2 이상의 사업주가 같은 장소에서 하나의 사업을 분할하여 각각 행하다가 그 중 사업주를 달리하는 근로자의 행위로 재해가 발생하면 그러하지 아니하다.

해자에게 부담시켜 가해자가 부담하는 배상금을 경감시키는 것이 타당한데, 이를 '과실상계'(過失相計)라고 한다.

민법 제396조는 과실상계라는 표제 아래 "채무불이행에 관하여 채권자에게 과실이 있는 때에는 법원은 손해배상의 책임 및 그 금액을 정함에 이를 참작하여야 한다"고 규정하고 있고, 제763조는 동 규정을 준용하고 있다.

의료과실의 경우에는 환자가 의사의 지시를 제대로 따르지 않거나, 즉시 입원하라는 권고를 받았음에도 이유 없이 입원을 지연하여 병을 악화시킨 경우, 좀더 적극적인 치료호소를 하지 않은 경우 또는 자신의 병력이나 병상 등을 의사에게 고지하지 않은 경우에는 그 손해배상액의 산정에서 환자의 과실을 참작하여 과실상계가 인정된다. 이 경우 환자의 과실을 어느 정도로 참작하느냐는 당해 법원의 재량권에 의할 수밖에 없다. 과실상계는 피해자 자신에게 과실이 있는 경우는 물론 피해자 본인의 과실이 없는 경우에도, 예를 들어 피해자가 유아로 감독의무자인 부모에게 과실이 있었을 때에도 과실상계가 인정된다. 대법원도 "민법 제763조·제396조가 불법행위로 인한 손해배상의 책임 및 그 금액을 정함에 있어 피해자의 과실을 참작하도록 한 취지는 불법행위로 인한 손해를 가해자와 피해자 사이에 공평하게 분담시키고자 함에 있으므로, 호의동승 차량의 운전자의 과실과 또 다른 차량의 운전자의 과실이 경합하여 사고가 발생하고, 그로 인하여 사망하거나 상해를 입은 동승자, 혹은 그 유족이 상대방 차량 운행자를 상대로 손해배상을 청구하는 경우, 손해배상액을 정함에 있어 참작할 피해자의 과실에는 피해자 본인의 과실뿐 아니라 그와 신분상 내지 생활관계상 일체를 이루는 관계에 있는 자의 과실도 피해자측의 과실로서 포함하여야 한다"[64]고 하여 피해자의 과실을 상당히 넓게 인정하고 있다.

3. 중간이자의 공제

수입액과 잔존가동연수에 의하여 일실소득액이 결정되고, 이어서 생활비를 공제하여 장래의 순수입액이 결정된다. 그러나 이 금액은 통상 일시에 전액으로 청구

64. 대법원 1997.11.14. 선고 97다35344 판결.

되므로 장래 매월 또는 매년마다 받게 될 순수입액에서 중간이자를 공제해야 한다. 이러한 중간이자 공제에 관한 산정방법에는 호프만식 계산법(Hoffmannche method), 라이프니쯔식 계산법(Leibnitzche method), 가르프죠식 계산법(Garpzowche method)이 있다.

우리나라 판례에서 적용하는 호프만식 계산법은 장래 예상되는 소득에서 민사법정이율인 연 5푼을 단리로 하여 공제, 계산하는 방법으로, 단리계산이므로 계산이 간단하고 중간이자의 과다한 공제를 억제하여 피해자에게 보다 유리하다. 이에 반하여 라이프니쯔식 계산법은 일시에 지급받은 배상금을 은행예금 등에 예탁하면 복식계산으로 이자를 얻을 수 있다는 이유에서 중간이자의 공제도 복식으로 하는 방법으로 주로 보험사에서 적용하고 있다.

생각건대 일실수입의 산정 자체가 장래의 수입증가 가능성을 충분히 고려한 것이라고 볼 수 없고, 피해자에게 만족한 것이 될 수 없는 면이 있으며, 은행이자도 가상적인 것에 불과하여 실정에 맞지 않은 점이 있으므로 호프만식 계산법이 더 타당하다.

표 3-1 중간이자의 공제에 관한 산정방법

계산법	계산식
호프만식	$X = A/1 + nr$
라이프니쯔식	$X = A/(1 + r)^n$
가르프죠식	$X = A(1 - nr)$

* A = 수입, n = 연수, r = 이율, X = 일실수입

4. 손해배상에 관한 합의

합의란 일반적으로 재판 외에서 민사상의 분쟁을 해결하는 것을 말하며, 그 법률적 성질은 재판 외의 화해와 같은 것이다. 의료과실 사건은 다른 사건에 비하여 특히 높은 합의비율을 보이고 있다. 이러한 현상은 분쟁이 고도의 의학지식을 수반하는 문제이기 때문에 지식 · 비용 · 시간 등의 점에서 피해자측이 소송을 제기하기 어

려운 사정이 있으며, 반면 의사측에서는 소송이 해결되기까지 많은 시일이 소요되므로 그와 같은 부담을 피하려는 사정이 있기 때문이다. 그러나 이러한 합의의 효력에 문제되는 것은 의사측에서 고의로 과실의 내용을 감추어 과실이 없다고 한다든지, 아주 경미한 과실이 있다고 하여 위로금조의 합의가 이루어지는 경우가 있는데, 이는 불공정한 행위에 해당된다. 따라서 손해가 확실하게 파악되지 않은 시점에서 조급하게 적은 금액으로 합의가 이루어진 경우 합의 당시에는 예상할 수 없었던 적극적 치료비나 후유증이 생기게 되면, 이러한 손해에 대해서는 추가적인 손해배상을 청구할 수 있다. 또한 후발손해가 합의 당시의 사정으로 보아 예상 불가능한 것으로서 당사자가 그 후발손해를 알았다면 사회통념상 그 합의금액만으로 합의하지 않았을 것이라고 보는 것이 상당할 만큼 그 손해가 중대한 것인 경우에는 환자측은 의사에게 이러한 후발손해에 대하여 손해배상을 청구할 수 있다.

제5절 의사의 설명의무

I. 서 설

1. 의 의

의사의 설명의무(說明義務, Aufklärungspflicht)란 의사가 환자에 대하여 그 병상, 치료방법, 치료에 따르는 위험 등을 충분히 설명해 주고, 환자가 이를 제대로 이해한 후에 자율적인 지기결정으로 자신에 대한 신체손상을 수반하는 의료행위를 승낙한 경우에만 당해 의료행위가 정당성을 가질 수 있다는 이론을 말한다.[65] 이는 의학상

65. 의사의 설명의무와 환자의 자기결정권에 대한 자세한 분석으로 김민중, 『의료의 법률학』, 신론사, 2011, 461면 이하; 김천수, 『오진에 대한 설명과 동의의 법리』, 대구대학교 출판부, 1999; 박일환, 「의사의 설명의무와 환자의 승낙」, 『의료사고에 관한 제문제』(재판자료 제27집), 법원행정처, 1985, 151면 이하; 이덕환, 『의사법연구』, 율곡미디어, 2013, 3면 이하; 주호노, 앞의 책, 556면 이하 참조.

처치를 함에 있어 의사와 환자는 상호 협조해야 하므로 환자는 의사에게 장애부위나 신체상태에 관한 정보를 제공하고, 의사는 환자에게 병명과 처치, 향후 전망과 그에 따르는 위험을 알려야 함에 기초하고 있으며, 그 바탕은 환자는 단순히 치료를 받은 객체에 불과한 존재가 아니라 치료를 받는 주체적인 존재라는 데서 출발한다. 사람은 신체와 정신이 일체화된 존재로서 의사에게 치료를 맡겼다 하더라도 모든 것을 맡긴 것은 아니고, 수술과 같이 환자의 신체 일부에 손상을 가져오는 치료행위를 받기 전에는 의사로부터 치료행위의 위험성 등의 설명을 받은 후에 스스로 그러한 치료행위를 받을 것인지 여부를 결정할 권리, 즉 자기결정권을 가지고 있다고 보아야 한다.

최근에는 민사상 의료과실소송과 관련하여 판례에서도 설명의무를 다하지 못한 점에 의사의 책임을 인정하는 사례가 증가하고 있어 의료과실소송에서 의사의 설명의무는 중요한 위치를 차지하고 있다. 특히 오늘날 환자의 자기결정권이라는 관념이 대두됨과 아울러 환자의 승낙을 얻기 위한 전제조건으로서 의사의 설명의무는 이를 게을리한 의사에게 그 책임이 귀속된다는 점에서 중요한 문제로 대두되고 있다.

이와 같은 의사의 설명의무와 환자의 자기결정권은 의사와 환자의 권리 양면을 모두 보호하는 측면에서 논의되어야 한다. 설명의무이론은 환자의 자기결정권을 확보하여 헌법적인 기본권을 보장하고, 환자의 피해를 보다 쉽게 구제해 줌으로써 손해의 공평부담이라는 사법(私法)의 기본이념을 충실히 실현하는 기능을 한다.[66]

2. 설명의무의 실정법적 근거

의사의 설명의무의 실정법적 근거는 의료법에서 도출될 수 있다. 의료법 제24조는 "의료인은 환자 또는 그 보호자에 대하여 요양의 방법 기타 건강관리에 필요한 사항을 지도하여야 한다"고 규정하고 있다. 이와 같은 의료법의 규정은 비록 충분하지는 못하지만 설명의무의 실정법적 근거로 제시될 수 있다. 즉 이 규정에서 환자의 요양 등에 관해 지도할 것을 규정하고 있기 때문에 실제 의료행위시의 설명의무는

66. 이하 사법연수원, 앞의 책, 333면 이하; 신현호 · 백경희, 앞의 책, 266면 이하; 이덕환, 앞의 책, 2003, 89면 이하; 정현미, 앞의 책, 97면 이하; 최재천 · 박영호 · 홍영균, 『의료형법』, 육법사, 2003, 138면 이하 참조.

규정하지 않은 것으로 해석할 수도 있다. 그러나 이 규정을 넓게 해석하여 의료행위 시의 설명의무를 포함하는 '지도'를 규정한 것으로 보는 것이 타당하다.

그리고 헌법에서 그 실정법적 근거를 찾아보면 인간의 존엄과 가치, 행복추구권의 보장을 규정한 제10조[67]를 들 수 있다. 환자에 대한 설명의무는 환자의 자기결정권을 전제로 한 것이고, 환자의 자기결정권은 자신의 상태에 대한 알 권리를 기초로 한 것이기 때문에 헌법 제10조의 규정 또한 설명의무의 실정법적 근거규정으로 볼 수 있다. 또한 민법 제2조 제1항[68]의 신의성실의 원칙도 의사의 설명의무를 도출할 수 있다.[69]

Ⅱ. 설명의무의 유형

의사가 환자에게 어떠한 사항들을 설명해야 하는가 하는 문제와 관련하여 의사는 처치수단의 선택이나 처치에 따른 위험, 그리고 질병에 대한 진단과 예후 등에 대해 모두 설명해야 한다. 이와 같은 설명의무의 유형 내지 설명의 대상에 관해서는 학자에 따라 약간의 차이를 보이고 있으나, 대체로 진단설명, 경과설명, 위험설명, 안전설명의 4가지 유형으로 나눌 수 있다. 이때 안전설명은 치료상 설명이라 할 수 있고, 진단설명, 경과설명 및 위험설명은 자기결정 설명이라고 할 수 있다.

1. 진단설명

진단설명(診斷說明, Diagnoseaufklärung)이란 원칙적으로 의사가 환자를 진단한 결과 알아낸 질병의 종류와 상태를 환자에게 설명해야 하는 것을 말한다. 환자가 자신의 질병의 본질을 인지하거나, 그 자신에게 질병이 있다는 사실을 듣고 알도록 하

---

67. 헌법 제10조는 "모든 국민은 인간으로서의 존엄과 가치를 가지며, 행복을 추구할 권리를 가진다. 국가는 개인이 가지는 불가침의 기본적 인권을 확인하고, 이를 보장할 의무를 진다"고 규정하고 있다.

68. 민법 제2조(신의성실) ① 권리의 행사와 의무의 이행은 신의에 좇아 성실히 하여야 한다.
② 권리는 남용하지 못한다.

69. 정규원, 「피해자의 승낙에 대한 연구」, 서울대학교대학원, 법학박사학위논문, 1999, 117면.

는 진단설명은 환자의 자기결정을 위한 첫 번째 조건이다. 진단설명은 환자가 질병의 종류와 상태를 파악할 수 있도록 대체적(大體的)으로 하면 된다. 의사는 예후가 극히 불분명하여 확신을 가지지 못하게 되더라도 그 불확실한 진단을 환자에게 알려야 할 의무가 있다. 다만 말기 암환자와 같이 중병인 경우에는 이른바 의사의 치료상 특권에 의하여 그 결과를 달리 설명할 수 있다. 이는 환자에게 진단 결과를 그대로 알림으로써 환자의 건강상태를 오히려 악화시킬 위험이 있거나, 투병의지를 저해할 우려 등이 있기 때문이다. 그리고 환자와 의사 사이에 순수한 진단계약을 체결한 경우 진단설명은 계약상의 주된 의무에 해당된다.

2. 경과설명

경과설명(經過說明, Verlaufsaufklärung)이란 환자의 건강상태가 치료를 받지 아니하고 방치하는 때에는 어떻게 될 것이며, 치료를 받는다면 어떠한 상태까지 치유될 수 있는가를 설명하는 것을 말한다. 그러므로 경과설명에는 앞으로 계획된 의료행위를 통하여 기대되는 효과에 대한 설명으로서의 치료설명과 환자가 의료행위를 거절함으로써 발생되는 위험의 고지로서의 불치료설명(대표적인 예로 트루만 사건)[70]이 포함된다. 의료행위에 의한 신체손상의 결과에 대한 설명도 경과설명에 속한다. 이 설명은 확실하게 또는 정규적으로 발생할 수 있는 수술 후의 상태와도 관계되며, 나아가 예상되는 수술확대 역시 경과설명에 포함된다.

의사는 각기 다른 성공 전망과 실패할 가능성을 지닌 진료방법이 있는 경우 환자가 여러 가지 진료방법 가운데 선택권을 행사할 수 있도록 그 대안적인 진료방법

---

70. 환자인 트루만은 그녀의 오랜 주치의인 토마스로부터 적어도 2번 이상은 질세포진(膣細胞診, Pap test)의 필요성에 대하여 설명을 들었으니 그녀는 검사비용이 자신에게 비싸다는 이유로 이를 거절하였다. 그녀는 이후 자궁경부암으로 인하여 사망하였는데 질세포신을 그 당시에 행하였다면 암을 미리 방지할 수도 있는 상황이었다. 의사인 토마스는 질세포진을 권유하기는 하였으나 환자가 이를 거절할 경우에 닥칠 수 있는 문제, 예를 들면 이 검사를 하지 아니하고 이후에 암을 발견하게 되더라도 암이 진행된 이후에 발견되므로 치료가 어려울 수도 있다는 사정에 대한 설명을 하지 아니하였다. 이 사건에 대하여 캘리포니아 주법원은 의사에게 설명의무를 다하지 아니한 것으로 보았다 [Truman v. Thomas, 27 Cal3d 285, 165 Cal Rptr 308, 611P2d 902 (1980) ; 김장한 · 이윤성, 앞의 책, 56면에서 재인용].

을 환자에게 설명해야 한다.

경과설명의 범위는 환자의 지식, 교육 정도, 이해능력 등을 고려하여 조정할 수 있고, 신체손상 그 자체가 이미 일반적으로 알려져 있거나 또는 환자가 필요로 하는 전문지식을 가지고 있는 경우에는 그 이상의 상세한 설명을 생략할 수도 있다. 예를 들어 수술 후의 흉터와 같이 발생이 확실한 신체손상의 결과에 대하여는 환자에게 설명할 필요가 없으나, 뢴트겐선의 조사(照射)로 인하여 지속적인 흉터가 발생할 수 있다는 사실 등과 같이 아직 알려지지 않은 사실에 대해서는 설명해야 한다.

3. 위험설명

위험설명(危險說明, Risikoaufklärung)이란 의사가 필요한 최선의 주의의무를 다하여 치료행위에 성공한다 하더라도 확실히 배제할 수 없는 발생 가능한 계속적 · 일시적인 부작용 등에 대하여 설명하는 것을 말한다. 위험설명에는 의료기술상 확실하게 피할 수 없는 위험, 만약의 경우에 발생할 수 있는 의료과실상의 위험, 의료행위가 의료과실 없이 행해지거나 또는 일반적으로 인정된 의학지식과 의료기술에 따라서 행해지더라도 혹시 또는 필연적으로 발생할 수 있는 부작용 등의 부수효과에 대한 설명을 포함한다.

위험설명의 목적은 치료 중인 환자에게 발생할 수 있으나, 환자가 모르고 있는 합병증에 대하여 설명해 주는 데 있다. 따라서 위험설명은 일반적으로 존재하는 위험을 그 대상으로 한다. 예를 들어 의사가 구체적으로 알 수 없으며, 의학의 발전 정도에 비추어 볼 때 발생할 수 있는 것으로 간주되지 않는 위험에 대해서는 의사의 설명의무가 면제된다. 이와 같은 위험설명은 구체적인 진료상황에 따라 결정된다.

위험설명과 관련하여 대법원은 "시각이상 등 그 복용 과정에 전형적으로 나타나는 중대한 부작용을 초래할 우려가 있는 약품을 투여함에 있어서 그러한 부작용의 발생 가능성 및 그 경우 증상의 악화를 막거나 원상으로 회복시키는 데에 필요한 조치사항에 관하여 환자에게 고지하는 것은 약품의 투여에 따른 치료상의 위험을 예방하고 치료의 성공을 보장하기 위하여 환자에게 안전을 위한 주의로서의 행동지침의 준수를 고지하는 진료상의 설명의무로서 진료행위의 본질적 구성부분에 해당한다

할 것이고, 이때 요구되는 설명의 내용 및 정도는, 비록 그 부작용의 발생 가능성이 높지 않다 하더라도 일단 발생하면 그로 인한 중대한 결과를 미연에 방지하기 위하여 필요한 조치가 무엇인지를 환자 스스로 판단, 대처할 수 있도록 환자의 교육정도, 연령, 심신상태 등의 사정에 맞추어 구체적인 정보의 제공과 함께 이를 설명, 지도할 의무가 있다. 결핵약인 '에탐부톨'이 시력약화 등 중대한 부작용을 초래할 우려가 있는 이상 이를 투약함에 있어서 그 투약업무를 담당한 보건진료원 등은 위와 같은 부작용의 발생 가능성 및 구체적 증상과 대처방안을 환자에게 설명해 줄 의료상의 주의의무가 있고, 그 설명은 추상적인 주의사항의 고지나 약품설명서에 부작용에 관한 일반적 주의사항이 기재되어 있다는 것만으로는 불충분하고 환자가 부작용의 증세를 자각하는 즉시 복용을 중단하고 보건소에 나와 상담하는 조치를 취할 수 있도록 구체적으로 이루어져야 한다"[71]고 판시한 바 있다.

4. 안전설명

안전설명(安全說明, Sicherheitsaufklärung)이란 건강관리, 행동규칙, 식이요법 및 일정한 약품의 효능에 대한 권고와 지시 등 치료에 부합하는 행동에 대하여 환자에게 설명하는 것으로 치료상 설명이라고도 한다. 안전설명은 치료상의 위험예방에 이바지하며, 환자의 질병에 대한 치유를 보장하고, 손상적인 부작용을 피하기 위하여 환자에게 안전을 위한 주의로서 행동규칙 등의 준수를 고지하는 기능을 가진다. 안전설명을 하는 의사는 환자에게 진단소견, 현재의 병상, 필요한 치료내용, 요양방법, 그리고 약품의 복용법 등을 설명해야 하며, 나아가 의사는 약품의 보관에 대하여 고지할 의무가 있다. 예를 들어 수면제와 알코올을 동시에 복용할 경우에는 그 효과가 증대한다는 사실, 특히 진통제 · 진정제 및 마취제와 같은 약품은 환자의 반응능력에 부정적인 영향을 미치므로 이러한 약품을 복용할 경우에는 운전을 해서는 안 된다는 사실을 고지하는 것 등이다.

71. 대법원 2005.4.29. 선고 2004다64067 판결.

5. 판례의 태도

판례는 자기결정을 위한 설명의무의 유형을 진단설명, 경과설명, 위험설명 또는 안전설명으로 분류하여 그에 해당하는 사항을 열거하지 않고, "질병의 증상, 치료방법의 내용 및 필요성, 발생이 예상되는 위험 등 당시의 의료 수준에 비추어 상당하다고 인정되는 사항"[72] 또는 "질병의 증상, 치료 방법의 내용 및 필요성, 예후 및 예상되는 생명, 신체에 대한 위험과 부작용 등에 관하여 당시의 의료 수준에 비추어 상당하다고 생각되는 사항"[73] 등이라고 하여 설명의무의 유형을 개별적으로 나열하는 방식을 따르고 있다. 보다 구체적으로 대법원은 "환자나 그 법정대리인에게 질병의 증상, 치료방법의 내용 및 필요성, 발생이 예상되는 위험 등에 관하여 당시의 의료 수준에 비추어 상당하다고 생각되는 사항을 설명하여 당해 환자가 그 필요성이나 위험성을 충분히 비교해 보고 그 의료행위를 받을 것인가의 여부를 선택할 수 있도록 할 의무가 있다. 이와 같은 의사의 설명의무는 그 의료행위에 따르는 후유증이나 부작용 등의 위험발생 가능성이 희소하다는 사정만으로 면제될 수 없으며, 그 후유증이나 부작용이 당해 치료행위에 전형적으로 발생하는 위험이거나 회복할 수 없는 중대한 것인 경우에는 그 발생 가능성의 희소성에도 불구하고 설명의 대상이 된다"[74]거나, "의약품을 투여하기 전에 환자에게 질병의 증상, 치료방법의 내용과 필요성, 예상되는 생명 · 신체에 대한 위험성과 부작용 등 환자의 의사결정을 위하여 중요한 사항을 설명함으로써 환자로 하여금 투약에 응할 것인가의 여부를 스스로 결정할 기회를 가질 수 있도록 해야 한다. 하지만 환자에게 발생한 중대한 결과가 투약으로 인한 것이 아니거나 또는 환자 스스로의 결정이 관련되지 아니하는 사항에 관한 것일 때에는 설명의무 위반이 문제되지 아니한다"[75]고 판시한 바 있다.

---

72. 대법원 2010.10.14. 선고 2007다3162 판결.

73. 대법원 1998.2.13. 선고 96다7854 판결.

74. 대법원 2007.9.7. 선고 2005다69540 판결.

75. 대법원 2002.5.28. 선고 2000다46511 판결.

Ⅲ. 설명의무의 범위와 면제

1. 설명의무의 범위

의사의 설명은 원칙적으로 환자와의 대화로 이루어지므로 의사는 그의 경험에 비추어 그러한 질병을 앓고 있는 환자들이 취하는 태도를 기준으로 하여 환자에게 필요한 설명을 해야 하며, 환자의 질문이나 요구사항에 대해 성실하게 설명해 주어야 한다.

의사의 설명의무의 범위를 어디까지 인정해야 하는가의 문제는 '분별력 있는 환자'(分別力 있는 患者, verstandiges Patient)를 기준으로 하여 치료의 종류에 관한 본질적인 것에서부터 출발해야 하지만, 특수한 이익을 갖는 환자에 대해서는 환자의 의사표시나 의사를 인식할 수 있는 사정에 따라 일반적으로는 부정형한 위험이지만 이것이 당해 환자에게 본질적인 경우에는 설명을 해야 한다.

설명의무의 범위는 위험의 유형이나 발생 가능성 내지 진단의 내용 등에 달려 있다고 볼 수 있으며, 이를 몇 가지 유형으로 나누어 살펴보면 다음과 같다.

(1) 치료의 긴급성

치료의 긴급성은 일반적으로 긴급성이 강할수록 설명의무의 범위는 좁아지고, 긴급성이 약할수록 넓어진다고 할 수 있다. 즉 설명의 정확성과 상세함은 치료의 긴급성에 반비례한다고 할 수 있다. 이러한 일반적인 척도를 구체화하면서 긴급성이 덜한 경우를 유형화하여 살펴보면 다음과 같다.

첫째, 심미적인 성형수술 영역에서와 같이 의료행위의 절대적 필요성이 없는 경우에는 특히 정확하게 설명해야 한다. 예를 들어 단지 예방적 의료행위나 의학적 적응이 없는 성형수술의 경우에는 아주 상세하게 설명해야 한다. 이와 관련하여 대법원은 "의사로서는 성형수술이 그 성질상 긴급을 요하지 아니하고 성형수술을 한다 하더라도 외관상 다소간의 호전이 기대될 뿐이며, 다른 한편으로는 피부이식수술로 인한 피부제공처에 상당한 상처로 인한 후유증이 발생할 가능성이 있음을 고려하여 수술 전에 충분한 검사를 거쳐 환자에게 수술 중 피부이식에 필요하거나 필요하게 될 피부의 부위 및 정도와 그 후유증에 대하여 구체적인 설명을 해준 연후에 그의 사전 동의를 받아 수술에 임하였어야 할 업무상 주의의무가 있다. 그럼에도 불구하고 이에 이르지 아니한 채 막연한 두피이동술 및 식피술 등의 수술에 관한 동의만 받았을 뿐 양대퇴부의 피부이식에 대한 내용 및 그 후유증 등에 대하여 구체적으로 설명해 주지 아니하고 수술에 이르렀다면, 이 사건 성형수술로 피해자가 입은 상해는 의사의 위와 같은 주의의무를 다하지 아니한 과실로 인한 것이라고 할 것이다"[76]고 판시한 바 있다.

둘째, 의료처치가 아무리 적용이 있더라도 필수적이지 않은 경우에 설명요구는 마찬가지로 엄격하다. 그러한 경우에는 환자가 치료를 받을지의 여부에 대한 결정, 즉 일정한 위험인수의 선택을 해야 하기 때문에 치료로 인한 위험을 정확하게 설명할 필요가 있다.

셋째, 중대한 건강손상을 방지하기 위하여 의료행위가 의학적으로 불가피하게 요구되는 경우 의사의 설명의무는 다소 줄어든다. 분별력 있는 환자라면 이러한 상황에서 일정한 위험을 감수할 것이기 때문이다.

넷째, 의료행위를 늦출 수 없거나 생명을 구하기 위한 조치를 신속히 행해야 하는 경우에는 아주 포괄적인 설명으로 충분하다. 상황에 따라 매우 긴급히 취해야 할 의료행위에서는 설명이 완전히 면제될 수도 있다. 그런 경우에는 동의로써 상황에 대처할 수 없기 때문이다.

(2) 후유증의 발생빈도

중요한 후유증에 대해서 의사는 반드시 설명을 해야 하며, 발생빈도가 높을수록 설명의무의 요구는 더 높아진다고 할 수 있다. 다만 발생빈도의 기준은 수학적 퍼센트의 형태인 통계적 개연성이 아니므로, 반드시 백분율 등으로 설명할 필요는 없다.

---

76. 대법원 1987.4.28. 선고 86다카1136 판결.

우리나라 대법원은 "후두종양제거수술을 한 의사들이 수술 후 환자의 목이 쉴 수도 있다는 말을 하였다고 하더라도 그것만으로는 수술 후 발성장애의 후유증을 가져온 본건에 있어서 설명의무를 다하였다고 할 수 없고, 환자가 수술 후 후유증에 대해 전혀 예상하지 못하였고 수술이 긴급을 요하는 사태도 아니었다면 환자로서 그러한 후유증이 수반되는 수술을 승낙한 것으로 볼 수 없다"[77]고 판시한 바 있다. 이는 비록 후두종양제거수술의 자기결정이 있었다 하더라도 후유증에 관한 설명이 있었더라면 그 제거수술의 자기결정을 하지 않았을지도 모른다는 점에서 발생된 결과에 대한 위자료를 지급해야 한다는 것으로 환자의 자기결정권과 의사의 위험성의 설명의무를 연관시킨 판결이다. 나아가 대법원은 "대동맥판막치환 등의 개심수술 후 후유증으로 나타나는 뇌손상의 빈도는 명백한 신경학적 장해가 있는 경우는 0.5 내지 1%이나, 혼돈이나 지적 기능의 장해까지 포함하면 8 내지 10%에 이르는 등 환자에게 나타난 뇌전색의 후유증은 그 발생빈도가 크지는 아니하여도 개심수술에 따르는 전형적인 부작용의 하나이고, 환자가 실제로 수술의 결과 우측 상하지 불완전마비, 실어증, 지능 저하, 성격 변화 등의 개선 불가능한 장해를 입게 된 것이어서 그 위험의 정도도 회복하기 어려운 중대한 것이라면, 이와 같은 후유증 발생의 위험은 그 수술을 받지 않을 경우에 생길 것으로 예견되는 결과와 대체 가능한 차선의 치료방법 등과 함께 환자 본인에게 진지하고 자세하게 설명해 주었어야 할 사항이라고 보지 않을 수 없다"[78]고 판시한 바 있다.

(3) 처치수단의 선택성

치료의 효과가 의심스럽거나, 효과가 더 크고 위험성이 적은 다른 치료방법이 대안으로 추천되는 경우 설명의무의 요구는 더 강하고 범위는 더 포괄적인 것으로 된다. 이러한 경우에는 의사가 개인적으로 다른 견해를 취하고 있다 하더라도 의학계를 지배하고 있는 견해를 기준으로 판단해야 한다. 그리고 원칙적으로 의사는 환자의 명시적인 의사에 반해 치료를 할 권리가 없으므로 처치수단에 관하여 선택할

77. 대법원 1979.8.14. 선고 78다488 판결.
78. 대법원 1995.1.20. 선고 94다3421 판결.

여지가 있는 경우에는 이에 대해서 특별히 상세한 설명을 해주어야 한다.

독일의 사례를 보면 십이지궤양에 대한 수술시 경막주위마취술로 인해 척수에 만성염증이 생긴 사건에서 다른 마취수단을 선택할 가능성이 있기 때문에 의사는 환자에게 경막주위마취술에 따른 특별한 위험에 관해 설명을 해야 한다고 판시한 바 있다.[79]

(4) 환자의 경험과 지식 수준

환자에 대한 의사의 설명의무의 범위는 환자의 직업이나 지식 수준에 따라 달라질 수 있다. 환자의 교육 정도, 특히 환자의 병력에 의한 의료경험에 따라 설명의 범위가 결정될 수 있다. 그리고 질병이 일반화된 경우, 예컨대 맹장수술의 경우와 같이 환자가 그에 따른 수술요법이나 결과 등을 충분히 예상할 수 있는 때에는 설명이 생략될 수 있다.

환자가 상당한 학력 · 경험 등을 가진 경우 의사는 환자가 질문할 것을 인정하여 모든 것을 설명할 필요가 없다. 그러나 위험에 대한 인식능력을 평가함에 있어 직업이나 학력과 같은 인간의 사회적 배경이 중요한 기준이 되는 것은 사실이다. 그렇지만 질병으로 고통받고 있는 예외적인 상황에서는 이러한 기준이 결코 보편타당한 기준이 될 수 없다는 점도 고려해야 한다.

2. 설명의무의 면제

의사의 설명의무는 환자의 자기결정권을 보장하기 위한 것이나 의사의 설명이 오히려 환자의 치료에 위해적인 작용을 할 수도 있다. 또한 환자의 생명과 건강이라는 법익이 환자의 자기결정권이라는 법익보다는 상위에 있다고 할 것이므로 이를 위하여 설명의무가 면제될 수 있다. 이와 같이 의사의 설명의무가 면제되는 경우를 보다 구체적으로 살펴보면 다음과 같다.

---

79. BGH VersR 1974, 752.

(1) 환자에게 설명이 필요 없는 경우

환자가 다른 의사를 통하여 이미 설명을 들었거나, 선행치료를 통하여 이미 알고 있는 경우에는 설명할 필요가 없다. 특히 환자가 의사일 경우에는 경과설명을 하기 위하여 전문용어의 언급만으로도 충분할 것이다. 설명은 공허한 양식이 아니라 환자의 판단에 도움을 주기 위한 것이기 때문이다.

(2) 환자가 설명을 포기한 경우

환자는 의사로부터 설명을 듣는 것을 희망하지 않을 수 있다. 환자가 모든 조치를 의사에게 일임하고 설명포기에 동의한 경우 의사는 이를 존중하여 설명을 생략할 수 있다. 다만 환자의 설명포기는 의사능력, 즉 동의능력이 있는 환자만이 할 수 있으며, 환자가 의사무능력인 경우에는 법정대리인이 포기권을 행사할 수 있다. 그리고 원칙적으로 환자의 침묵만으로는 설명을 포기한 것으로 볼 수 없다. 이 경우 의사와 환자 간에 특별한 신뢰관계가 존재해야 하며, 환자가 기꺼이 위험을 감수하려고 하는지를 의사가 알아야 한다.

(3) 치료상 특권에 기한 경우

환자의 인격과 그 정신적 상태에 대한 판단으로 미루어 보아 의사의 광범위한 설명이 환자에게 심리적으로 악영향을 끼침으로써 치료기회를 상실할 수 있는 경우에 의사는 환자에 대한 설명을 생략하거나 제한할 수 있다. 이를 이른바 의사의 치료상 특권이라고 한다. 예를 들어 암진단의 직접적인 설명이 환자에게 중대한 건강상 손해를 끼칠 수 있는 경우에 의사는 이 사실을 환자에게 비밀로 할 수 있다. 일반적으로 의사의 설명으로 인하여 ① 환자의 지나친 심리적 부담, ② 위험의 증대, ③ 제3자에 대한 위험, ④ 환자에게 절대적으로 필요한 치료의 불가능 등이 야기될 수 있는 경우에는 의사에게 치료상 특권이 인정되어 설명의무가 면제된다.

그러나 이러한 의사의 치료상 특권을 폭넓게 인정한다면 의사의 치료에 대한 재량권이 확대됨으로써 상대적으로 환자의 자기결정권이 위축될 수밖에 없으며, 나아가 이 특권이 남용될 경우에 환자의 자기결정권은 그 의미를 상실하게 될 것이므로 신중을 기하여 극히 제한된 범위 내에서 예외적으로 이를 허용해야 한다.

Ⅳ. 설명의무의 이행

1. 설명의 주체

설명의 주체는 진료 담당의사이다. 경우에 따라서는 동료의사를 통해서 할 수도 있으나, 예외적으로 병상이 중하고 어려운 수술인 경우에는 수술의가 직접 설명하는 것이 당사자 간의 신뢰관계를 위해서도 필요하다. 따라서 의사가 아닌 간호사나 기타 직원 등에게 설명을 하게 할 수는 없다. 의사의 설명의무 자체도 치료행위의 일부라고 볼 수 있기 때문이다.

이와 같이 설명은 처치의사가 직접 환자에게 할 필요는 없으나, 치료에 임하기 전에 환자가 충분히 설명을 들었는가를 확인해야 한다. 그리고 수술에는 참여하지 않고 설명만 행한 의사라 하더라도 설명이 불충분한 경우에는 그 범위 내에서 환자에 대해 책임이 있다.

2. 설명의 상대방

설명의무의 상대방은 진료에 동의할 수 있는 자로서 원칙적으로 환자이며, 환자가 미성년자이거나 의사무능력자인 경우에는 그의 법정대리인에게 설명해야 한다. 물론 동의능력은 행위능력과는 별개의 문제이므로 미성년자라 할지라도 상황을 판단할 수 있는 능력이 있다면 법적 보호가 불필요하다고 할 수 있다. 그러나 자기결정권을 행사는 데 필요한 동의능력이 결여된 미성년자의 경우에는 원칙적으로 양친 모두가 동의해야 하지만 양친의 동의를 얻을 수 없는 긴급상태, 비상조치 등 특수한 상황 및 질병이나 상처가 경미한 경우에는 부모의 어느 일방만이 동의해도 된다. 부모의 의견이 일치하지 않는 경우에는 당사자의 청구에 의하여 가정법원이 이를 정할 수밖에 없다(민법 제909조 제2항[80]). 그 밖에도 부모가 미신 · 종교상의 신념 등을 이유로 미성년자에게 필요한 의료처치를 거절하는 경우에 그 효력이 인정될 수 있는지가 문제된다. 이와 관련하여 종교자유의 침해와 승낙권의 남용이라는 견해가 대립되고 있으나, 부모가 그 자녀를 순교자로 만드는 데까지 종교의 자유가 보장되어야 한다고는 볼 수 없으므로 승낙권의 남용으로 보는 것이 타당하다. 대법원도 어머니가 딸에 대한 수혈을 거부한 사건에서 "생모가 사망의 위험이 예견되는 그 딸에 대하여는 수혈이 최선의 치료방법이라는 의사의 권유를 자신의 종교적 신념이나 후유증 발생의 염려만을 이유로 완강하게 거부하고 방해하였다면 이는 결과적으로 요부조자를 위험한 장소에 두고 떠난 경우나 다름이 없다고 할 것이고, 그때 사리를 변식할 지능이 없다고 보아야 마땅한 11세 남짓의 환자 본인 역시 수혈을 거부하였다고 하더라도 생모의 수혈거부행위가 위법한 점에 영향을 미치는 것이 아니다"[81]라고 판시하여 어머니에게 유기치사죄를 인정하였다. 생모의 수혈에 대한 거부는 미성년자의 생명과 신체의 유지, 발전이라는 이익과 상반되는 것으로 친권의 남용으로 간주되어 인정될 수 없기 때문이다. 하지만 이와 같이 응급상황이 아닌 상황에서 수혈치료가 언제나 최선의 치료방법인지는 의문이다. 왜냐하면 전 세계적으로 여호와의 증인 신자들이 수혈을 거부함에 따라 수혈을 하지 않고도 안전하게 수술을 할 수 있는 방법들이 개발되었고, 현재 국내에서도 무수혈 센터와 무수혈 치료 프로그램을 운영하는 병원들이 지속적으로 증가하고 있기 때문이다.[82] 따라서 응급상황을 제외하고 환자 본인 내지 친권자의 무수혈 치료 요구는 존중되어야 하고, 의료진으로서는 무수혈 치료가 가능한 병원으로 전원의무를 이행하는 것이 타당하다.[83]

그리고 정신질환자는 당연히 의사무능력자라고 할 수 없으며, 의료행위를 통한

80. 민법 제909조(친권자) ② 친권은 부모가 혼인 중인 때에는 부모가 공동으로 이를 행사한다. 그러나 부모의 의견이 일치하지 아니하는 경우에는 당사자의 청구에 의하여 가정법원이 이를 정한다.

81. 대법원 1980.9.24. 선고 79도1387 판결.

82. 우리나라의 경우 1986년 부천세종병원이 무수혈센터를 처음 만든 이후, 순천향대, 인제대, 서울대, 영남대, 동아대, 조선대, 충남대, 을지대 부설 병원 등 15개 의료기관에 무수혈 치료 전문센터가 만들어졌다고 한다(출처: 『한겨레 21』[2011.2.11 제847호], "무수혈 수술은 종교가 아니라 의학이다", 기사 - http://h21.hani.co.kr/arti/special/special_general/28991.html).

83. 김재윤, 『생명의 형법적 보호』, 전남대학교출판부, 2014, 151～152면.

신체손상의 의미와 효과에 대하여 필요한 변별력을 가지고 있는 한 의료행위에 대한 유효한 동의를 할 수 있다. 그러한 능력이 없는 경우에 의사는 법정대리인에게 설명하고 동의를 얻어야 한다.

사고 후 의식불명인 환자 또는 비교적 오랜 기간 동안 질병의 진행이나 장기간 약품의 투여로 인하여 의식이 약화된 경우에는 대체로 의사의 진료행위에 동의할 수 있는 의사능력이 결여되어 있다. 그러나 이로 인하여 동의의 필요성이 소멸되는 것은 아니기 때문에 이 경우에도 그의 법정대리인에게 설명하고 동의를 얻어야 한다.

3. 설명의 형식과 시기

환자에 대한 설명은 어떤 형식을 요하지 않는다. 따라서 구두나 서면을 통하여 할 수 있다. 최근에는 병원측에서 장래의 분쟁에 대비하기 위하여 서면에 의한 양식서를 통하여 설명을 대신하기도 한다. 그러나 서면에 의한 설명방식은 개개의 환자에 따라서 구체적 상황이 다르기 때문에 우선 서면으로 고지하더라도 구두로써 다시 확인하는 것이 바람직하다. 소송실무상으로도 환자로부터 양식서에 의한 동의를 받더라도 적절한 시기에 그에 따른 설명이 이루어졌다는 입증이 없는 한 반드시 의사의 이익으로 원용되지는 않는다. 그리고 진료승낙서 중 "과실로 인한 사태에도 이의를 제기하지 않는다"는 면책특약의 유효성에 관해서는 무효라고 보는 것이 일반적인 견해이다. 즉 인쇄되어 있는 승낙서는 단순한 예문에 불과하다거나 형평의 원칙에 반한다거나 선량한 풍속, 기타 사회상규에 반하여 무효라고 본다.

설명은 환자가 의료적 처치를 받을 것인가를 냉정하게 검토할 수 있도록 적시에 해야 한다. 의료행위를 통한 신체손상에는 환자의 승낙이 필요하므로 단순한 승낙만으로는 불충분하고 미리 설명될 것이 필요하다. 설명의 시기는 처치방법의 내용과 위험도에 따라 결정되지만 너무 일찍 행해져서 환자에게 지나친 심적 부담을 주어서도 안 되고, 너무 늦게 행해져서 환자에게 숙고의 기회를 박탈해서도 안 된다. 따라서 설명이 환자가 이미 검사실이나 수술실로 옮겨지는 도중에 이루어진 경우에는 적기에 행해졌다고 할 수 없다. 그리고 진단을 위한 검사법이나 행하려고 하는 치료법에 관한 설명은 당연히 그 착수 전에 해야 하고, 진단의 변경 · 추가 또는 의문이 있는 진단의 확정 등의 경우는 질병의 종류에 따라 시기를 고려해야 한다. 따라서 진료경과 중의 병상이나 변화는 설명의 정도의 배려와 함께 의사의 재량에 맡겨야 할 경우가 많다.

V. 설명의무 위반의 민사책임

의사의 설명의무 위반에는 환자의 자기결정권의 자유로운 행사에 장애가 되는 경우로서 설명이 없거나, 불충분하거나, 지나친 경우 등이 포함된다. 이러한 것들은 곧 자기결정권이라는 환자의 인격권을 침해한 것이다.

여기서 문제시되는 것은 기술과오 내지 주의의무 위반의 경우에 그로 인한 손해는 신체적 · 물질적 손해와 정신적 손해라 할 수 있으나, 설명의무의 위반은 환자의 자기결정권이라고 하는 인격권의 침해로 보아 정신적 손해만 있는 것으로 볼 것인가, 아니면 이를 곧 주의의무의 위반으로 보아 신체적 · 물질적 손해와 정신적 손해 모두를 의사측에 부담시킬 것인가 하는 점이다. 이와 관련하여 두 가지 견해가 대립되고 있다. 다수설은 환자의 자기결정권은 그 자체가 목적이 아니라 있을 수 있는 물질적 손해를 회피하기 위한 목적으로 환자에게 허용된 것이므로 정신적 손해는 물론이고, 신체 · 건강침해로 인한 물질적 손해도 청구할 수 있도록 함이 타당하다고 한다. 이에 반해 소수설은 다수설의 주장은 오랫동안 극복되어 온 신체침해와 자유침해를 동일시하는 견해로 의사가 설명이나 환자의 승낙 없이 독단적으로 처치하였더라도 의학의 과학적 기준에 따라 행동한 의사에게 부수적 결과에 대한 책임을 귀속시키는 것은 위험한 사고라고 주장한다. 그 이유는 어떤 새로운 위험은 의사의 영역에서부터 발생된 위험이 실현된 것이 아니기 때문이다. 따라서 신체침해와 자유침해는 구분되어야 하며, 설명의무의 해태는 단지 자유침해만이 야기된 것이며 의학의 과학적 기준에 적합한, 즉 기술과오나 주의의무의 위반 없이 발생한 부작용 내지 신체침해는 의사의 영역에서 비롯되는 새로운 위험의 실현이 아니므로 책임범위에서 제외되어야 한다고 주장한다. 이러한 소수설은 의사의 설명의무 위반에 대해 다수설과 같이 손해배상과 위자료를 모두 인정함에 반대하여 환자의 인격권의 침해에 대한 위자료만 인정하자고 한다.

판례는 요건을 달리하여 손해배상과 위자료배상을 모두 인정하는 태도를 취하고 있다. 즉 판례는 판결이유에서 손해배상과 위자료배상을 다르게 보면서 "의사가 설명의무를 위반한 채 수술 등을 하여 환자에게 사망 등의 중대한 결과가 발생한 경우에 있어서 환자측에서 선택의 기회를 잃고 자기결정권을 행사할 수 없게 된 데 대한 위자료만을 청구하는 경우에는 의사의 설명결여 내지 부족으로 선택의 기회를 상실하였다는 사실만을 입증함으로써 족하고, 설명을 받았더라면 사망 등의 결과는 생기지 않았을 것이라는 관계까지 입증할 필요는 없다. 그러나 그 결과로 인한 모든 손해를 청구하는 경우에는 그 중대한 결과와 의사의 설명의무 위반 내지 승낙 취득과정에서의 잘못과의 사이에 상당인과관계가 존재하여야 하며, 그 경우 의사의 설명의무 위반은 환자의 자기결정권 내지 치료행위에 대한 선택의 기회를 보호하기 위한 점에 비추어 환자의 생명 신체에 대한 의료적 침습 과정에서 요구되는 의사의 주의의무 위반과 동일시할 정도의 것이어야 한다"[84]고 판시한 바 있다.

생각건대 의사가 설명의무의 위반으로 환자의 자기결정권이라는 법익을 침해한 경우에 이를 오직 인격권의 침해로만 보게 된다면, 오늘날 인정하고 있는 환자의 법적 지위를 여러 가지 측면에서 명백하게 악화시킬 수 있다. 그러므로 의학의 과학적 기준에 따라 처치한 경우에도 의사의 설명의무 위반은 신체침해를 구성하게 되며, 그로 인하여 발생한 신체적 · 물질적 그리고 정신적 손해의 배상을 모두 인정함이 타당하다.[85]

---

84. 대법원 1994.4.15. 선고 93다60953 판결.

85. 같은 취지로 이덕환, 앞의 책, 2003, 131～132면.

제4장

형사소송에 의한 의료분쟁의 해결

제1절 서 론

I. 형사상 의사의 책임

1. 의 의

환자측이 의사측의 의료과실을 주장하여 다투는 의료분쟁이 발생하면 환자측은 민사소송을 제기하여 의사에게 채무불이행책임 내지 불법행위책임에 근거한 손해배상책임을 묻고자 한다. 그러나 환자가 사망하거나 불구가 되는 등 중대한 상해를 입었을 경우 환자측에서 금전배상을 목적으로 하는 민사소송에 만족하지 않고, 형사고소 또는 고발을 해 의사의 형사처벌을 요구하는 경우가 있다. 이때 의사의 의료과실에 대한 형사상 책임으로는 우선 형법 제268조의 업무상 과실치사상죄를 물을 수 있다. 이 경우 과실의 내용과 판단기준, 인과관계의 확성과 객관적 귀속문제, 과실의 입증문제 등이 주요쟁점이 된다. 그리고 의료법상의 진료거부금지의 위반(제15조), 세탁물처리의 위반(제16조), 비밀누설금지의 위반(제19조), 태아의 성감별금지의 위반(제20조), 기록열람제한의 위반(제21조 제1항), 변사체신고의무의 위반(제26조), 무면허의료금지의 위반(제27조 제1항), 허위 · 과대광고금지의 위반(제56조), 면허증대여금지의 위반(제87조 제1호) 등의 행위에 대해서도 의료법 제87조에서 제91조까지의 벌칙조항에 따라 형사책임을 물을 수 있다.

특히 우리나라에서는 의료분쟁이 발생했을 경우 민사소송과 함께 형사소송도 제기하여 의료분쟁이 형사사건화하는 경향을 보이고 있다. 이는 의료인과 환자측의 감정적 대립, 의료과실 사건에서 과실입증의 난점을 수사권의 발동에 의해 해결하려는 의도, 다액의 합의금을 받기 위한 외압수단, 민사소송을 제기할 경우에 드는 감정비용과 시일소요 등의 이유 때문이다. 또한 합리적인 금전적 손해배상의 산정이 정착되지 않은 우리나라 실정에서 완전한 피해보상이 어렵다는 점 때문에 형사소송이 제기되기도 한다. 그러나 이와 같은 의료분쟁의 형사사건화 경향은 의료사고에 대해 형사고소를 한 경우 대개는 무혐의 처리된다는 점, 의사측은 경찰이나 검찰에서 몇 차례 조사를 받으면서 무과실 주장에 관한 논리적 훈련을 받게 되어 후에 민사소송에서도 그 논리를 활용할 수 있게 된다는 점, 공범으로 공소가 제기된 의료진 간에 서로를 비호하기 위한 진술이 행해지는 경우 형사소송에서 불리하게 된다는 점, 고소를 당한 의사측에서는 감정이 격화되어 화해의 가능성이 그만큼 줄어들게 된다는 점 등을 비추어 본다면 환자측에게 유리한 것만은 아니다.[1]

2. 업무상 과실치사상죄의 성립요건

(1) 의 의

우리나라에서는 생명 · 신체의 보호라는 관점에서 의료과실 사고에 있어 의사의 형사책임으로서 업무상 과실치사상죄의 처벌이 행해지고 있다. 이때 형법 제268조[2]의 업무상 과실치사상죄(業務上 過失致死傷罪)란 업무상 과실로 인하여 사람을 사망이나 상해에 이르게 함으로써 성립하는 범죄를 말한다. 과실의 업무성을 근거로 과실치사상죄(형법 제266조, 제267조[3])에 대하여 형을 가중한 가중적 구성요건이다.

---

1. 이재석, 「의료행위와 형법적 평가」, 『대구법학』(제4호), 2001.8, 80～81면; 정현미, 『의료과오의 형사법적 책임』, 한국형사정책연구원, 1998, 17면; 최재천 · 박영호 · 홍영균 공저, 『의료형법』, 육법사, 2003, 31～33면 참조.
2. 형법 제268조(업무상 과실 · 중과실 치사상) 업무상 과실 또는 중대한 과실로 인하여 사람을 사상에 이르게 한 자는 5년 이하의 금고 또는 2천만원 이하의 벌금에 처한다.

민사사건에서 과실이 인정된 경우에도 그것이 업무상 과실치사상죄 사건으로 형사소추된 경우는 극히 예외적인 것으로 초보적인 실수, 기본적인 사안을 간과한 중대한 과실에 의한 경우로 한정된다. 제재의 내용이 사적인 금전배상이 아니라 국가에 의한 형사벌이므로 중대한 위법성 내지 유책성을 요구하기 때문이다.

(2) 구성요건해당성

의사의 형사책임인 업무상 과실치사상죄도 다른 과실범과 마찬가지로 그 성립을 위해 주의의무 위반의 과실행위, 구성요건적 결과의 발생, 과실행위와 결과 사이에 인과관계와 객관적 귀속관계라는 일반요소가 충족되어야 한다. 본죄의 성립을 위해 추가적으로 요구되는 요건은 주의의무의 업무성이다.

가. 업무의 의의

업무라 함은 일반적으로 '사람이 사회생활상의 지위에 기하여 계속적으로 행하는 사무'를 의미한다. 대법원은 본죄의 업무란 "사람의 사회생활면에 있어서의 하나의 지위로서 계속적으로 종사하는 사무를 말하고, 반복계속의 의사 또는 사실이 있는 한 그 사무에 대한 각별한 경험이나 법규상의 면허를 필요로 하지 아니한다"[4]고 판시한 바 있다. 그리고 업무는 성질상 사람의 생명·신체에 대한 위해를 가할 우려가 있는 것, 또는 그 위험을 방지할 것을 내용으로 하는 업무를 말한다. 따라서 의사가 개업 첫날 의료사고를 낸 경우에도 사회생활상의 지위, 계속성, 생명·신체에 위해를 줄 수 있는 위험성 있는 사무가 인정되어 본죄의 업무에 해당한다.

---

3. 형법 제266조(과실치상) ① 과실로 인하여 사람의 신체를 상해에 이르게 한 자는 500만원 이하의 벌금, 구류 또는 과료에 처한다.
② 제1항의 죄는 피해자의 명시한 의사에 반하여 공소를 제기할 수 없다. 〈개정 1995.12.29〉
형법 제267조(과실치사) 과실로 인하여 사람을 사망에 이르게 한 자는 2년 이하의 금고 또는 700만원 이하의 벌금에 처한다.

4. 대법원 1961.3.22. 선고 4296형상5 판결.

나. 주의의무 위반의 과실

형법상 과실범이 성립하기 위해서는 구성요건상 과실행위가 존재하며, 그로 인하여 사람이 사망하거나 신체에 상해를 입는 등 악결과가 발생하고, 과실행위와 그 결과 사이에 인과관계가 있어야 한다. 의료과실은 일종의 업무상 과실이므로 일반인이 아닌 통상의 의료인의 정상적인 기술 내지 주의의무를 그 기준으로 한다. 그리고 법익침해의 가능성이 상존하더라도 사회적으로 상당하다고 인정되는 행위는 특별한 사정이 없는 한 법적으로 허용된다. 이른바 '허용된 위험'의 법리가 적용되는 영역으로, 이는 주의의무의 한정을 의미한다는 점에서 다른 과실범의 영역과 구분된다.

형법 제268조는 업무상 과실치사상죄의 구성요건의 하나로 '업무상 과실'을 그 요건으로 하고 있다. 여기서 업무상 과실이란 업무상 요구되는 주의의무를 게을리 한 것을 의미한다. 따라서 업무상 과실은 통상의 과실과는 달리 요구되는 주의의무의 정도가 높은 것으로, 그 업무에 종사하는 자는 통상 평균인의 주의가 그 기준이 된다. 의료행위에 관한 과실도 일종의 업무상 과실이므로 일반인이 아닌 통상의 의사의 정상적인 기술 내지 주의의무를 그 기준으로 해야 한다. 그 주의의무의 기준에 관하여는 추상적으로 일반 보통인의 주의력을 표준으로 해야 한다는 객관설이 판례와 통설의 입장이다.

우리나라 대법원은 "산부인과 의사가 산모의 태반조기박리에 대한 대응조치로서 응급 제왕절개수술을 시행하기로 결정하였다면 이러한 경우에는 적어도 제왕절개수술 시행 결정과 아울러 산모에게 수혈을 할 필요가 있을 것이라고 예상되는 특별한 사정이 있어 미리 혈액을 준비하여야 할 업무상 주의의무가 있다고 보아야 한다"[5]고 판시하여 이 경우 의사의 업무상 과실치사죄의 성립을 긍정하고 있다.

다. 인과관계

과실범과 같은 결과범에 있어 형법의 구성요건은 결과 발생을 요건으로 하므로

5. 대법원 2000.1.14. 선고 99도3621 판결.

행위와 결과 사이에 인과관계가 존재해야 한다. 인과관계의 범위에 관해 통설·판례는 상당인과관계설을 취하고 있다. 의료과실에 있어서도 의료행위와 결과 사이에 인과관계가 존재해야 의사의 형사책임을 물을 수 있다. 형법이 문제삼는 인과관계는 범죄구성요건의 요소인 행위와 결과 사이의 인과관계를 의미하며, '합리적인 의심이 없는 정도'의 인과관계 증명이 필요하기 때문에 민법상 인과관계의 증명보다 엄격하다. 이와 관련하여 대법원은 출산 후 이완성 자궁출혈로 저혈량성 쇼크 상태에 빠진 산모에게 진료 담당의사가 필요한 수액과 혈액을 투여한 후 폐부종이 발병하여 산모가 사망한 사안에서 "피고인이 저혈량성 쇼크를 교정하기 위하여 실시한 수혈과 수액공급이 산모의 사망의 원인이 되었다고 볼 수 없다"[6]고 하여 인과관계를 부인하였다.

(3) 위법성

의료과실에 관해 형사책임을 묻기 위해서는 형법에 의하여 보호되는 인간의 생명·신체 등에 대한 침해 또는 위험이라는 결과가 발생해야 한다. 생명이나 신체의 안전은 인간의 생존 자체에 관계되는 법익으로, 원칙적으로 이러한 법익의 침해는 위법한 것이다. 그러므로 의료행위가 긴급피난이나 정당행위 등의 위법성조각사유에 해당하지 않는 한, 비록 인간의 생명·신체에 직접 관계되는 기술이라 하더라도 함부로 이를 시행할 경우 위법한 것이 될 수 있다.

의료행위가 형법상 정당한 것으로 평가되려면 ① 당해 의료행위가 치료목적을 가지고 행하여지든가 적어도 객관적인 치료경향을 가져야 하며, ② 당해 의료행위가 의학적 적응성과 의술적 적정성을 가져야 하고, ③ 의사의 설명의무 이행에 기초한 환자의 동의를 얻어 행해져야 한다.[7]

---

6. 대법원 1997.10.10. 선고 97도1678 판결.

7. 이와 같은 의료행위의 적법성의 요건에 대한 자세한 설명은 제2장 제1절 Ⅲ. 참조.

(4) 책 임

일정한 행위가 구성요건에 해당하고 위법성을 갖추고 있더라도 책임성이 존재하지 않는 한 범죄는 성립하지 아니한다. 여기서 책임성이란 객관적으로 구성요건에 해당하는 위법한 행위를 한 자에 대하여 형벌이라는 법률효과를 부과시켜 비난할 수 있는 행위자의 심리상태를 말한다. 따라서 책임은 범죄성립의 주관적 요건이다. 예를 들어 14세 미만 어린이가 범죄에 해당하는 행위를 하더라도 어린이는 자신의 행위가 어떤 결과를 가져올 것인지를 판단할 능력이 없다고 보기 때문에 범죄가 성립하지 않아 처벌하지 않는다. 그래서 14세 미만인 자를 형법상 미성년자라 한다. 형법상 책임조각사유로는 14세 미만의 미성년자(제9조), 심신장애자(제10조 제1항), 강요된 행위(제12조)가 규정되어 있다. 따라서 의료과실을 범한 의사가 심신장애자 및 강요된 행위로 인한 경우가 아니면 책임이 인정된다.

3. 민사책임과 형사책임의 관계

(1) 의 미

과거 민사책임과 형사책임은 결합 형태로 존재하였으나 근대에 이르러 양자 간의 분화가 이루어졌다. 이러한 분화의 근본적 원인은 양자 간의 기능상 차이에 기인한다. 즉 민사상 손해배상책임은 발생한 손해의 공평 · 타당한 분배 혹은 분담에 주목적을 두고 있는 반면, 형사책임은 법익침해행위에 대해 국가 형벌권을 부과함으로써 사회공동체의 안녕과 평화를 유지하기 위한 제재적 성격을 띠고 있다. 이에 민사상 불법행위책임과 형사책임을 인정하는 요건과 그 해석방법도 달라질 수밖에 없다.

현재 민사상 손해배상책임과 형사책임은 상호 보완적이거나 의존적이 아니라 상호 독립적인 특징을 지니고 있다. 현상만으로 보면 과실 여부에 대한 형사소송에서는 무죄판결이 내려지는 반면에 의사에게 민사상 손해배상책임을 인정하는 판결은 적지 않다. 예를 들어 아래에서 검토할 '사랑니 발치 후 패혈증 사건'에 대한 판

결이 대표적이다.[8]

(2) 원 인

의료과실 사건에서 의사의 민사책임과 형사책임이 상호 독립적으로 인정되고 있는 것은 다음과 같은 원인에서 비롯된다.

가. 상이한 책임인정의 조건

민사책임과 형사책임을 인정하기 위한 조건은 서로 다르다. 물론 과실책임을 인정하기 위해서는 결과예견의무와 결과회피의무라는 객관적 주의의무 위반이 전제되는 것은 양자가 동일하다. 그러나 민사상 불법행위에 있어 과실은 발생한 손해에 대하여 공평원칙에 입각하여 피해자(환자)의 구제란 측면이 중요시되는 반면, 형사상 과실인정의 기준은 과실이 존재해야 하고, 또 그 위에 다시 그런 과실을 범한 행위를 꼭 형사처벌해야 한다는 가벌성의 유무가 유죄판단의 기본이 된다. 그러므로 형사책임을 인정하기 위한 과실인정의 조건은 객관적 주의의무 위반과 함께 형사책임 귀속의 조건이 필요하다. 즉 전문가로서 의사가 결과 발생을 방지할 수 있는 개인적 능력과 의학적 수준을 갖추고 있어야 한다(주관적 주의의무 위반). 이와 관련하여 결과 발생에 대한 주관적 예견 가능성과 의무이행의 기대 가능성이 있어야 한다.

이런 양자 간의 차이 때문에 형사상 과실이 인정되는 경우 민사상 과실책임은 필연적으로 인정되지만, 민사상 과실이 인정된다고 하여 반드시 형사상 과실이 인정되는 것은 아니다. 이는 의료의 실제면에서 형사상 요구되는 과실의 내용과 의사의 의료행위 간에 인과관계가 성립되어야 하는데, 이에 대한 입증이 굉장히 어렵기 때문이다.

---

8. 이하 박상기, 「의료사고에서의 과실인정의 조건」, 『의료와 형법』(제22회 형사정책세미나), 한국형사정책연구원, 1998, 49면 이하 참조.

나. 입증책임의 차이

민사소송과 형사소송의 결과가 상이할 수 있는 두 번째 요인으로 입증책임이 다르다는 점을 들 수 있다. 형사소송의 경우 '의심스러운 경우에는 피고인에게 유리하게'(in dubio pro reo)의 원칙을 따른다. 즉 의사의 결과 발생에 대한 원인제공 여부나 책임이 의심스러운 경우 피고인인 의사에게 유리하게 판단을 해야 하며, 그 결과 무죄판결이 가능하다. 반면에 민사소송의 경우 경험칙이나 정형성에 비추어 어떠한 원인으로부터 어떠한 결과를 발생시킨 것으로 추정할 수 있는 경우 주의의무 위반을 인정하는 표현증명 혹은 일응의 증명으로 만족하려는 경향이 있다.[9] 또한 중대한 진료과실이 발생한 경우 입증책임이 의사에게 전환되며, 진료기록을 누락시킨 경우 환자측의 입증책임이 경감되거나, 피고측으로의 입증책임전환까지도 가능하다.[10]

다. 손해배상제도와 형사책임제도의 상이한 목표

형사책임은 유 · 무죄만이 선택대상이 될 수 있는 반면, 민사상 손해배상책임제도는 손해의 공평 · 타당한 부담을 원칙으로 한다. 즉 이러한 목표의 차이가 입증책임을 상당한 정도로 완화하여 환자측이 의사가 선택한 치료방법의 문제점을 추정하는 자료를 제출하면 의사측의 반증이 없는 한 의사의 과실을 인정하게 된다.

라. 소송성격의 차이

형사소송의 경우 국가 형벌권의 실현을 목표로 하기 때문에 검사와 판사는 실체적 진실규명을 위하여 직권주의적 소송수행을 한다. 여기에서 환자측의 입장은 소송수행에 영향을 미치지 않는다. 그러므로 일단 환자측이 의사를 상대로 업무상 과실치사상죄로 고소하면 수사기관은 공익을 위하여 수사에 착수한다. 그리고 의사측의 손해배상으로 인한 환자측의 고소취소나 양자 간의 화해 성립은 형사소송에 영향을 미치지 않는 당사자 간의 문제에 불과하다. 반면에 민사소송의 경우 당사자의 처

---

9. 대법원 1980.5.13. 선고 79다1390 판결 참조.
10. 이에 대한 자세한 설명은 제3장 제3절 II. 참조.

분권이 인정된 결과 소송수행의 계속 여부에서부터 소취하 혹은 손해배상액의 인상까지 가능하다. 즉 원고측의 태도가 소송의 향방을 좌우한다.

(3) 구체적 사례 : 사랑니 발치 후 패혈증 사망 사건

가. 사건개요

우리나라 대법원 판례 중 동일한 사건에 대해 민사책임과 형사책임을 별개로 인정한 대표적인 사건이 바로 일명 '사랑니 발치 후 패혈증 사망 사건'이다. 이 사건의 개요는 다음과 같다.

피고인은 대학교 의과대학 부속병원 구강악안면외과 과장으로 근무하고 있고, 피해자 이○○은 1992년 6월 27일 목포시 소재 서울치과에서 하악좌측치아(일명 사랑니) 1개를 뺀 후 환부에 부종이 있고 열이 심하여 서울치과와 같은 시 소재 성콜롬반병원에서 치료를 받다가 이빨을 뺀 곳 주위는 물론 좌측 턱부위까지 부종 및 발열이 악화되어 같은 해 7월 1일 14:00경 위 부속병원 구강악안면외과에 입원하였는데, 사망 당시 만 18세 9개월로서 2.5cm가량의 태아를 임신한 상태였다.

입원 당시 피해자는 섭씨 39.2도의 고열과 오한이 있었고, 부종으로 입이 약 15mm밖에 열리지 않았으며 음식물을 씹기 곤란하였고 화농으로 구취가 심한 상태였는데, 전문의(수련의의 오기로 보인다) 3년차 김○○, 전문의(수련의의 오기로 보인다) 1년차 이○○이 외래 담당의사인 김○○ 교수와 상의하여 피해자의 치료를 담당하게 되어 피해자에게 포도당과 항생제를 투여하였다. 같은 해 7월 2일 위 의료진은 피해자의 병명을 봉와직염의 일종인 루드비히 안기나(Ludwig's Angina)로 진단하고 환부의 긴장을 풀어주고 배농을 용이하게 하기 위하여 김○○의 집도로 피해자의 턱밑을 절개하고 배농을 시도하였으나 농이 나오지 아니하였고, 같은 해 7월 3일 두 번째 구강 외 절개수술을 시행한 결과 피 섞인 약간의 고름을 배출하였으나 피해자는 음식물 섭취를 하지 못하고 전신적 상태가 더욱 악화되었다.

같은 해 7월 4일 피해자 구강의 절개부분에서 농이 나오지 아니하여 피고인의 집도로 구강 내 절개수술을 시행함으로써 다량의 농을 배출하였으나 그때에도 농배양은 하지 아니한 채 항생제를 세파졸린에서 클레오신으로 바꾸었다. 같은 해 7월 5일 피해자는 오한과 고열이 지속되고 구강 내 절개부분에서 농이 계속 배출되었으나 전신적 상태가 계속 악화되고, 같은 해 7월 6일 같은 상태가 지속되면서 혈소판이 위험수위로 떨어짐에 따라 내과 의사 정○○에게 구두로 증상을 설명하여 진료의뢰한 결과 항생제를 바꾸도록 조언받았다. 같은 해 7월 7일 피해자는 기침을 하고 호흡에 곤란을 느끼며 체온이 섭씨 39.6도에 이르고 구강 내 절개부위에서는 계속 농이 배출되었으며, 전신적 상태가 좋지 않아 의료진은 항생제를 클레오신에서 세파만돌로 바꾸고 큐란과 아미카신을 투약하였으며, 비로소 농배양을 하기 시작하였다.

같은 해 7월 8일 피해자의 혈소판 수치는 정상으로 회복되었으나 피해자는 가슴이 답답하고 코가 막히지 않았음에도 호흡에 곤란을 느꼈으며, 호흡수는 분당 40회 정도였고, 감기증상을 호소하였다. 피고인은 피해자의 구강 내 좌측 잇몸과 볼 사이를 절개한 후 피 섞인 농을 배출하였으나 피해자가 섭씨 40도의 고열과 호흡곤란 증상을 보이자 피고인은 피해자의 항균력 및 항생제 효능에 의심을 가지고 피해자에게 과거 병력에 관하여 물었고, 이에 대하여 피해자는 초등학교 때 맹장수술 받은 외에는 특별히 병을 앓은 사실이 없다고 답하였다. 같은 해 7월 9일 피해자에게 가슴이 답답하고 호흡이 곤란한 증상이 지속되었으며 체온은 섭씨 38.5도 정도였고, 보호자들은 피해자의 감기증상을 계속 호소하였으며, 흉부외과에 의뢰하여 흉부 X선 촬영을 한 결과 폐삼출의 가능성이 있음이 진단되었고, 내과에 진료를 상담한 결과에 따라 진료하면서 혈액배양검사를 실시하는 한편 피해자에게 과거 병력을 다시 물었으나 위와 같은 답변만 들었다. 같은 해 7월 10일 피해자는 기침이 여전하고 가래배출이 안 되었으며 호흡곤란이 지속되었고 전신적 상태가 여전히 쇠약하며 수면곤란 증상을 보여 의료진은 피해자에게 안정제(바리움 10mg)를 투여하였다. 같은 해 7월 11일 여전히 호흡곤란이 지속되고 체온이 섭씨 39도 정도로 지속되었으며, 농배양검사 결과가 알파용혈성연쇄상구균인 것으로 나타났다.

같은 해 7월 12일 오전 피해자는 호흡장애 증상을 보이면서 호흡수가 분당 70회 정도로 빨라지고 체온이 섭씨 41도까지 올라갔으며, 내과에 진료를 의뢰한 결과 내과수련의 1년차 정○○이 와서 피해자 흉부의 X선 촬영을 하였고, 이때 피해자는 폐부종과 성인성호흡장애증후군을 나타내고 있었으므로 피고인은 정○○의 권유에 따라 피해자를 내과병동으로 전과조치하였다. 그 후 피해자는 호흡곤란의 증상이 더욱 심해지다가 맥박이 약해지고 저산소혈증으로 인한 청색증 등이 나타나며 혼수상태에 이르러 심장마사지와 산소호흡기를 통한 응급조치를 시행하였음에도 같은 해 7월 14일 01:20경 화농성폐렴, 신장 및 기관의 염증세포침윤, 경부조직의 농양 및 염증 등으로 인한 성인성호흡장애증후군과 패혈증 등으로 사망하였다.

나. 형사상 업무상 과실치사죄 부정

위 인정사실을 바탕으로 원심[11]은 피고인에게 업무상 과실치사죄를 인정하였으나, 대법원은 다음과 같은 이유로 원심을 파기하고 의사의 형사책임을 부정하였다.

첫째, 피고인은 위 부속병원 구강악안면외과 과장이지만 진료체계상 피해자를 담당한 의사가 아니었다는 것이다. 기록에 의하면, 일반적으로 대학병원의 진료체계상 과장은 병원행정상의 직급으로 다른 교수나 전문의가 진료하고 있는 환자의 진료까지 책임지는 것은 아니고, 소속 교수 등이 진료시간을 요일별 또는 오전, 오후 등 시간별로 구분하여 각자 외래 및 입원 환자를 관리하고 진료에 대한 책임을 맡게 된다는 것이다. 그러한 사정을 감안하면, 피고인에게 피해자를 담당한 의사가 아니어서 그 치료에 관한 것이 아님에도 불구하고 구강악안면외과 과장이라는 이유만으로 외래 담당의사 및 담당 수련의들의 처치와 치료 결과를 주시하고 적절한 수술방법을 지시하거나 담당의사 대신 직접 수술을 하고, 농배양을 지시·감독할 주의의무가 있다고 단정할 수 없다.

둘째, 피해자의 병명인 루드비히 안기나와 같이 이미 원인균이 알려진 경우라 할지라도 배농이 되었을 경우 원칙적으로 농에 대한 배양검사를 실시하여 적절한 약물을 선택해야 한다는 것이다. 피고인이 농배양을 하지 않은 것이 과실이라고 할 수는 있겠으나, 그것이 피해자의 사망에 기여한 인과관계 있는 과실이 되기 위해서는, 원심은 농배양을 했을 경우 피고인이 투약해 온 항생제와 다른 어떤 항생제를 사용하게 되었을 것이고, 어떤 다른 조치를 취하여 피해자가 사망하지 않았을 것이라는 점을 심리·판단했어야 한다. 그러나 기록상 그러한 점을 밝힐 수 있는 자료는 없

---

11. 광주지방법원 1995.10.12. 선고 95노386 판결.

고, 오히려 후에 밝혀진 바에 의하면, 피고인이 투약해 온 항생제는 원인균에 적절한 것으로 판명되었으므로 피고인의 과실이 피해자의 사망과 인과관계가 있다고 보기는 어렵다. 이와 같이 인과관계가 없는 이상 진료상의 적절성 여부를 불문하고 원심이 판시한 바와 같이 다른 과실과 합하여 피해자 사망의 한 원인이 된 것이라고 할 수 없다.

셋째, 피고인이 패혈증에 관한 최신 정의를 알지 못하여 이미 진행 중인 패혈증을 아직 진행하지 않고 있는 것으로 잘못 판단하고 적절한 치료방침을 정하지 못한 것이라 하더라도 그 판단이 현재 우리나라의 일반적 기준으로서의 의학 수준 및 기록에 나타난 피고인의 경력, 전문 분야 등 개인적인 조건이나 진료지, 진료환경 등을 고려할 때, 통상의 의사의 정상적인 지식에 기한 것이 아니므로 과실이라고 단정하기는 어렵다.

마지막으로 원심이 피해자의 과거 병력에 대한 문진에서 나아가 피해자의 임신 여부 등에 대하여도 검진하지 않은 것이 피고인의 과실이라고 하려면 봉와직염에 감염된 여자 환자라면 19세로서 미혼이라고 하여도 그 임신 여부 검사를 하는 것이 보편적임에도 불구하고 피고인이 그 검사를 하지 않았다거나 위와 같은 여자 환자가 증세가 호전되지 않는 경우 임신에 의한 면역기능 저하를 당연히 의심하여 대처해야 함에도 불구하고 피고인이 그러한 통상적인 예견과 판단도 하지 못한 것이라는 점이 밝혀져야 한다.[12]

다. 민사상 손해배상책임 긍정

형사판결과는 달리 1998년 9월 4일에 내려진 동일 사안에 대한 손해배상청구 사건에서는 구강저봉와직염 환자에 대한 치과의사의 진료상 과실을 인정하고, 위 치과의사 소속 대학병원의 사용자책임을 인정하였다. 판결이유는 다음과 같다.

피고 병원은 그 진료체계 전체를 통하여 대학병원으로서의 의료 수준에 맞는 진료를 실시해야 함에도 불구하고 위 환자의 화농부위를 적기에 정확히 절개 · 배농시

12. 대법원 1996.11.8. 선고 95도2710 판결. 이 판결에 대한 자세한 평석으로는 박상기, 앞의 논문, 51면 이하 참조.

켜 병소 내 세균의 급격한 증식 · 전이를 억제하는 조치를 지체했다. 또 치사율이 5%에 이르는 루드비히 안기나 환자에 대해 조기에 농배양검사를 실시하여 밝혀진 세균에 적합한 항생제를 충분히 투여함으로써 위 질환이 패혈증 등으로 발전되는 것을 미리 차단하고, 위 질환이 내과적 질환인 패혈증 등으로 발전하는 것을 의심할 만하였으므로 종합병원인 피고 병원의 치과와 내과가 기민하고 적극적으로 협조하여 진료를 해야 할 주의의무가 있다. 그러므로 피해자의 사망과 진료과정에서의 과실간에는 상당인과관계가 있다고 보았다. 다만, 피해자측이 병원측에 임신사실을 밝히지 않은 점 등을 인정하여 20%의 과실상계를 인정하였다.[13]

4. 의료과실에 대한 형사처벌의 한계

의료과실의 경우 일반적으로 형법 제268조의 업무상 과실치사상죄가 적용된다. 그러나 의사과실에 대한 국가 형벌권은 의료분쟁의 해결을 위한 최선의 수단이 아닌 최후수단(ultima ratio)으로 행사되어야 한다. 즉 국가 형벌권은 의료인, 환자 또는 사회의 각기 다른 입장을 이해하고, 가벌적인 의료상 과실의 본질과 그 한계를 명확히 파악함으로써, 특히 의료인들에게 가혹하거나 또는 형평에 어긋나게 행사되어서는 안 된다. 국가 형벌권을 지나치게 행사하여 의료인들의 진료기피나 방어적 진료현상이 나타난다면 이는 오히려 의료의 본질에 위배될 뿐만 아니라 사회발전에도 역행하는 결과가 초래되기 때문이다. 의료과실의 문제는 의료의 사회적 기능과 의료인의 직업상 자유의 보장 등 여러 사정이 참작되어야 하므로 그 피해구제에 있어 교통사고 등과는 다른 입장에서 다루어야 한다. 그러므로 의료과실에 대한 형사책임을 추궁할 때는 그 전제조건으로 이러한 점들이 비교 · 형량되어야 한다. 여기에 의료과실의 형사처벌의 한계가 있다.

13. 대법원 1998.9.4. 선고 96다11440 판결.

Ⅱ. 의료행위의 형법적 성격

1. 학설의 대립

(1) 업무로 인한 행위로서의 위법성조각설

의사의 의료행위가 치료목적을 갖고 있지 않고, 의료행위 결과 신체에 상해를 초래한 경우라면 당연히 형법상 상해죄의 구성요건에 해당하나, 주관적으로 치료목적을 갖고, 객관적으로는 의술의 법칙에 따라 행하여진 경우에는 가벌성이 부정된다는 데 견해가 일치하고 있다. 그러나 가벌성 조각의 근거에 대해 종래의 통설적 견해[14]와 판례[15]에 따르면, 치료행위로 인하여 환자의 신체에 상해의 결과가 발생하여 상해죄의 보호법익이 침해되었기 때문에 상해죄의 구성요건이 충족되었지만 형법 제20조의 업무로 인한 행위로서 정당행위에 해당하여 위법성이 조각된다고 한다. 이 견해에 따르면, 의료행위를 통한 신체손상에 의료기술의 정당성과 의학적 적응성이 인정되면 환자의 동의가 없더라도 그것이 주관적으로 치료목적을 가지고 객관적으로 의술의 법칙에 따라 행하여지는 한 의료행위는 적법하다고 한다. 그러나 최근에 이러한 종래의 통설과 판례에 대하여 치료행위가 건강의 유지나 개선을 위한 것이라면 정당행위가 된다는 입장으로서 치료행위의 목적은 밝혔으나 방법이나 치료행위의 대상이 되는 환자의 의사를 고려하지 않았으며, 이에 따라 어떤 방법으로 치료해야 하는가를 문제삼지 않았고, 환자의 동의가 없는 전단적 치료행위도 위법하지 않다고 보

14. 강구진, 『형법강의 각론 I』, 박영사, 1983, 62면; 남흥우, 『형법총론』, 박영사, 1980, 154면; 유기천, 『개정 형법학(형법강의)』, 일조각, 1980, 193면; 정영석, 『형법총론』, 법문사, 1987, 145면; 황산덕, 『형법각론』, 방문사, 1983, 176면; 정성근, 『형법총론』, 법지사, 1996, 270면; 배종대, 『형법총론』(제11판), 홍문사, 2013, 322면.

15. 대법원 1976.6.8. 선고 76도144 판결: "피고인이 태반의 일부를 떼어낸 행위는 그 의도, 수단, 절단부위 및 그 정도 등에 비추어 볼 때 의사로서의 정상적인 진찰행위의 일환이라고 볼 수 있으므로 형법 제20조 소정의 정당행위에 해당한다."; 대법원 1978.11.14. 선고 78도2388 판결: "의사가 인공분만기인 '샥숀'을 사용하면 통상 약간의 상해 정도가 있을 수 있으므로 그 상해가 있다 하여 '샥숀'을 거칠고 험하게 사용한 결과라고는 보기 어려워 의사의 정당업무의 범위라고 할 수 없다."

게 되어 환자의 신체를 단지 치료행위의 객체로만 보는 문제점이 있다는 비판이 제기되고 있다.[16]

(2) 피해자의 승낙에 의한 위법성조각설

다음으로 치료행위는 상해죄나 업무상 과실치사상죄의 구성요건에 해당하지만 피해자의 승낙 또는 추정적 승낙에 의하여 위법성이 조각된다는 견해가 있다.[17] 이 견해는 환자의 자기결정권(自己決定權, Selbstbestimmungsrecht)을 중심으로 의사의 치료행위를 형법적으로 파악하려는 것이기 때문에 환자의 명시적인 반대의사에도 불구하고 치료행위를 하였다면 위법성이 조각되지 않으나(소위 '전단적 치료행위'[18]), 환자에게 승낙능력이 없는 상태였다면 추정적 승낙 또는 긴급피난에 해당하는지 여부를 검토할 수 있다고 한다. 이것은 독일 판례의 일관된 태도이며,[19] 대법원도 이 견해를 지지한 판례가 있다.[20] 이 견해는 의료에 있어 환자의 주체성과 관련한 자기결정권의 보호라는 측면에서 타당하지만 환자의 승낙을 결한 전단적 치료행위라도 성공하여 건강이 유지되거나 증진된 경우에도 상해죄 등이 성립하게 된다는 난점이 있다.[21]

---

16. 이재상, 『형법총론』(제7판), 박영사, 2011, 282~283면; 김일수, 『형법학원론』, 박영사, 1988, 600면; 김영환, 「의료형법에 관한 형법적 고찰」, 성시탁 교수 화갑기념논문집, 1993, 276면 이하.

17. 임웅, 『형법총론』(제6정판), 법문사, 2014, 221~222면; 박상기, 『형법총론』(제8판), 박영사, 2009, 158~160면; 박광민, 「형법상 의사의 치료행위의 본질」, 『성균관법학』(제12호), 2000, 147~148면 참조.

18. 이에 관한 자세한 분석으로는 이재석, 앞의 논문, 80면 이하; 신동일, 「형법상 의료행위와 설명의무」, 『형사정책연구』(제14권 제1호, 2003 봄호), 한국형사정책연구원, 233면 이하 참조.

19. RGSt 25, 375; RGSt 38, 34; RGSt 74, 91, 92; BGHSt 11, 111, 112; BGHSt 12, 379; BGHSt 16, 309; OLG Hamm MDR 1963, 520; OLG Hamburg NJW 1975, 603.

20. 대법원 1993.7.27. 선고 92도2345 판결: "의학에 대한 전문지식이 없는 피해자에게 자궁적출수술의 불가피성만을 강조하였을 뿐 진단상의 과오가 없었으면 당연히 설명받았을 자궁외임신에 관한 내용을 설명받지 못한 피해자로부터 수술승낙을 받았다면 위 승낙은 부정확 또는 불충분한 설명을 근거로 이루어진 것으로서 수술의 위법성을 조각할 유효한 승낙이라고 볼 수 없다."

21. 정현미, 앞의 보고서, 28면; 위법성조각설의 비판점에 대한 자세한 설명은 김경화, 「의료행위의 형법적 한계」, 동아대학교대학원, 법학박사학위논문, 2001, 43면 참조.

(3) 구성요건해당성 배제설

앞의 두 견해와는 달리 의사의 치료행위는 의학적 적응이 있고 치료목적으로 의술의 법칙에 따라 행해지는 한 환자의 승낙 유무를 불문하고 생리적 기능을 침해하는 행위인 상해죄의 구성요건해당행위는 없다고 하는 견해가 있다.[22] 현재 독일의 통설적 견해[23]이며, 우리나라에서도 점차 많은 학자들의 지지를 받고 있다. 이 견해의 근저에는 상해는 사람의 생리적 기능을 훼손하려는 것이지만 치료는 본래 건강의 회복 · 유지에 적합한 행위인 점에서 양자는 사회적 · 법적 의미를 달리한다고 하는 인식에 근거하고 있다.

이 견해는 치료행위의 개념을 어떻게 보느냐에 따라 다음과 같이 두 견해로 다시 나뉜다. 일부 견해[24]는 원칙적으로 치료행위는 구성요건해당성이 없다고 보아야 하지만 신체에 중대한 침해가 되는 치료행위는 예외로 취급하여 통상적 치료행위와는 달리 상해죄의 구성요건에 해당하지만 피해자의 승낙에 의하여 비로소 위법성이 조각된다고 한다. 또 다른 일부 견해[25]는 성공한 치료행위(치유된 경우)와 실패한 치료행위(환자의 생명 · 건강을 악화시킨 경우)로 나누어 성공한 치료행위는 신체적 건강이 전체적으로 증진되었거나 유지되었기 때문에 환자의 승낙 유무와 관계없이 상해죄의 구성요건에 해당하지 않으나, 실패한 치료행위는 결과불법을 부정할 수 없지만 의술의

---

22. 김일수 · 서보학, 『새로쓴 형법총론』(제12판), 박영사, 2014, 243면; 유기천, 앞의 책, 183면; 이재상, 앞의 책, 283면; 이형국, 『형법총론』(제4판), 법문사, 2007, 141～142면; 독일에서 이 견해를 주장하는 학자로는 H. Welzel, Das Deutsche Strafrecht, 11. Aufl., Berlin, 1969, S. 289.

23. Dreher/Tröndle, StGB, §223 Rn. 9b; Eser, in: Schönke/Schröder, StGB, §223 Rn. 32 ff.; Hirsch, LK, vor §223 Rn. 3-6; Horn, SK, §223, Rn. 30 ff.; Lackner, StGB, §223 Rn. 8; Maurach/Schroeder/Maiwald, BT I, 8 IV Rn. 26 ff.; Blei, BT, 14 IV; Bockelmann, Strafrecht des Arztes, S. 66 ff.; Krey, BT I, Rn. 215 ff.; Schmidhäuser, BT, 1/5; Welzel, Strafrecht, S. 289; Wessels, BT I, 6 I 2; 이와 같은 독일의 통설적 견해에 대한 자세한 분석으로는 박광민, 앞의 논문, 150면 이하 참조.

24. 김영환, 앞의 논문, 279면 이하; 하태훈, 「의사의 치료행위」, 『고시계』, 2001.8, 36면 이하; 독일의 견해로는 Eser, in: Schönke/Schröder, StGB, §223 Rn. 31, 33; Horn, SK, §223, Rn. 35 ff.; Krauß, in: Bockelmann-FS, S. 557, 574 ff.; Schröder, NJW 1961, 952.

25. 이재상, 앞의 책, 282～283면; 독일의 견해로는 Blei, BT, 14 IV 1c; Bockelmann, in: Ponsold, Lehrbuch, S. 35; Engisch, ZStW 58(1939), 9; Hardwig, GA 1965, 163; Hirsch, LK, vor §223 Rn. 3 ff.; Kohlrausch/Lange, Strafgesetzbuch, 223 III; Maurach/Schroeder/Maiwald, BT I, 8 IV Rn. 30, 34, 35.

법칙에 따른 행위라면 발생한 결과에 대한 고의가 없으므로 상해의 고의를 인정할 수 없고, 주의의무 위반이 없기 때문에 과실도 인정할 수 없다. 그러나 의술의 법칙에 반하는 경우에는 상해죄 또는 업무상 과실치사상죄의 구성요건해당성과 위법성을 조각할 수 없다고 한다. 이 견해에 따르면 대다수 의사의 치료행위가 상해죄와는 무관하게 되므로 결국 환자의 자기결정권을 침해하는 전단적 치료행위로 흐를 때는 감금죄나 강요죄 등에 의해 불충분하게 보호될 수밖에 없다는 단점이 생긴다.[26]

2. 소 결

생각건대 오늘날 의사의 치료행위는 다음과 같은 두 가지 관점이 고려되어야 한다. 먼저, 의사와 환자의 관계에 있어 환자는 더 이상 치료행위의 객체로서가 아닌 주체로서 평가되어야 하며, 치료행위도 의사의 일방적인 행위가 아닌 환자와의 협력관계에서 이루어지는 공동행위라는 점이다. 이러한 관계를 고려할 때 환자의 자기결정권을 보호하는 법익이 강조되어야 함은 부인할 수 없다.

다른 한편으로 의사의 치료행위에 대한 형법적 통제는 가장 최후수단으로 기능해야 한다는 점이다. 지나치게 사전단계에서 의사의 치료행위를 형법적 수단으로 통제했을 경우 의사의 치료행위는 위축되고, 소극적 · 방어적 치료만을 할 것이므로 궁극적으로는 환자의 권리를 침해할 가능성이 높기 때문이다. 따라서 현행 형법처럼 환자의 자기결정권을 침해한 전단적 치료행위에 관한 독자적인 구성요건이 없는 상황에서 형법 해석론상 의사의 치료행위는 원칙적으로 다음과 같이 사례를 나누어 해결하는 방식이 타당하고 여겨진다.[27] 첫째, 신체나 건강의 본질적인 침해가 없는 성공한 치료행위는 이미 결과불법이 없으므로 상해죄의 구성요건에서 배제된다. 다만 행위불법이 극단적으로 문제되는 예외적인 경우, 즉 '의술의 법칙'과의 합치성이나 '피해자의 양해'가 없는 경우는 각각의 문제되는 구성요건해당성의 여부부터 검토한다. 둘째, 본질적인 신체나 건강의 침해가 있는 경우, 즉 실패한 의료행위에는 ① 의학적 적응사유에 합당한 치료의 필요성, ② 의술의 법칙과의 합치성, ③ 의사

26. 김상호 · 김경화, 「의료행위와 형사책임의 유형」, 『동아논총』(제38집), 2001.12, 동아대학교, 127면.
27. 같은 취지로 김영환, 앞의 논문, 290~294면.

의 '설명의무'(說明義務, Aufklärungspflicht)를 전제한 환자의 유효한 승낙, ④ 의사의 치료목적이나 치료경향이라고 하는 4가지 요건이 동시에 충족되는 경우에만 상해죄의 구성요건에서 배제할 수 있다. 이상과 같은 요건들을 충족하는 의료행위는 그 근거가 무엇이 되었건 형사처벌의 대상이 되지 않는다고 보는 것이 타당하다. 이에 반해 4가지 요건 중 하나의 요건이라도 충족되지 않는 경우에는 일단 상해죄 내지 업무상 과실치사상죄의 구성요건해당성을 인정하고, 그 위법성조각 여부를 판단하면 될 것이다.

이와 같은 입장은 의사의 대체의료행위에도 동일하게 적용될 수 있다. 다만 대체의료행위의 경우에는 사람의 생명 · 신체에 대한 위험이 더욱 높고, 보건위생상 중대한 부작용이 발생할 수 있으므로 상해죄 내지 업무상 과실치사상죄의 가벌성 심사에 있어 엄격한 기준이 요구된다. 따라서 현재 대체의료행위에 대한 통일적인 규제입법이 없고 충분한 과학적 · 객관적 임상실험이 담보되지 않은 상황에서 대체의료행위의 위법성조각은 엄격해야 한다.[28]

Ⅲ. 형법적으로 문제되는 의료행위의 유형

앞서 설명한 치료목적, 의학적 적응성, 의술의 적정성 및 환자의 동의라는 의료행위의 4가지 적법성의 요건을 충족한 의료행위는 상해죄의 구성요건에 해당하지 아니하며, 법적으로 문제되지 아니한다. 그러나 형법적으로 문제되는 의료행위는 다음의 6가지 형태로 나누어 볼 수 있다. ① 무면허의료행위, ② 의사의 진료거부행위, ③ 의술의 법칙에 적합하지만 실패한 의료행위, ④ 의술의 법칙에도 적합하지 아니할 뿐만 아니라 결과에 있어서도 실패한 의료행위, ⑤ 환자의 동의가 없는 상태에서의 의료행위, ⑥ 치료목적이 결여된 의료행위 등이다.[29]

---

28. 같은 취지로 최재천 · 박영호 · 홍영균 공저, 앞의 책, 198면.
29. 이하 정현미, 앞의 보고서, 36면 이하; 최재천 · 박영호 · 홍영균 공저, 앞의 책, 46면 이하 참조.

1. 무면허의료행위

우리나라에서는 의료행위가 야기하는 국민건강상의 위해를 줄이고, 위료행위를 효율적으로 통제 · 관리하기 위하여 일정한 자격을 갖춘 자에 의해 의료행위가 이루어지도록 엄격하게 규제하고 있다. 의료법은 의료인이 아니면 누구든지 의료행위를 할 수 없으며, 의료인도 면허된 이외의 의료행위를 할 수 없도록 하고 있고(동법 제27조 제1항), 의료인이 아니면 의사 · 치과의사 · 한의사 · 조산사 또는 간호사의 명칭이나 이와 유사한 명칭을 사용하지 못하도록 하고 있으며(동법 제27조 제2항), 누구든지 영리를 목적으로 환자를 의료기관 또는 의료인에게 소개 · 알선, 기타 유인하거나 이를 사주하는 행위를 할 수 없다(동법 제27조 제3항)고 규정하고 있다. 의료법은 이러한 금지행위를 위반한 경우의 제재수단으로서 징역이나 벌금과 같은 형벌규정을 두고 있다. 즉 의료법 제27조 제1항을 위반한 자에 대하여 5년 이하의 징역 또는 2천만원 이하의 벌금(동법 제87조), 제27조 제2항을 위반한 경우 300만원의 벌금(동법 제90조), 제27조 제3항을 위반한 자에 대하여 3년 이하의 징역 또는 1천만원 이하의 벌금에 처하고 있다(동법 제88조).

의료법이 의료행위 일반에 대한 규제법으로서 일반법이라고 할 때, 의료법에 대한 특별법에 해당하는 보건범죄 단속에 관한 특별조치법 제5조는 영리목적으로 무면허의료행위를 한 경우 가중처벌하고 있다. 즉 의료법 제27조의 규정을 위반하여 영리를 목적으로 의사가 아닌 자가 의료행위를 하거나, 치과의사가 아닌 자가 치과의료행위를 한 경우 또는 한의사가 아닌 자가 한방의료행위를 업으로 한 경우에 무기 또는 2년 이상의 징역에 처한다. 이 경우 100만원 이상 1천만원 이하의 벌금을 병과하도록 하고 있다.

우리나라 대법원은 "일반적으로 면허 또는 자격 없이 침술행위를 하는 것은 의료법 제25조의 무면허의료행위(한방의료행위)에 해당되어 같은 법 제66조에 의하여 처벌되어야 하고, 수지침 시술행위도 위와 같은 침술행위의 일종으로 의료법에서 금지하고 있는 의료행위에 해당하며, 이러한 수지침 시술행위가 광범위하고 보편화된 민간요법이고, 그 시술로 인한 위험성이 적다는 사정만으로 그것이 바로 사회상규에 위배되지 아니하는 행위에 해당한다고 보기는 어렵다고 할 것이나, 수지침은 시술부위나 시술방법 등에 있어서 예로부터 동양의학으로 전래되어 내려오는 체침의 경우와 현저한 차이가 있고, 일반인들의 인식도 이에 대한 관용의 입장에 기울어져 있으므로, 이러한 사정과 함께 시술자의 시술의 동기, 목적, 방법, 횟수, 시술에 대한 지식 수준, 시술경력, 피시술자의 나이, 체질, 건강상태, 시술행위로 인한 부작용 내지 위험 발생 가능성 등을 종합적으로 고려하여 구체적인 경우에 있어서 개별적으로 보아 법질서 전체의 정신이나 그 배후에 놓여 있는 사회윤리 내지 사회통념에 비추어 용인될 수 있는 행위에 해당한다고 인정되는 경우에는 형법 제20조 소정의 사회상규에 위배되지 아니하는 행위로서 위법성이 조각된다"[30]고 판시한 바 있다.

2. 의사의 진료거부행위

의사의 진료의무는 근본적으로 사법상 의무이지만, 그 의무가 강제된다는 점에서 일종의 공법상 의무라고 보아야 한다. 따라서 의사가 정당한 이유 없이 진료를 거부하는 행위는 의료법에 의해 형사처벌을 면치 못한다. 즉 의료법은 의료인은 진료 또는 조산의 요구를 받은 때 정당한 이유 없이 이를 거부하지 못하고(동법 제15조 제1항), 이를 위반한 자는 1년 이하의 징역 또는 300만원 이하의 벌금에 처한다고 규정하고 있다(동법 제89조). 의료인은 응급 환자에게 응급의료에 관한 법률에서 정하는 바에 따라 최선의 처치를 하여야 한다고 규정하고 있다(의료법 제15조 제2항).

그리고 응급의료에 관한 법률은 응급의료 종사자는 업무 중에 응급의료를 요청받거나 응급 환자를 발견하면 즉시 응급의료를 하여야 하며, 정당한 사유 없이 이를 거부하거나 기피하지 못한다(동법 제6조 제2항). 이를 위반하여 응급의료를 거부 또는 기피한 응급의료 종사자는 3년 이하의 징역 또는 1천만원 이하의 벌금에 처한다고 규정하고 있다(동법 제60조 제2항).

3. 의술의 법칙에 적합하지만 실패한 의료행위

의사가 의술의 법칙에 적합하게 진료에 임한 경우라면 질병의 치유라는 결과가

30. 대법원 2000.4.25. 선고 98도2389 판결.

발생하지 않은 경우라도 민 · 형사상 책임을 지지 아니한다.

4. 의술의 법칙에 적합하지 않고 실패한 의료행위

의료과실의 전형적인 사례는 의사의 치료방법이 의술의 법칙에 합치되지 않고, 결과도 성공적이지 않는 경우이다. 이러한 경우에 업무상 과실치사상죄를 고려하게 된다. 과실의 판단기준은 의술의 법칙에 합치하지 않은 행위가 업무상 주의의무 위반으로 인한 것인가 하는 것이다. 의술의 법칙에 따르지 않은 원인은 진단과오, 치료방법 선택상 과오, 시술상 과오 등 치료행위과정 중에 발생할 수 있는 모든 실수가 될 수 있다. 의학적 지식의 부족이나 경험미숙으로 인하여 적절한 처치를 하지 못한 경우에도 의료과실을 인정할 수 있다.

5. 환자의 동의가 없는 상태에서의 의료행위

의료행위가 적법하기 위해서는 환자의 동의하에 의료행위가 행해져야 한다. 치료목적으로 의술의 법칙에 합치된 치료행위를 하여 결과가 성공적인 경우라 하더라도 환자의 자기결정권을 침해한 행위는 위법하다고 평가된다.

이러한 행위에 대해 어떤 형사책임을 물을 것인가의 문제와 관련해 통설은 환자의 동의 없는 전단적 치료행위는 상해죄에 해당한다고 보고 있다. 이에 반해 소수설은 우리 형법상 환자의 자기결정권에 반한 치료행위를 처벌할 수 있는 적절한 규정이 없기 때문에 단지 강요죄나 감금죄로써 처벌할 수 있다고 한다.

생각건대 통설이나 소수설 모두 일정한 비판이 제기될 수밖에 없기 때문에 환자의 동의를 결한 의료행위를 형법상의 상해죄, 강요죄 또는 감금죄를 적용하여 처벌하기는 어렵다고 본다. 따라서 이 문제는 전단적 치료행위에 대한 구성요건의 도입을 검토하는 등 입법정책으로 해결해야 한다.[31]

31. 이에 대해 자세한 설명은 아래 제3절 참조.

6. 치료목적이 결여된 의료행위

의료의 주관적 요건으로 치료목적이 필요한데, 의사가 치료목적 없이 환자의 신체를 침해한 경우 상해죄의 구성요건에 해당한다. 치료목적 없는 의사의 신체훼손은 환자를 상대로 인체실험하는 경우가 대표적이다. 하지만 인체실험과는 달리 주관적으로 질병의 치료에 목적을 두고 있으나, 아직 보편적이지 않은 방법을 시도하는 경우인 임상의학연구는 일정한 한도 내에서 허용될 수 있다. 즉 임상의학연구는 다른 치료방법이 없고, 환자의 동의가 있으며, 이러한 시도로 인해 환자가 얻는 사실상 이익이 위험에 비해 클 경우에 한하여 허용될 수 있다.

제2절 의료과실과 형사책임

I. 의료행위에서 의사의 주의의무

의사가 치료목적 없이 환자를 상대로 인체실험을 하는 경우에 살해나 상해의 고의가 인정되어 살인죄나 상해죄의 고의범으로 다루면 되겠지만 현실에서 이러한 예는 극히 드물다. 의료행위로 인하여 형법적으로 문제가 되는 경우는 대체로 의사의 시술상 과실이 존재하여 업무상 과실치사상죄가 성립하는지의 여부이므로, 여기서는 의사의 과실 유무, 즉 주의의무 위반의 유무에 대한 판단을 중심으로 살펴보고자 한다.[32]

1. 의사의 주의의무

형법상 과실(過失, Fahrlässigkeit)이란 정상의 주의를 태만히 함으로써 죄의 성립

32. 이하 김경화, 앞의 논문, 46면 이하; 정현미, 앞의 보고서, 43면 이하; 최재천 · 박영호 · 홍영균 공저, 앞의 책, 51면 이하 참조.

요소인 사실을 인식하지 못하는 것을 말한다. 다시 말하면 주의의무를 위반함으로써 행위자의 의사에 반하여 구성요건을 실현하는 것이 바로 과실이라고 할 수 있다. 이와 같이 사회생활에서 요구되는 주의의무를 위반함으로써 구성요건적 결과가 발생한 경우에 형벌이 과하여지는 범죄가 바로 과실범(過失犯)이다. 이러한 과실범은 법률에 특별한 규정이 있는 경우에 한하여 처벌한다(형법 제14조[33]).[34]

의료과실에 있어서도 원칙적으로 형법상 과실개념이 그대로 적용된다. 따라서 과실판단의 기초가 되는 것은 의사의 주의의무이다. 의사의 주의의무는 의료행위 당시의 일반 의학적 지식 정도의 능력을 갖춘 의사가 통상적으로 베풀어야 할 주의의무이다. 그런데 우리 형법상 의사의 주의의무는 통상인의 주의의무가 아니라, 전문가로서의 주의의무를 요하는 점에서 특색이 있다. 이는 의사의 업무 자체가 위험을 내포하고 있어 위험실현의 예견 가능성이 크므로, 의사는 의료행위시에 주의력을 집중하여 의료행위과정에서 주의의무를 다하여 결과를 회피하기 위한 조치를 강구할 의무가 있기 때문이다. 그리하여 의료행위에서 의사의 주의의무 위반은 업무상 과실치사상죄(형법 제268조)로서 과실상해죄(형법 제266조)와 과실치사죄(형법 제267조)에 비하여 가중처벌된다.

(1) 주의의무의 내용

결과 발생을 방지하기 위하여 필요한 주의의무란 행위자가 사전에 주의력을 집중하여 구체적인 행위로부터 발생할 수 있는 보호법익에 대한 위험을 인식하고 구성요건적 결과의 발생을 방지하기 위하여 적절한 방어조치를 취할 것을 말한다. 따라서 이러한 주의의무의 내용은 의료행위시 환자의 사망이나 상해와 같은 악결과를 예견할 주의의무(결과예견의무)와 그것을 회피할 주의의무(결과회피의무)라는 이중구조를 갖는다.

---

33. 형법 제14조(과실) 정상의 주의를 태만함으로 인하여 죄의 성립요소인 사실을 인식하지 못한 행위는 법률에 특별한 규정이 있는 경우에 한하여 처벌한다.

34. 형법은 실화(제170조) · 과실일수(제181조) · 과실교통방해(제189조 제1항) · 과실치사상(제266조, 제267조, 제268조) 및 과실장물취득(제364조)의 다섯 가지 죄의 과실범을 벌하고 있다.

우리나라 대법원도 "의료과실 사건에 있어서 의사의 과실은 결과 발생을 예견할 수 있었음에도 불구하고 그 결과 발생을 예견하지 못하였고, 그 결과 발생을 회피할 수 있었음에도 불구하고 그 결과 발생을 회피하지 못한 과실이 검토되어야 한다"[35] 고 하여 의료행위에서도 결과예견의무와 결과회피의무의 준수를 요구하고 있다.

가. 결과예견의무

결과예견의무(結果豫見義務)란 행위시의 범죄사실, 구성요건의 결과를 예견해야 하는 의무를 말한다. 의사는 의료행위시에 환자의 생명·신체에 대한 침해행위가 발생할 수 있음을 인식·예견할 의무가 있다. 인식·예견의 정도는 결과가 확실히 발생한다고 인식할 필요는 없고, 임상의학적으로 실증되고 공개된 것으로 판단하여 위험의 발생이 사정에 따라 있을 수 있다고 예견하면 충분하다.

의사는 개별적으로 의료행위를 할 당시에 당해 의료행위에 따른 고유한 위험 발생의 가능성이 있는지를 판단하고, 그 위험을 방지하기 위하여 임상적·병리적 진단의 가능성과 예비테스트, 기타 검사법의 유무를 확인해야 한다. 그러나 형법상 예견 가능성은 반드시 의학적 예견 가능성을 요구하는 것은 아니다. 사실상 위험이 존재하더라도 아직 그 위험이 발견되지 않았거나, 그 위험 발생의 사실이 일반인들에게 알려지지 아니한 경우에 의학적으로는 예견 가능하다고 할 수 있지만, 법적으로는 예견 가능성을 인정할 수 없다.

우리나라 대법원은 "외상성 장파열과 장폐색증은 조기감별이 어려울 뿐 아니라 복부통증을 호소하는 피해자에 대한 조기진단에 나타난 모든 자료, 특히 엑스선 촬영 결과에 특기할 만한 점이 없으며 복벽강직 증상과 반사통을 호소하지 아니하므로 피해자를 일단 급성위확장 및 마비성 장폐색증으로 진단하고, 이에 대한 대증요법을 시행하면서 확진을 위하여 계속 외과적 관찰을 하여 온 피고인의 소위는 통상 의사에게 요구되는 진단방법과 그 증상에 대한 통상의 치료방법을 사용하였다 할 것이어서 피고인에게 과실이 있다고 단정하기 어렵다"[36]고 하여 예견 가능성이 없다는 것

---

35. 대법원 1984.6.12. 선고 82도3199 판결.

36. 대법원 1984.4.24. 선고 82도1882 판결.

을 주된 이유로 의사의 형사책임을 부정하였다.

나. 결과회피의무

결과회피의무(結果回避義務)란 어떤 행위를 함으로 인하여 위험한 결과가 발생할 수 있다는 인식·예견을 하였다면, 그러한 위험한 결과의 발생을 방지하기 위하여 결과 발생을 회피할 의무를 말한다. 의사가 의료행위시에 환자의 생명과 건강의 침해위험성을 예견하였다면 이 위험성을 방지하는 데 필요한 행위를 할 의무를 진다. 질병과 그 치료에 따르는 위험을 방지하기 위하여 각종 검사를 하고, 확인하며, 적절한 치료방법을 선택해야 하는 것이다.

여러 가지 결과회피수단 중에서 가장 확실도가 높은 수단을 취하는 것이 과학적으로 바람직하지만, 법적으로 항상 그것을 요구할 수는 없다. 의사가 결과회피의무를 다하였는가는 예상되는 위험의 개연성, 위험의 원인이 되는 행위의 목적, 성질, 다른 위험 방지조치의 유효성, 환자측의 피해 방지능력 등 여러 가지 사정들을 종합적으로 고려하여 판단해야 한다.

의료과실 판단에서 결과회피의무는 현대의학의 지식, 기술에 의하여 회피할 수 있는 위험, 즉 결과회피 가능성이 인정되는 경우에만 결과회피의무 위반이 된다. 그러므로 의사가 환자의 진료를 맡아 치료를 함에 있어 환자의 질병이 더욱 악화되었다 하더라도 결과회피 가능성이 없었다면 그에 대해 책임을 물을 수 없다.

(2) 주의의무의 판단기준

과실범의 성립요소인 주의의무 위반의 판단기준에 대해 크게 객관설과 주관설의 대립이 있다. 객관설은 주의의무 위반의 유무를 판단함에 있어 행위자의 개인적인 특별한 능력은 고려하지 말고, 일반적 평균인의 주의능력을 표준으로 해야 한다는 견해이다. 여기서 평균인이라 함은 행위자가 소속한 집단 내에서의 신중하고 사려 깊은 사람을 의미한다.[37] 다만 객관설에서도 행위자의 특별한 능력은 고려하지

37. 이 견해는 사회일반인의 주의능력을 주의의무 위반의 판단기준으로 하므로 일반인표준설이라고도

않으나, 행위자의 특별한 지식과 경험은 주의의무 위반의 판단에서 고려되어야 한다고 본다. 반면에 주관설은 주의의무 위반을 행위자의 개별적 주의의무 위반으로 파악한다. 이를 개별적 주의의무 위반설이라고도 하는데, 주의의무 위반은 행위자의 결과 발생 가능성의 인식을 전제로 하므로 오로지 개인의 능력과 지식을 기준으로 판단해야 한다는 것이다. 행위자가 평균인 이상의 능력을 가졌다면 그가 할 수 있는 모든 조치를 취할 의무가 있으며, 그렇게 한다고 해서 능력 있는 사람에게 부당하게 과중한 부담을 주는 것은 아니라고 한다.

생각건대 불법단계에서 주의의무는 사회생활에 있어 그 이행이 요구되는 의무로서, 행위자 개인에 대한 책임비난의 문제와는 구별되어야 하므로 구성요건단계에서는 사회일반인을 표준으로 하는 객관설이 타당하다. 대법원도 "의료사고에 있어 과실의 유무를 판단함에는 같은 업무와 직무에 종사하는 일반적 보통인의 주의 정도를 표준으로 하여야 하며, 이에는 사고 당시의 일반적인 의학의 수준과 의료환경 및 조건, 의료행위의 특수성 등이 고려되어야 한다"[38]고 판시하고 있다. 따라서 의료행위시에도 평균적인 통상의 사려 깊은 의사라면 법익침해의 결과를 예견하고 회피할 수 있었느냐가 기준이 된다. 그 결과 '통상의 의사' 내지 '평균적 의사'의 능력에 못 미치는 자가 개인능력을 모두 발휘했다 하더라도 객관설에 따라 일단 과실범의 불법은 인정되어야 한다. 이때 평균 수준에 못 미치는 개인능력만을 발휘한 경우에는 책임조각이 가능할 뿐이다. 다만 평균 수준에 못 미치는 개인능력을 인식하면서도 행위를 감행한 경우에는 이른바 인수책임(引受責任, Übernahmeverschulden)이 인정될 수 있고, 책임비난도 가능하다. 예를 들어 최신 의료교육을 받지 못하여 평균 수준의 의료능력이 없는 자가 환자를 인수하여 의료행위를 감행한 경우 주관적 주의의무 위반이 인정된다. 이러한 경우를 책임비난이 앞당겨지는 인수책임이라고 한다.[39]

하며, 우리나라 통설의 입장이다.

38. 대법원 1999.12.10. 선고 99도3711 판결.

39. 김일수 · 서보학, 앞의 책, 335면; 배종대, 앞의 책, 701면; 손동권 · 김재윤, 『새로운 형법총론』, 율곡출판사, 2011, 354면; 이형국, 앞의 책, 330면.

2. 의료과실에서 과실인정의 기준

의료행위에서 의사의 주의의무 위반이 객관적으로 판단된다는 점에는 다른 일반 과실범과 동일하지만, 의료행위가 지닌 특수성과 난점을 고려한다면 일반적 · 객관적 기준으로서 의학 수준과 의료행위의 재량성이 우선적인 의료과실의 판단기준이 된다. 다음으로 의료과실 인정의 개별적 · 구체적 기준으로는 지역성, 전문성, 긴급성 및 환자의 특이체질 등이 고려되어야 한다. 이와 같은 형사상 의료과실의 인정기준은 민사상 손해배상책임의 요건으로서 과실의 인정기준과 동일하다. 따라서 의료행위의 결과로서 어떤 위해가 발생하였다는 사실만 가지고 의료과실을 논하는 것은 타당하지 않으며, 의료과실 인정을 위한 일반적 · 객관적 기준과 개별적 · 구체적 기준[40]을 검토하여 과실 유무를 판단할 것이 요구된다. 다만 앞서 설명한 바와 같이 민 · 형사상 과실인정의 기준이 동일하다 하더라도 과실이 인정되는 범위에는 차이가 있음에 유의해야 한다. 이는 민사상 과실은 피해자 구제라는 관점에서 비교적 경미한 형식적인 부주의가 있어도 과실이 인정될 수 있으나, 형사상으로는 가장 강력한 제재수단인 형벌로 강제할 만한 상당히 고도의 실질적인 부주의가 있어야 그 과실이 인정될 수 있기 때문이다.

3. 주의의무 위반의 제한원리

(1) 허용된 위험의 법리

가. 의 의

과실범에서 불법의 기본요소는 행위위험에 대한 예견 가능성과 회피 가능성이다. 그러나 '위험사회'(危險社會, Risikogesellschaft)[41]라고까지 불리는 현대산업사회

40. 이에 대한 자세한 설명은 제3장 제2절 I. 3. 참조.

41. 1986년 독일의 사회학자 울리히 벡(Ulrich Beck)은 후기 산업사회의 급격한 발전의 어두운 측면을 지적하면서 "위험사회"(Risikogesellschaft)라는 개념을 처음으로 제시하였는데, 그는 구체적으로 위험사회를 인간이 이룩한 산업기술이 부정적인 결과로서 가져올 수 있는 인류말살 가능성으로부터

에 있어서는 예견하고 회피할 수 있는 위험(Risiko)이라도 불가피한 것이 적지 않다. 예컨대 자동차 · 해상 · 항공교통, 공장 운영, 지하자원의 채굴, 원자력발전소의 운영, 거대한 구조물의 건축 등은 최상의 안전조치를 취한다 하더라도 회피하기 어려운 위험을 내포하고 있다. 이러한 위험은 객관적으로 예견 가능하다. 이 경우에 그 위험성에만 근거하여 현대생활에 유용한 행위를 전적으로 금지할 수 없다. 즉 이러한 위험원은 '허용된 위험'(許容된 危險, erlaubtes Risiko)으로 인정할 수밖에 없다. 이렇듯 사회적으로 위험한 행태라 하더라도 허용된 위험의 범위를 벗어나지 않는 한, 법익침해의 결과를 이유로 그것을 행위자에게 객관적으로 귀속시킬 수 없다고 하는 것이 바로 허용된 위험의 이론이다. 이러한 허용된 위험의 이론은 과실범에 관한 한 객관적 주의의무의 제한원리가 된다. 행위자가 허용된 위험의 범주 내에서 움직이는 한 설령 타인에 대한 위험을 예견(가능)했다 하더라도 그것만으로 주의의무를 위반했다고 종국적으로 평가할 수는 없기 때문이다.

허용된 위험의 법적 성격에 관하여 허용된 위험에 의해 법익침해의 결과가 발생하더라도 형법의 구성요건해당성 자체가 배제된다는 '구성요건해당성배제사유설'(통설), 허용된 위험에 의한 행위는 정당방위나 긴급피난 같이 독자적인 위법성조각사유가 된다는 '위법성조각사유설', 그리고 과실행위를 일반적인 주의의무 위반과 예견 가능성으로 파악하여 허용된 위험행위의 결과 발생은 책임을 배제한다는 '책임조각사유설'의 견해대립이 있다. 그러나 어떤 견해에 의하더라도 허용된 위험의 독자성을 인정하기에는 미흡하다. 허용된 위험은 구체적인 형법문제를 해결하기에는 너무 포괄적이고 추상적이며, 이 법리에 의하지 않고도 정당행위, 긴급피난, 과실범이론 등에 의하여 대부분 실정법적 해결이 가능하기 때문이다. 그러므로 허용된 위험의 법리는 독자적 해결기능을 가진 개념이나 원칙이라고 볼 수 없다. 다만 그것은 우리 사회가 안고 있는 다양한 위험원을 형법적 의미에서 총체적으로 정당화하는 관념적 기능을 갖는다고 할 수 있다.[42]

도전을 받는 시대, 발전의 어두운 면이 점차로 공동체의 분쟁을 결정하는 시대라고 정의하고 있다. 그는 시대 변화에 따른 공동체(사회)의 변화에 주목하여 위험사회를 정의하고자 하였다. 따라서 현대의 기술과 경제의 발전이 이룩한 윤택한 생활과 함께 위험을 수반하는 수많은 생산물들이 어두운 그림자를 드리우고 있다고 보았으며, 이러한 사회를 바로 위험사회로 정의하였다(Ulrich Beck, Risikogesellschaft. Auf dem Weg in eine andere Moderne, Frankfurt am Main 1986, S. 113 ff.).

나. 의료행위와 허용된 위험

일반적으로 의료행위의 영역에도 허용된 위험의 법리가 적용된다. 의료행위는 원래 치료를 목적으로 하는 불가벌적인 신체손상을 수반하는 매우 위험한 행위라고 할 수 있다. 또한 의학은 아직 완벽하게 모든 질병을 파악하고 있지 않다. 그리고 사람의 신체는 다양성과 특이성을 가지고 있기 때문에 의료행위는 커다란 위험성을 본질적으로 내포하고 있다. 의료행위에 종사하는 자는 의료행위로 인해 인체에 초래될 수 있는 위험한 결과를 예견하는 것이 일반적으로 가능하며, 현재 그 가능성을 인식하면서, 더 나아가 감히 위험을 무릅쓰는 경우도 적지 않다. 그러나 이러한 위험성을 내포하고 있는 의료행위는 국민의 건강보호 · 유지와 환자의 치유를 위하여 필수불가결하므로 허용된 위험의 범위를 일탈하지 않는 한, 즉 의학적 적응이 있고, 의술의 법칙에 따라 환자의 동의하에 이루어지는 치료행위라면 법적으로 문제되지 않는다.[43]

(2) 신뢰의 원칙

가. 의 의

신뢰의 원칙(信賴의 原則, Vertrauensgrundsatz)은 오늘날 산업화로 인해 법익침해의 위험이 증가함에 따라 형사책임판단에 관한 새로운 원리로 등장한 것으로 앞서 언급한 허용된 위험의 이론에 토대하고 있으며, 행위자가 어떤 일을 행함에 있어 다른 관여자의 주의 깊은 행위를 신뢰하는 것이 사회적으로 상당할 경우에, 비록 그 관여자가 신뢰에 반하는 부주의한 행위를 했기 때문에 법익침해의 결과가 야기되었다 하더라도, 원래의 행위자는 그 야기된 결과에 대하여 형사책임을 부담하지 않는다는 원칙을 말한다. 이 원칙은 허용된 위험의 이론과 함께 과실범의 객관적 주의의무를 완화하는 기능을 하며, 오늘날 고도의 분업적 공동작업이 이루어지는 모든 형태의 과실범에 대하여 그 적용범위를 확대하는 경향을 보이고 있다. 특히 의료행위영역

---

42. 박상기, 「과실범의 구조」, 『고시연구(1992.7)』, 123면; 배종대, 앞의 책, 691면 이하.

43. 정현미, 앞의 보고서, 60～61면 이하; 최재천 · 박영호 · 홍영균 공저, 앞의 책, 104～105면 참조.

은 신뢰의 원칙이 새롭게 적용되기 시작한 대표적인 분야이다.

신뢰의 원칙은 본래 교통사고와 관련하여 1935년 독일제국법원에서 채택한 이론으로, 그 내용은 스스로 교통규칙을 준수한 운전자는 특별한 사정이 없는 한 다른 교통 관계자가 교통규칙을 준수할 것이라고 신뢰하면 족하고, 다른 교통 관계자가 교통규칙에 위반하여 비이성적으로 행동할 것까지 예견하여 이에 대한 방어조치를 취할 의무는 없다는 것이다. 우리나라 대법원도 신뢰의 원칙을 1957년에 이른바 '기관차조수견습 사건'[44]에 처음 채택하여 지금까지 도로교통에 계속 적용하고 있다. 최근에 의료과실에 관한 사건에도 신뢰의 원칙을 적용하는 판결이 나타나고 있다.

현실적으로 대부분의 의료행위는 의사 단독으로 행하기보다 의사뿐만 아니라 간호사를 비롯한 다른 다수의 의료관여자들의 긴밀한 협력과 분업에 의한 팀(Team) 의료가 이루어지고 있다. 이와 같은 의료인들의 분업적 협력은 고도로 발달한 현대 의료에서 불가피한 요청이다. 따라서 이러한 분업적 의료행위의 경우에도 다수인이 참여하는 활동이므로 신뢰의 원칙이 적용될 수 있다. 분업적 의료행위에서 각각의 의료인은 자신이 분담한 업무에서 주의의무를 성실히 이행하면, 다른 의료관여자도 그들 자신의 주의의무를 성실히 이행할 것이라고 신뢰하면 충분하고, 다른 의료인의 주의의무 위반까지 예상하여 의료행위를 할 필요는 없다. 만일 분업적 의료행위에서 신뢰의 원칙이 적용되지 않고 다른 의료인이 맡은 바 업무를 제대로 수행하지 못할 것이라는 의심을 품는다면, 자신이 맡은 업무에도 집중할 수 없다. 예를 들어 수술시에 마취과 전문의와 집도의가 서로를 신뢰하지 않고 상대방을 감독하는 데 주의를 기울여야 한다면 각자의 주의가 분산되어 수술실에서 모든 형태의 공동작업은 불가능하게 될 것이며, 이는 환자에게 추가적인 위험으로 연결될 것이다. 따라서 분업적 의료행위에서 다른 의료인이 행한 치료행위에 대하여 이를 신뢰한 의료인은 형사책임을 제한해야 할 것이다.[45]

---

44. 대법원 1957.2.22. 선고 4289형상330 판결.

45. 이재석, 「분업의료와 신뢰의 원칙」, 『대구법학』(제5호), 2002.8, 1면 이하; 전지연, 「분업적 의료행위에서 형사상 과실책임」, 『형사판례연구[12]』, 한국형사법학회, 2004, 44면; 정현미, 앞의 보고서, 64~65면 참조.

나. 법적 성격

신뢰의 원칙은 자신의 법규준수를 전제하고 객관적 주의의무를 제한하는 점에서 위법성조각사유가 아니라 구성요건해당성배제사유라고 하는 것이 타당하다. 신뢰의 원칙이 주의의무를 제한하는 기능을 가진다는 점에서는 견해가 일치하고 있으나, 과실개념의 내부에서 그것을 어떻게 위치시키느냐에 따라 주의의무의 내용에 관하여 의견대립이 있다. 하지만 주의의무는 결과예견의무와 결과회피의무를 내용으로 하고, 이 원칙은 다른 관여자의 비이성적인 행위를 예견하고 방어조치를 취할 필요가 없다는 이론이므로 주의의무 자체, 즉 결과예견의무와 결과회피의무를 모두 제한하는 기능을 가진 것으로 보는 견해가 타당하다.

신뢰의 원칙은 종래 과실의 인정기준이었던 예견 가능성이라는 심리적 요소 이외에 사회적으로 상당한 주의의 결여라는 규범적 요소를 가미함으로써 예견 가능성이 있는 경우에도 주의의무를 한정하는 기능을 하게 된다. 그러므로 타인의 오류 없는 협력을 신뢰하는 것이 곧 주의의무의 태만은 아니라는 논리적 결론이 도출된다.[46]

다. 적용범위

신뢰의 원칙이 적용되기 위해서는 우선 모든 관여자의 규칙준수를 신뢰할 수 있는 정상적인 관계를 전제로 한다. 즉 각 관여자에게 다른 관여자의 주의 깊은 행위에 대한 신뢰가 있어야 하고, 또 신뢰는 사회적으로 상당하여야 한다. 그리고 그 사회적 상당성 여부는 구체적인 관여자의 주의능력 수준이나 행위상황, 업무영역이나 행위의 성질 등에 따라 다르게 판단된다. 따라서 다음과 같은 특별한 사정이 있는 경우 신뢰의 원칙은 그 적용이 제한된다.

첫째, 스스로 주의의무를 위반한 사람에게는 신뢰의 원칙이 적용될 수 없다. 예를 들어 과속으로 운전한 자는 상대방의 중앙선침범행위에 의한 사고에 대해서 과실책임을 부담해야 한다.[47] 신뢰의 원칙은 객관적 주의의무의 한계를 설정해 줄 뿐이지 타인의 주의를 신뢰하여 행위자 스스로 자신의 주의의무를 위반하여 행위를 해도

46. 정현미, 앞의 보고서, 66~67면 참조.
47. 대법원 1973.1.16. 선고 72도2655.

좋다는 것을 의미하지는 않기 때문이다. 이 경우 행위자 자신의 주의의무 위반행위를 통하여 다른 관여자의 주의의무 위반행위를 야기하거나 또는 그런 행위를 예견할 수 있게 되어 신뢰의 원칙이 적용될 기본관계가 상실되었다고 볼 수 있다.

둘째, 상대방의 규칙준수를 기대할 수 없는 경우에도 신뢰의 원칙 적용이 배제된다. 예를 들어 신체장애인이나 노약자 또는 어린아이 등에 대해서는 지적 능력이 결여되었거나 정신적 · 신체적으로 결함이 있기 때문에 아예 교통규칙을 모르거나 알더라도 규칙준수를 기대할 수 없다. 이러한 경우에 신뢰원칙이 제한된다. 따라서 어린이가 버스 앞으로 느닷없이 뛰어들어와 사고가 난 경우에도 버스 운전자가 전방으로 걸어가는 그 어린이를 목격했다면 과실책임을 부담해야 한다.[48]

셋째, 주의의무가 타인의 행위에 대한 지휘 · 감독 등에 관한 것인 경우에 그 감독자에게는 신뢰의 원칙은 적용되지 않는다. 그러나 타인의 실수를 막기 위한 지휘 · 감독의 책임을 진다는 특별한 사정이 존재하지 않는 경우에 이 원칙이 적용된다. 이 점은 분업적 공동의료행위에 있어 의사와 보조자의 관계에 관련하여 문제가 될 수 있다.[49]

라. 분업적 의료행위에서 신뢰의 원칙 적용

의료기관의 대형화와 전문화에 수반하여 소위 '팀의료행위'라 불리는 분업적 의료행위가 증대함으로써 의료과실에 관하여도 신뢰의 원칙을 적용할 여지가 많아지고 있다. 이때 의료인 상호 간에 업무분담영역이 명확하지 않거나, 의료인 상호 간 의사소통이 불완전하여 조화되지 않는 경우 등을 어떻게 처리할 것인지가 문제된다. 분업적 의료행위에 있어 신뢰의 원칙 적용과 관련하여 문제되는 사례군은 다시 '수평적 분업'(水平的 分業, horizontale Arbeitsteilung)과 '수직적 분업'(垂直的 分業, vertikale Arbeitsteilung)으로 대별할 수 있다. 전자는 수술에 공동으로 참여하고 있는 외과 전문의와 마취과 전문의와 같이 각자 독립적인 영역에서 상호 대등한 정도의 권한과 함께 상대의 지시로부터 자유로운 위치에 있음에 반하여, 후자는 전문의와 수

48. 대법원 1970.8.18. 선고 70도1336.
49. 정현미, 앞의 보고서, 67~68면 참조.

련의, 의사와 간호사처럼 상하의 인적구조 관계로서 상위자의 지휘 · 감독권과 하급자의 순응을 특징으로 하고 있다.

따라서 다음에서는 수평적 분업과 수직적 분업이라는 분업적 의료행위의 대표적 사례군을 중심으로 의사 상호 간, 의사와 다른 의료 종사자 간, 그리고 의사와 환자의 신뢰의 원칙에 대하여 살펴보고자 한다.

(가) 의사 상호 간의 신뢰의 원칙

a. 수평적 의료분업

앞서 언급한 바와 같이 수평적 의료분업은 분업에 참가한 사람들 사이에 지시 · 감독의 관계가 존재하지 않으며, 참가자들이 상호 독립적 권한영역에서 대등한 정도의 분야별 권한을 가지고, 각기 자신의 분업영역에 대한 독자적인 의료조치를 취할 수 있는 경우에 인정된다. 수평적 의료분업의 경우 의료인들 사이에 일반적으로 신뢰의 원칙이 적용된다. 그러나 신뢰의 원칙을 수평적 의료분업의 모든 경우에 적용할 것인가는 다소 문제가 있다. 수평적 의료분업이 존재하는 경우를 참가한 의료인 사이의 관계를 중심으로 살펴보면 다음과 같다.

(a) 종합병원 등에서 독립된 각 과 사이의 전문의 관계

수평적 의료분업의 경우로 한 병원에서 독립된 각 과의 전문의 사이의 관계를 들 수 있다. 각 과 사이에는 선임, 지휘, 감독의 관계가 존재하지 않으므로 상호 간에 신뢰의 원칙이 적용된다. 따라서 일정한 과에서 전문의가 그의 의료행위에서 객관적 주의의무를 다했다면 더 이상의 주의의무를 부담할 필요가 없다.

독립된 각 과의 전문의들 사이의 의료분담에 관하여 신뢰의 원칙을 적용한 대표적인 대법원 판례로는 "수술지원을 받은 의사가 다른 의사들과 협력하여 결석을 제거한 후 뇨관의 협착부위를 절단하여 방광측부에 이식하는 수술을 마쳤는데, 그 뒤 나머지 봉합을 시행하던 과정에서 다른 의사의 착오로 이형수혈(異形輸血)을 하여 환자가 사망한 경우 위 지원요청에 따라 수술을 담당하였던 의사는 과실이 없다"[50]고 판시한 판례와 "산부인과 전문의가 담당의사의 초빙을 받고 그가 처리 중인 임산부

50. 대법원 1970.1.27. 선고 67다2829 판결.

에게 감자분만수술을 마치고, 약 3시간 동안 수술 결과를 세심히 감시하다가 수술 후의 다른 증세가 없으므로 혹은 분만수술시에 자궁구의 파열에서 오는 출혈에 대비·조치할 것을 담당의사에게 지시하고 임산부를 인계한 이상 그 후의 환자의 관리와 조치의 책임은 그 담당의사에게 있는 것이고, 일단 그 자리를 물러난 산부인과 전문의에게는 위 담당의사의 과실로 환자에게 발생한 결과에 대한 과실책임이 없다"[51]고 판시한 판례가 있다.

(b) 외과의와 마취의의 관계

외과의와 마취의 협력관계도 이 유형의 분업적 의료행위에 속하는 예로 들 수 있다. 종래 마취과 의사는 다른 외과나 내과 의사에 종속하며 수술과 관련된 모든 문제는 외과나 내과 의사의 책임에 속한다고 보았으나, 최근에는 상호 동등한 지위에 있다고 보는 견해가 일반적이다. 수술시 외과나 내과 의사와 마취과 의사는 동등한 관계에서 각자의 업무를 분담하며 상호 협력하는 관계에 있으므로 신뢰의 원칙이 적용된다.[52] 실제 판례들도 대부분 마취의와 수술의의 책임을 별개의 과실기준에 의하여 판단하고 있다.

그러나 만일 수술의가 마취의를 선택하는 과정에서 과실이 있었다면 이에 대해서는 수술의가 책임을 져야 한다. 즉 수술의가 마취의를 선택함에 있어 마취의가 평상시부터 부주의한 성향을 알고 있었고, 그 뒤로도 그 문제에 대해 지적을 하는 것을 게을리하였을 경우 수술의는 자신이 선택한 마취과 의사가 행한 과실에 대하여 책임을 부담해야 한다.[53]

(c) 일반 개업의

일반 개업의(一般 開業醫)의 경우에도 필요에 따라 임시적 조직(예컨대, 외부에서 유능한 전문의를 초빙하는 경우 등)이 이루어지는데, 이러한 특별조직체계 내에서 주의의무 위반과 결과귀속 여부가 문제된다. 의사라면 특정 분야에 대해 상당한 지식을 가진 자라고 신뢰함이 당연하기 때문에 개업의의 경우에도 신뢰의 원칙의 적용을 긍정

---

51. 대법원 1970.2.6. 선고 69도2190 판결.

52. 안동준, 「분업적 의료행위와 과실범」, 『전남대학교 논문집』(제29집), 1984, 92면; 정영일, 「분업적 의료행위에 있어서 형법상 과실책임」, 『형사판례연구 [6]』, 한국형사법학회, 1998, 56면.

53. 최재천·박영호·홍영균 공저, 앞의 책, 119면.

해야 한다. 그러나 개업의가 고용된 동료의사에 대해 지휘 · 감독이 가능한 관계라면 그의 행위에 대하여 주의를 기울여야 할 의무가 있으며, 그에 대한 신뢰는 보호될 수 없고 피감독자가 주의의무를 위반하면 감독자인 의사에게 과실책임이 귀속된다. 그리고 같은 과목의 일반의와 전문의가 동등한 관계에서 의료행위를 할 때 일반적으로 특정 분야에 대하여 전문의가 일반의보다 더 많이 알고 있다고 생각되기 때문에 그의 행위에 대한 신뢰는 두터운 보호를 받을 것이다.[54]

(d) 전의 · 전원

환자의 상태에 한 의사가 관여한 경우라면 해당 의사의 책임 여부만이 문제되지만, 환자가 전의 · 전원(轉醫 · 轉院)된 경우라면 환자를 인수받은 의사들이 이전 병원의 판단을 그대로 믿을 경우에 과실판단에서 신뢰의 원칙의 적용 여부가 문제된다. 일반적으로 현재의 담당의사는 이전에 치료를 맡았던 의사의 의견을 좇을 의무가 없으며, 책임 또한 새로이 떠맡게 된다. 따라서 전원 이전의 의사가 작성한 진료자료를 넘겨받았을 때 신뢰의 원칙이 미치는 범위는 대부분 규명되지 않은 상태이므로 신뢰의 원칙의 적용은 제한된다. 과실의 우려가 있는 검사 결과에 대한 의심은 오히려 권장되어야 하며, 그 검사는 다시 행해져야 한다. 만약 전달된 자료가 현재의 질병상태와 일치하지 않거나, 또는 그 자료가 다른 검사 결과와 현저히 어긋나면 환자를 새롭게 인수한 의사는 이를 신뢰해서는 안 되며, 재검사를 정밀하게 해야 한다. 검사방법이나 검사기관의 자질이 의심스러운 때에도 마찬가지이다.[55]

우리나라 대법원도 "산부인과 전문의 수련과정 2년차 의사로서 광주적십자병원에 파견근무 중, 전원해 온 환자인 피해자(여 38세)의 복부에서 만져지는 혹을 제거하기 위한 개복수술을 하려고 하였으며 진료경험이나 산부인과적 전문지식이 비교적 부족한 상태이므로 산부인과 전문의 시도를 받는다든지 자문을 구하고, 위 환자의 진료에 필요한 모든 검사를 면밀히 실시하여 병명을 확인하고 수술에 착수하여야 하고, 개복 후에도 개복 전의 진단병명은 정확하며 혹시 다른 질환은 아닌지를 세밀히 검토하여 필요한 범위 내에서 수술을 시행하여야 할 업무상 주의의무가 있음에도

54. 정현미, 앞의 보고서, 72면.

55. 안동준, 「치료상의 실수에 대한 의사의 법적 책임」, 『김종원 교수 화갑기념논문집』, 법문사, 1991, 335면 참조.

불구하고 당초 위 환자를 진찰한 결과 복부에 혹이 만져지고 하혈을 하고 있어 자궁외임신일 가능성도 생각하였으나, 피해자가 10년간 임신경험이 없고 경유병원에서의 진단소견이 자궁근종 또는 자궁체부암으로 되어 있자 자궁외임신인지를 판별하기 위한 수술 전 검사법인 특수호르몬검사, 초음파검사, 복강경검사, 소변임신반응검사 등을 전혀 실시하지 않고 자궁근종을 확인하는 의미에서의 촉진 및 시진을 통하여 자궁외임신 환자인 피해자의 병명을 자궁근종으로 오진하였고, 수술단계에서도 냉동절편에 의한 조직검사 등을 거치지 아니한 상태에서 자궁근종으로 속단하고 일반외과 전문의인 공소 외 이○○와 함께 병명조차 정확히 확인하지 못한 채 자궁적출술을 시행하여 현대의학상 자궁적출술을 반드시 필요로 하는 환자가 아닌 위 피해자의 자궁을 적출함으로써 동인을 상해에 이르게 한 사실을 인정하기에 충분하여 피고인에게 업무상 과실치상죄를 적용한다"[56]라고 판시함으로써 전의의 경우에 나중에 치료를 담당한 전문의나 전문수련의는 이전 의사의 진단소견을 무조건 신뢰해서는 안 된다고 판단하고 있다.

b. 수직적 의료분업

수직적 의료분업에 해당하는 경우 신뢰의 원칙이 적용될 수 있는지가 문제된다. 동일 과에 있는 의사들은 동등한 직위를 제외하고는 수직적 상하관계를 형성하고 있다. 따라서 각 과의 담당과장은 전체적이고 최종적인 지휘 · 감독의 책임을 가지며, 수하에 있는 의사들이 행한 의료행위에 대해 전체적이고 최종적인 책임을 진다. 하지만 그 책임은 일률적인 것이 아니라 병원의 규모나 과, 소속, 상대방 의사의 지위나 경험, 그리고 당해 환자에 대한 담당 여부에 따라 정도가 달라질 수 있다.

우리나라 대법원은 "일반적으로 대학병원의 진료체계상 과장은 병원행정상의 직급으로서 다른 교수나 전문의가 진료하고 있는 환자의 진료까지 책임지는 것은 아니고, 소속 교수 등이 진료시간을 요일별 또는 오전, 오후 등 시간별로 구분하여 각자 외래 및 입원 환자를 관리하고 진료에 대한 책임을 맡게 된다. 그러한 사정을 감안하면, 피고인에게 피해자를 담당한 의사가 아니어서 그 치료에 관한 것이 아님에도 불구하고 구강악안면외과 과장이라는 이유만으로 외래 담당의사 및 담당 수련의

56. 대법원 1993.7.27. 선고 92도2345 판결.

들의 처치와 치료 결과를 주시하고 적절한 수술방법을 지시하거나 담당의사 대신 직접 수술을 하고, 농배양을 지시·감독할 주의의무가 있다고 단정할 수 없다"[57]고 판시함으로써 대학병원의 과장을 행정상의 직급으로 파악하여 과장에게는 구체적인 의료행위의 내용에 관한 지시나 감독의 의무가 없다고 보고 있다. 그러나 종합병원의 과장은 많은 경우에 있어서 진료를 담당하는 복합적 조직체를 대표하여 그 신인도(信認度)의 유지를 책임지고 있으므로 의료진의 구성이나 의료행위의 수준을 점검하고 그에 따른 제반문제에 대한 보완조치를 취할 의무를 부담하고 있다고 보아야 한다. 따라서 종합병원의 과장에게도 일정한 범위 내에서는 과실책임을 인정함이 타당하다.[58]

그리고 주치의와 야간당직의사 사이에는 수직적 의료분업이 인정된다고 할 수 있으므로 설사 야간당직의사의 과실이 일부 개입되었다 하더라도 주치의가 원칙적으로 피해 결과에 대한 업무상 과실책임을 진다. 우리나라 대법원도 "병원의 야간당직의사는 환자에게 위급상황이 발생할 경우나 응급 환자의 처치를 위하여 병동을 순시하고 그러한 상황이 발생할 경우 주치의와 상의하여 문제를 처리하는데, 당직의사가 피고인으로부터 처방전과 간호일지 등을 인계받고 이에 따라 포도당액을 주사했던 사실을 각 인정한 다음, 위 인정사실에 의하면 피고인은 자기가 치료를 전담하는 입원 환자인 피해자의 건강상태를 사전에 면밀히 살펴 그 상태에 맞도록 조증치료제인 클로르프로마진을 가감하면서 투여해야 했는 바, 피고인은 의사에게 요구되는 일련의 조치를 취하지 아니한 과실이 있다 할 것이고, 위 치료과정에서 야간당직의사의 과실이 일부 개입했다고 하더라도 동인의 피고인 및 환자와의 관계에 비추어 볼 때 피해자의 주치의사인 피고인이 그 책임을 면할 수는 없다"[59]고 판시하여 피고인에 대한 업무상 과실치사죄의 범죄사실을 유죄로 인정하였다.

(나) 의사와 다른 의료 종사자 간의 신뢰의 원칙

일반 개업의라면 간호사나 검사기사와 같은 다른 의료 종사자의 일거수일투족

---

57. 대법원 1996.11.8. 선고 95도2710 판결.
58. 같은 취지로 박상기, 앞의 논문, 59~60면.
59. 대법원 1994.12.9. 선고 93도2524 판결.

을 쉽게 감독할 수 있지만, 대형 종합병원 시스템에서는 그것이 불가능에 가깝기 때문에 분업적 의료행위에 대하여 각자가 어떤 책임을 져야 하는지가 더욱 문제된다. 대다수 종합병원에는 간호과, 약제과, 검사과라는 각 전문직 팀 중에서도 각각 안전성을 체크하는 시스템이 확립되어 있어 경우에 따라 의료 종사자는 자기 책임하에 업무를 수행하기도 하지만, 많은 경우에 공동관계에 놓여 있다. 이러한 상황에서 주치의는 다른 의료 종사자의 행위를 어느 정도 신뢰하지 않으면 원활한 의료행위를 할 수 없다. 그렇다고 해서 이러한 사람들의 행위를 전면적으로 신뢰해서 행동해서는 안 되고 개별적으로 잘못이 없는가를 면밀히 검토하여 과실이 발생하지 않도록 환경정비와 자질향상을 위하여 노력해야 한다.

a. 의사와 간호사

의료법 제2조 제2항 제5호에서는 간호사의 임무에 대하여 "간호사는 상병자 또는 해산부의 요양상의 간호 또는 진료의 보조 및 대통령령이 정하는 보건활동에 종사함을 임무로 한다"고 규정하고 있다. 간호사의 업무는 요양상의 간호 외에 진료의 보조자로서 의사가 행하는 의료행위에 관계하는 경우 의사와 간호사의 책임분배가 문제된다.

의사와 간호사 사이의 신뢰의 원칙 적용문제는 간호사의 업무를 상대적 간호행위와 절대적 간호행위로 구별하여 살펴볼 필요가 있다. 즉 상대적 간호행위는 간호사가 의사를 보조하고 환자를 위험으로부터 지키거나 고통 · 불안을 경감하기 위한 간호행위를 말한다. 이러한 상대적 간호행위의 실행은 의사의 의료행위에 대한 보조적 업무에 해당하기 때문에 행위의 결정에는 의사의 지시가 필요하다. 반면 절대적 간호행위의 경우에는 요양상 보살핌이라고 규정된 간호사 독자의 업무이기 때문에 의사의 지시 · 감독을 필요로 하지 않는다.

이와 같이 간호행위를 상대적 간호행위와 절대적 간호행위로 구분할 경우 상대적 간호행위는 의사의 지시를 받아 간호사는 의사의 이행보조자로서의 역할을 함에 불과하므로 간호사의 과실은 곧 의사의 과실에 해당한다. 따라서 이 경우 의사가 신뢰의 원칙을 주장하여 책임을 회피할 수 없다. 그러나 절대적 간호행위의 경우에는 구체적 경우에 따라 다소 차이는 있겠으나, 의사들은 신뢰의 원칙이 적용되어 책임을 부담하지 않을 것이다.

우리나라 대법원도 폐렴 환자에게 엠피시린을 주사하여 사망한 사건에서 "각 전문치료과목을 취급하는 종합병원으로서 그곳을 찾아오는 환자들이 많기 때문에 평소 각 전문의는 그의 전문과목 해당 환자의 진단 및 처방만을 하고, 그 처방에 따른 각종 주사액의 과민성 반응검사 및 그 시주는 위 전문의의 진료실과는 별도로 마련된 주사실에서 그곳 전속간호원에 의하여 수행되어 오고 있다. 따라서 피고인이 내과 전문의로서 기관지폐렴 환자로 진단된 환자에 대하여 그 요법으로서 일반적으로 통용되고 있는 이 사건 '엠피시린' 주사액을 위와 같이 피부반응검사를 거쳐 음성인 경우에 한하여 그 주사액을 시주케 한 조치를 취하였음에 내과 전문의로서의 과실이 있다고 보기 어렵다"[60]고 판시하였다. 이렇게 종합병원에서 각기 독자적으로 임무를 수행하는 경우, 즉 절대적 간호행위로 의사의 지휘 · 감독이 구체적으로 이루어질 수 없는 경우에 의사와 간호사 간의 주의의무의 분할이 이루어져 신뢰의 원칙이 적용될 수 있음을 밝히고 있다.

반면에 대법원은 갑상선암으로 수술을 받은 환자의 주치의 겸 당직의사와 야간 당번간호사의 부주의로 식물인간이 된 사건에서 "당직의사인 피고인은 본인이 직접 환자의 경과를 살펴 호흡장애의 발생 여부를 관찰하고 필요한 처치를 시행했어야 할 것임에도, 그 이후 당직실에서 수면을 취하다가 담당간호사에게 전화를 한 기회에 피해자의 상태만을 물어보고는 환자를 살피지 아니하고 방치한 업무상 과실이 있다. 당직간호사는 당직의사의 지시에 따라 2시간마다 활력체크를 성실히 이행했더라면 기도부종의 증상 악화를 미리 파악할 수 있었을 것으로 보여지는데도 이를 행하지 아니하였고, 피해자의 보호자가 수차례 환자의 상태 악화를 말하며 의사를 불러줄 것을 요청했음에도 환자를 관찰하지도 아니한 채 그 요청을 제대로 이행하지 아니한 업무상 과실이 인정된다"[61]고 하여 당직의사와 담당간호사 간에는 수직적 의료분업에 의한 신뢰의 원칙의 적용을 부정하였다.

이와 같이 의사는 상대적 간호행위에 있어서 간호사의 간호행위에 대하여 적절한 지도 · 감독에 의하여 간호사의 실책을 시정하는 것이 가능했음에도 이를 게을리 한 경우라면 과실책임을 면할 수 없다. 이때 의사의 간호사에 대한 지시 · 감독은 환

60. 대법원 1984.6.12. 선고 82도3199 판결.
61. 대법원 1994.12.22. 선고 93도3030 판결.

자의 생명을 구하고 신체에 대한 위험을 미연에 방지할 수 있을 정도로 구체적이어야 한다. 예를 들어 의사가 구두로 간호사에게 의약품 준비를 지시하는 경우 반드시 대답을 확인해야 하며, 의사는 착오를 피하기 위하여 간호사로부터 건네받은 주사기와 함께 빈 앰플을 제시받아 확인해야 한다. 독일의 연방대법원도 이러한 취지 아래 "병원의 훈련된 간호사는 의사의 지시에 따라 준비된 주사의 정확성을 다시 검사할 의무가 없으나, 의사는 주사 준비에 사용된 앰플이 그의 지시와 일치하는가 확인하기 위하여 다시 검사하지 않았다면 주의의무를 다하였다고 할 수 없다"고 판시한 바 있다.[62]

b. 의사와 미숙련보조자

환자의 가족이나 의사의 부인 등 이른바 미숙련보조자로 하여금 의료행위를 보조하게 한 경우 이들 보조자의 선택, 지도, 감독이 어느 정도의 범위에서 의사의 주의의무에 속하는지가 문제된다. 의사와 미숙련보조자와의 공동협조시 의사는 항상 위험의 정도를 고려하고 전체적인 안전수단을 준비해야 하므로 신뢰의 원칙은 일반적으로 적용되지 않는다.

c. 의사와 약사

의약분업이 실시되고 있는 현재 의사와 약사는 상호 간의 위임과 신뢰를 바탕으로 기본적으로 양자는 독립된 협조의 분야이며, 각자는 고유한 책임의 영역을 갖는다. 즉 약사는 의사의 처방전대로 조제해야 하며, 그것에 따른 부작용은 전적으로 처방전을 교부한 의사의 책임이다. 하지만 처방전에 잘못은 없지만 약사가 조제할 때 약품을 잘못 선택한 경우는 약사 단독의 책임이다. 그리고 의사가 약사의 자격을 가지지 않는 간호사 등에게 조제시킨 경우 의사에게 과실 방지를 위하여 지도·감독할 의무가 있으므로 의사가 전면적으로 책임을 부담한다.

d. 의사와 의료기사

의료기사 등에 관한 법률 제1조의2 제1호에 따르면 의료기사란 의사 또는 치과의사의 지도 아래 진료나 의화학적(醫化學的) 검사에 종사하는 사람을 말하는데, 의

62. BGH NJW(1954), 1536.

사와 의료기사의 관계에 대하여 동법 시행령 제2조 제2항에서 "의료기사는 의사 및 치과의사의 지도를 받아 업무를 행한다"고 규정하고 있으므로 의료기사의 과실에 대하여도 그를 지휘 · 감독해야 할 위치에 있는 의사는 책임을 면할 수 없다. 대법원도 "의료기사는 의료기사법 제1조에 의하여 의사 또는 치과의사의 지시 및 감독하에서 진료 또는 의화학검사에 종사할 수 있을 뿐이다"고 판시하여 그 활동이 의사에 종속되어 있음을 밝히고 있으며, 의사의 구체적 지시나 감독이 있는 경우 간호사와의 관계에 있어서도 신뢰의 원칙이 적용될 수 없다는 점으로 보아 의료기사의 과실로 사고가 발생한 경우에 신뢰의 원칙을 적용하기는 힘들다.

(다) 의사와 환자 간의 신뢰의 원칙

의사와 환자 사이의 관계에 있어 의료조치가 환자의 생명과 신체에 중대한 결과를 나타낼 수 있고, 또 환자는 일반적으로 치료조치의 합목적성과 그 유해 여부에 관하여 제대로 판단할 입장에 있지 못하므로, 의사의 특별한 주의가 필요하여 일반적으로는 신뢰의 원칙이 적용되지 않는다. 신뢰의 원칙을 기초지울 수 있는 분업관계가 확립되어 있다고 보기 어렵기 때문이다. 그러므로 의사가 의료행위를 행함에 있어 환자가 적절한 행동을 취해 줄 것을 신뢰했다 하더라도 기대되었던 환자의 적절한 협조가 이루어지지 않음으로 인하여 발생된 법익침해의 결과에 대해서는 의사에게 과실책임이 인정된다.

그러나 당뇨병이나 신장병과 같이 동일한 치료행위가 장기간 반복되는 만성적 질환의 경우 일정한 징후의 관찰이나 정기적인 약물복용 등과 같이 단순한 반복적 치료행위는 환자에게 위임되고, 또 그로 인해 발생된 결과에 대해서는 예외적으로 제한된 범위 내에서 의사의 면책을 인정할 수 있다. 또한 환자가 의사의 지시나 권고를 무시하거나 문진에 대하여 중요한 사항을 숨기는 등의 행위가 있는 경우 의사의 책임은 부정해야 한다. 대법원도 "피해자가 1979년 5월 7일 타 병원에서 절개수술까지 권유받았으나 경제적인 이유로 이에 불응하고 퇴원하여 민간요법치료를 하다가 같은 달 10일 피고인의 진찰을 받고 일단 종합병원에 가서 진단과 치료를 받을 것을 권고받았으나 경제적 사정을 호소하면서 피고인의 치료를 요구하여 피고인이 피해자의 병상에 비추어 봉과직염으로 진단하고 우측슬하부 절개수술을 하였으나 밤톨만한 응고된 혈괴만이 검출되어 혈관질환에 의한 증상으로 판단하고 세균 감염에 대비한 조치를 취하고 아울러 즉시 혈관 촬영이 가능하고 수술시설이 갖추어진 종합병원으로 갈 것을 강력히 제시하고 괴사의 위험성이 있음을 경고하였으나 피해자는 이에 불응하고 민간요법으로 치료를 계속하다가 같은 달 21일 타 병원에서 괴사로 진행되고 있는 우측하지를 절단받기에 이른 경우라면 피고인에 있어서 치료시술상 요구되는 주의의무를 해태하였다고 볼 수 없다"[63]고 하여 의사의 과실을 부정하였다.

4. 소 결

의료과실로 인한 법적 분쟁에서는 의사의 과실 유무, 즉 주의의무 위반 여부에 대한 판단이 중심에 놓인다. 과실판단의 기초는 의사의 주의의무이며, 주의의무의 내용은 의료행위시 환자의 사망이나 상해와 같은 악결과를 예견할 주의의무(결과예견의무)와 그것을 회피할 주의의무(결과회피의무)이다.

의료행위에서 의사의 주의의무 위반이 사회일반인을 표준으로 하여 객관적으로 판단된다는 점에서는 다른 일반 과실범과 동일하지만, 의료행위가 지닌 특수성을 고려하여 더 구체화하여 살펴볼 필요가 있다. 우선 일반적 · 객관적 기준으로서 의학수준과 의료행위의 재량성이 우선적인 의료과실의 판단기준이 되며, 나아가 의료과실 인정의 개별적 · 구체적 기준으로는 지역성, 전문성, 긴급성 및 환자의 특이체질 등이 고려되어야 한다.

주의의무 위반의 제한원리로서 기능하는 허용된 위험의 법리는 구체적인 형법문제를 해결하기에 너무 포괄적이고 추상적이기 때문에 형법체계상 어떤 독자적 기능을 인정하기 어렵다. 다만 그것이 우리 사회가 안고 있는 다양한 위험원을 형법적 의미에서 총체적으로 정당화하는 관념적 기능을 갖는다고 할 때, 다시 말해 의학적 적응이 있고 의술의 법칙에 따라 환자의 동의하에 이루어지는 치료행위라는 치료행위의 적법요건을 갖추는 한, 그 행위가 비록 위험성을 내포한다 하더라도 국민

63. 대법원 1983.5.24. 선고 82도289 판결.

의 건강보호 · 유지와 환자의 치유를 위하여 필수불가결하므로 법적으로 문제되지 않는다.

그리고 신뢰의 원칙에 의하여 과실범의 객관적 주의의무는 제한된다. 신뢰의 원칙은 오늘날 고도의 분업적 공동작업이 이루어지는 모든 형태의 과실범으로 그 적용범위가 확대되는 경향을 보이고 있다. 특히 의료행위영역은 신뢰의 원칙이 새롭게 적용되기 시작한 대표적인 분야이다. 분업적 의료행위에서 신뢰의 원칙은 각각의 의료인은 자신이 분담한 업무에서 주의의무를 성실히 이행하면, 다른 의료관여자도 그들 자신의 주의의무를 성실히 이행할 것이라고 신뢰하면 충분하고, 다른 의료인의 주의의무 위반까지 예상하여 의료행위를 할 필요는 없음을 의미한다. 그러나 이러한 신뢰의 원칙은 동등한 자격을 가진 수평적 의료분업에서는 그대로 타당하나, 상하 지휘 · 감독관계에 있는 수직적 의료분업에서는 그 적용이 제한된다.

Ⅱ. 주의의무 위반과 형사책임의 귀속

1. 의 의

형법상 과실범에서는 구성요건상 결과의 발생을 요하므로 행위와 결과 사이에 인과관계가 존재해야 한다. 따라서 의료과실로 의사에게 형법상 업무상 과실치사상죄의 형사책임을 지우기 위해서는 의료행위와 환자의 사망 내지 상해라는 결과 사이에 인과관계가 있어야 한다. 원인을 야기한 자에게 그 구체적 결과가 그의 작품으로 귀속될 수 있어야 함은 당연하다. 이와 같이 형법상 인과관계의 문제는 발생한 결과를 행위자에게 그의 작품으로 귀속시키기 위해서 행위와 결과 사이에 있어 어떠한 연관이 있어야 하느냐의 문제를 의미한다. 따라서 형사상 의료과실책임의 성립요건으로서의 인과관계는 구성요건에 해당하는 행위를 행위자에게 귀속시킬 수 있는지를 판단하는 전제가 된다. 그러나 다음에서 살펴볼 인과관계이론에 따라 구성은 달리하나, 구성요건적 결과에 대한 인과관계는 객관적 귀속 가능성의 불가결한 전제에 지나지 아니하며, 인과관계만으로 형사책임이 귀속될 수는 없다는 점을 주의해야 한다. 형법상으로 중요한 인과의 연관이 있는 결과만 객관적으로 행위자에게 귀속된다고 할 수 있기 때문이다. 이와 같이 구성요건의 실현에 대한 사실적인 인과관계의 문제와 결과에 대한 객관적 귀속이라는 규범적 문제를 구별하여 인과관계의 문제를 결과귀속의 보조수단에 불과하다고 보는 것이 바로 객관적 귀속이론이다.[64]

2. 인과관계이론

형법상 인과관계의 인정에 대하여 학설이 대립한다. 그러나 이러한 견해대립은 모두 책임주의에 의하여 형사책임을 제한해야 한다는 근본입장에서는 차이가 없다. 따라서 인과관계에 대한 견해대립은 형사책임이라는 결과에 차이가 있는 것이 아니라, 이러한 공동목적을 달성하기 위한 방법이 다를 뿐이라는 사실을 주의하지 않으면 안 된다.[65]

(1) 조건설

조건설(條件說, Bedingungstheorie)은 앞서 설명한 바와 같이 행위와 결과 사이에 그 행위가 없었더라면 결과가 발생하지 않았을 것이라는 관계(conditio sine qua non의 관계)가 성립하면 인과관계를 인정하는 견해이다. 이때 결과에 대한 모든 조건은 동등한 가치가 있다고 보므로 조건설은 등가설(Äquivalenztheorie)이라고도 한다. 현재 독일 판례의 태도이다.

이 설에 따르면, 피해자의 특이체질이나 피해자의 고의 또는 과실이 개입되어 결과가 발생한 경우, 즉 비유형적 인과과정의 경우에도 인과관계는 인정된다. 또한 각기 독자적으로 동일한 결과에 이를 수 없는 여러 조건들이 공동으로 작용함으로써 결과가 발생한 경우, 즉 누적적 인과성(累積的 因果性)이 있는 경우에도 인과관계는 인정된다. 그러나 객관적 귀속이 가능한가는 별개의 문제이다. 반면에 조건설은 자유롭고 독립된 다른 행위가 개입하여 본래 진행 중인 제1의 원인행위를 단절시키고 그

64. 이재상, 앞의 책, 150～151면.
65. 이재상, 앞의 책, 137면.

효력이 나타나기 전에 스스로 구성요건적 결과를 야기한 소위 인과관계의 단절(因果關係의 斷絶)이 있는 경우에 선행행위에 대해 인과관계를 인정하지 않는다.

이와 같은 조건설은 우선 인과관계의 인정범위를 지나치게 확대하는 문제점을 지니고 있다. 조건설에 따르면, 살인자를 출산한 행위에 대해서도 인과관계를 인정해야 할 것이다. 그리고 아버지가 살인고의를 가지고 아들에게 밥을 주지 않아서 굶어 죽게 한 부작위범에서 행위와 결과 사이의 인과관계도 단순한 조건설에 의하면 설명하기 어렵다. 왜냐하면 아버지가 밥을 주지 않은 부작위행위를 하지 않았더라면 아들이 살아 있어야 인과관계가 인정되는데, 이러한 등식이 성립되기 어렵기 때문이다. 즉 아버지가 부작위행위를 하지 않았다면 다른 작위행위(즉, 목졸라 죽이는 행위)를 했을 수 있었고, 그렇게 되면 오히려 사망의 결과가 촉진될 수도 있다. 그러나 이러한 인과과정에 대하여 기수의 책임을 지우지 않는 학자는 없다. 따라서 이러한 경우에 기수의 책임을 지우기 위해서는 conditio sine qua non의 공식, 즉 '가정'(만약…)과 '부정'(…이 없었을 것이다)의 방법으로 인과관계를 확정하는 조건설의 보완책이 있어야 한다. 그 보완책으로 나온 견해가 소위 합법칙적 조건설이다.

(2) 합법칙적 조건설

합법칙적 조건설(合法則的 條件說, Lehre von der gesetzmäßigen Bedingung)은 가설적 인과과정을 고려하지 않고, 결과가 행위에 후속하고 행위와 결과 사이에 일상적 경험법칙으로서의 합법칙성에 의한 연관관계가 있는 경우에 인과관계를 인정하는 견해이다. 이 설은 '가정'과 '부정'의 공식이 아니라, '실재'(…한 행위의 실재가 있었으므로)와 '긍정'(…한 결과가 있었다)의 관계를 일반적 경험칙에 의하여 확정하는 점에서 앞의 조건설과는 다르다.

이 설에 따르면, 부작위범의 인과관계도 잘 설명할 수 있다. 즉 부작위한 행위가 실제로 있었고, 이것 때문에 결과가 발생했다고 일반 경험칙상 인정되면 부작위범의 기수가 되는 인과관계는 긍정된다. 이러한 합법칙적 조건설이 오늘날 우리나라와 독일에서 다수설의 입장이다. 다만 이 설은 인과관계의 다음 단계로서 객관적 귀속의 검증과정을 또 다시 거쳐야 한다는 전제에서 학계의 다수설로서 주장될 뿐이고, 객관적 귀속이라는 인과관계의 다음 단계를 채택하지 아니하는 우리나라 실무는 상당인과관계설을 여전히 유지하고 있다.

(3) 기타의 학설

가. 원인설

이 설은 조건설에 의한 광범위한 조건 중에서 결과의 발생에 중요한 영향을 준 조건과 단순한 조건을 구별하여 전자를 '원인'이라 하고, 그 원인만에 대하여 인과관계를 인정하는 견해이다. 이 견해는 어떠한 조건이 원인이 될 것이냐에 따라 ① 결과에 대하여 필연적인 조건만이 원인이라는 '필연조건설', ② 결과에 대하여 최후에 영향을 준 조건만이 원인이 된다는 '최종조건설', ③ 결과에 대해 가장 유력한 작용을 한 조건만이 원인이 된다는 '최유력조건설', ④ 결과 발생에 결정적으로 작용한 조건만이 원인이 된다는 '결정적 조건설' 등으로 나눌 수 있다.

그러나 이 설은 원인과 조건을 명백히 구별할 수 없다는 비판을 받는다. 또한 이 설이 조건설의 범위만 한정하는 견해라면 조건설의 부적절한 공식에 대한 비판이 여기에서도 그대로 적용된다.

나. 상당인과관계설

이 설은 결과에 대하여 상당한 조건에 대해서만 인과관계를 인정하는 견해이다. 이 설도 상당성판단의 기준을 어디에 두느냐에 따라 ① 행위 당시 행위자가 인식했거나 인식할 수 있었던 사정을 기초로 하여 상당성을 판단해야 한다는 '주관적 상당인과관계설', ② 행위 당시에 존재한 모든 사정을 객관적으로 종합하여 법관이 객관적·사후적 예측을 하여 상당성을 판단해야 한다는 '객관적 상당인과관계설', ③ 행위자뿐만 아니라 일반인이 인식할 수 있었던 사정을 기초로 하여 상당성을 판단해야 한다는 '절충적 상당인과관계설'로 나뉘어진다.

이 설은 인과관계의 다음 단계로서 객관적 귀속문제를 논하지 않는 우리나라 대법원의 태도에 해당한다. 우리나라 판례에 따르면, 행위가 결과 발생에 유일한 원인이거나 직접적인 원인이 되어야 상당인과관계가 인정되는 것은 아니다. 피해자의 과실이 경합하여 결과가 발생한 경우,[66] 수술지연과 같은 의사의 과실이 경합하여 결과가 발생한 경우[67]에도 상당인과관계는 인정될 수 있다.

그러나 우리나라 판례가 취하는 상당성의 개념이 모호하기는 원인설의 원인이라는 개념과 마찬가지이다. 그렇기 때문에 판례는 다소 일관성 없는 판결을 내리기도 하였다. 예컨대 피해자의 특수체질이 문제된 사례에서 판례는 피해자의 두개골이 얇고 뇌수종을 앓고 있기 때문에 사망한 사례에서는 인과관계를 부인하였지만,[68] 고혈압,[69] 지병,[70] 심장질환[71] 등이 개입한 경우에는 인과관계를 긍정하였다. 그리고 상당인과관계설도 결국 조건설의 범위만 한정해 주는 견해이므로 조건설의 공식에 대한 비판이 그대로 적용될 수 있다. 또한 이 설이 기수책임을 지우는 최종근거로 사용된다면 그것은 인과관계와 결과의 객관적 귀속을 혼동하고 있다는 비판도 면할 수 없다.

다. 중요설

이 설은 인과관계는 조건설에 의하여 결정되고, 그 조건이 구성요건적으로 중요성이 있을 때 결과가 그 행위에 귀속된다는 견해이다. 이 설은 자연과학적 관점에서 확정되는 인과관계와 규범적 관점에서 평가되는 귀속문제를 구별한 점에서는 타당하다. 그러나 이 설은 객관적 귀속을 위한 구체적 기준을 제시하지 못하고 단순히 구성요건적 중요성이라는 표지만을 제시했을 뿐이다. 또한 인과관계를 조건설에 의하여 확정한다면 조건설에 대한 비판이 그대로 적용된다.

---

66. 대법원 1994.3.22. 선고 93도3612 판결.
67. 대법원 1984.6.26. 선고 84도831 판결.
68. 대법원 1978.11.18. 선고 78도1691 판결.
69. 대법원 1970.9.22. 선고 70도1387 판결.
70. 대법원 1979.10.10. 선고 79도2040 판결.
71. 대법원 1989.10.13. 선고 89도556 판결.

라. 기타의 학설

위험관계조건설(危險關係條件說)은 인과관계를 행위와 결과의 관계에서 사회가 행위에 대하여 위험을 느끼느냐의 여부에 의하여 정하려는 견해이다. 그리고 목적설(目的說)은 인과관계론의 목적은 기수와 미수의 구별에 있으므로 행위가 결과에 대하여 필연적인 경우를 기수로 보고 우연적인 경우를 미수로 보자는 견해이다.

그리고 인과관계중단론(因果關係 中斷論, Unterbrechung des Kausalzusammenhangs)은 인과관계가 진행되는 중에 타인의 고의행위나 예기치 못한 우연한 사정이 개입한 경우에는 이에 선행했던 행위와 결과 사이의 인과관계가 중단된다고 하는 이론이다. 이 이론은 조건설의 과도한 인과관계의 범위를 제한하기 위해 프랑크(Frank)에 의해 주장된 소급금지이론의 내용과 유사하다. 그러나 인과관계의 문제는 그 '존부의 확정문제'이다. 따라서 존재하는 것으로 확정된 인과관계의 중단이라는 개념은 있을 수 없고, 존재하지 않는 인과관계에 대하여는 중단이라는 개념이 불필요하다. 즉 인과 '과정'은 중단될 수 있으나 인과 '관계'는 중단될 수 없다.

(4) 소 결

인과관계의 문제와 결과귀속의 문제는 구별되어야 한다. 전자는 자연과학적 관점에서 확정되는 것인 데 반하여, 후자는 규범적 관점에서 평가되는 것이다. 따라서 기수와 미수의 구별을 최종적으로 결정하는 것은 객관적 귀속론이다. 인과관계의 확정은 이러한 최종적 판단을 하는 데 요구되는 전제조건일 뿐이다. 이렇게 기수와 미수를 구별하는 데 있어 객관적 귀속이라는 규범적 평가가 남아 있는 이상 인과관계의 확정문제는 조건설 내지 합법칙적 조건설로도 충분하다.

의료과실의 인과관계에서도 환자의 생명, 신체침해라는 결과가 합법칙적 관점에서 의료인의 행위로 인하여 발생한 결과라고 인정할 수 있다. 따라서 이제 정당한 처벌이라는 규범적 관점에서 행위자에게 객관적으로 귀속시킬 수 있는가라는 객관적 귀속의 문제만이 남는다.

3. 의료과실의 객관적 귀속

(1) 개 념

객관적 귀속은 인과관계의 문제와 책임귀속의 문제를 구별하여, 전자는 자연적 내지 전법률적(前法律的) 인과관계개념에 의해 해결하고, 인과관계가 인정되는 '모든' 결과를 행위에게 귀속시키는 것이 아니라 '일정한' 결과만을 행위에 귀속시키려고 하는 이론을 의미한다.

(2) 객관적 귀속의 기준

객관적 귀속을 인정하기 위한 기준 내지 척도를 설정하는 데 있어 학자들에 따라 의견 차이가 있지만, 거의 공통적으로 들고 있는 것은 다음과 같다.[72]

첫째, 위험창출이론(危險創出理論)이다. 이는 결과 발생의 원인된 행위가 허용되지 않은 위험을 창출하거나 증대시킨 경우에만 결과의 객관적 귀속이 가능하고, 허용된 위험을 창출하거나 허용되지 않은 위험이라 하더라도 위험을 감소시킨 경우에 결과의 객관적 귀속이 부정된다는 것이다. 예를 들어 매우 경미한 상해행위, 관련 법규의 허용기준에 합치하는 오염물질배출행위 등과 같이 사회적 상당성이 있는 행위는 허용된 위험의 범위 내에 있는 행위로서 결과의 객관적 귀속이 부정된다. 이와 같은 위험창출이론은 독일의 형법학자인 록신(Roxin)이 주장한 '위험증대이론'과 '위험감소이론'을 내용으로 하고 있다. 먼저 '위험증대이론'(危險增大理論)은 결과 발생의 위험을 증가시키는 의무 위반행위가 있는 경우에 적법한 대체행위를 했더라도 동일한 결과가 발생할 가능성이 있는 것만으로도 인과관계 및 객관적 귀속을 인정하는 견해이다. 예컨내 의사 갑이 요구되는 마취검사를 하지 않고 시술함으로써 환자에게 사망의 결과가 일어난 경우에 있어, 만약 갑이 요구되는 마취검사를 했더라도 동일하게 사망 결과가 일어났을 것이 거의 확실하다면 — 의무 위반의 과실행위와 사

---

72. 손동권 · 김재윤, 앞의 책, 126면 이하; 이재상, 앞의 책, 151면 이하; 임웅, 앞의 책, 145면 이하 참조.

망 결과 사이에 인과관계 및 객관적 귀속관계가 부정되므로—과실치사죄의 성립은 부정되어야 하고, 반면에 거의 확실하게 사망 결과가 일어나지 않았을 것이라면 과실치사죄는 긍정되어야 할 것이며, 결과 발생이 의심스러운 상태이더라도 결과 발생의 위험성을 증대시키는 의무 위반이 있었다면 과실치사죄의 성립을 긍정해야 한다는 것이다. 따라서 위험증대이론은 의무 위반을 저지른 피고인에게 거증책임을 전환시키는 것이라고 볼 수 있다. 이러한 위험증대이론에 대해서는 침해범을 위험범으로 변질시키는 것이라는 비판이 제기된다. 이 이론의 비판자는 적법한 대체행위가 있었더라도 동일한 결과가 발생할 확실성이 있는 경우는 물론이고, 그 가능성이 있을 뿐인 경우에도 '의심스러울 경우에는 피고인의 이익으로(in dubio pro reo)'라는 소송법 원칙에 따라 인과관계 내지 객관적 귀속을 부정해야 한다는 것이다. 그러나 위험증대이론은 주의의무 위반의 과실행위가 결과 발생의 위험성을 증대시키는 것이 확실해야, 즉 의심스러운 경우가 아닌 경우에 객관적 귀속을 인정할 뿐이다. 반대로 위험성 증대 그 자체가 의심스러운 경우에는 위험증대이론도 'in dubio pro reo'의 원칙을 적용한다. 다음으로 '위험감소이론'(危險減少理論)은 위험을 감소시키는 행위에 의해서 결과가 발생한 경우에 객관적 귀속이 부정된다는 견해이다. 예컨대 타인의 머리 위로 떨어지는 돌멩이를 보고 그 타인을 밀어서 어깨에 돌멩이를 맞게 한 경우에 그 결과에 대해 행위자는 책임지지 않는다는 것이다.

둘째, 위험실현이론(危險實現理論)이다. 이는 창출 또는 증대된 위험은 구체적인 결과로 실현되어야 객관적 귀속이 인정된다는 것이다.

셋째, 회피 가능성이론(回避可能性理論)이다. 이는 구체적으로 실현된 결과는 객관적으로 예견 가능하고 지배 가능한 것이어야 객관적 귀속이 인정된다는 것이다. 이때 객관적 지배 가능성은 일반인과 행위자가 행위 당시에 인식한 사정을 기초로 일반인의 입장에서 판단해야 한다. 예를 들어 벼락치는 날 들판으로 나가서 일하기를 권유하자 삼촌이 이에 응하여 들판으로 나가다가 벼락을 맞아 죽은 소위 '벼락사건'과 외국여행 가기를 권하자 삼촌이 이에 응하여 항공기 여행 중에 항공기추락사고로 죽은 소위 '항공기사건'의 경우에는 결과에 대한 예견 가능성과 지배 가능성이 없기 때문에 객관적 귀속이 부정되는 경우이다.

마지막으로 규범의 보호목적론(規範의 保護目的論)이다. 이는 허용되지 않는 위험이 창출되어 결과가 발생했더라도 규범의 보호목적을 초과하는 결과의 발생은 객관적 귀속을 인정할 수 없다는 것이다. 이 견해에 따르면, 먼저 고의의 자손행위에 관여한 때에는 객관적 귀속이 부정된다. 예컨대 강간피해자가 비관하여 음독자살한 경우, 남편이 방치한 독약을 아내가 자살하기 위해 먹고 사망한 경우 등에서 처음의 관여행위에 대해서는 객관적 귀속이 부정된다. 그리고 피해자가 자유로운 의사결정으로 스스로 위험에 빠진 경우에도 선행행위에 대해 객관적 귀속이 부정된다. 예컨대 갑이 을의 집을 방화하자 밖에서 이를 본 을이 집안에 있는 현금을 가져 나오기 위하여 뛰어들어가 사망한 경우 갑에게 을의 사망에 대한 현주건조물방화치사죄의 책임을 지울 수는 없다. 어린이와 같은 생명이라면 몰라도 크게 중요치 않은 현금을 건지기 위하여 불속으로 스스로 뛰어드는 자를 보호하는 것은 과실치사죄라는 규범의 보호목적이 아니기 때문이다. 따라서 갑은 현주건조물방화죄로만 처벌될 뿐이다.

Ⅲ. 의료과실 사건과 입증책임

1. 형사소송에서 입증책임의 개념

형사소송법 제307조는 "사실의 인정은 증거에 의하여야 한다"고 규정하여 실체적 진실발견을 이념으로 하는 형사소송에 있어서 법관의 자의에 의한 사실인정이 허용될 수 없고, 반드시 증거에 의하여야 한다는 증거재판주의를 선언하고 있다. 민사소송에 있어서는 당사자가 자백한 사실, 즉 다툼이 없는 사실에 대하여는 증명을 요하지 않지만(민사소송법 제288조), 실체진실주의가 적용되는 형사소송에 있어서는 자백한 사실일지라도 그 사실은 증거에 의하지 아니하면 인정할 수 없다.[73] 법원은 사실의 존부를 확인하기 위하여 당사자가 제출한 증거와 직권으로 조사한 증거에 의하여 재판에 필요한 심증을 형성한다. 그러나 이러한 증거에 의하여도 법원이 확신을 갖지 못할 때에는 일방의 당사자에게 불이익을 받을 위험부담을 주지 않을 수

73. 이재상, 『형사소송법』(제9판), 박영사, 2012, 524면.

없다. 이러한 경우에 민사소송에서와 같이 요증사실의 존부에 대한 증명의 불충분에 따른 불이익을 받을 당사자의 법적 지위를 '입증책임'(立證責任, Beweislast)이라고 한다.

입증책임은 당사자의 일방이 불이익을 받을 법적 지위를 의미한다는 점에서 당사자가 아닌 법원이 부담하는 직권에 의한 심리의무와 구별된다. 또한 입증책임은 소송의 종결시, 즉 종국판결시까지 존재하는 위험부담을 말한다. 따라서 입증책임은 소송의 개시로부터 종결시까지 고정되어 있으며 소송의 진행에 따라 일방에서 타방으로 이전되는 것이 아니다. 이와 같이 입증책임을 지는 자는 반대사실이 증명된 경우뿐만 아니라 그 진위가 불명확한 경우에도 불이익한 판단을 받지 않을 수 없다.[74] 형사소송에서 입증책임은 검사가 지는 것이 원칙이다.

2. 인과관계의 입증 정도

형사상 과실과 민사상 과실이 본질적으로 차이가 없듯이, 형법상 인과관계와 민사상 인과관계[75]를 비교했을 때 양자가 근본적으로 상이한 개념이라고 할 수 없다. 그러나 인과관계는 과학적인 인과관계가 아니라 법적 견지에서 본 인과관계로서 형사책임의 귀속문제인 형사상 인과관계와 손해배상의 범위를 정하는 민사상 인과관계가 그 목적 내지 가치관에 따라 달라질 여지가 있다. 즉 형사처벌에 관한 형사제재로서는 '의심스러울 경우에는 피고인의 이익으로'(in dubio pro reo)라는 원칙이 전제되므로 검사가 '합리적인 의심이 없을 정도'(proof beyond a reasonable doubt)로 인과관계를 입증할 것이 요구되지만, 공평의 원칙에 따라 손해배상의 문제로 귀결되는 민사재판의 경우에 형사재판에 있어서의 그것보다 다소 완화되는 경향을 보인다.[76] 다만 형사소송에서도 간접증거의 중첩으로 인과관계의 증명이 가능하다는 것이 학계의 다수견해이고, 대법원도 "보강증거는 범죄사실 전체에 관한 것이 아니라 하더라도 피고인의 임의적인 자백사실이 가공적인 것이 아니고 진실한 것이라고

74. 이재상, 『형사소송법』, 533면.

75. 이에 대한 자세한 설명은 제3장 제2절 II. 이하 참조.

76. 추호경, 앞의 책, 33면.

인정할 수 있는 정도이면 족하고, 이러한 증거는 직접증거뿐만 아니라 간접증거 또는 정황증거로도 족하다"[77]고 판시한 바 있다. 그러나 이 경우에도 검사는 합리적인 의심을 넘지 않을 정도로 증명해야 되고, 이에 대한 반증을 피고인에게 지워서는 안 된다. 실체법상 사실에 대하여는 검사가 입증책임을 지므로 피고인에게 입증책임을 부담시키기 위해서는 ① 입증책임을 상대방에게 전환하기 위한 명문의 규정이 있어야 하며, ② 입증책임의 예외를 뒷받침할 만한 합리적인 근거가 있어야 한다.[78]

3. 입증책임 완화이론의 형사소송 적용 가능성

의료과실이 여러 판단기준에 비추어 실체법상 인정된다 하더라도 그것이 소송법적 측면에서 증명되지 않으면 법적 책임추궁이 완료되었다고 볼 수 없다. 형사소송에서 의료과실에 대한 입증책임은 원칙적으로 검사에게 있으나, 실제의 소송단계에서 의료과실을 입증한다는 것은 쉽지 않다. 검사는 의료 분야의 전문가도 아닌데다가 의료행위의 비공개적 · 밀실적 성격으로 대부분의 증거를 확보하기가 어렵고, 나아가 감정인 등의 감정에 의존하지만 감정 결과에 대한 법적 판단을 하기가 쉽지 않기 때문이다.

형사소송과는 달리 민사소송에서는 이러한 의료과실의 증명곤란을 완화하기 위한 법이론의 전개가 활발히 진행되어 왔음을 앞서 살펴보았다.[79] 즉 실체법적 측면에서 의료과실소송의 청구원인을 채무불이행으로 보는 견해를 취하여 의사에게 입증책임을 부담시키는 방법이 취해지고, 소송법적 측면에서 표현증명이론에 의한 사실추정이나 입증책임의 전환 내지 입증방해를 인정하려는 견해가 주장되고 있다. 하지만 과연 의료과실에 관한 형사소송에서도 민사소송에서 논의되는 입증책임의 완화이론으로서 표현증명이론이나 입증책임전환론을 적용할 수 있는지가 문제된다.

생각건대 의료과실의 인과관계를 표현증명이론이나 입증책임전환이론으로 설명하는 것은 타당하지 않으며, 어떤 의미에서는 입증의 곤란을 일방적으로 의사측의

77. 대법원 1982.3.9. 선고 81도2596 판결.
78. 이재상, 『형사소송법』, 536면.
79. 이에 대한 자세한 설명은 제3장 제3절 II. 참조.

책임으로 돌리려는 결과가 될 수 있다. 따라서 실체적 진실발견과 엄격한 죄형법정주의가 근본이념이며, 모든 증거의 입증을 검사의 책임으로 하고 있는 형사소송에서는 표현증명이론이나 입증책임전환론을 수용하는 것은 어렵다고 본다. 헌법재판소도 "검사가 의료과실 사건을 수사함에 있어서는 피해자의 진술을 토대로 하여 여러 가지 방향과 각도에서 의사의 과실 유무를 검토해 볼 것이며, 피해자가 사리판단을 그르치거나, 착오로 잘못 주장하고 있거나, 마땅히 주장하고 다투어야 할 부분을 묵과하고 있을 때에도 이에 구애됨이 없이 사건의 진상규명에 최선을 다해야 하는 것이므로, 수사검사가 이러한 점에 관하여 충분한 수사를 펴보지도 않은 채 미진한 상태에서 만연히 피의자 등에 유리한 '혐의 없음'의 결론을 내렸다면 고소인의 평등권을 침해한 것이 된다"[80]고 결정한 바 있다. 그러나 그 외 입증의 곤란, 입증의 방법의 채택 여부를 고려함에 있어서는 그 제도의 이념 및 취지를 충분히 살피고 형사정책상의 필요에 의한 입법론상의 신중한 검토를 해볼 필요가 있다.[81]

제3절 의사의 설명의무 위반의 형사책임

I. 전단적 치료행위의 의의

전단적 치료행위(專斷的 治療行爲, eigenmächtige Heilbehandlung)란 의사의 설명의무와 관련하여 환자의 유효한 승낙을 얻지 못한 상태에서 의사가 독단적으로 의술의 법칙에 따라 행한 치료행위를 말한다. 앞서 살펴본 바와 같이 전단적 치료행위는 민법적으로는 불법행위로 인하여 손해배상과 위자료 청구의 사유가 된다.[82] 그렇다면 전단적 치료행위는 형법상 어떠한 범죄를 구성할 수 있는지가 문제된다.[83]

---

80. 헌법재판소 1990.11.19. 89헌마116 결정.

81. 정현미, 앞의 보고서, 96~97면.

82. 이에 대한 자세한 설명은 제3장 제5절 V. 참조.

83. 이에 대한 자세한 분석으로는 이재석, 「전단적 의료행위의 형법적 평가」, 『박재윤 교수 정년기념논문집』, 2002, 255면 이하 참조.

형법상 설명의무 위반은 의료행위의 주의의무 위반 그 자체와는 직접적 관련이 없다. 의료행위에서 발생된 사망 또는 상해의 결과는 주의의무 위반으로 인한 것이어야 결과와 행위 사이에 인과관계가 인정된다. 그러나 설명의무만을 위반하였고 수술상의 기술과오 내지 기타 주의의무의 위반이 없었다면 설명의무 위반과 사망 또는 상해 사이의 인과관계를 인정할 수 없다. 따라서 의술의 법칙에 따라 행하여져 치료행위 자체에 어떤 과실을 인정할 수 없는 경우 단지 설명의무의 위반만을 이유로 업무상 과실치상죄를 적용할 수 있는지가 문제된다. 특히 전단적 치료행위를 처벌하는 규정이 없는 우리나라 형법에서는 설명의무 위반만으로 처벌하는 데는 한계가 있을 수밖에 없다. 따라서 다음에서는 전단적 치료행위를 성공한 전단적 치료행위와 실패한 전단적 치료행위로 나누어 형사책임의 문제를 살펴보고자 한다.[84]

Ⅱ. 성공한 전단적 치료행위의 형사책임

성공한 의료행위란 의술의 법칙에 따라 처치가 전체적으로 신체의 건강을 유지 내지 증진시킨 경우를 말한다. 이러한 성공한 의료행위라 할지라도 환자의 승낙이 없거나 또는 의사의 설명위무 위반으로 인하여 환자가 승낙하기 전에 습득해야 할 정보의 부족이 있을 경우에 환자의 승낙은 유효하지 않으므로 형법상 상해죄 내지 업무상 과실치상죄가 성립하는지가 문제된다.

의사의 치료행위는 환자의 신체에 대한 침해를 수반하지만 상해죄의 구성요건을 이루는 상해와는 차이가 있다. 의사의 치료행위는 질병에 의해 침해된 환자의 건강을 회복 · 증진하기 위한 구조활동으로서 신체의 완전성의 침해 내지 생리적 기능의 훼손이라고 하는 상해와는 반대방향의 목표를 가진 행위이므로 상해와는 그 사회적 · 법적 의미를 달리한다. 그러나 이러한 치료행위가 설명의무를 위반하여 전단적으로 행해진 경우 평가가 달리 될 수 있는지가 문제된다. 즉 전단적 치료행위가 비록 환자를 위해서 행해졌다 하더라도 환자의 신체에 대한 자기결정권을 침해하는 것

84. 이하 최재천 · 박영호 · 홍영균 공저, 앞의 책, 154~156면 참조.

은 허용되지 않는다는 점에서 전단적 치료행위에 존재하는 행위반가치성이 치료행위 자체를 상해로 전환시킬 수 있느냐의 문제가 제기될 수 있다.

이와 관련하여 의학적으로 불합리한 자기결정에 따르는 것이 법적 요청이라 할지라도 환자의 의사에 반하는 치료행위가 전체로서 환자의 생명을 구하고 건강을 회복·증진하는 데 기여한다면 상해죄의 보호법익이 침해되는 것이 아니라 오히려 보호되는 것으로 보아야 한다. 따라서 환자의 자기결정권을 침해한 치료행위가 바로 신체의 완전성 보호라는 상해죄의 보호법익에 대한 침해가 된다고는 할 수 없다. 결국 성공한 전단적 치료행위에 대해서는 상해죄는 물론이고 강요죄의 성립도 부정된다고 본다. 다만 전단적 치료행위가 성공했을 경우에 형사책임이 없다 하더라도 민사상 환자의 자기결정권을 침해한 것에 대한 불법행위책임 내지 계약책임까지 부정된다고는 볼 수 없다.

Ⅲ. 실패한 전단적 치료행위의 형사책임

전단적 치료행위가 실패하여 환자의 건강이 악화되거나 사망의 결과가 발생했을 경우 업무상 과실치사상죄가 성립되는지 여부가 문제된다. 실패가 의학적 적응성을 갖추지 못한 경우라면 의료과실로서 치료행위와 더불어 악화된 결과는 객관적으로 상해에 해당하여 과실범이 성립된다. 그러나 의학적 적응성과 의술적 적정성을 구비한 전단적 치료행위가 실패하여 악결과가 발생한 경우라면 어떻게 평가할 수 있을까?

실패한 전단적 치료행위에 관해서는 객관적 구성요건으로서의 업무상 과실치상 또는 업무상 과실치사가 성립한다는 것은 부정할 수 없다. 문제는 환자의 자기결정권을 침해하였기 때문에 상해 결과에 대한 과실행위로 인정할 수 있느냐 하는 점이다. 과실범의 구성요건은 결과 발생이라는 결과불법과 주의의무 위반이라는 행위불법으로 구성된다. 과실, 즉 주의의무의 내용은 구체적인 결과에 대한 예견 가능성과 회피 가능성이 있는데도 불구하고 부주의로 예견하거나 회피하지 못하여 구성요건적 결과가 발생한 것으로서 행위자의 객관적인 주의의무 위반이 있음은 이미 설명한 바와 같다. 그리고 설명의무의 위반을 과실로 평가한다 하더라도 주의의무 위반과 결과 발생 사이에는 인과관계가 필요하다. 이와 관련하여 대법원은 한의사인 피고인이 피해자에게 문진하여 과거 봉침을 맞고도 별다른 이상반응이 없었다는 답변을 듣고 알레르기 반응검사(skin test)를 생략한 채 환부인 목 부위에 봉침시술을 하였는데, 피해자가 위 시술 직후 아나필락시 쇼크반응을 나타내는 등 상해를 입은 사안에서 "의사가 설명의무를 위반한 채 의료행위를 하여 피해자에게 상해가 발생하였다고 하더라도, 업무상 과실로 인한 형사책임을 지기 위해서는 피해자의 상해와 의사의 설명의무 위반 내지 승낙취득 과정의 잘못 사이에 상당인과관계가 존재하여야 하고, 이는 한의사의 경우에도 마찬가지이다" 라고 하면서 "피해자는 이전에도 여러 차례 봉침시술을 받아왔었고 봉침시술로 인하여 아나필락시 쇼크 및 면역치료가 필요한 상태에 이르는 발생빈도가 낮은 점 등에 비추어 피고인 1이 봉침시술에 앞서 피해자에게 설명의무를 다하였다 하더라도 피해자가 반드시 봉침시술을 거부하였을 것이라고 볼 수 없으므로, 피고인 1의 설명의무 위반과 피해자의 상해 사이에 상당인과관계를 인정하기는 어렵다"[85]고 하여 한의사의 설명의무 위반을 부정하였다. 이에 따라 환자의 자기결정권을 존중하여 설명의무를 이행했더라면 수술은 행해지지 않았고, 결과는 발생하지 않는 것이 확실한 경우에만 인과관계가 인정된다. 즉 환자의 유효한 반대의사에 반하는 것이 확실한 경우에만 전단성과 결과 사이의 인과관계가 인정되고, 이러한 인과관계가 인정됨으로써 비로소 구성요건적 과실이 인정된다고 할 수 있다. 따라서 실제로는 실패한 전단적 치료행위로서 환자의 명시한 반대의사가 있는 경우만이 과실범으로서 인정된다고 할 것이다. 결국 실패한 치료행위에 있어서는 상해의 객관적 구성요건의 성립을 인정할 수는 있지만, 그 중 환자의 명시적 의사에 반하는 경우만이 과실범의 구성요건해당성과 위법성이 인정된다고 할 수 있다. 다만 대법원은 "산부인과 전문의 수련과정 2년차인 의사가 자신의 시진, 촉진 결과 등을 과신한 나머지 초음파검사 등 피해자의 병증이 자궁외임신인지, 자궁근종인지를 판별하기 위한 정밀한 진단방법을 실시하지 아니한 채 피해자의 병명을 자궁근종으로 오진하고 이에 근거하여 의학에 대한 전문지식이 없는 피해자에게 자궁적

85. 대법원 2011.4.14. 선고 2010도10104 판결.

출술의 불가피성만을 강조하였을 뿐 위와 같은 진단상의 과오가 없었으면 당연히 설명받았을 자궁외임신에 관한 내용을 설명받지 못한 피해자로부터 수술승낙을 받았다면 위 승낙은 부정확 또는 불충분한 설명을 근거로 이루어진 것으로서 수술의 위법성을 조각할 유효한 승낙이라고 볼 수 없다고 하면서 난소의 제거로 이미 임신불능 상태에 있는 피해자의 자궁을 적출했다 하더라도 그 경우 자궁을 제거한 것이 신체의 완전성을 해한 것이 아니라거나 생활기능에 아무런 장애를 주는 것이 아니라거나 건강상태를 불량하게 변경한 것이 아니라고 할 수 없고 이는 업무상 과실치상죄에 있어서의 상해에 해당한다"[86]고 판시하여 수술승낙이 의사의 부정확 또는 불충분한 설명에 의한 것인 경우에도 과실범의 책임을 긍정하였다.

86. 대법원 1993.7.27. 선고 92도2345 판결.

제5장

소송외적 방법에 의한 의료분쟁의 해결

제1절 서 론

I. 소송외적 분쟁해결의 의의

의료분쟁을 해결하는 가장 대표적이고 보편적인 방식은 민사소송과 형사소송이다. 앞서 설명한 바와 같이 의료분쟁이 발생하면 환자측은 일반적으로 민사소송을 제기하여 의사 등에게 채무불이행책임 내지 불법행위책임에 근거한 손해배상책임을 추궁하고자 하며, 환자가 사망하거나 불구가 되는 등 중대한 상해를 입었을 경우에는 금전배상을 목적으로 하는 민사소송에 만족하지 않고 형사고소 또는 고발을 통해 의사에게 업무상 과실치사상죄의 책임을 물어 형사처벌을 요구한다. 하지만 이러한 소송에 의한 사법적 분쟁해결은 많은 소송비용과 시간을 필요로 하기 때문에 보다 손쉬운 소송외적 분쟁해결방식을 선택하기도 한다. 이때 '소송외적 분쟁해결'(訴訟外的 紛爭解決, Alternative Dispute Resolution other than Court Adjudication, 보편적으로 약칭하여 ADR이라 함) 내지 '대체적 분쟁해결방식'이란 소송 이외의 다른 방법으로 분쟁을 해결하는 모든 방법을 의미하는 것으로 협상, 중재, 화해, 조정 등이 대표적이다.

소송외적 분쟁해결방식은 다음과 같은 다양한 장점이 있다. ① 법률 수요자인 국민들에게 소송절차 이외의 분쟁해결수단을 선택할 수 있는 기회를 부여하여, 분쟁성이 크고 신중한 법률적 판단을 필요로 하는 사건은 강제적 분쟁해결절차인 소송절차를, 간이하고 신속한 분쟁해결을 바라는 사건은 임의적 분쟁해결절차인 조정제도를 통하여 분쟁을 해결할 수 있게 한다. ② 그 절차가 간편하고 비용이 저렴하여 일반 국민이 쉽게 이용할 수 있다. ③ 분쟁해결을 위하여 사회 각 분야의 전문가들이 조정위원으로서 조정절차에 적극 참여함으로써 사법의 민주화를 기할 수 있다. ④ 판결에 의한 사건해결이 지니는 법률적인 제약으로 인한 구체적 타당성에 있어서의 문제를 극복할 수 있다. ⑤ 분쟁을 평화적으로 해결하여 당사자 간의 대립을 어느 정도 완화할 수 있다. ⑥ 법원의 업무부담을 다소 완화할 수 있다.

이 때문에 대법원에서는 의료분쟁 사건에 대하여도 소송외적 분쟁해결방식의 장점을 살리기 위하여 1심 법원에서의 각종 소송외적 분쟁해결방식의 활용을 권장함은 물론, 2심 단계에서의 소송외적 분쟁해결방식의 활용까지 적극 권장하고 있다. 실제 법관들 사이에서도 활발하게 조정제도가 이용되고 있어 앞으로 소송외적 분쟁해결방식을 이용한 의료분쟁의 해결은 훨씬 더 증가할 것으로 보인다.[1]

Ⅱ. 주요 소송외적 분쟁해결방법[2]

1. 협 상

협상(協商, Negotioation)은 설득을 목적으로 한 대화로서 과거의 사실관계에서 발생한 분쟁을 해결하는 '분쟁해결협상'(紛爭解決協商, Dispute Negotiation)과 장래의 행동을 규율하는 규칙이나 거래조건을 협상하는 '거래조건협상'(去來條件協商, Deal Making Negotiation)의 두 가지 종류가 있다. 분쟁해결협상은 과거의 사건에서 발생한 논쟁에 대한 협상이기에 과거지향적인 거래이다. 반면에 거래조건협상은 양 당사자가 거래를 하려고 할 때 발생하는 것으로 미래지향적이기 때문에 협상의

1. 박영호, 『의료분쟁과 법』, 법률정보센타, 2005, 241면.
2. 이하 대한의사협회, 『의료분쟁의 이해』, 법문사, 2009, 38～39면; 박영호, 앞의 책, 241～243면; 신현호 · 백경희, 『의료분쟁조정 · 소송총론』, 육법사, 2011, 434～446면 이하 참조.

양 당사자는 전형적으로 협의에 이르기 위해 서로 협조하고, 성사된 거래의 보호 아래 장래의 관계를 기대한다. 이와 같이 분쟁해결협상과 거래조건협상 사이의 구분이 일정 부분 확실하다 할지라도 이들 양자 사이에는 종종 공생적인 상호 작용이 존재한다. 거래조건협상은 나중에 분쟁해결협상의 기준을 형성하는 권리를 만들고, 거꾸로 어떠한 협의된 상황 아래에서 발생하는 몇몇 분쟁해결협상은 양 당사자 사이에 새로운 관계를 만드는, 즉 거래조건협상을 통해서만 잘 해결될 수 있는 경우도 있다.

2. 중 재

중재(仲裁, Arbitration)는 당사자들의 합의하에 중재인으로 하여금 중재판정을 내리게 하고, 중재인의 판정에 상호 복종함으로써 다툼을 해결하는 일종의 사적 재판이다(중재법 제1조). 당사자 상호 양보를 전제하지 않는다는 점에서 화해와 다르고, 국가기관의 개입이 없다는 점에서 조정과 다르다. 물론 조정이나 중재판정은 모두 판결과 동일한 효력을 갖는다. 중재인은 당사자들의 합의로 선임되고 일정한 보수를 받으며 중재기일에 양쪽 당사자들은 중재인에게 주장과 입증을 제출할 수 있으며, 중재인은 인정된 사실관계에 당사자들이 미리 합의한 실체규범을 적용하여 중재판정을 내리고 당사자들은 몇 가지의 예외를 제외하고는 중재판정에 대하여 이의를 제기할 수 없다.

의료분쟁에서의 중재제도로 의료분쟁조정법에서 규정된 한국의료분쟁조정중재원에 의한 중재를 들 수 있다.

3. 화 해

화해(和解, Settlement)란 분쟁 당사자가 서로 양보하여 분쟁이 있는 법률관계를 자신들이 합의한 대로 확정시키는 것을 말한다. 화해에는 소송과는 관련 없이 행해지는 민법상 화해계약과, 확정판결과 동일한 효력을 얻기 위하여 법관 앞에서 합의사항을 진술하고 조서를 받아 놓는 제소전 화해, 그리고 소송계속 중에 권리관계의 주장을 서로 양보하여 소송을 종료시키기로 하는 재판기일에서의 합의인 소송상 화해가 있다.

4. 조 정

조정(調停, Mediation)은 중립적 위치에 있는 제3자, 즉 조정인이 당사자들의 동의를 얻어 협상에 개입하여 분쟁 당사자들이 쉽게 협상을 이룰 수 있도록 도와주는 분쟁해결방법이다. 조정인은 중재인이나 판사와 달리 협상을 도와줄 뿐 분쟁을 해결할 권한이 없다. 조정은 분쟁이 발생한 경우 제소 전에 미리 조정을 통하여 해결한다는 점에서 화해와 비슷하나, 상호 양보가 반드시 필요하지 않다는 점에서 화해와 구별된다.

의료분쟁에서의 조정제도로는 민사조종법에 의한 민사조정, 소비자기본법에 의한 의료분쟁조정 및 의료분쟁조정법에 의한 의료분쟁조정이 있다.

Ⅲ. 우리나라의 소송외적 분쟁해결의 현황

현재 우리나라의 의료분쟁은 당사자들의 소송외적인 화해로 인하여 해결되는 경우가 있기도 하지만, 이에 대한 정확한 통계가 없어 화해계약의 구체적인 현황을 파악하기 어렵다.

1심 민사소송 사건의 화해나 조정 현황 가운데에서 의료분쟁과 관련된 것만 살펴보면 〈표 5-1〉과 같다.

표 5-1 화해와 조정에 의한 의료분쟁 해결 현황 (단위 : 건)

구분	의료사건	화해	조정
2009	780	103 (13.2%)	128 (16.4%)
2010	782	106 (13.6%)	140 (17.9%)
2011	881	135 (15.3%)	115 (13.1%)
2012	876	255 (29.1%)	150 (17.1%)
2013	945	136 (14.4%)	123 (13.0%)
계	**4,264**	**735 (17.2%)**	**656 (15.4%)**

출처 : 『사법연감』, 2009~2013.

위 표를 자세히 분석해 보면, 우선 우리나라에서 당사자 간의 화해비율은 2009년 13.2%에서 2012년 29.1%로 급증했다가 2013년 14.4%로 다시 하락하고 있음을 알 수 있다. 다음으로 조정비율도 2009년 16.4%에서 2012년 17.1%로 다소 증가하였다가 2013년 13.0%로 하락하고 있다. 최근 5년간의 평균 화해율은 17.2%로 평균 조정률 15.4%보다 1.8% 높다.

전체적으로 2013년부터 화해와 조정 비율이 다시 하락하고 있는데, 이는 2012년 4월 4일 개원한 한국의료분쟁조정중재원이 본격적으로 활동하면서 종래의 화해와 조정 비율이 감소하는 것으로 생각된다.

제2절 화해에 의한 의료분쟁의 해결

I. 서 설

1. 화해의 의의

화해(和解, Settlement)란 분쟁 당사자가 서로 양보하여 분쟁이 있는 법률관계를 자신들이 합의한 대로 확정시키는 것을 말한다. 화해의 결과는 동상 소송이 판결에 이르지 않고 취하 또는 각하되는 것이다. 화해는 그 자체가 당사자 사이의 구속력 있는 계약으로서(민법 제731조), 이후 소송의 재개를 막는다. 원시시대에는 복수나 탈취 등 자력구제에 의하여 분쟁을 해결하였으나 재판제도가 정착되면서 이러한 자력구제는 금지되었다. 그러나 재판은 일도양단적인 결론에 이르는 것이어서 법률적으로는 명확하게 해결될 수 있을지언정 마음으로부터 우러나오는 동의를 분쟁 당사자로부터 받는 데는 적합하지 않다는 단점이 있다. 화해는 재판제도가 발달한 현재에도 여전히 존재의의가 있는데, 이는 이해 당사자가 서로 양보하여 당사자 간의 다툼을 자치적으로 해결할 수 있기 때문이다. 의료분쟁에 있어서 화해의 역할은 아무리 강조해도 지나치지 않을 만큼 크다.[3]

2. 화해의 종류

앞서 언급한 바와 같이 화해에는 화해계약, 제소전 화해 및 소송상 화해가 있는데, 이를 보다 자세히 살펴보면 다음과 같다.[4]

(1) 화해계약

화해계약(和解契約)은 소송이 진행되기 전에 당사자 간의 다툼이 있는 법률관계에 대하여 서로 양보하여 그 다툼을 마치고 합의하에 분쟁을 종료짓기로 약정함으로써 성립하는 계약이다(민법 제731조[5]). 이러한 화해는 의료분쟁을 민사소송이나 형사소송에 의해 해결하기에 앞서 당사자의 상호 양보에 의하여 해결하는 방식이므로 현재 우리나라에서처럼 법원에 소송이 폭주되는 현상을 막는 데 가장 권장할 만한 의료분쟁 해결방안이다.

화해가 성립하면 당사자 일방이 양보한 권리가 소멸되고 상대방이 화해로 인하

3. 신현호 · 백경희, 앞의 책, 434면.
4. 이하 대한의사협회, 앞의 책, 38～39면; 신현호 · 백경희, 앞의 책, 434면 이하 참조.
5. 민법 제731조(화해의 의의) 화해는 당사자가 상호 양보하여 당사자 간의 분쟁을 종지할 것을 약정함으로써 그 효력이 생긴다.

여 그 권리를 취득하는 효력이 있으므로 당사자는 착오를 이유로 이를 취소하지 못하는 것이 원칙이다. 다만 화해 당사자의 화해의 목적인 분쟁 이외의 사항에 착오가 있는 때에 한하여 취소할 수 있다. 이와 관련하여 우리나라 대법원은 "환자가 의료과실로 사망한 것으로 전제하고 의사가 유족들에게 손해배상금을 지급하기로 하는 합의가 이루어졌으나 그 사인이 진료와는 관련이 없는 것으로 판명된 경우에 있어서 위 합의는 그 목적이 아닌 망인의 사인에 관한 착오로 이루어진 화해이므로 착오를 이유로 취소할 수 있다"[6]고 판시한 바 있고, "환자가 의료과실로 사망한 것으로 잘못 알고 의사와 환자유족 사이에 의사가 일정의 손해배상금을 지급하고 유족은 민·형사상의 책임을 묻지 않기로 화해가 이루어졌으나 그 후 부검 결과 사인이 치료행위와는 무관한 것으로 판명된 경우에 있어서도 사인에 관한 착오는 화해의 목적인 손해배상의 액수, 민·형사사건의 처리문제 등에 관한 것이 아니고 다툼의 대상도 아니며, 상호 양보의 내용으로 된 바도 없는 그 전제 내지 기초에 관한 착오이므로 이를 이유로 위 화해계약을 취소할 수 있다"[7]고 판시하여 사인에 관한 착오를 이유로 화해계약을 취소할 수 있음을 밝히고 있다.

(2) 제소전 화해

제소전 화해(提訴前 和解)는 의료분쟁이 소송으로 발전하는 것을 방지하기 위하여 민사소송을 제기하기 전에 지방법원 단독판사 앞에서 화해신청을 하여 해결하는 절차를 말한다(민사소송법 제385조[8]). 제소전 화해는 소송계속 전에 소송을 예방하기 위한 화해인 점에서 소송계속 후에 소송을 종료시키기 위한 화해인 소송상 화해와는 다르다. 실무상 제소전 화해는 민사상 쟁의의 해결보다도 이미 당사자 간에 성립된

6. 대법원 1991.1.25. 선고 90다12526 판결.

7. 대법원 1990.11.9. 선고 90다카22674 판결.

8. 민사소송법 제385조(화해신청의 방식) ① 민사상 다툼에 관하여 당사자는 청구의 취지·원인과 다투는 사정을 밝혀 상대방의 보통재판적이 있는 곳의 지방법원에 화해를 신청할 수 있다.
② 당사자는 제1항의 화해를 위하여 대리인을 선임하는 권리를 상대방에게 위임할 수 없다.
③ 법원은 필요한 경우 대리권의 유무를 조사하기 위하여 당사자 본인 또는 법정대리인의 출석을 명할 수 있다.
④ 화해신청에는 그 성질에 어긋나지 아니하면 소에 관한 규정을 준용한다.

다툼 없는 계약내용을 조서에 기재하여 재판상의 화해를 성립시키기 위해 이용되는 것이 실무의 현상이다.

(3) 소송상 화해

소송상 화해(訴訟上 和解)라 함은 소송계속 중 당사자 쌍방이 소송물인 권리관계의 주장을 서로 양보하여 소송을 종료시키기로 하는 기일에 있어서의 합의이다(민사소송법 제145조[9]). 계속 중 소송의 기일에서 하는 화해이기에 법정 외에서 하는 재판외의 화해, 즉 앞서 언급한 화해계약과는 구분된다.

당사자의 쌍방이 기일에 화해의 진술을 한 경우 법원 또는 법관은 그 요건을 심사하여 유효하다고 인정하면 법원사무관 등에게 그 내용을 조서에 기재시키는데, 이렇게 기재된 화해조서는 확정판결과 동일한 효력이 있다.

한 가지 주목할 만한 점은 법원에서는 요즈음 의료소송 자체가 과실을 특정하여 일도양단적으로 어느 누구의 일방적인 승소나 패소를 가리기가 힘든 경우가 많아 이를 소송외적인 분쟁해결방식인 조정이나 화해를 통해 해결하려고 많은 노력을 하고 있다는 것이다. 이러한 노력에 따라 1995년 이전에는 한 건도 성립되지 않았던 조정이나 화해의 성립이 1995년 이후 1심 과정에서 매년 증가하고 있다. 그뿐만 아니라 법원에서는 1심 과정에서 조정이나 화해가 성립되지 않은 경우에도 이를 될 수 있으면 조정이나 화해로 해결하려고 노력하고 있다. 이러한 결과는 서울고등법원에서 의료전담재판부를 두고 의료소송에 있어서 조정제도를 적극적으로 활용한 결과로 생각된다.

---

9. 민사소송법 제145조(화해의 권고) ① 법원은 소송의 정도와 관계없이 화해를 권고하거나, 수명법관 또는 수탁판사로 하여금 권고하게 할 수 있다.

② 제1항의 경우에 법원, 수명법관 또는 수탁판사는 당사자 본인이나 그 법정대리인의 출석을 명할 수 있다.

Ⅱ. 화해계약의 성립요건[10]

1. 분쟁의 존재

화해계약은 당사자 간 분쟁을 중지할 것을 목적으로 하는 계약이므로 분쟁이 전제되어야 한다. 예를 들어 진료계약상 의무 위반이 있었는지, 있다면 배상액은 얼마나 되는지 등 법률관계의 실체가 당사자 간에 확정되어 있지 않아야 한다.

2. 당사자 간의 상호 양보

화해계약은 당사자 간의 상호 양보를 요건으로 하고 있으므로 어느 일방이 양보하는 것은 화해라고 할 수 없다. 일방적인 양보는 청구의 인낙(認諾)이나 청구의 포기(拋棄)가 된다.

3. 당사자의 자격

화해계약의 당사자는 분쟁의 대상이 된 법률관계의 당사자로서 당해 분쟁에 대한 처분권한을 갖고 있어야 한다. 의료분쟁에 있어서는 의료과실을 야기한 의사와 이로 인해 피해를 입은 환자가 대표적인 당사자에 해당한다. 그러나 의료분쟁이 발생한 경우 가해 의사와 피해 환자인 양 당사자 간에는 감정의 골이 깊어져 직접적인 대화가 힘든 것이 일반적이기 때문에 친인척들이 나서는 경우가 많다. 이 경우에 대리권(代理權)을 가져야 한다. 의료법인인 경우 병원장이나 원무부장 등이 의료법인으로부터 화해계약에 관한 대리권을 수여받아 계약을 체결해야 한다. 예를 들어 의료법인으로부터 아무런 대리권을 수여받지 못한 원무과 직원이나 환자로부터 대리권을 위임받지 못한 환자의 친지와 화해한 경우 정당한 화해계약의 효력이 발생하지 않는다.

10. 이하 신현호 · 백경희, 앞의 책, 435~442면 참조.

Ⅲ. 화해계약의 효력

화해계약은 당사자 일방이 화해를 통해 양보한 권리가 소멸되고, 상대방이 그 권리를 취득하는 효력이 있다(민법 제732조[11]). 즉 화해계약으로서 종래의 법률관계를 소멸시키고, 새로운 법률관계를 창설하게 된다. 따라서 종래에 당사자 사이에 분쟁이 계속되었던 법률관계는 화해계약의 내용으로 바뀌면서 확정된다. 그리고 화해가 이루어진 이상 원칙적으로 착오를 이유로 취소하지 못하지만, 화해 당사자의 자격 또는 화해의 목적인 분쟁 이외의 사항에 착오가 있는 때에는 취소할 수 있다(민법 제733조[12]).

예를 들어 이비인후과 의사가 축농증치료 후 뇌농양의 상해를 입은 환자에게 손해배상을 해주기로 하고, 대신 양자는 향후 일체의 이의제기를 하지 않기로 하는 화해계약을 체결한 경우에 이비인후과 의사는 후에 과실행위나 인과관계의 부존재 등 착오를 주장하면서 화해계약의 취소를 주장하지 못한다. 이비인후과 의사와 환자 사이의 위 합의는 그 법률적 성질이 화해계약이라 할 것이고, 양 계약 당사자 사이에 수술 후 발생한 새로운 증세에 관하여 그 책임소재와 손해의 전보를 둘러싸고 분쟁이 있어오다가 이를 종결짓기 위하여 합의에 이른 것이라면, 의사의 수술행위와 환자의 수술 후 증세 사이의 인과관계의 유무 및 그에 대한 의사의 귀책사유의 유무는 분쟁의 대상인 법률관계 자체에 관한 것으로서, 의사는 환자의 수술 후 증세가 자신의 수술행위로 인한 것이 아니라거나 그에 대하여 귀책사유가 없다는 등의 이유를 들어 위 합의를 취소할 수 없다고 보아야 한다.[13] 그러나 대법원은 "민법상 화해계약은 착오를 이유로 취소하지 못하는 것이지만 화해 당사자의 자격 또는 화해의 목적인 분쟁 이외의 사항에 착오가 있는 때에는 그러하지 아니하는 바, 화해의 목적인 분쟁 이외의 사항이라 함은 분쟁의 대상이 아닌 것으로서 분쟁의 대상인 사항의 전

---

11. 민법 제732조(화해의 창설적 효력) 화해계약은 당사자 일방이 양보한 권리가 소멸되고 상대방이 화해로 인하여 그 권리를 취득하는 효력이 있다.
12. 민법 제733조(화해의 효력과 착오) 화해계약은 착오를 이유로 하여 취소하지 못한다. 그러나 화해 당사자의 자격 또는 화해의 목적인 분쟁 이외의 사항에 착오가 있는 때에는 그러하지 아니하다.
13. 대법원 1995.10.12. 선고 94다42846 판결 참조.

제 또는 기초되는 사항으로 양 당사자가 예정한 것이어서 상호 양보의 내용으로 되지 않고 다툼이 없는 사실로서 양해가 된 것을 말한다. 따라서 환자가 의료과실로 사망한 것으로 잘못 알고 의사와 환자유족 사이에 의사가 일정의 손해배상금을 지급하고 유족은 민・형사상의 책임을 묻지 않기로 화해가 이루어졌으나, 그 후 부검 결과 사인이 치료행위와는 무관한 것으로 판명된 경우 위의 사인에 관한 착오는 화해의 목적인 손해배상의 액수, 민・형사사건의 처리문제 등에 관한 것이 아니고 다툼의 대상도 아니고, 상호 양보의 내용으로 된 바도 없는 그 전제 내지 기초에 관한 착오이므로 이를 이유로 위 화해계약을 취소할 수 있다"[14]고 판시한 바 있다.

Ⅳ. 화해의 효력에 관련된 문제들

1. 공서양속

의료분쟁으로 인한 화해시 지나치게 적거나 혹은 지나치게 많은 금액으로 합의한 경우에도 그 효력이 발생하는지가 문제된다. 예를 들어 가장인 남편이 수술 도중 갑자기 사망하자 장례를 치르기도 전에 전후사정을 모른 채 낮은 가액으로 합의한 경우나, 반대로 환자가 뇌사상태에 빠지자 당황한 나머지 몇 억을 배상하기로 합의한 사례가 있다. 이와 같은 경우는 상대방의 궁핍, 경솔 또는 무경험으로 현저하게 공정을 잃은 법률행위이기 때문에 무효이다(민법 제104조[15]). 물론 공서양속 위반 여부는 배상액과 실제 손해액의 불균형만으로 판단할 수 없고, 상대방의 곤궁상태, 피해의 심각함, 배상자의 자력, 화해에 이르기까지의 경과 등 여러 사정을 고려해 판단해야 한다. 대법원도 "해외파견근무 중 교통사고로 사망한 피해자의 부가 교육을 별로 받지 못하고 시골에서 날품팔이로 생계를 유지하는 66세의 노인으로서 원래 아는 것과 경험이 없고, 사고 경위도 알지 못한데다가 아들이 사망했다는 비보에 큰 충

14. 대법원 1990.11.9. 선고 90다카22674 판결.

15. 민법 제104조(불공정한 법률행위) 당사자의 궁박, 경솔 또는 무경험으로 인하여 현저하게 공정을 잃은 법률행위는 무효로 한다.

격을 받아 경황이 없는 상태에서 가해 회사의 규모나 신용에 비추어 위 가해 회사 직원들의 말을 진실한 것으로 믿고 위 망인의 사망에 따른 손해배상금으로 지급받을 수 있는 금액보다 훨씬 적은 금액만을 지급받으면서 위 가해 회사가 제시한 합의서에 날인한 것이라면, 위 합의는 경솔, 궁박, 무경험 상태에서 이루어진 현저하게 공정을 잃은 법률행위로서 무효이다"[16]라고 판시한 바 있다.

의료과실 사건의 화해에 있어서는 과실의 원인, 내용, 피해자의 증상, 피해의 장래 예측 등에 있어 의사와 환자 양 당사자 간의 의학지식에 커다란 차이가 있는 것이 보통이고, 그것이 화해의 효력에 영향을 미칠 것이라고 생각될 수 있다. 따라서 환자측에게 의료과실의 내용을 숨기고, 과실이 없다든가 혹은 극히 경미하다고 하면서 위로금조의 화해가 이루어진 경우 공서양속 위반으로 무효가 될 수 있고, 경우에 따라 사기에 의한 화해계약으로 취소할 수도 있다.

그리고 가해 의사가 사망한 환자의 분묘에 3년간 매일 찾아가 빌기로 하는 화해계약을 하였다면 이는 선량한 풍속, 기타 사회질서에 위반한 사항을 내용으로 하는 법률행위이기 때문에 무효이다(민법 제103조[17]).

2. 화해 후의 손해증대

화해는 일정액의 배상금의 지불 약속과 동시에 그 이상의 일체의 청구를 포기한다는 권리포기조항을 두는 것이 일반적이다. 그에 의하여 당사자, 특히 배상의무자(의사)는 분쟁이 종결된 것을 확인하고 법적인 안정을 얻게 된다. 따라서 화해 후 배상금 이상의 손해가 현실로 생겼다는 이유로 추가로 청구하는 것이 원칙적으로 허용되지 않음은 당연하다. 그러나 화해 당시 거의 예기치 못한 손해가 후에 발생한 경우까지 일률적으로 추가 청구를 인정하지 않는 것은 구체적 정의에 반하는 결과를 초래할 수 있다. 따라서 예외적으로 화해 후 추가 청구가 허용된다.

화해 후 손해증대에 의한 추가 청구의 인정 여부는 교통사고의 화해를 둘러싸고

16. 대법원 1987.5.12. 선고 86다카1824 판결.

17. 민법 제103조(반사회질서의 법률행위) 선량한 풍속 기타 사회질서에 위반한 사항을 내용으로 하는 법률행위는 무효로 한다.

많은 판결[18]이 나오기 시작하여 오늘에 이르고 있다. 이를 바탕으로 의료과실의 화해에 있어서도 예외적으로 화해 후 손해증대에 의한 추가 청구가 인정되고 있다. 특히 의료과실의 화해에서 배상의무자인 의사는 치료의 적정이나 증상의 추이 등에 대하여 전문가일 뿐만 아니라, 본래 자신의 치료행위와 그 후의 추이에 책임을 지고 있기 때문에 화해가 불공정하게 이루어질 가능성이 크므로 추가 청구의 가능성이 더욱 높다. 실제로 산부인과의원에서 절왕절개수술 후 수술창상이 감염되어 복막염 및 장폐쇄증의 상해를 입은 환자가 피고병원으로부터 6백만원을 받고 화해한 후 위 합의 당시 환자로서는 도저히 예상할 수 없었던 소장유착증상이 나타나 피해가 확대되었다면서 착오로 인한 화해계약의 취소를 구한 사건에서, 대법원은 "불법행위로 인한 손해배상에 관하여 가해자와 피해자 사이에 피해자가 일정한 금액을 지급받고 그 나머지 청구를 포기하기로 합의가 이루어진 때에는 그 후 그 이상의 손해가 발생하였다 하여 다시 그 배상을 청구할 수 없는 것이나, 다만 그 합의가 손해 발생의 원인인 사고 후 얼마 지나지 아니하여 손해의 범위를 정확히 확인하기 어려운 상황에서 이루어진 것이고, 후발손해가 합의 당시의 사정으로 보아 예상이 불가능한 것으로서 당사자가 후발손해를 예상하였더라면 사회통념상 그 합의금액으로는 화해하지 않았을 것이라고 보는 것이 상당할 만큼 그 손해가 중대한 것일 때에는 당사자의 의사가 이러한 손해에 대해서까지 그 배상청구권을 포기한 것이라고 볼 수 없으므로 다시 그 배상을 청구할 수 있다고 보아야 할 것이다"[19]라고 하여 착오로 인한 화해계약은 취소할 수 있다고 판시하였다. 다만 위 판결은 6백만원이라는 화해금액이 사회통념상 지나치게 적다고 할 수 없다는 이유로 환자의 청구를 기각하였다.

18. 대표적으로 대법원 1987.4.14. 선고 86다카1994 판결: "교통사고로 상해를 입은 피해자가 그 병상이 호전되고 안정가료를 취하면 임상병상이 없어질 것이라는 의사의 말만 믿고 치료비와 손해배상금을 받고 이후의 치료비 및 손해에 대하여는 일체의 권리를 포기하며 장래 장애가 발생하더라도 민·형사상의 소송이나 이의를 제기하지 아니하기로 합의가 이루어졌다고 하더라도 그 뒤 병세가 더 악화되면서 피해자의 정신에 현저한 장애를 남겨 언제나 타인의 간호를 필요로 하는 상태에까지 이르게 되고, 그 노동능력의 95퍼센트가 상실될 것으로 예상되는 등 격심한 후유장애가 있게 되었다면 피해자가 그러한 경우까지도 예상하여 아무런 이의를 하지 않기로 합의한 것이라고 쉽게 단정할 수는 없다."

19. 대법원 1991.4.9. 선고90다16078 판결.

3. 복수의 배상의무자 중 한 사람과의 화해의 효과

의료과실을 불법행위로 구성할 때 공동불법행위자나 사용자책임 등 복수의 배상의무자가 발생하는 경우 그 중 한 사람과 화해하여 동인에 대한 나머지 청구권을 포기했을 때, 그 채무면제의 효과가 당해 배상의무자의 부담부분의 한도로 다른 배상의무자에게도 미치느냐의 여부가 문제된다.

이에 대하여 채무면제의 효력은 민법 제419조[20]의 유추적용에 의하여 다른 배상의무자에게 미친다고 하는 '절대적 효력설', 다른 배상의무자에 대한 효력을 부정하는 '상대적 효력설' 및 피면제자의 부담부분이 다른 배상의무자의 그것에 비하여 현저히 큰 경우에는 절대효력을 인정하고, 같거나 혹은 작은 경우에는 부정하는 '절충설'의 견해대립이 있다.

생각건대 민법 제419조 자체가 임의규정이고, 따라서 문제는 당사자의 의사 해석에 달려 있기 때문에 특별한 사정이 없는 한 채무면제의 효력은 다른 배상의무자에게 미치지 않다고 하는 상대적 효력설이 타당하다. 면제의사의 내용을 문제로 삼을 때에는 배상의무자의 자력과의 관계가 중요하다. 즉 피해 환자가 자력이 있는 배상의무자인 의사와 화해하고 다른 배상의무자의 책임을 면제할 때는 그 화해에 의하여 모든 것을 종결했다고 보는 것이 옳겠지만, 만약 자력이 없는 자와 화해할 때에는 그 나머지에 관하여 자력이 있는 다른 배상의무자로부터 받겠다는 의사가 있다고 보는 것이 타당하다.[21]

20. 민법 제419조(면제의 절대적 효력) 어느 연대채무자에 대한 채무면제는 그 채무자의 부담부분에 한하여 다른 연대채무자의 이익을 위하여 효력이 있다.

21. 신현호 · 백경희, 앞의 책, 437～442면.

제3절 조정에 의한 의료분쟁의 해결

I. 조정의 의의 및 기능

조정(調停, Mediation)이란 중립적 위치에 있는 제3자, 즉 조정인이 당사자들의 동의를 얻어 협상에 개입하여 분쟁 당사자들이 쉽게 협상을 이룰 수 있도록 도와주는 분쟁해결방법을 말한다. 이때 조정인은 중재인이나 판사와 달리 협상을 도와줄 뿐 분쟁을 해결할 권한이 없다.

앞서 언급한 화해는 당사자 간의 상호 양보를 전제로 하기 때문에, 이미 분쟁이 야기되어 감정의 골이 깊은 상태에서 제3자의 개입 없이 이루어지기는 어려운 점이 많다. 이러한 폐단을 막기 위해 법관이나 조정위원회가 제3자로 나서 합의를 도출해 내는 것이 조정제도의 목적이다. 조정제도는 소송과 같은 엄격한 절차를 거치지 아니하고 자유로운 분위기에서 자신의 의견을 충분히 말할 수 있고, 소송에 비하여 경제적으로 큰 비용이 소요되지 않으면서도 신속하게 처리되며, 무엇보다도 당사자 간의 감정대립을 상대적으로 줄일 수 있다는 장점이 있다. 특히 의료과실소송과 같이 원인규명이 쉽지 않는 소송에 있어서는 조정제도의 활성화가 다른 여타 소송에 비하여 시급히 요구된다.[22]

II. 조정제도의 절차

현재 우리나라의 조정제도는 크게 두 가지로 나누어 볼 수 있다. 하나는 [그림 5-1]에서 보는 바와 같이 당사자가 민사조정법에 의하여 조정신청을 하는 방법이고,

22. 이하 신현호 · 백경희, 앞의 책, 443~446면 참조.

다른 하나는 수소법원(受訴法院)에서 당사자의 신청 혹은 직권으로 조정에 회부하는 방법이다. 대개는 수소법원의 직권에 의한 방법으로 조정이 이루어지고 있다.

1. 당사자의 조정신청

당사자의 조정신청에 의하여 절차가 진행되는 경우 조정담당판사가 직접 조정하거나 조정위원회로 하여금 조정하도록 한다. 의료분쟁에 대하여는 조정담당판사가 의료지식이나 경험이 부족하기 때문에 전문의가 조정위원으로 있는 조정위원회에 맡기는 경향이 강하다. 그러나 아직 우리나라에서 의료분쟁에 있어 제소 전에 먼저 조정신청을 하는 예[23]는 그리 많지 않다. 이는 조정절차에 대한 무지와 불신에서 기인하는 것으로 평가된다.

2. 수소법원의 조정회부

의료과실소송절차에 있어서 수소법원이 조정절차에 회부하는 것은 환자측으로부터 어느 정도의 입증이 있은 후 의사에게 과실이 있어 보일 때 하게 된다. 이때 수소법원이 직접 조정하거나 각급 법원에 설치된 조정위원회에서 조정하게 한다.

조정에 회부되면 ① 조정을 아니하는 결정, ② 조정의 불성립, ③ 조정의 성립 등으로 결론지어진다. 첫째, 조정을 아니하는 결정은 예를 들어 앞으로 의료업에 종사하지 못한다는 내용으로 조정신청을 하는 것과 같이 조정함이 적당하지 아니하거나 부당한 목적으로 조정신청한 경우에 내리게 되는 결정이다. 둘째, 조정이 불성립되는 경우는 당사자 간에 합의가 이루어지지 않거나 합의내용이 상당하지 않은 경우에 내리는 결정이다. 그러나 조정제도의 실효성을 높이기 위하여 민사조정법 제30조는 "조정담당판사는 합의가 성립되지 아니한 사건 또는 당사자 사이에 성립된 합의의 내용이 적당하지 아니하다고 인정한 사건에 관하여 상당한 이유가 없으면 직권으로 당사자의 이익이나 그 밖의 모든 사정을 고려하여 신청인의 신청 취지에 반

---

23. 서울지법 1997.8.12. 조정97머50134 조정례.

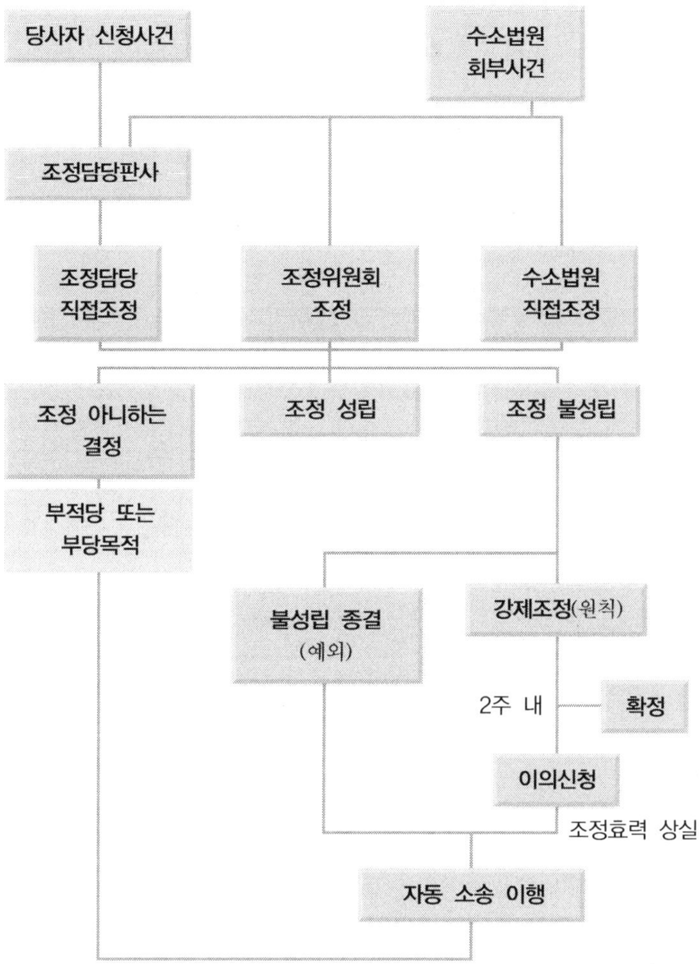

[그림 5-1] 조정절차[24]

하지 아니하는 한도에서 사건의 공평한 해결을 위한 결정을 해야 한다" 고 규정함으로써 조정이 불성립된 경우 이른바 강제조정을 원칙으로 하고 있다. 셋째, 조정이 원만히 성립되면 조정조서가 작성된다. 이때 조정은 화해와 동일한 효력이 있다(민사조정법 제29조[25]).

24. 홍일균, 『민사조정제도와 의료과오소송』, 고려대학교 특수법무대학원 제1기 의료법 최고위과정 교재, 1997, 3면.
25. 민사조정법 제29조(조정의 효력) 조정은 재판상의 화해와 동일한 효력이 있다.

Ⅲ. 조정제도의 운영 현황

1990년 9월 1일부터 시행된 민사조정법이 1992년 11월 30일 및 1995년 12월 6일, 1998년 12월 28일 세 차례에 걸쳐 대폭 개정되어 조정과 중재를 결합한 새로운 형태의 민사조정제도가 시행되어 대폭 활성화되고 있다. 실제로 서울고등법원은 의료과실소송에 있어 1996년부터 전문의 15명을 조정위원으로 위촉하여 적극적으로 민사조정에 나서고 있다. 서울지방법원에도 매년 의사 등을 조정위원으로 임명하여 조정위원회를 구성하고 조정제도를 운영하고 있다. 각 조정위원회는 조정장 1인과 조정위원 2인 이상으로 구성되고(민사조정법 제8조[26]), 조정장은 판사가 맡는다(민사조정법 제9조[27]). 그리고 조정위원은 조정위원회에서 행하는 조정에 관여하는 일과 조정담당판사 또는 조정자의 촉탁에 따라 분쟁의 해결을 위하여 사건관계인의 의견을 듣거나 기타 조정사건의 처리를 위하여 필요한 사무를 행하는 일을 담당하는데, 학식과 덕망이 있는 자로서 고등법원장, 지방법원장 또는 지방법원지원장이 미리 위촉한 자로 하며, 그 임기는 2년으로 한다. 다만 특별한 사정이 있는 때에는 임기를 2년 이내로 정하여 조정위원을 위촉할 수 있다(민사조정법 제10조[28]). 법원은 조정위원들이 적극적이고 능동적으로 조정을 할 수 있도록 조정에 회부된 사건의 개요, 주요 쟁점, 자료 등을 조정기일 전에 조정위원에게 제공하고 있다.

---

26. 민사조정법 제8조(조정위원회) 조정위원회는 조정장 1인과 조정위원 2인 이상으로 구성한다.

27. 민사조정법 제9조(조정장) 조정장은 다음 각 호의 구분에 따른 사람이 된다.

1. 제7조 제2항의 경우: 조정담당판사 또는 상임 조정위원
2. 제7조 제3항의 경우: 수소법원의 재판장
3. 제7조 제5항의 경우: 수명법관 또는 수탁판사
4. 시 · 군법원의 경우: 시 · 군법원의 판사

28. 민사조정법 제10조(조정위원) ① 조정위원은 고등법원장, 지방법원장 또는 지방법원지원장이 학식과 덕망이 있는 사람 중에서 미리 위촉한다. 다만, 상임 조정위원은 변호사 자격이 있는 사람으로서 대법원규칙으로 정하는 일정한 경력을 가진 사람 중에서 법원행정처장이 위촉한다.

② 조정위원의 임기는 2년으로 한다. 다만, 특별한 사정이 있을 때에는 임기를 2년 이내로 정하여 조정위원을 위촉할 수 있다.

③ 제1항에 따른 조정위원은 다음 각 호의 사무를 수행한다.

1. 조정에 관여하는 일
2. 조정담당판사 또는 조정장의 촉탁(囑託)을 받아 분쟁 해결을 위하여 사건관계인의 의견을 듣거나 그 밖에 조정사건의 처리를 위하여 필요한 사무를 수행하는 일

이러한 법원에 의한 조정제도는 절차가 간이하고, 비용이 저렴하며, 조정위원들의 건전한 상식, 풍부한 사회생활상의 경험, 전문적 지식을 활용할 수 있고, 또한 분쟁을 타협과 양보에 의하여 해결함으로써 인적 관계를 파괴함 없이 신속하고 원만하게 종국적으로 해결할 수 있으며, 소송과는 달리 절차가 비공개로 진행되어 사생활의 비밀이 보장되고, 상대방의 임의이행을 기대할 수 있는 장점이 있어 법원에서의 적극적인 운영이 요구된다고 본다.[29]

Ⅳ. 그 외 의료분쟁 처리기관

1. 한국소비자원에 의한 조정

(1) 소비자기본법에 의한 한국소비자원의 설립

한국소비자원은 1987년 7월 1일 소비자보호법에 의하여 '한국소비자보호원'으로 설립된 후, 2007년 소비자보호정책의 효과적인 추진을 위하여 소비자기본법(법률 제7988호, 2006. 9. 27., 전부개정)에 의하여 설립된 법인이다. 1999년 2월 6일 구 소비자보호법(현행 '소비자기본법')이 개정(1999. 4. 6.부터 시행)되어, 종래에는 같은 법 제28조 제2항에서 의료 보험 · 금융 · 법률 분야 등 전문 분야에 대하여는 의료심사조정위원회, 금융분쟁조정위원회, 지방변호사회에 각각 피해구제를 신청할 수 있도록 함으로써 의료 분야를 한국소비자보호원(현행 '한국소비자원')의 업무범위에서 제외했던 것을 폐지하여 1999년 4월부터 한국소비자보호원이 의료분쟁 피해구제와 조정 업무를 할 수 있게 되었고, 1999년 7월 1일 의료팀을 신설하였다.

이와 같은 한국소비자원에 의한 의료사고의 피해구제 및 조정의 시작은 환자를 의사의 후견적 대상이 아니라 '의료소비자'로 인식하게 되었음을 의미하는 것이다.[30]

29. 신현호 · 백경희, 앞의 책, 446면.
30. 이상돈 · 김나경, 『의료법강의』(개정판), 법문사, 2013, 208면.

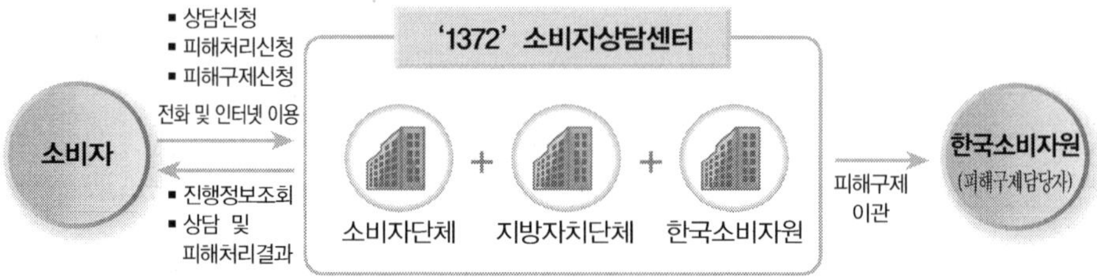

[그림 5-2] 소비자상담센터 업무처리 절차[31]

(2) 의료피해구제

가. 상 담

한국소비자원의 의료피해구제 및 조정은 환자의 상담으로부터 시작된다. 의료사고의 당사자인 환자는 공정거래위원회가 운영하고 한국소비자원, 민간소비자단체, 지방자치단체가 공동으로 제공하는 소비자상담센터에 전화(국번없이 1372), 서신팩스, 인터넷(http://www.ccn.go.kr), 방문 등의 다양한 방법을 통해 상담을 신청할 수 있다. 소비자기본법에 따르면 의료소비자인 환자는 한국소비자원에 피해구제를 직접 신청할 수 있지만(동법 제55조 제1항), 이 경우에도 한국소비자원은 피해구제 이전 우선 소비자상담센터를 통해 소비자 상담을 실시하여 피해구제 접수 여부를 결정하도록 하고 있다.

나. 피해구제(합의 권고 또는 조정 신청)

소비자상담센터는 환자와의 상담 이후 피해구제가 필요하다고 판단되면 한국소비자원에 그 처리를 의뢰한다. 한국소비자원은 피해구제 신청이나 의뢰가 있게 되면 지체 없이 당해 사건의 관련 당사자에게 서면으로 그 사실을 통보해야 한다(소비자기본법 시행령 제43조 제2항).

31. 소비자상담센터 인터넷 홈페이지(http://www.ccn.go.kr).

한국소비자원은 피해구제가 접수된 사안에 대해 시험 검사나 사실 조사 및 전문가의 자문 등을 거쳐 피해구제신청 당사자에게 피해보상에 관한 합의를 권고할 수 있다(동법 제57조). 이 경우 합의권고에 따른 합의가 피해구제의 신청을 받은 날부터 30일 이내에 이루어지지 않으면 한국소비자원장은 즉시 소비자분쟁조정위원회에 분쟁조정을 신청해야 한다(동법 제58조 본문). 다만 필요한 경우 60일 이내의 범위에서 처리기간을 연장할 수 있다(동법 제58조 단서 및 동법 시행령 제44조 제1호).

한국소비자원의 피해구제 처리 절차는 소송의 제기와 동시에 종료되어야 한다. 당사자는 법원에 소송을 제기할 경우 이에 대한 통보 의무를 가지며(동법 제59조 제1항), 한국소비자원은 소 제기 사실을 아는 즉시 당원의 절차를 중단하고 당사자에게 이를 통지해야 한다(동법 제59조 제2항). 이 규정은 절차의 중복을 방지하고 조정과 소송을 선택(임의적 조정전치주의의 실현)할 수 있게 한다. 즉 한편으로, 이 규정은 비사법적 절차와 사법적 절차가 중복되는 것을 방지하기 위한 것이다. 두 절차가 중복될 경우 각 절차에서 사실의 인정이나 책임의 유무 및 정도에 관한 견해가 다를 수 있거나, 먼저 종료된 절차의 결과로부터 자유롭게 판단할 수 없는 문제가 발생할 수 있다. 다른 한편으로, 의료사고에 관한 분쟁과 관련해서 소송이 제기되면 한국소비자원의 피해구제 처리가 중단된다는 것은 소송은 조정절차를 반드시 거칠 필요가 없음을 말해 주는 것이기도 하다. 그리고 이러한 조정전치주의의 배제는 당사자에게 계산과 타협을 배제하고 승패는 불확실하지만 과책주의에 따른 책임을 엄중하게 물을 수 있는 가능성을 보장한다.[32]

(3) 의료분쟁조정

의료분쟁에 대한 소비자분쟁조정위원회에 분쟁조정이 신청되면, 분쟁조정절차가 진행된다.[33]

---

32. 이상돈 · 김나경, 앞의 책, 209~211면.

33. 이하 이상돈 · 김나경, 앞의 책, 211~216면; 한국소비자원, 『2013 소비자 피해구제 연보 및 사례집』, 2014, 23~24면.

가. 소비자분쟁조정위원회의 구성과 운영

소비자분쟁조정위원회(이하 '조정위원회')는 위원장 1인을 포함한 50인 이내의 위원(상임 2인, 비상임 48인)으로 구성되며, 위원의 임기는 3년이며 연임할 수 있다(소비자기본법 제61조 제1항, 제5항). 조정위원회의 업무를 효율적으로 수행하기 위한 자문기구로서 수송기계, 섬유제품, 보험, 의료 등 33개 분야별 전문위원회를 두고 있다. 전문위원장은 매 회의마다 위원장 및 상임위원을 포함하여 5～9인의 위원을 지명하여 회의를 소집한다. 위원장은 회의를 소집하고자 하는 때에 소비자 및 사업자를 대표하는 조정위원을 각 1인 이상 균등하게 포함하여 소집해야 한다.

위원장은 회의개시 3일 전까지 회의일시, 장소 및 부의사항을 정하여 각 위원에게 서면 통지해야 하며, 조정위원회의 회의는 출석위원 과반수 이상의 찬성으로 의결된다.

나. 조정절차

위원장은 분쟁조정요청을 받은 날로부터 10일 이내에 당사자에게 합의를 권고할 수 있으며, 부득이한 사유가 없는 한 분쟁조정 요청일로부터 30일 이내에 조정결정을 하게 된다. 다만, 원인규명을 위한 시험 · 검사 등 부득이한 사정으로 조정결정기간이 연장되어야 하는 경우에는 그 사유와 기한을 명시하여 당사자에게 통보하도록 되어 있다.

조정위원회는 분쟁조정을 위해 필요한 경우 전문위원회 자문(동법 제65조 제3항) 및 이해 관계인, 소비자단체 또는 주무관청의 의견을 청취할 수 있다(동법 제65조 제4항).

조정위원회는 비공개를 원칙으로 하되 필요한 경우에는 양 당사자가 참석하여 의견을 진술할 수 있고, 최종적으로 내린 조정결정 내용에 대하여 양 당사자에게 서면 통보 후 15일 이내에 수락거부 의사가 없는지 여부를 확인하게 된다.

조정결정이 양 당사자에 의해 수락되거나 조정결정 내용을 당사자가 수령한 후 15일 이내에 양 당사자가 수락거부 의사를 서면에 의해 표시하지 않는 경우 조정이 성립되며, 이 경우 조정위원회는 조정서를 작성하여 원본은 위원회가 보관하고 정본

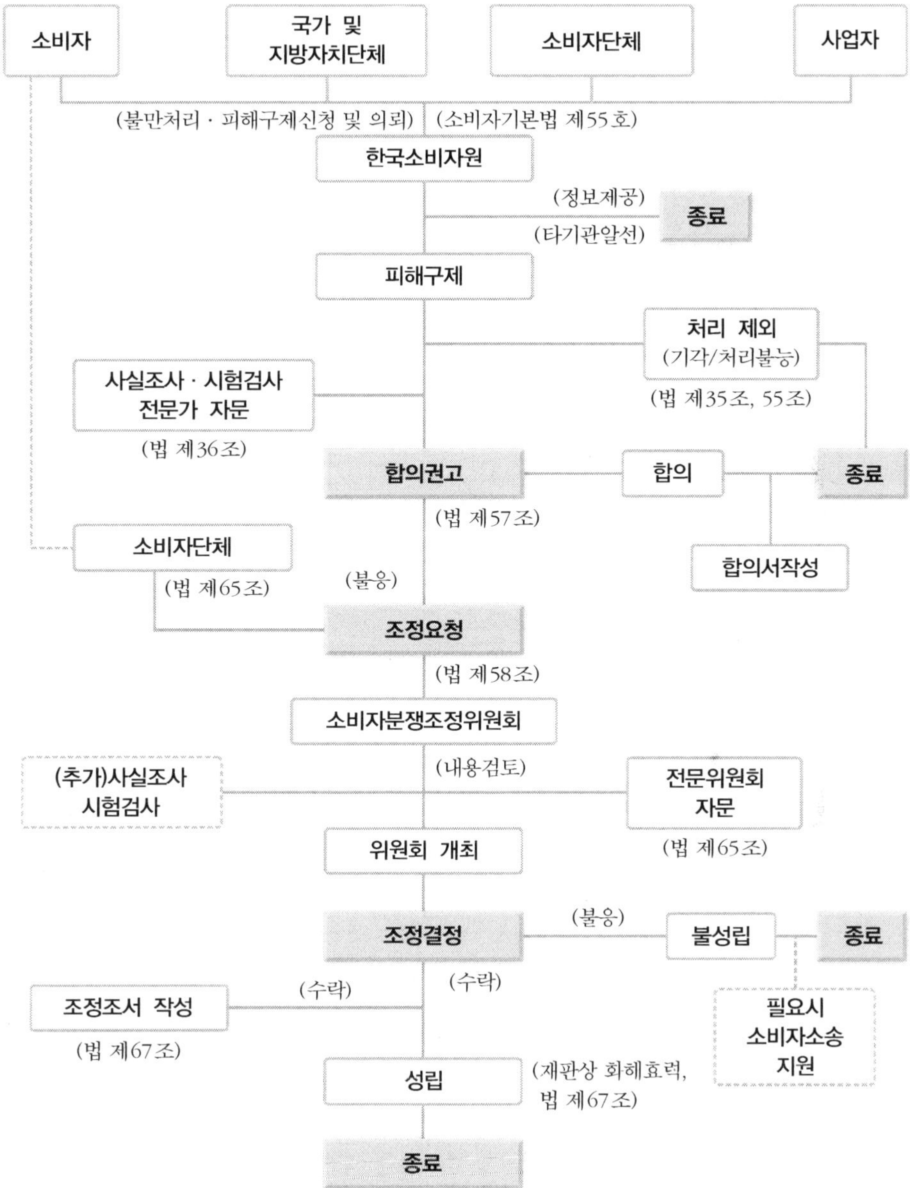
소비자
국가 및
지방자치단체
소비자단체
사업자
(불만처리 · 피해구제신청 및 의뢰)
(소비자기본법 제55호)
한국소비자원
(정보제공)
(타기관알선)
종료
피해구제
처리 제외
(기각/처리불능)
(법 제35조, 55조)
사실조사 · 시험검사
전문가 자문
(법 제36조)
합의권고
합의
종료
(법 제57조)
합의서작성
소비자단체
(법 제65조)
(불응)
조정요청
(법 제58조)
소비자분쟁조정위원회
(내용검토)
(추가)사실조사
시험검사
전문위원회
자문
(법 제65조)
위원회 개최
조정결정
(불응)
불성립
종료
(수락)
(수락)
조정조서 작성
(법 제67조)
필요시
소비자소송
지원
성립
(재판상 화해효력,
법 제67조)
종료

[그림 5-3] 한국소비자원 피해구제 절차도[34]

34. 한국소비자원, 앞의 사례집, 22면.

은 양 당사자에게 송달한다. 성립된 조정결정 내용은 재판상 화해와 동일한 효력을 갖는다(동법 제67조 제4항). 재판상 화해의 확정 판결과 같은 효력을 가지므로 당사자는 분쟁조정이 이루어진 사안에 대해 소송을 제기할 수 없으며, 소송 없이 바로 강제집행이 가능하게 된다.

조정위원회의 조정결정에 대해 양 당사자 중 일방이라도 수락거부 의사를 15일 이내에 서면으로 표시한 경우에는 조정결정이 성립되지 않으며, 이 경우에는 법원에 의한 사법적 구제절차인 민사소송절차에 따라 해결하게 된다. 만약 조정위원회의 조정결정이 사업자의 수락거부로 조정이 불성립된 건에 대하여 소비자가 민사소송을 원하는 경우에는 한국소비자원은 일정 범위 내에서 한국소비자원이 운영하고 있는 '소송지원변호인단'에 소속된 변호사로 하여금 해당 사건의 소송업무를 지원토록 하고 있다.

또한, 조정위원회가 내린 조정결정이 성립은 되었으나, 당사자 일방이 결정내용대로 이행하지 않을 경우에는 대법원 규칙 제1768호(「각종 분쟁조정위원회 등의 조정조서 등에 대한 집행문 부여에 관한 규칙」)에 따라 관할법원으로부터 집행문을 부여받아 강제집행을 실시할 수 있다.

2. 한국의료분쟁조정중재원에 의한 조정 및 중재[35]

(1) 의료분쟁조정법에 의한 한국의료분쟁조정중재원의 설립

의료분쟁조정법의 시행과 함께 한국의료분쟁조정중재원(이하 '조정중재원')이 설립되면서 신속하고 공정한 의료사고 피해구제와 의료분쟁 조정이 이루어질 수 있는 법제도적 기반이 마련되었다.

조정중재원은 특수법인 형태의 독립기구로 설치되었으며, 조직 내에 '의료분쟁조정위원회'와 '의료사고감정단'을 두어 조정과 감정을 이원화하여 상호 견제 및

35. 이하 이상돈 · 김나경, 앞의 책, 217～239면; 이상영 외, 『의료분쟁조정중재제도 활성화를 위한 정책과제와 대책』, 한국사회연구원, 2012, 41～47면; 현두륜, 「의료분쟁조정법 시행에 따른 성과와 과제」, 『의료법학』(제14권 제1호), 2013, 120～121면 참조.

감정의 독립성을 확보하는 시스댐을 가지고 있다. 또한 위원회와 감정단에는 진료과목별 특수성과 지리적 접근 가능성 등을 고려하여 조정부 및 감정부를 구성하고 있다.

의료분쟁조정위원회는 ① 판사 · 검사 또는 변호사의 자격이 있는 인사, ② 보건의료인단체에서 추천한 인사, ③ 비영리 민간단체에서 추천한 인사, ④ 대학 등의 부교수급 이상의 직에 해당하는 인사(보건의료인 제외) 등 5인의 조정위원으로 구성된다(동법 제23조 제3항, 제20조 제2항). 의료사고감정단은 ① 의사전문의 자격 취득 후 2년 이상 경과하거나 치과의사 또는 면허 취득 후 6년 이상 경과한 인사, ② 변호사 자격 취득 후 4년 이상 경과한 인사, ③ 외국의 자격 취득 후 4년 이상 경과한 인사, ④ 비영리 민간단체에서 추천한 인사 등 5인의 감정위원으로 구성된다.

조사관은 감정위원의 업무를 보좌하기 위한 실무경력 전문가로 의사 · 치과의사 및 한의사, 약사, 한약사, 간호사 등의 자격을 가진 자로 임명된다(동법 제26조 제2항, 제7항).

(2) 조정중재원 의료분쟁 조정 · 중재 절차

한국의료분쟁조정중재원의 의료분쟁조정절차를 살펴보면, 보건의료인의 진단 · 검사 · 치료 · 의약품의 처방 및 조제 등의 행위로 사람의 생명 · 신체 및 재산에 피해가 발생한 경우 피해를 입은 당사자는 조정중재원에 방문, 전화, 우편, 팩스, 인터넷 등의 방법으로 상담할 수 있다.

조정은 조정결정서의 정본이 당사자에게 송달되어 환자와 의료인 양쪽이 조정결정에 동의하거나 동의한 것으로 간주되어 조정조서를 작성한 때 재판상 화해와 동일한 효력을 가진다. 조정절차 중에 당사자 간에 합의가 이루어져 조정조서가 작성된 경우에도 재판상 화해와 동일한 효력을 가진다. 그러나 어느 한 쪽이 거부하면 의료소송으로 넘어간다. 당사자가 원하면 이와 같은 조정절차를 거치지 않고 처음부터 곧바로 소송으로 갈 수도 있다(임의적 조정전치주의).

당사자는 의료분쟁에 관하여 조정부의 종국적 결정에 따르기로 서면으로 합의하고 중재를 신청할 수 있다. 중재신청은 조정절차 계속 중에도 할 수 있고, 당사자

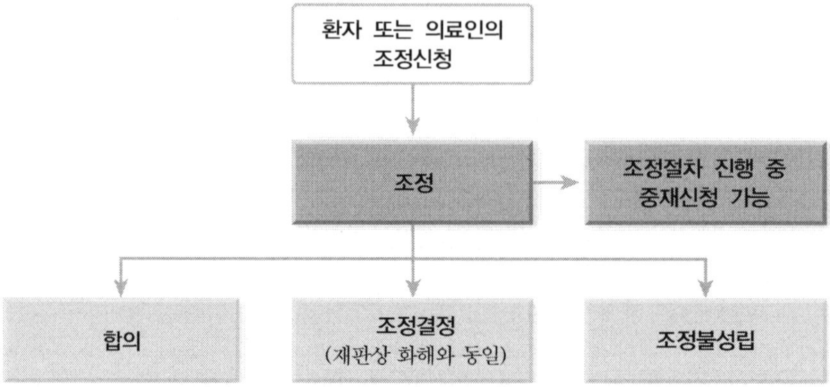

[그림 5-4] 한국의료분쟁조정중재원의 조정절차[36]

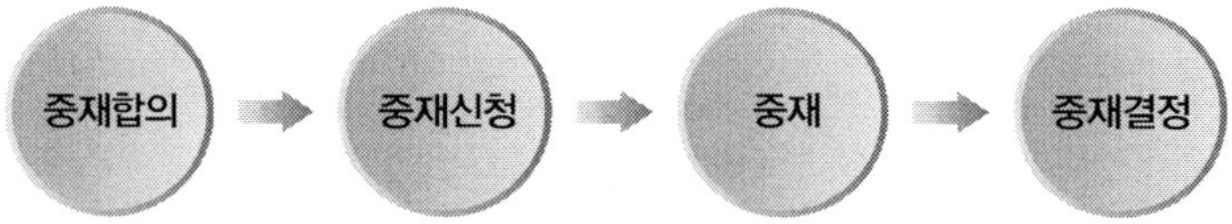

[그림 5-5] 한국의료분쟁조정중재원의 중재절차[37]

는 합의에 따라 조정부를 선택할 수도 있다. 중재판정은 확정판결과 동일한 효력이 있다.

조정과 중재의 절차를 도식화하면 다음 [그림 5-4] 및 [그림 5-5]와 같다.

(3) 조정중재원 의료분쟁 조정 · 중재 신청 절차

가. 조정 · 중재 신청

조정중재의 신청 및 접수는 신청인이 본인과 피신청인의 인적사항 및 피해사항 등을 확인하는 서면 또는 전자문서 양식의 신청서 · 구비서류를 제출하고, 조정중재

36. 한국의료분쟁조정중재원(http://www.k-medi.or.kr/).
37. 한국의료분쟁조정중재원(http://www.k-medi.or.kr/).

접수요건을 충족하는 경우, 신청인에게 접수를 통지하고 피신청인에게 조정중재 신청서를 송달하는 절차로 진행된다.

조정중재 절차는 피신청인이 절차에 응하고자 하는 의사를 통지하면 개시되고, 조정위원장 및 감정단장은 각각 조정부와 감정부를 지정하여 사건을 배당한다. 감정부는 조정신청일부터 60일 이내에 감정서를 작성하여 조정부에 송부하고, 조정부는 조정신청일부터 90일 이내에 조정결정하여 조정결정서를 원장에 제출한다. 이때 조정중재원장은 조정결정서 정본을 7일 이내에 신청인과 피신청인에게 통지하고, 신청인과 피신청인은 조정결정서를 송달받은 날부터 15일 이내에 동의 여부를 통보한다.

사건의 해결은 손해배상과 조정절차 중 합의로 나누어진다. 손해배상의 경우 신청인 및 피신청인이 조정결정에 동의하여 조정이 성립하는 경우 피신청인은 신청인에게 손해배상액을 지급하고, 이로써 절차가 종결된다. 그리고 신청인은 조정신청을 한 후 조정절차 진행 중에 피신청인과 합의함으로써 절차가 종결될 수도 있다. 조정신청 절차를 도식화하면 다음 [그림 5-6]과 같다.

나. 조정 · 중재 신청의 각하

조정중재원장은 ① 이미 해당 분쟁조정사항에 대하여 법원에 소(訴)가 제기된 경우, ② 이미 해당 분쟁조정사항에 대하여 소비자기본법 제60조에 따른 소비자분쟁조정위원회에 분쟁조정이 신청된 경우, ③ 조정신청 자체로서 의료사고가 아닌 것이 명백한 경우에 조정신청을 각하한다(의료분쟁조정법 제27조 제3항). 우선 의료분쟁조정법 제27조 제3항 제1호의 규정은 소비자기본법에 기초한 소비자분쟁조정위원회의 조정에서와 마찬가지로(소비자기본법 제59조 제2항), 비사법적 절차와 사법적 절차의 중복을 피함과 동시에 인의적 조정전치주의를 실현한다는 의미를 갖는다. 그리고 의료분쟁조정법 제27조 제3항 제2호에서는 소비자기본법상의 "소비자분쟁조정위원회에 분쟁조정이 신청된 경우" 조정신청을 각하하고 있다. 이 규정에 따르면 분쟁조정의 신청을 "소비자분쟁조정위원회"에로의 신청으로 한정하므로, 그 진단계로서 한국소비자원의 피해구제 절차를 통한 합의가 성립된 이후에도 당사자는

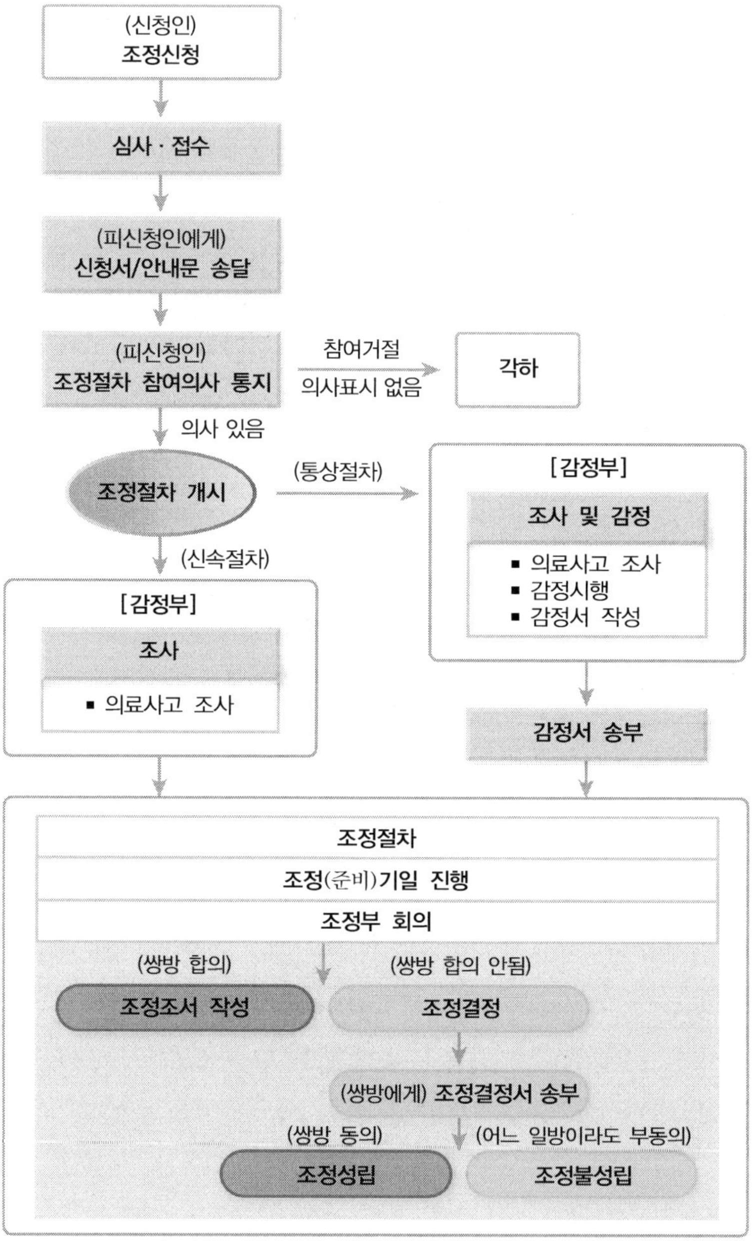

[그림 5-6] 한국의료분쟁조정중재원의 조정신청 절차[38]

38. 한국의료분쟁조정중재원(http://www.k-medi.or.kr/).

의료분쟁조정법에 따른 조정신청을 할 수 있다. 물론 이 경우 조정중재원이 다시 의료사고 감정을 함으로써 사실 인정 등에 있어 차이가 발생할 수 있다. 이러한 제도는 의료사고피해자가 소비자의 기본권으로서 피해구제를 받을 권리를 제한하지 않으면서, 조정중재원의 전문적인 조정기능에 대해 독자성을 인정하는 한편, 소비자주권의 실현이라는 관점에서 소비자기본법에 의한 분쟁조정에 우위를 두는 것이라고 할 수 있다.[39]

(4) 의료분쟁의 적용시기 및 손해배상 요구 기간

조정중재원에서는 법 시행일인 2012년 4월 8일 이후 발생한 의료사고를 대상으로 조정중재를 진행한다. 법 시행 이후 최초로 종료된 의료행위 등으로 인하여 발생한 의료사고부터 적용하도록 규정되어 있기 때문에 법 시행 이전에 시행된 의료행위로 인해 발생된 의료사고는 조정 · 중재가 불가하나 한국소비자원과 대한법률구조공단 등에서 관련 사항에 대한 피해구제 상담이 가능하다.

의료사고의 손해배상을 요구할 수 있는 기간은 법의 손해배상 소멸시효 기간을 기준으로 의료사고의 원인이 된 행위가 종료된 날부터 10년, 손해 및 가해자를 안 날로부터 3년 이내로 규정하고 있으며(의료분쟁조정법 제27조 제10항), 이 기간을 경과하면 손해배상 인정이 불가능하다.

(5) 의료분쟁 조정 · 중재 수수료

신청인이 조정 · 중재 신청을 하는 경우 신청인으로부터 조정비용 등으로 관련 수수료를 징수하고 있다. 감정 · 조정회의, 송달 등 기초적인 비용부담 차원에서 기본 22,000원부터 손해배상 청구액에 비례한 수수료 제도를 운영하고 있으며, 민사소송과 비교하면 저렴한 비용으로 의료분쟁 조정신청을 할 수 있다.

조정 · 중재 수수료는 조정 · 중재신청금액이 5백만원 이하인 경우 기본 수수료

39. 이상돈 · 김나경, 앞의 책, 227~229면.

인 22,000원을 출발점으로 하여 5백만원 초과 5천만원 이하의 경우 기본료 22,000원에 5백만원을 초과한 1만원당 20원의 가산금액이 부과된다.

5천만원을 초과하는 신청금액의 경우 기본료 22,000원에 5백만원을 초과 1만원마다 20원의 가산 금액과 5천만원을 초과한 1만원마다 10원의 가산 금액이 부과된다.

장애인의 경우 급수에 따라 수수료 감면을 받을 수 있으며, 기초생활수급자의 경우 수수료가 면제된다. 중재신청의 경우에는 당사자가 각각 1/2씩을 분담한다. 신청이 각하될 경우에는 납부수수료의 전액을 환급한다. 다만, 법 제27조 제7항에서와 같이 ① 신청인이 조사 불응, 2회 이상 출석 불응한 때, ② 신청인이 「의료법」 제12조 제2항 또는 형법 제314조 제1항에 해당하는 행위를 한 때, ③ 조정신청 후 소가 제기된 때 등의 경우에는 환급하지 않는다. 신청 취하 건에 대해서는 납부수수료의 1/2을 환급하고 있다(〈표 5-2〉 참조).

표 5-2 **의료분쟁 조정·중재 수수료**[40]

중재신청금액	수수료	수수료 감면
5백만원 이하	22,000원〈기본수수료〉	※ 장애인 1~3급 : 50% 4~6급 : 30% ※ 기초생활수급자 : 면제
5백만원 초과 5천만원 이하	22,000원 + (5백만원을 초과한 1만원마다 20원 가산 금액)	
5천만원 초과	22,000원 + (5백만원을 초과한 1만원마다 20원 가산 금액) + (5천만원을 초과한 1만원마다 10원 가산 금액)	

40. 한국의료분쟁조정중재원(http://www.k-medi.or.kr/).

제4절 의료분쟁 해결을 위한 새로운 체계

I. 서 설

앞서 의료분쟁 해결을 위한 방식으로 민·형사상의 소송에 의한 방법과 화해나 조정으로 대표되는 소송외적 방식이 있음을 언급하였다. 그러나 의료분쟁의 해결을 위해서는 제도적 장치의 완비도 중요하지만 의료분쟁의 주요 당사자인 병원의 역할도 중요하다. 이러한 관점에서 최근에 의료사고에 대처하기 위해 병원의 의료갈등관리(醫療葛藤管理, Medical Conflict Management) 시스템을 기존의 의료분쟁 해결방식과 연계하여 새롭게 구축하는 것이 필요하다는 주장이 제기되고 있다. 즉 현재의 의료사고를 '있을 수 없는 일'로 금기시하지 말고, '일어날 가능성' 내지 '현실로 일어난 경우'로 직시하고 정면에서 논의하는 것이 의료인, 환자 및 국민 모두에게 요구되고 있다([그림 5-7] 참조).

비록 의료행위가 사람이 하는 행위인 이상 과실에 의한 의료사고를 완전히 근절할 수는 없겠지만, 적절하게 의료분쟁에 대한 의료갈등관리 시스템이 구축되어 운영

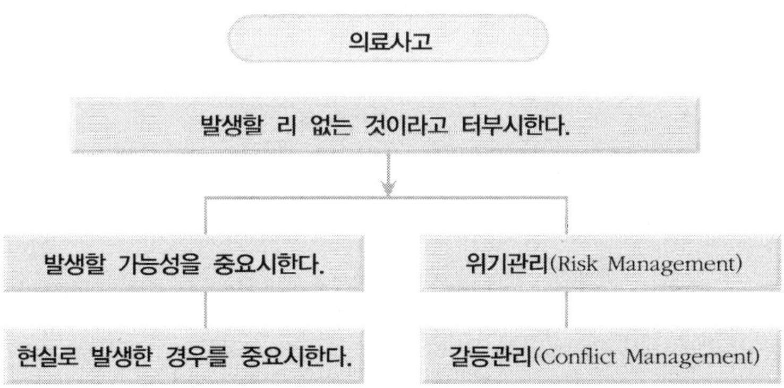

[그림 5-7] 의료갈등관리의 필요성

된다면 의료사고와 그에 따른 의료분쟁의 해결에 많은 도움이 될 것으로 보인다.[41]

Ⅱ. 병원 내 의료조정기구 설치를 통한 의료분쟁의 해결

의료분쟁이 발생했을 경우 일차적으로 병원 내에서 이를 해결할 수 있다면 민사조정법에 의한 조정절차나 민사소송 내지 심지어 형사소송에까지 문제가 확대되지 않을 것이다. 이와 같이 병원의 의료갈등관리 시스템으로 병원 내에서 발생한 다양한 수준의 의료분쟁을 원내에 설치된 의료민원(조정)상담실에서 의료민원을 상담하고, 조정을 통해 원내 차원에서 해결하고자 한다.

1. 고충상담창구

새로운 의료갈등관리 시스템에서는 무엇보다도 환자 및 유족만이 아니라 의료인도 포함해서 누구나 손쉽게 의료 관련 고충에 대하여 상담하러 방문할 수 있고, 사생활을 충분히 존중할 수 있는 고충상담창구를 설치하는 것이 중요하다. 의료갈등관리 시스템을 구축하여 운영하는 의료관리자측에서 고충상담창구에서 효율적으로 사건을 선별하지 못하면, 오히려 의료분쟁을 격화시키는 결과를 초래하고 만다. 따라서 의료사고의 가능성을 받아들이고 관련 당사자의 고충을 충분히 들음으로써 상당수의 불만이 해결될 것이다. 이와 같은 고충상담창구에는 적절한 팜플렛류를 준비한 후 상담을 접수하는 방법을 개발하고, 선별기준, 상담장부 및 상담카드 등의 양식을 작성하도록 한다.

2. 의료민원(조정)상담실

의료의 분쟁상담을 이 체계로 운용하기 위해서는 일방적인 고충상담이 아니고

41. 이하 稻葉一人, 정문희 · 서홍석 공역, 『의료과오와 간호과오, 그리고 소송』, 계축문화사, 2004, 125면 이하 참조.

분쟁의 상대방이 된 사람을 경우에 따라서는 교섭에 참가하도록 할 필요가 있다. 즉 단순한 상담이 아니므로 상대방을 호출하고, 장소와 시간을 설정하는 등의 다양한 관리업무가 생기게 된다. 따라서 고충상담창구를 포함하여 전반적 의료민원을 접수하고 조정할 수 있는 의료민원(조정)상담실이 필요하다.

이와 같은 의료민원(조정)상담실이 설치된다면 입원시의 의료계약에서 분쟁이 발생했을 경우 이 상담실에서 우선 해결의 실마리를 찾아보기로 미리 합의해 두는 것도 고려할 수 있다. 또한 조정 등의 절차는 객관성과 타당성의 확보를 위해 이것을 항상 감시할 필요가 있는데, 이를 위해서는 원외의 조정위원회와 적절한 업무분할 및 협력관계를 유지할 필요가 있다.

3. 관리자

원내의 고충상담으로부터 원외 조정위원회까지의 절차 전반에 있어서 외부적으로는 운영을 책임지고, 내부적으로 사건의 전체적 흐름을 살피고 진행을 관리하기 위한 관리자(管理者, administrator)가 있어야 한다. 이와 같은 역할을 수행할 관리자를 육성하는 것도 중요하다.

4. 의료민원 전문상담원

새로운 의료갈등관리 시스템의 성패는 의료민원 전문상담원(소위 의료 커뮤니케이터)의 역할에 의해 좌우된다. 의료민원 전문상담원은 조정에 앞서 우선적으로 분쟁당사자인 환자와 의료인을 마주 대한다. 환자측에 대해서는 때로는 다가서서 그 불만을 받아들이는 역할을 하고, 때로는 적절한 의료정보를 제공해서 오해를 풀고, 환자의 견해를 받아들여 의료인과의 의사소통에 있어 연결고리 역할을 하는 등 분쟁의 양상 및 수준과 관계자의 성격에 입각해서 유연하게 대응한다. 의료민원 전문상담원의 개입으로 의사소통(意思疏通, communication)의 간극이 해소된다. 따라서 의료민원 전문상담원은 듣고, 말하고, 전하는 의사소통기법을 갖추어 환자의 심정을 깊이 이해하고, 의료에 관해서도 어느 정도 정통해야 할 것이다. 이러한 의료민원 전문상담원은 필요에 따라 조정하는 자리에 출석하고, 환자 및 유족, 그리고 의료인을 지원한다.

5. 조정 및 조정자

조정은 새로운 의료갈등관리 시스템에서 핵심이 되는 절차이다. 의료민원 전문상담원이 관여함으로써 의사소통의 간극은 메워지고, 대부분의 분쟁이 해결될 수 있다. 그러나 환자측에 깊은 감정의 골이 생겨 신뢰관계가 위태로운 경우 조정자의 조정에 의해 의료분쟁의 해결을 도모하는 사안도 있을 수 있다. 이때 조정자는 다양한 조정기법을 이용해서 분쟁 당사자의 틈을 메우는 활동을 적극적으로 수행한다. 조정자로는 조정기법 훈련을 거친 법률가가 그 임무를 맡는 것이 바람직하다.

조정절차는 보통 환자측의 질문, 이에 대한 의료인측의 설명, 조정자에 의해 얻은 공통인식, 그리고 다툼이 남아 있는 문제점의 정리와 이에 대한 환자측의 질문, 그리고 의료인측의 설명과 해결방안의 제시가 반복된다. 만약 이러한 조정절차가 환자 및 의료인으로부터 신뢰할 수 없는 절차라는 평가를 받으면, 이 시스템은 효과를 거둘 수 없다. 즉 조정절차가 객관성과 공정성을 확보하지 못한다면, 환자측에서는 의료인측의 이익만을 대변하는 절차에 지나지 않는다고 생각하고, 의료인측에서는 오히려 목적달성에 직접적으로 기여하지 못하고 번거롭기만 한 절차라는 비난을 받을 것이다.

그러나 이런 상황 아래에서도 조정활동을 효율적으로 진척시키는 역량을 가진 법률가들이 있다. 조정에서는 금전배상만을 해결내용으로 하는 것이 아니고, 의료인이 의무기록에 근거해 의료사건의 전말을 환자측에 설명해 주는 일, 비공식적인 사죄, 병원의 의료체계 자체에 대한 개선 등도 조정대상에 넣어 합의를 지향한다.

이와 같은 새로운 의료갈등관리 시스템에서의 조정체계는 분쟁 당사자의 사생활을 지키기 위해 공개되지도 않고, 열람할 수 없도록 할 필요가 있다. 사후 소송으로 발전해도 조정체계 내에서의 정보에 관해서는 비공개 및 비열람원칙을 준수하도록 하는 것을 합의사항으로 하는 것이 바람직하다. 또한 원내 조정체계는 상담에서 종료까지 긴 과정이므로 수개월 정도의 기간으로 운영해 갈 필요가 있다.

Ⅲ. 병원 외 제3자 기관에 의한 의료분쟁의 해결

의료분쟁을 원내에서 해결할 수 없는 경우에는 외부의 제3자 기관에 의한 해결절차로 이어진다. 이 부분은 앞서 설명한 민사조정법에 의한 조정위원회 내지 의료분쟁조정법에 의한 한국의료분쟁조정중재원을 이용할 수도 있다. 이러한 제3자 기관에 의한 의료분쟁의 해결은 준사법적인 시스템의 성격을 가지고 있다. 이와 같은 원외 체계와 앞서 언급한 원내 체계는 상호 중첩적으로 연계해 운용해야만 의료분쟁을 효율적으로 해결할 수 있을 것이다. 이상의 논의를 그림으로 표현하면 [그림 5-8]과 같다.

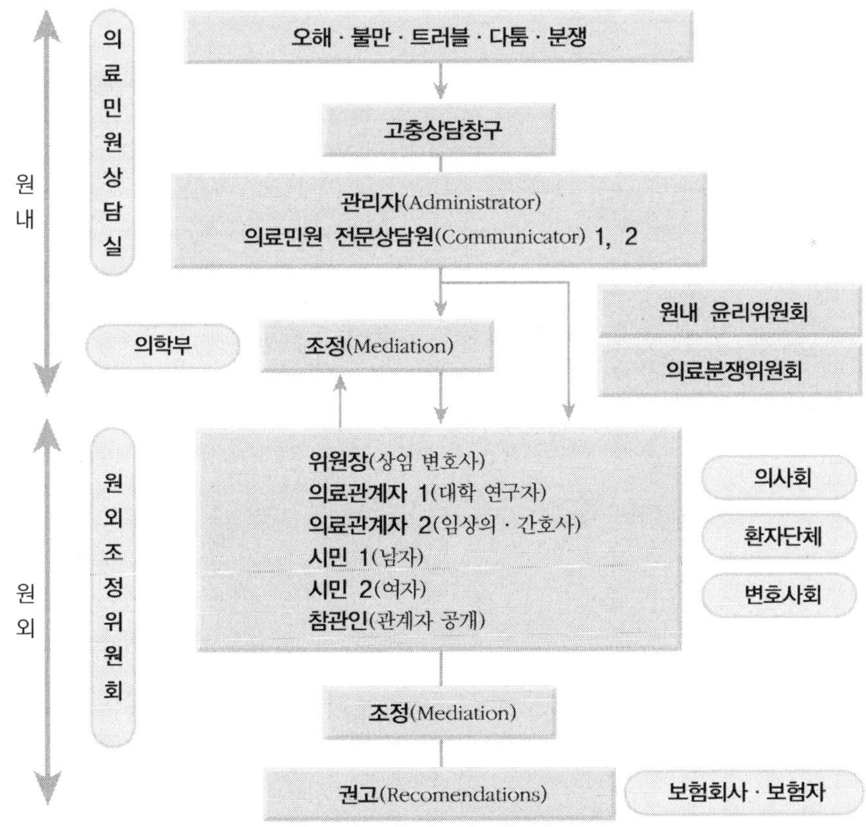

[그림 5-8] 새로운 의료갈등관리 시스템

Ⅳ. 새로운 의료분쟁체계에 대한 전망

앞서 언급한 새로운 의료갈등관리 시스템은 의료에 관한 분쟁 및 불만을 우선 병원 내에서 받아들여 혼란을 겪기 전에 서로 의논하는 기회를 제공해 민·형사상의 소송을 피함으로써 수고, 비용, 시간의 손실을 줄이고 당사자가 생각하고 있는 바를 될 수 있는 한 이루어지게 할 수 있다는 장점을 가지고 있다. 그리고 병원 내에서 환자의 불평·불만을 받아들이려는 움직임이 활발해지고 있다는 점, 현재의 직원 재교육을 통해서 시작할 수 있다는 점, 제도에 대한 설치·운영의 부담이 비교적 적다는 점 등으로 인해 새로운 의료갈등관리 시스템을 받아들일 가능성은 그 어느 때보다 높다.

그러나 새로운 의료분쟁체계가 효율적으로 운용되기 위해서는 다음과 같은 과제를 해결해야 한다. 첫째, 오히려 분쟁을 만들어 내거나 분쟁을 격화시킬 것이라는 우려를 불식시키기 위해서 역량 있고 중립적인 능력의 조정자 등의 인력이 반드시 충분하게 공급되어야 한다. 둘째, 새로운 의료분쟁체계가 신뢰받기 위해서는 의무기록 공개를 포함한 의료인측의 정보공개와 설명의무를 다하기 위한 외부 감사를 포함한 지속적인 관리·감독이 필요하다. 셋째, 관계되는 모든 단체 및 보험자와의 조정이 필요하다.

제6장

의료분쟁의 예방대책

제1절 서 론

인간의 생명과 신체는 법이 보호해야 할 가장 중요한 법익이기 때문에 의사가 환자를 치료할 때에는 고도의 주의의무가 요청되며, 사전에 충분한 예방책이 필요하다. 앞서 언급한 의료분쟁의 민 · 형사상 소송에 의한 해결책과 소송외적 해결책의 미비점들을 개선하고자 하는 노력도 중요하지만, 의료분쟁이 발생하여 소요되는 경제적 · 시간적 손실을 생각하면 이를 사전에 효율적으로 예방할 수 있는 대책을 마련하는 것도 중요하다. 따라서 다음에서는 의사, 환자, 간호사 등 의료 종사자, 그리고 의료기관이 의료분쟁을 사전에 예방할 수 있는 대책에 대해서 살펴보고자 한다.[1]

1. 이하 김선중, 『의료사고 손해배상소송』, 육법사, 2012, 54면 이하; 대한의사협회, 『의료분쟁의 이해』, 법문사, 2009, 40면 이하 참조.

I. 일반적 의료분쟁 예방대책

1. 의사와 환자 사이의 신뢰회복

의료분쟁이 증가하고 있는 가장 큰 이유는 의사와 환자 상호 간의 이해 부족으로 인한 상호 불신에 있다. 특히 환자의 경우 담당의사가 자신의 질문에 잘 대답해 주지 않거나, 들어주지 않을 경우 의사가 진실을 속인다고 생각하는 경우가 많다. 그러므로 의사와 환자 사이의 의사소통을 원활히 하여 상호 간에 신뢰를 회복하는 것이 의료분쟁을 방지하는 가장 효율적인 방책이다.

2. 의사들의 의식전환 및 최상의 의술 유지

의료분쟁을 예방하기 위해서는 의사들의 사고방식에도 변화가 와야 한다. 과거처럼 의사들이 가부장적인 권위로 환자들에게 일방적으로 고압적인 태도를 취하게 되면, 과실이 없더라도 의사의 태도에 대한 불만으로 의료사고가 발생될 경우 분쟁이 일어나기 쉽다. 그럼에도 불구하고 의사들의 환자에 대한 태도에 관해 한국소비자원이 의사를 대상으로 조사한 결과에 의하면, 조사대상의 50.9%만이 의사와 환자 관계를 의료서비스 공급자와 수요자의 대등한 관계로 인식해야 한다고 응답하고 있다. 이를 응답자 특성별로 구분하면 임상경력별로는 5년 이하가 45.8%, 6～10년 이하가 53.9%, 11～15년 이하가 37.6%, 그리고 16년 이상이 68.5%였으며, 진료과목별로는 내과 64.7%, 외과 36.4%, 소아과 71.4%, 산부인과 37.5%, 그리고 기타 52.8% 순으로 나타났다.

이와 같이 의사들은 사회적 환경이 변화하고 있음에도 불구하고 아직까지 환자들을 수평적 관계로 보지 않고 수직적 관계로 보고 있다. 변화하는 사회환경에 맞추어 의사들은 자신을 환자에게 의술이라는 은혜를 베푸는 시혜자가 아닌 병을 치료하기 위해 환자와 함께 노력하는 협조자라는 생각을 가지고 의료행위에 임해야 할 것이다.

또한 의사들은 자신의 전문과목에 있어 실력이 있어야 한다. 실력도 없으면서 전문의만 되었다고 무조건 자부하는 사고방식은 환자들에게 신뢰를 잃는 결과를 초래할 것이다. 그러므로 신뢰를 유지하기 위해서 의사들은 항상 최신의 의학정보 습득을 위해 노력해야 한다.

3. 병원 종사자들의 친절교육

병원은 질병을 예방하고 치료하는 일, 의료요원들과 환자를 교육시키는 일, 그리고 임상적 연구를 행하는 일들을 포함한 여러 가지 기능을 수행하고 있다. 이런 모든 행위는 무엇보다도 우선 환자에 관심을 두고서, 특히 그의 인간으로서의 존엄성을 인식하고 행해져야 한다. 환자의 인격 존중은 현재 많은 의료분쟁의 원인이 되고 있는 불신의 실마리를 푸는 첫걸음이 될 것이다.

Ⅱ. 대한의사협회의 의료분쟁 예방대책(의사측)

대한의사협회에서는 자체적으로 의료사고 및 의료분쟁을 방지하기 위하여 진료시 유의할 사항을 마련하여 협회 소속 의사들에게 이를 권장하고 있다. 대한의사협회의 의료분쟁 및 의료사고 방지대책을 살펴보면 다음과 같다.

1. 환자와의 돈독한 신뢰관계 유지

"환자를 내몸같이, 국민을 가족같이"라는 대한의사협회 표어처럼 환자를 자기 가족처럼 생각하여 성실히 진료에 임하고, 친절하고 자상한 설명으로 평소 환자로부터 신뢰를 받을 수 있게끔 함은 불의의 사고 후 문제해결에 많은 도움이 될 뿐만 아니라 사고 발생을 미연에 방지할 수 있다. 환자측의 가장 큰 불신은 진료과정에 대한 충분한 설명 부족 및 진료명세의 불명확과 불친절에서 기인되는 경우가 많다. 사소한 불신과 불만이 서로 이해할 수 있는 사안까지 분쟁으로 비화하는 경우가 비일 비재하다. 따라서 평소 환자측으로부터 신뢰받을 수 있도록 친절하게 진료하고, 의료사고가 발생할 경우에도 성실하게 문제해결에 협조하는 자세가 필요하다.

2. 철저한 의학지식 함양에 노력

대법원은 "과실의 유무를 판단함에는 같은 업무와 직무에 종사하는 일반적 보통인의 주의정도를 표준으로 해야 하며, 이에는 사고 당시의 일반적인 의학의 수준과 의료환경 및 조건, 의료행위의 특수성 등이 고려되어야 한다"[2]고 판시하고 있다. 이와 같이 의료과실은 의료행위 당시의 의학의 수준을 기준으로 판단하므로 의료인은 최신 의학지식 습득에 힘써 자신의 의료행위가 평균적 의료 수준에 미달하지 않도록 노력할 필요가 있다.

한편 자신의 능력 외의 환자에 대하여 치료행위를 하다가 의료사고가 발생할 경우 행위자의 책임을 인정하기 때문에(인수책임), 의료기관에서 감당할 수 없는 능력 범위 이상의 의료행위에 대하여 필요 이상으로 개입하는 것은 부적절하다.

3. 환자관리상의 주의

평소 통상적으로 행해지는 의료행위를 새로운 마음으로 정리해 볼 필요가 있다. 사소한 부주의와 습관성 무관심이 화를 자초할 수 있다. 외래 환자의 혈관주사시 주사 후 나타날 수 있는 부작용에 어느 정도 대비하고 있는가, 정신과의원에서 입원의 경우 환자가 자살할 수 있는 여건은 없는가, 물리치료시 화상의 가능성에 대비하고 있는가, 마취 후 회복단계에서 환자관리는 어떠한가 등 외에 신생아 목욕 중 화상 및 전열기구에 의한 화상, 수술대에서의 낙상, 주사부위의 염증 등 환자의 입원에서 퇴원시까지 끊임없는 주의가 요망된다.

---

2. 대법원 1997.10.10. 선고 97도1678 판결.

4. 정확하고 세심한 진료기록 작성

진료기록부는 의료분쟁 발생시 가장 중요한 증거자료가 되므로 세심하고 철저하게 기록해야 한다. 특히 소홀하기 쉬운 문진, 시진, 촉진 등의 결과를 기록하고, 진단결과나 후유증에 대한 설명과 함께, 설명내용, 시간, 상대방, 입회인 등 최대한 자세하게 기록하는 것이 필요하다. 의료법 제22조에 따르면 의료인은 진료기록부 등에 의료행위에 관한 사항과 소견을 상세히 기록하고 서명해야 하며(동조 제1항), 이를 위반할 경우 300만원 이하의 벌금에 처하며(의료법 제90조), 의료인은 진료기록부 등을 거짓으로 작성하거나 고의로 사실과 다르게 추가기재 · 수정해서는 안 되며(동법 제22조 제3항), 이를 위반할 경우 3년 이하의 징역이나 1천만원 이하의 벌금(동법 제88조)과 1년의 범위 내에서 면허자격을 정시시킬 수 있다(동법 제66조 제1항 제3호).

한편 이러한 진료기록을 변조한 경우 입증방해행위에 해당하여 의사측에 불리한 법적 평가가 이루어질 수 있음에 주의할 필요가 있다.[3]

5. 철저한 설명의무

판례가 설명의무에 대한 범위의 확대 및 설명의무 위반으로 환자의 자기결정권 침해에 대한 손해배상을 인정하는 경향이므로 환자 및 보호자에게 진단결과, 치료방법, 예후 및 부작용 등을 자세히 설명하고, 환자와 돈독한 관계를 유지토록 한다. 특히 수술 환자에 있어서는 수술의 필요성, 수술의 내용, 예정한 마취약 및 방법, 수술의 대상 장기 또는 부위, 수술에 소요되는 예정시간, 예상되는 합병증 또는 후유증의 빈도 및 정도 등에 중점을 두어 설명해야 한다.

3. 대법원 1995.3.10. 선고 94다39567 판결: "의료분쟁에 있어서 의사측이 가지고 있는 진료기록 등의 기재가 사실인정이나 법적 판단을 함에 있어 중요한 역할을 차지하고 있는 점을 고려해 볼 때, 의사측이 진료기록을 변조한 행위는, 그 변조이유에 대하여 상당하고도 합리적인 이유를 제시하지 못하는 한, 당사자 간의 공평의 원칙 또는 신의칙에 어긋나는 입증방해행위에 해당한다 할 것이고, 법원으로서는 이를 하나의 자료로 하여 자유로운 심증에 따라 의사측에게 불리한 평가를 할 수 있다."

6. 계속적인 사후관찰

진단이 애매하거나 예후를 정확히 예측할 수 없는 질환, 또는 단시간 내에 증상의 호전을 기대할 수 없는 질환의 경우 반드시 다시 내원할 것을 권유하고, 진료시간 외에 증상의 변화를 보일 경우 즉각 2, 3차 의료기관을 방문할 것을 조언함이 필요하다.

7. 의사 부재와 무자격자의 진료에 대한 주의

진료 중 결정적 시점의 의사의 진찰 여부가 사건의 크기에 많은 영향을 준다. 산모의 진통 중 환자가 상태의 변화를 느껴 간호사에게 의사의 진찰을 계속 원했으나 간호사가 묵살하거나 의사가 연락을 받고도 경험상, 시간상으로 분만의 진행을 진찰 없이 예측했을 경우 의료사고가 나면 의사에게는 의료과실이 충분히 인정될 수 있다. 그 외 의사 부재시 통원 환자에 대한 간호사의 시주, 투약 및 처치행위, 그리고 무자격간호사의 진료행위 등은 위법행위임은 물론, 환자에게 문제제기의 기회를 줄 수 있다.

8. 오진에 대한 주의

진단 자체가 확정적일 경우를 제외하고는 여러 가지 가능성에 대해 관심을 갖고 환자를 세심히 관찰하고, 새로운 증세나 변화에 대해 관심을 가져야 한다. 판례에서는 오진에 대해 무조건적으로 의사의 과실을 인정하는 것이 아니라, 비록 오진을 하였더 하더라도 의사의 고의나 과실이 없는 경우 의사의 과실을 인정하지 않는다.[4] 그러나 오진에 있어 의사가 얼마나 질환에 대해 세밀한 조사를 하였는지가 주의의무 위반, 즉 과실판단의 기준이 되므로 오진율이 높은 질환일수록 세심한 주의를 기울여야 한다. 진단이 애매하거나 예후를 정확히 예측할 수 없는 질환, 또는 단시간 내

4. 대법원 1999.6.11. 선고 98다33062 판결.

에 증상의 호전을 기대할 수 없는 질환의 경우 반드시 다시 내원할 것을 권유하고, 진료시간 외 증상의 변화를 보일 경우 즉시 2, 3차 의료기관을 방문할 것을 권유하는 것이 필요하다.

9. 상해진단서 발급상의 주의

상해진단서는 수사당국이나 법에서 상해진단서에 의하여 상해의 정도를 평가하므로 형사나 민사 문제를 해결하는 입증자료로 쓰이고 있다. 상해진단서는 항시 분쟁의 씨를 안고 있으므로 진단서 발급에 신중을 기해야 한다. 상해진단서 작성시 특히 상해 연월일과 진단일 및 치료기간의 산정에 있어 주의를 기울여야 한다. 상해 연월일과 진단 연월일이 다를 경우나 상해 연월일이 불분명할 때에는 손상을 관찰한 소견이나 X-ray 검사 결과 등 의학적으로 규명이 가능한 방법으로 추정하고, 추정이 불가능할 경우에는 현 상해상태에서 몇 주간의 치료를 요하는 상해라든가, 또는 환자의 진술에 의하여 상해일을 기록한다는 조건을 달아 진단서를 발행해야 한다. 상해진단서의 치료기간은 의학적으로 치료를 하는 기간이 아니라 상해의 경중으로 판단하는 치료기간인데, 의학적인 치료기간으로 이해하는 경우가 있어 치료기간을 작성하는 의사들이 어려움을 겪고 있다. 따라서 대한의사협회에서 발행(1996년)한 진단서 작성지침을 참고로 하여 상해진단서를 발행해야 한다.

10. 응급 환자 등 처치상의 주의

응급 환자의 경우, 즉 상태가 좋지 않은 환자, 노약한 환자, 말기 환자, 죽음이 임박한 환자 등의 처치나 주사제 투여에는 세심한 주의를 기울여야 한다. 이러한 환자의 예후는 예측이 불가능하기 때문에 특히 투약에는 극히 제한적으로 행해야 한다. 주사·투약 후 사망하는 경우, 환자상태에 대한 평가 없이 사망의 원인이 의료행위에 기인한 것으로 주장하며 분쟁이 발생하는 경우가 흔히 있다. 불치의 지병을 앓던 중 감기에 걸리거나, 간단한 질병이 이환되어 치료 중 지병이 악화되거나 사망하더라도 환자쪽에서 의료과실을 주장할 수 있으므로 주의를 기울여야 한다.

11. 주사 및 약물 부작용 주의

문진 및 사전 반응검사를 필히 실시하여 주사 및 약물 투여에 신중을 기해야 한다. 특히 상태가 좋지 않은 환자, 확실한 진단이 내려지지 않은 환자, 노약한 환자에 대한 주사・투약은 지극히 제한적으로 시행해야 한다. 말기 환자, 죽음이 임박한 환자에게 행한 주사・투약이 난동을 유발하는 경우가 흔히 있다.

12. 진료과정의 투명화

최근 진료실에서 성희롱을 당하였다고 문제를 제기하는 경우가 의외로 많다. 진료과정에 불만이 있으나 직접 의료과실을 묻기에는 곤란할 경우 성희롱의 문제로 사건화시키는 경우도 있다. 의료인의 의식전환도 필요하나, 불필요한 오해를 사지 않도록 몸가짐을 반듯이 하고, 특히 여성 환자를 진료할 때에 진료과정을 투명하게 할 필요가 있다. 진료실을 외부에서 볼 수 있도록 투명하게 노출시키고, 환자와 단둘이 있는 상황을 피해야 한다. 진료실에서 진료할 때나 암실에 들어갈 때에도 반드시 간호사를 대동해야 한다.

13. 기본적 의료 관련 법률지식 습득

대체적으로 의사들은 의료법을 잘 알지 못할 뿐만 아니라, 심지어 알 필요가 없다고 생각하는 것이 일반적이다. 이러한 경향은 의료분쟁이 발생했을 때 의사들이 법적 권리나 의무를 소홀히 하는 계기로 작용한다. 특히 의사의 설명의무 등 각종 의무와 의료과실 등의 책임법리에 대한 이해가 부족한 상태로 진료에 임하기 때문에 기본 법률지식의 무지는 의료분쟁을 증가시키는 요인으로 작용한다. 이제까지 의사들은 의료법을 포함한 각종 의료관계법을 몰라도 의료활동에 큰 지장이 없었으나, 최근 사회환경이 급격하게 변화하고 있다. 의료분쟁을 예방하고 소신진료를 행하기 위해서도 기본적 의료 관련 법률지식은 필요하다.

Ⅲ. 의료분쟁 발생시 대처방법(환자측)

의료사고가 발생할 경우 환자와 그 보호자들은 예상치 못한 악결과에 당황하며, 의료진에게 전적으로 의존하고 있는 입장이라 제대로 대처하지 못하여 환자의 상태가 더 나빠질 수도 있고, 경우에 따라서는 감정적으로 대처하여 오히려 환자측이 병원측에 손해배상을 하는 입장에 서게 되는 경우도 종종 있다. 의료사고 발생시 초기의 대응이 이후 분쟁해결에 있어 매우 중요하므로, 일단 의료사고라 판단되면 다음과 같은 방식으로 합리적이고 침착하게 대처하는 것이 필요하다.

1. 의료사고 전문취급기관과의 상의

의료사고를 당하는 사람은 망연자실하게 된다. 사고로 인한 충격과 슬픔이 크지만 그보다는 대처방법을 모르기 때문이다. 일반인이 전문가인 의사의 잘못을 밝혀내기란 '하늘의 별따기' 만큼 어려운 게 우리 현실이다. 모든 의료사고가 의사의 의료과실로 인한 것은 아니므로 초기의 합리적인 대처는 필요 없는 분쟁을 막을 수 있고, 의료과실이 있었다면 의사의 과실을 밝혀내는 작업을 효율적으로 진행하기 위해서 반드시 전문기관의 도움이 필요하다.

2. 환자 생존시 상급 전문병원으로 전원(轉院)

의료사고라 생각되고 환자가 죽지 않았다면 가능한 한 상급 병원으로 옮겨 다른 의사로부터 진료를 받는 것이 필요하다. 진료행위는 의사에게 전적으로 맡겨져 있고, 그 내용 또한 환자가 잘 알아듣기 힘들다. 진료기록도 의사가 혼자서 일방적으로 작성한다는 특징이 있다. 그래서 의료소송을 하게 되더라도 이면에 숨어 있는 실체적 진실을 밝히기가 결코 쉽지 않다. 그런데 다른 병원으로 옮겨 진료하게 되면 이러한 결과가 어떻게 하여 발생되었는지, 의료사고 발생병원에서 어떤 처치를 하였는지를 필수적으로 추적할 수밖에 없다. 환자의 병력을 밝히고 치료의 경과를 추적하는 것은 의사로서의 당연한 진료과정의 일부가 되고, 이 과정에서 의료사고 병원의 잘못 등이 자연스럽게 드러나게 된다. 그래서 병원을 옮기는 과정에서 큰 위험성이 생길 수 있는 경우를 제외하고는 가능한 한 좀더 상급의 전문병원으로 가서 진료를 받는 것이 필요하다. 이 과정에서 주의해야 할 것이 있는데, 의사들은 대부분 환자가 전원을 요구할 때, 자신이 잘 아는, 그리고 자신의 출신대학 병원을 소개하는 것이 일반적이다. 어느 직업이나 마찬가지로 직업 집단이기주의는 결코 무시할 수 없다. 지도교수나 선배의 입장에서 후배나 제자의 잘못을 드러내 놓고 지적하거나, 이것을 환자에게 설명할 만한 의사는 많지 않다. 따라서 가능한 한 병원을 옮기되, 의사의 소개보다는 환자의 정보를 바탕으로 자신이 원하는 병원으로 옮기는 것이 바람직하다.

3. 환자 사망시 부검

전통적인 유교사상이 강한 우리나라에서 부검이란 사람을 두 번 죽이는 일이라 하여 꺼리기도 하고, 또한 일부에서는 의료소송에서 부검을 하는 것은 오히려 불리하다는 입장을 피력하기도 하나, 정확한 사망원인을 밝히기 위해 부검은 꼭 필요한 절차이다. 의료사고로 인한 사망이라고 생각될 때에는 먼저 경찰서에 변사사건 신고를 해야 한다. 그러면 검사의 지휘를 받아 부검결정이 내려지고, 국립과학수사연구소의 부검전문 의료진이 나와 부검을 하게 된다. 이때 가족 중 한 사람이 검사와 함께 입회하게 되고, 사망원인에 대한 간단한 설명을 들을 수 있다. 물론 사인에 대한 종합감정서는 약 15일 정도 후 관할 경찰서로 보내지는데, 이것이 의사의 잘못과 망인의 사망 사이의 관련성을 밝히는 가장 결정적인 증거자료가 된다.

4. 담당의사에게 설명을 요구

사고 발생 후 반드시 담당의사를 만나 당시의 진료상황이나 병원의 처치내용에 대한 설명을 적극적으로 요구하여 답변을 듣도록 한다. 이때 치료과정에서 의심이나 의문이 나는 점이 있다면 그것과 관련한 답변도 듣도록 하고, 담당의사의 설명에 대해서는 정확하게 메모 또는 녹음을 해두는 것이 좋다.

5. 환자의 의무기록 확보

과거에는 진료기록이 의사의 것이라고 생각되었다. 이러한 생각은 법에서도 예외가 아니어서 환자측이 의사에게 진료기록을 보여 달라고 요구할 수 있는 법적 권리가 인정되지 않았다. 환자는 의사가 지배하고 있는 진료기록을 소송에서 이용하기 위하여 증거보전신청을 법원에 하였다. 그러면 법관이 직접 진료기록이 보관되어 있는 병원에 가서 열람하고 복사하여 보전하는 절차를 밟았다. 그러나 현행 의료법은 "의료인이나 의료기관 종사자는 환자가 아닌 다른 사람에게 환자에 관한 기록을 열람하게 하거나 그 사본을 내주는 등 내용을 확인할 수 있게 하여서는 아니 된다" (동법 제21조 제1항)고 하여 원칙적으로 환자 본인에게만 기록 열람권을 인정하고 있다. 그러나 의료법은 "의료인이나 의료기관 종사자는 다음 각 호의 어느 하나에 해당하면 그 기록을 열람하게 하거나 그 사본을 교부하는 등 그 내용을 확인할 수 있게 해야 한다" 고 규정하여 환자 본인 이외의 자에게도 환자의 기록에 대한 열람권을 인정하고 있다(동법 제21조 제2항 본문). 이에 따라 종전의 증거보전신청 등의 절차를 별도로 거칠 필요가 없게 되었다. 또한 의료법 제88조는 제21조 제1항을 위반할 경우 "3년 이하의 징역이나 1천만원 이하의 벌금" 에 처하도록 규정하고 있다. 환자가 자신에 관한 진료기록을 확보하는 것은 당연히 요구할 수 있는 권리라는 점을 분명히 알 필요가 있다.

6. 폭력행사나 물리적 시위는 금물

아무리 억울해도 폭력행사나 물리적 시위는 절대로 삼가야 한다. 한 예로 서울 모 병원에서 심장병 수술을 받기 위해 기다리다 마취 도중 사망한 환자의 유가족들은 홧김에 중환자실 집기를 파손했다. 수술 한번 받아보지 못하고 사망한 것이 못내 억울했던 것이다. 유가족들은 병원을 상대로 업무상 과실치사죄로, 병원은 업무방해죄와 폭력등처벌에관한법률 위반의 죄로 맞고소를 했다. 이 경우 법률적으로 병원에는 무혐의 처리가, 유가족에게는 실형이 내려질 가능성이 커 오히려 유가족에게 불리한 상황이었다. 따라서 서로 고소를 취하하고 민사소송을 제기하지 않겠다는 각서를 써야 했으며 한 푼의 배상도 받지 못했다.

7. 신중한 합의

사고 발생 초기에 병원측이 분쟁으로 인한 소란을 피하기 위하여 순순히 과실을 인정하고 합의금을 제시하는 경우가 있다. 의료분쟁의 해결이 반드시 사법적 절차를 거칠 필요는 없으므로 당사자 간의 원만한 합의가 이루어지는 것은 바람직하나, 적절한 배상과 보상에 대한 전문가의 판단을 가지고 합의하도록 해야 한다. 번거롭다 하여 섣불리 민사소송절차를 생략하고 합의해서는 안 된다. 한 예로 4.3kg의 거대아임에도 병원측이 무리하게 자연분만을 시도하다 아기가 사산되고 산모는 출혈과다로 식물인간이 되었다. 병원의 과실이 충분히 입증될 만한 상황이었지만, 남편은 5천만원에 서둘러 합의했다. 이 경우 식물인간이 된 부인을 치료하기 위하여 평생 밤낮으로 2명의 간병인을 따로 둬야 하는 점을 감안할 때 최소 2억원의 손해배상이 가능하였다.

8. 소멸시효에 주의

의료사고는 현행법상 불법행위에 관한 소멸시효가 적용된다. 따라서 의료사고로 인하여 손해가 발생했다는 것을 안 날로부터 3년 내에, 사고가 발생한 지 10년 내에 소송을 제기해야 한다. 소멸시효기간을 벗어나면 보상받을 권리를 주장할 수 없다. 실제로 5년 전 개인병원에서 뇌성마비 아기를 낳은 산모는 아들의 뇌성마비가 임신 43주를 넘겨 태반괴사가 시작된 상태에서 뒤늦게 제왕절개를 받은 것이 원인일 수 있다는 말을 듣고 소송을 제기하려 했으나 3년이란 소멸시효를 넘겨 무산되고 말았다. 특히 수술 후 부작용으로 마비가 발생할 때 소멸시효에 주의해야 한다. 기다리면 좋아질 수 있다는 의사의 말을 듣고 기다리다 소멸시효를 넘기게 되면 소송 자체가 법원에 의하여 받아들여지지 않는다.

9. 민사소송을 우선 제기

환자가 의사가 처벌되기를 바라면서 형사고소를 하더라도 의료사고에 대한 전문성을 갖춘 수사인력이 많지 않고, 의사의 과실이 명백하게 입증되지 않은 경우 '의심스러울 경우에는 피고인의 이익으로'(in dubio pro reo)라는 원칙이 적용되어 의사에게 유리해진다. 따라서 형사소송에서는 의사가 업무상 과실치사상죄로 처벌받을 확률이 10%도 안 되는 것으로 알려져 있다. 또한 형사소송에서 의사가 잘못 없다는 판단이 내려지는 경우, 이 판단이 민사소송에도 그대로 원용될 수 있다. 반면 민사소송의 경우 서울지방법원 의료사고전담 재판부에서는 피고(의사)에게 먼저 사고경위를 진술하도록 하는 제도를 시행하고 있어 소송에서 가장 부담이 되는 입증부분이 환자에게 유리하다. 따라서 실익이 적은 형사고소보다는 처음부터 배상을 받기 위한 민사소송 위주로 권리를 주장하는 것이 바람직하다.

10. 사고경위서의 작성

의료사고는 그 발생시에 시분을 다투는 일들이 대부분이다. 단 1분의 차이로 사람의 생명과 직결되는 사고가 발생할 수 있다. 또한 의사의 입장에서 작성되는 진료기록에 대한 조작문제가 발생할 수 있으므로 환자쪽에서 판단할 수 있는 상세한 사고의 진행과정에 대한 경위서는 소송에서 아주 중요한 실마리가 될 수 있다. 그러므로 의료사고라고 판단되면 환자의 입장에서 최대한의 기억력을 동원하여 사고경위서를 작성해 두어야 한다.

제2절 의료사고 피해구제 및 의료분쟁 조정 등에 관한 법률의 제정과 향후 과제

I. 의료분쟁조정법 제정의 필요성

앞서 의료분쟁을 해결하는 방안으로는 민 · 형사상의 소송에 의한 방법과 소송 외에서 해결하는 방법이 있음을 언급하였다. 소송에 의하는 경우에는 실체법과 절차법에 구속을 받기 때문에 사안의 실체를 밝히고 타당한 해결안을 얻기 어려우며, 입증책임원칙이 적용되는 결과 과실과 인과관계를 입증하지 못하면 입증책임분배원칙이 적용되어 패소하게 되므로 패소한 당사자가 승복하기 어렵다. 그러나 조정에 의하는 경우는 이러한 원칙에 구애받지 않아 사안의 실체를 밝히고 상호 양보하여 당사자가 승복할 수 있는 결론을 도출해 낼 수 있으므로 우리의 정서에도 합치하고, 의료행위가 가지고 있는 특수성에 비추어 보아도 타당한 해결방법이라고 본다.

앞서 간략히 살펴보았듯이 현행법상 의료분쟁조정제도는 각각 나름대로의 의의가 있는 반면 여러 가지 문제점을 지닌다. 먼저 민사조정법에 의하는 경우 의료분쟁 해결을 위하여 1996년부터 15명의 조정위원을 위촉하여 운영하고 있으나, 조정대상을 민사에 관한 분쟁 전반으로 하고 있기 때문에 의료분쟁에 내재되어 있는 특성에 따른 적정한 해결안을 모색하기 어렵다. 그리고 의료분쟁의 핵심은 사안의 실체를 밝히는 것과 적정한 손해의 전보에 있는데, 민사조정법에 의하는 경우 피해구제방법에 관한 규율이 없어 구체적인 보상에 대한 해결방안을 제시할 수 없다는 결정적인 한계를 내포하고 있다.

다음으로 한국소비자원에서 의료분쟁을 처리하는 경우 조정위원이 의료에 관한 전문지식이 없기 때문에 합리적이고 객관적인 조정안을 제시하는 데 한계가 있다.

따라서 의료분쟁을 효율적으로 해결할 수 있는 단일 특별법안의 제정이 필요하며, 소송에 비해 우리 정서에도 합치하며 의료행위가 가지고 있는 특수성에 관해서도 타당한 해결방법이 요구된다. 이러한 의미에서 2011년에 제정된 '의료사고 피해구제 및 의료분쟁 조정 등에 관한 법률' (이하 '의료분쟁조정법' 이라 한다)은 신속 · 공정하고 전문적인 조정과정을 도입하고 있으므로 환자에게는 의료사고에 대한 불안감을 해소시켜 주는 한편, 보건의료인에게는 안정적인 진료환경을 보장하여, 의료분쟁의 원활한 해결과 의료사고로 인한 사회적 갈등과 비용을 줄일 수 있을 것으로 기대하고 있다.[5]

Ⅱ. 외국의 의료분쟁 해결제도[6]

1. 영 국

의료의 대부분을 국가가 책임지고 있는 영국은 국민보건서비스의 형태로 국가보건서비스소송국(NHS Litigation Authority)에서 의료배상금을 제공하고, 의사들의 공제조합 형태인 의사방어기구(Medical Defense Union; MDU)에 의해서도 환자의 손해를 배상해 주고 있다.

우선 국가보건서비스소송국은 국가보건서비스(National Health Service; NHS)의 의료과오소송에 따른 보상처리를 위하여 1995년에 설립된 기관으로서 특별보건위원회이며 ① 국가보건시스템과 환자 사이의 소송을 지속적으로 책임지는 기능, ② 소송의 재정 관련 결과를 관리하고 미래에 일어날 비용에 대해 보건부에 권고하는 기능 등을 수행하고 있다.[7]

또한 의사방어기구는 의사, 치과의사와 다른 보건의료전문가를 포함한 회원들이 소유하고 있는 상호공제회사이고, 회원들이 의료법적 또는 윤리적인 문제에 직면

---

5. 김병준, 「의료분쟁의 현실과 개선방안」, 『의료분쟁 심포지움 자료집』, 대한의사협회, 2000, 36～37면.
6. 이하 박영호, 『의료분쟁과 법』, 법률정보센타, 2005, 243면 이하; 손명세, 『의료분쟁조정제도 실행방안 연구』, 연세대학교 의료법윤리학연구원, 2009, 64면 이하; 이동학, 「사회통합을 위한 의료분쟁의 조정과 중재」, 『저스티스 통권』(제134-3호), 2013, 454면 이하; 성영수, 「의료분쟁의 합리적 해결을 위한 연구」, 『민사소송』(제14권 제2호), 2010, 634면 이하 참조.
7. 손명세, 앞의 보고서 81면.

하게 되었을 때 전문적인 조언과 지원을 하며, NHS를 통해 보호되지 않는 의료과오 청구(민간의료기관에서 제공하는 의료행위로 인한 사고)에 대한 조언과 재보험을 회원들에게 제공하고 있다.[8]

2. 미 국

미국은 의료분쟁의 증가와 소송의 장기화, 그리고 판결의 고액화 등으로 소송외적 분쟁해결방법이 중추적 역할을 수행하고 있다.[9]

(1) 사전심사제도

우선 장기간의 소송으로 인한 시간적 · 경제적 부담을 해소하기 위하여 사전심사제도라는 것이 있다. 이는 일반적으로 의료과오소송에서 변론이 실시되기 전에 청구를 심사하고 당사자 화해를 위한 시도에 권고적 의견을 제시하는 것을 말한다. 이 제도의 목적은 ① 의료분쟁소송에서 승소 가능성이 희박한 청구를 가려내고, ② 적법한 청구인 경우 당사자 사이 화해를 촉진하며, ③ 화해가 성립되지 않은 사건에서 변론에 앞서 전문가의 중립적인 견해를 제공함으로써 변론에서 배심원들의 사건 이해를 높이는 데 있다.[10] 이러한 제도는 배심원들이 의료전문가의 개입 없이는 의료과오의 존부를 판단하기 어렵다는 점을 감안할 때 매우 유용하고, 특히 미국 판사들과 배심원들은 과학적 훈련이나 의료 분야의 경험이 아주 없는 경우가 대부분이기 때문에 사전심사제도는 그들이 의학적 증언을 판단하는 데 중요한 배경지식을 제공해 줄 수 있고, 이 제도의 적절한 활용은 소송의 시간과 비용을 줄이고 불필요한 남

---

8. 손명세, 앞의 보고서, 86면 이하.

9. 미국에서는 ADR이 분쟁해결의 주된 수단으로 사용되고 있고, 90% 이상의 사건이 화해 등으로 해결되고, 나머지 10% 미만의 사건이 소송으로 이어지고 있지만, ADR은 대부분 법원 안에서의 ADR이거나 법원과 결부된 ADR로서 민간이나 법원 이외의 제3의 기관에 의한 ADR은 사실상 성과를 거두지 못하고 있고, 의료과실소송과 관련하여 마련하고 있는 제도도 사전심사(pre-trial screening)로서 재판절차와 결부시키고 있다고 한다(박영호, 앞의 책, 249면).

10. 정영수, 앞의 논문, 651면.

소를 방지할 수 있다는 측면에서 긍정적으로 평가할 수 있다.[11] 또 미국처럼 배심재판을 실시하는 경우 일반인들보다 전문적 지식을 갖춘 의료전문가의 중립적 견해가 사실인정 과정에 도움을 줄 수 있다.[12] 그 일반적인 모습은 신청인과 피신청인이 패널의 구성원 1명을 선임할 수 있고, 그 후 선임된 자가 중립적인 패널을 선정하며, 패널이 소집된 이후 당사자들은 주장을 하고 패널은 사실관계를 파악하고 사고발생 원인에 의료진의 과실이 있는지를 검토하여 그에 관한 의견을 제시하는데, 연방의 반 이상의 주가 사전심사제도를 법률에 규정하여 청구에 관한 심사 및 소송물에 대한 구속력 없는 검토의견을 제출하도록 하기도 하였고, 패널의 구성원들은 주마다 다양하기는 하지만, 변호사, 의사 그리고 여기에 판사나 일반인을 포함시켜 구성한다.[13]

(2) 조정제도

미국에서는 법원에의 제소방지 등 사건의 신속한 해결을 도모하기 위하여 조정제도가 많이 활용되고 있는데, 전문가의 사실관계 심리를 기초로 중립적 위치에 있는 제3자인 조정자(meditor)가 분쟁 당사자들의 동의를 얻어 사건을 해결한다. 사전심사제도가 분쟁해결보다는 사건의 실체관계를 심사하는 것이 목적인 데 반하여, 조정제도는 한 단계 더 나아가 분쟁의 종국적인 해결까지 그 목적으로 한다는 점에서 구별된다.

(3) 중재제도

그리고 최근 들어 의료분쟁의 합리적 해결을 위한 ADR의 형태로 다시 주목받고 있는 것이 중재인데, 현재 캘리포니아주를 비롯한 13개 주가 임의적 절차로 활용하고 있으며, 알레스카를 비롯한 12개 주가 특정사선에서 필수적 절차로 활용하고

---

11. 정영수, 앞의 논문, 651면.
12. 정영수, 앞의 논문, 651~652면.
13. 정영수, 앞의 논문, 651~652면.

있다. 일부 주에서는 신속성, 편의성 및 경제성 측면에서 유용하다고 하여 의료사고 발생 전에 미리 중재계약을 하는 것을 명시적으로 허용하고 있으나, 일부 주에서는 강제적 중재의 적법성에 대하여 논란이 제기되기도 하였다.[14]

3. 독 일

(1) 개 관

독일은 기본적으로 과실책임주의 원칙에 따라 의료분쟁을 해결하고, 조정 · 중재 등 분쟁해결제도가 있으나 임의절차로 운영되며 의료사고배상보험은 민간보험회사가 운영하고 있다. 분쟁해결절차로서 의료사고배상책임보험은 환자가 병원 또는 의사나 보험회사에 손해배상을 청구하여 배상책임보험을 통한 분쟁해결이 많은 수를 차지하고, 보상액에 합의하지 못하는 경우 감정과 조정 또는 민사소송을 통해 분쟁해결을 시도한다. 이 중 전문가 감정 · 조정제도는 각 주의 의사회와 보험회사 간의 논의와 협력 끝에 만들어진 조정소(Schlichtungsstelle)와 감정위원회(Gutachter-kommission)를 통한 분쟁해결 방안으로, 비용이 저렴하고 분쟁의 신속한 해결이 가능하며 의료인과 법률가가 참여하므로 합리적인 판단을 받을 수 있고, 다양한 전문분야의 의견 수용도 용이하며, 피해자의 입증책임 부담을 완화할 수 있는 장점이 있다. 그러나 조정소와 감정위원회의 재정을 의사협회가 부담함으로써 의사협회의 영향력이 상당히 작용할 수밖에 없다는 단점이 있다.[15]

독일에서는 1970년 이후 의료과실 분쟁이 증가함에 따라 의사들이 민사소송에 피소되는 경우가 급증하였는데, 무엇보다 환자들은 주로 진료기록 등 병원서류의 열람이나 무료로 이용할 수 있는 전문가 감정을 받기 위한 목적으로 의사를 형사고발하는 사례가 늘어나게 되자, 독일 연방 각 주 의사협회는 의료분쟁을 법정 이외의 방법으로 해결하기 위한 노력의 일환으로 각 연방 주를 담당하는 조정소와 감정위원회를 개설하기에 이르렀다.[16]

---

14. 정영수, 앞의 논문, 649~650면.

15. 정영수, 앞의 논문, 642~646면; 손명세, 앞의 보고서, 232면.

(2) 조정소와 감정위원회의 비교

이같이 설립된 조정소와 감정위원회는 모두 의료분쟁에 있어 소송 이외의 해결 방안으로서, 당사자인 환자와 의사가 절차를 강제당하지 않고 당사자가 합의하지 않으면 절차가 개시되지 않는 임의성과, 변호사비용을 제외한 감정비용 등의 절차비용은 조정소의 경우에 보험회사가 부담하고 감정위원회의 경우에 의사회가 부담하므로 무료이며, 조정소 또는 감정위원회는 의사 및 법률가의 협력 작업을 통하여 감정을 실시하는데, 감정을 통한 판단이 내려진 경우 권고에 그치기 때문에 강제력이 없다는 점에서 공통된다.[17] 반면에 그 절차진행 및 조정결정의 면에서 볼 때, 조정소에서는 의료행위에 의사의 과실이 있었는지 여부를 전문가의 시각에서 집중적으로 판단해서 의료과실이 있다고 인정되는 경우 보험 회사에 대하여 환자측의 피해에 대한 조정을 권유하고 그 방법을 제안하는 것을 주목적으로 한다. 이에 반해 감정위원회는 전문가의 감정을 통하여 의료과실 여부를 판단한 후 의료과실이 인정된다고 판단될 경우 환자에게 일정한 손해배상을 청구할 수 있도록 근거를 제공해 주는 역할을 한다는 점에서 차이가 있다.[18]

4. 일 본

일본에서 의료분쟁은 2004년 12월에 제정된 'ADR의 이용의 촉진에 관한 법률'(이하 'ADR이용촉진법'이라 한다)과 의사배상책임보험제도에 의해 해결되는 경우가 대부분이다.

16. 이동학, 앞의 논문, 456면.
17. 정영수, 앞의 논문, 642~64
18. 이동학, 앞의 논문, 457면.

(1) ADR이용촉진법에 의한 해결[19]

가. 상담과 조정

의료ADR의 핵심은 상담과 조정이다. 의료ADR은 일단 상담에서부터 시작하여 그러한 상담으로 해결할 수 없는 경우에 조정으로 이행시키는 것이다. 상담단계에서는 대화능력을 갖추고 있고 의학지식을 비롯한 풍부한 지식을 가진 사람이 담당자의 역할을 하는 것이 바람직하다. 특히 의료ADR에서는 당해 의료기관으로부터 정확한 사실관계를 듣고 진료기록을 확보하는 것이 중요하기 때문에, 병원 등의 의료기관의 사정에 밝은 의료관계인이 담당자로 적절한 경우가 많을 수 있다. 그러나 의료기관에 대한 환자의 불신이 강한 사안의 경우 의료분쟁을 담당한 경험이 있는 변호사 등이 담당자로 더 적절할 수 있다. 결국 상담건의 내용에 비추어 가장 적절한 사람이 담당자의 역할을 하는 것이 중요하다.

조정단계에서는 분쟁의 정도가 심각해서 조정담당자의 선임에 상당한 주의가 요구된다. 의료분쟁의 해결을 위해서는 의학 및 법학의 지식이 필요한데, 의료기관에 대한 환자측의 불신이 매우 강한 경우 특히 중립성이 중요하다. 이 경우 조정기관으로서는 의사, 변호사 및 퇴임법관이 가장 적절할 수 있다. 의사에 대한 환자의 불신이 특별히 심한 경우에는 조정 담당변호사에는 환자측 소송대리인의 경험이 있는 변호사를 선임하는 것이 바람직하다.

나. 심리방식

상담은 신청인의 부담을 고려하면 신청인이 작성한 신청서를 토대로 구술로 심리하는 것이 적절하다고 한다. 경우에 따라 당해 의료기관과 연계해서 정확한 사실관계를 파악하는 방법도 채택할 수 있다. 그러나 상담 담당자의 공정성에 의심이 들지 않도록 하기 위해서는 당해 의료기관으로부터 정확한 사실관계를 청취할 때 신청인에게 사전 양해를 구하고, 그 청취 결과에 대해서도 신청인에게 간단한 개요를 설

19. 이하 정영수, 앞의 논문, 634~637면.

명해 주어야 한다. 상담 단계에서 쟁점이 명확해진 이상 조정 단계에서는 분쟁이 심해지는 성격상 보다 더 신중한 배려가 필요하다. 그러므로 당사자로부터 주장서면 등이 제출된 경우에는 원칙적으로 상대방에게도 그 서면을 교부해야 한다. 그러나 신속하고 유연한 ADR의 특색을 유지하기 위해서는 구술심리를 기본으로 하면서 사고조사위원회의 의견을 청취할 때 당사자의 주장을 명확하게 할 필요가 있는 경우에 한해서, 당사자에게 주장서면 등의 제출을 요구하는 것이 바람직하다.

다. 진료기록의 확보

조정담당자가 당해 사안을 이해하고 적절한 조정안을 제시하기 위해서는 환자의 진료기록 검토가 필요하다. 많은 의료기관들은 진료기록을 임의로 제출하고 있으나, 환자에 대한 감정적 반발의 일환으로 진료기록의 제출에 응하지 않는 의료기관도 있다. 의료기관에 의한 진료기록의 제출을 촉진하기 위해서는 진료기록의 제출에 응하지 않은 의료기관의 ADR의 이용을 거부하는 등의 대책이 강구될 필요가 있다.

라. 사고조사위원회의 의견청취

千葉지방법원에서는 의료분쟁의 해결을 담당한 재판에서 복수의 감정이 실시되고 있으나, 의료ADR은 재판과 달라서 당사자 사이의 자주적인 분쟁해결방식이기 때문에 사고조사위원회도 유연하게 운영되는 것이 더 적절하다.

전문가로부터 의견을 청취할 때 중요한 것은, 환자측에게 참여의 기회를 제공하고 사고조사위원회에 대해서 질문할 수 있도록 하는 것이다. 왜냐하면 재판의 성격이 강한 감정과는 달리, 의료ADR에서의 사고조사위원회의 의견청취는 당사자 사이의 합의를 목표로 하는 ADR절차의 일환으로, 환자측의 이해를 도모하여 당사자 사이의 합의가 성립할 수 있도록 하는 데 그 목적이 있기 때문이다.

마. 조정의 효력

조정이 성립한 경우 집행력을 부여할 필요가 있으나 ADR이용촉진법은 조정이 성립하더라도 집행력을 부여하지 않고 있다. 현재로서는 법원에서 제소전 화해조서를 작성하거나 공정증서를 작성할 수밖에 없다.

(2) 의사배상책임보험에 의한 해결

의사배상책임보험제도를 통한 분쟁해결절차를 보면,[20] 우선 의사는 의료사고의 발생으로 환자측으로부터 손해배상청구를 받은 경우 사고보고서를 작성하여 소속 지역의사회를 통해 도도부현(都道府縣) 의사회에 제출하고 당해 분쟁의 처리를 위임한다. 도도부현 의사회는 당해 의사가 일본의사회의 배상책임보험 피보험자로서 청구액이 100만 엔을 넘는 사고(넘는다고 예상되는 것도 포함)에 관하여는 일본의사회에 사고보고서의 사본을 송부하고 도도부현 의사회의 의견서를 첨부하여 의료분쟁의 처리를 의뢰한다. 일본의사회는 보험회사에 그 취지를 연락하고, 보험회사는 조사위원회[21]에 조사를 위임하고, 거기서 조사 · 검토가 되어 문제점이 정리된 후 제3자적 기관인 배상책임심사회[22]에 심사청구가 된다. 심사회는 배상책임의 유무, 배상책임액 등을 검토하여 그 판단을 보험회사에 회답한다. 보험회사는 이 심사회의 회답 · 판단에 구속되고, 이에 따른 구체적 처리방침을 조사위원회에서 결정하고, 이를 일본의사회에 통지한다. 일본의사회는 이 통지내용을 도도부현 의사회에 연락하고, 도도부현 의사회는 연락을 받은 처리방침에 따라 실제 분쟁처리를 한다.[23]

---

20. 손명세, 앞의 보고서, 108면 이하.

21. 각 진료과의 전문의와 변호사들로 구성되는데, 진료과목별 의사위원회 17명, 일본의사회에 참여하는 변호사 3명, 보험회사 3명, 보험회사측 변호사 3명으로 구성된다.

22. 의학관계 학식경험자 6명과 법률경험 학식경험자 4명, 합계 10명으로 구성된다.

23. 이동학, 앞의 논문, 458~459면.

Ⅲ. 의료분쟁조정법의 추진경위[24]

우리나라에서 의료사고 처리에 관한 특별법 제정의 필요성은 1988년 10월 대한의사협회가 '의료사고처리특례법'이라는 명칭의 특별법 초안을 제안함으로써 처음으로 제기되었다. 이 법안에서는 의료분쟁조정위원회의 설치와 피해구제기금 설치에 관한 규정 및 조정전치주의의 도입이 명시되어 있으며, 기금은 의료기관, 제약회사 및 국가가 일부 부담하는 것으로 되어 있다.

그 뒤 1991년 당시 보건사회부는 '의료피해구제법'이라는 명칭의 시안을 작성하여 동년 6월 14일 공청회에 회부하였다. 그러나 경제기획원의 예산비확대방침에 따른 불가입장과 형사처벌면제 및 난동행위에 대한 가중처벌조항이 법의 형평성과 체계상 문제가 있다는 이유로 법무부와 법제처의 반대에 부딪혀 법제정이 이루어지지 못했다.

1994년 보건사회부는 '의료분쟁조정법'이라는 법안을 국회에 제출하였으나, 보건사회위원회의 심의과정에서 법안의 쟁점사항에 관한 합의도출에 이르지 못한 채 제14대 국회(1992~1996) 임기만료(1996년 5월)와 함께 자동 폐기되었다. 이 법안은 의료분쟁조정위원회를 통한 조정전치주의, 의료배상공제조합에 의한 피해배상제 및 책임공제가입강제, 중과실이 없는 경우의 정상참작에 의한 형벌감면제 등을 내용으로 하였다.

그 후 1996년 보건사회부는 다시 '의료분쟁조정및사고배상보장법안'을 마련하여 입법예고하였으나, 그 해 12월 법무부에서 조정전치주의와 형사처벌특례에 대한 반대로 국회상정 자체가 무산되었다.

1998년 7월 제15대 국회(1996~2000)에서도 의료분쟁조정에 관하여 의원입법의 발의로 보건복지위원회 소속 국민회의 김병태 의원 등 29명과 자민련 의원 1명

24. 이하 김병준, 앞의 논문, 37~38면; 김성천, 『의료서비스와 소비자피해구제』, 한국소비자보호원, 1999, 34~35면; 신현호 · 백경희, 『의료분쟁조정 · 소송총론』, 육법사, 2011, 448~452면; 이동학, 앞의 논문, 447~448면 참조.

의 동의로 의료분쟁의 보상범위를 불가항력적인 사고로 하고, 반의사불벌주의 및 형사처벌특례제도, 조정전치주의 도입, 환자 진료방해 및 난동규제, 제3자 개입금지 등을 내용으로 하는 '의료분쟁조정법안'이 제184회 임시국회에서 보건복지위원회에 접수되었고, 이어 10월 23일 신한국당 정의화 의원 외 37인이 조정기금의 일부 국가 출연, 의료인 형사처벌특례조항, 조정전치주의 등을 제도적으로 보장하도록 하는 내용으로 김병태 의원과 차별화된 '의료분쟁조정법안'을 발의하였으나, 11월에 국회 보건복지위원회 법안 소위원회에서 이를 단일법안으로 조정하는 과정에서 불가쪽으로 기울어 완료되지 못하고, 국회의 폐회로 자동 폐기되었다.

한편 보건복지부는 1998년 9월 4일에 독자적인 법안을 마련하여 국회에 상정하였고, 1999년 11월 29일 국회 보건복지위원회의 의결에서 '의료분쟁조정법안'이 통과되어 법사위 전체회의를 거쳐 1999년 12월 8일 법안심사소위에 회부되었다. 그러나 관계부처 간 의견대립과 의료계의 반발 등으로 처리가 지연되어 결국 정기국회에서의 법안의결은 무산되었고, 그 이후 15대 국회의 임기만료로 이 법안은 자동 폐기되었다.

제16대 국회(2000~2004)에서는 의원발의 법률안(이원형 의원의 '의료분쟁조정법안') 1건이 제출되었는데 관련 부처와의 의견조율을 이루지 못한 채 임기만료로 폐기되었고, 제17대 국회(2004~2008)에서는 의원발의 법률안 2건(이기우 의원 대표발의 법률안 및 안명옥 의원 대표발의법률안)과 청원 1건(박재완 의원 소개청원)이 제출되었는데, 입증책임 전환, 형사처벌 특례, 임의적 조정전치주의 등을 내용으로 하는 대안을 가결하고, 이에 대한 심의 등이 이루어지다가 역시 임기만료로 폐기되었다.

그리하여 제18대 국회(2008~2012)에서는 2009년 5월 22일 최영희 의원 등 12명의 의원이 '현재 의료사고로 인한 피해를 구제받기 위해서는 의료법에 따라 설치된 의료심사조정위원회의 조정, 소비자보호법에 따른 소비자분쟁조정위원회의 조정이 있으나, 그 기능은 거의 유명무실한 실정이며, 소송으로 인한 비용이 부가되는 등 막대한 경제적 · 시간적 비용이 소모되고 있다. 이에 공정한 조정과정을 도입하여 의료사고로 인한 사회적 비용을 감소시키고, 환자에게는 의료사고에 대한 불안감을 해소하고 보건의료인에게는 안정적인 진료환경을 보장하려는 것'이라는 제안이유로 '의료사고 피해구제에 관한 법률안'을 발의하였고, 그 직후 2009년 6월 5일 심

재철 의원이 '의료분쟁 조정 및 피해구제에 관한 법률안' 을, 2009년 7월 15일 박은수 의원이 '의료사고 피해구제법 제정에 관한 청원' 을 각기 제출하였는데,[25] 위 2건의 법률안 및 1건의 청원을 심사한 결과, 제285회 국회(임시회) 제2차 전체회의(2009년 12월 29일)에서 본회의에 부의하지 아니하기로 하고, 보건복지위원회 대안으로 제안하기로 의결하여 2009년 12월 29일 대안이 보건복지위원회에서 가결되었고, 그 후 2011년 3월 11일 국회 본회의에서 의결되었으며, 2011년 4월 7일 정부가 의료분쟁조정법을 법률 제10566호로 공포하였다.

IV. 의료분쟁조정법의 주요 내용

1. 적용대상의 확대

의료분쟁조정법은 대한민국 국민은 물론, 대한민국 국민이 아닌 사람이 보건의료기관에 대하여 의료사고로 인한 손해배상을 구하는 경우에도 적용한다(동법 제3조). 따라서 외국인 환자와의 의료분쟁 관련 리스크가 증대할 것으로 예상된다. 이에 따라 적정 수준의 비용으로 직·간접적으로 리스크를 관리할 수 있는 합리적인 방안을 마련할 필요가 있다. 그리고 의료분쟁 발생 이후 상호 유리한 절차를 요구하는 등의 갈등을 방지하기 위해 환자에게 분쟁해결에 대한 명확한 방법을 제시하고 그 규정을 따르겠다는 동의를 받은 후 진료계약을 체결하는 것이 바람직하다.[26]

2. 의료분쟁의 신속하고 공정한 해결

의료분쟁조정법의 제정을 통해 의료분쟁을 신속·공정하고 효율적으로 해결하기 위하여 한국의료분쟁조정중재원(이하 '조정중재원' 이라 한다)이 설립되었다. 분쟁

25. 이 법률안들에 대한 비교에 대해서는 김종두, 최영희 의원 대표 발의, 「의료사고 피해구제에 관한 법률안 검토보고서」, 2009.11, 20면 이하 참조.
26. 한국의료분쟁조정중재원, 「VII 외국인 환자 의료분쟁 예방대책」, 의료분쟁조정제도 소개, 2012.6.

당사자가 의료분쟁에 관하여 조정이나 중재를 신청하면 조정중재원은 90일 이내에 조정결정을 해야 하며, 필요한 경우 30일을 더 연장할 수 있도록 하여 최대 120일 이내에 조정결정을 완료해야 한다(동법 제33조 제1항, 제2항, 제43조 제4항). 더욱이 의료분쟁의 신속한 처리를 위하여 조정중재원은 소액사건이나 과실 유무 등에 대하여 큰 이견이 없는 사건 등 감정절차를 거치지 아니하고도 당사자 사이의 합의가 용이할 것으로 판단되는 사건의 경우에 보다 더 신속하게 절차 진행을 하기 위하여 필요한 경우 감정부장에게 조정을 위하여 꼭 필요한 의료적 쟁점 등에 관한 의견을 요청하거나 감정절차를 생략하는 등 감정절차를 간이하게 진행하여 신속절차에 따라 신속하게 사건을 처리할 수 있도록 함으로써 의료분쟁의 신속성을 도모하고 있다(운영규정 제34조 제1항).

법원을 통한 의료사고 재판이 1심 과정만 1～2년 정도 소요되는 것을 고려하면 조정중재원의 의료분쟁절차는 상당히 신속하게 진행된다고 할 수 있다. 이는 향후 의료과실소송의 고질적인 병폐였던 재판진행의 장기화가 해소될 수 있을 것으로 기대된다.[27]

그리고 지난 2013년 한 해 동안 피신청인의 동의를 거쳐 분쟁조정절차가 진행된 462건 중에 270건이 당사자의 합의에 의해 해결되고, 조정부의 조정결정에 대해 양측 모두 불복하지 않음으로써 조정이 성립된 것은 58건이다.[28] 기각결정이나 취하 등의 사유로 종결된 사례를 제외하고, 순수하게 화해와 조정이 성립된 비율만 따지면 71%에 이른다. 이 수치는 법원이나 한국소비자원에서의 조정성립비율에 비해서 매우 높은 편이다. 이는 신청인과 피신청인 대부분이 조정중재원의 결정이나 판단에 대해서 공정하다고 생각하였기 때문이라고 본다.[29]

---

27. 신현호 · 백경희, 앞의 책, 452～453면; 이동학, 앞의 논문 468면; 현두륜, 「의료분쟁조정법 시행에 따른 성과와 과제」, 『의료법학』(제14권 제1호), 2013, 124면.

28. 그 밖에는 조정 불성립 36건, 부조정결정 60건, 취하 30건, 각하 8건이다(한국의료분쟁조정중재원, 『2013년도 의료분쟁 조정 · 중재 통계연보』).

29. 현두륜, 앞의 논문, 126면.

3. 다양한 분쟁해결절차의 선택 가능

분쟁 당사자는 조정절차가 진행 중이더라도 합의나 중재신청에 의해 분쟁을 해결할 수 있으며(동법 제37조 제1항, 제43조 제2항), 당사자가 의료분쟁조정법에 따른 조정절차를 거치지 않고 곧바로 소송을 제기할 수 있도록 임의적 조정전치주의를 채택함으로써(동법 제40조) 당사자에게 다양한 분쟁해결절차를 선택할 수 있도록 하고 있다.[30]

4. 저렴한 의료분쟁해결 비용

조정절차비용도 ① 신청금액이 5백만원 이하인 경우에는 22,000원, ② 신청금액이 5백만원 초과 5천만원 이하인 경우에는 위 ①의 수수료에 5백만원을 초과한 1만원마다 20원을 가산한 금액, ③ 신청금액이 5천만원을 초과한 경우에는 위 ②의 수수료에 5천만원을 초과한 1만원마다 10원을 가산한 금액을 수수료로 납부토록 함으로써(예, 신청금액이 1억원인 경우 162,000원),[31] 의료분쟁이 발생한 경우 소송에 비하면 매우 저렴한 비용으로 의료분쟁을 해결할 수 있다.[32]

5. 의료사고 감정단의 설치를 통한 감정업무 실시

의료분쟁조정법은 의료분쟁의 신속 · 공정한 해결을 지원하기 위하여 조정중재원에 의료사고 감정단을 설치하고, 일정한 자격을 갖춘 50명 이상 100명 이내의 비상임위원으로 구성되는 감정단으로 하여금 "의료분쟁의 조정 또는 중재에 필요한 사실조사, 의료행위 등을 둘러싼 과실 유무 및 인과관계의 규명, 후유장애 발생 여부 등 확인, 다른 기관에서 의뢰한 의료사고에 대한 감정"을 담당하도록 하고 있다(동법 제25조). 또한 감정단의 업무를 효율적으로 수행하기 위하여 상임 감정위원 및

30. 신현호 · 백경희, 앞의 책, 453면.

31. 조정중재수수료 및 수탁감정비용 등에 관한 규정 제3조.

32. 이동학, 앞의 논문 469면.

비상임 감정위원으로 구성된 분야별, 대상별 또는 지역별 감정부를 둘 수 있다(동법 제26조). 의료사고 감정단은 조정부에 출석하여 해당 사건에 대한 감정결과를 설명해야 하고, 조정부가 조정위원 과반수의 찬성으로 그 사유와 기한을 명시하여 재감정을 요구할 경우 기존 감정절차에 참여하지 아니한 감정위원으로 새로이 감정부를 구성하여 재감정을 실시한다(동법 제30조).

이와 같이 의료사고 감정단의 설치로 의료과실소송에 있어 환자측이 의료인측의 과실 유무 및 인과관계를 입증하기 위하여 지출하는 경제적 비용과 시간적 노고를 절감할 수 있게 되었다. 다만 조정중재위원회가 의료사고 감정단의 감정의견을 참작하여 조정결정을 내리게 되므로 감정의 객관성과 공정성, 획일성이 확보되어야 한다. 또한 이와 같은 감정의견이 추후 의료과실소송에서 유력한 증거로 사용될 수 있어 의료분쟁조정법을 통한 조정 · 중재 절차와 소송절차가 연계되어 양자의 경계가 모호해질 가능성을 경계할 필요가 있다.[33]

6. 불가항력 의료사고 보상제도

의료분쟁조정법 제46조에 따르면 조정중재원은 의료사고보상심의위원회에서 보건의료인이 충분한 주의의무를 다하였음에도 불구하고 불가항력적으로 발생하였다고 결정한 분만에 따른 의료사고로 인한 피해를 보상하기 위한 사업(의료사고 보상사업)을 실시하며, 조정중재원은 의료사고 보상사업에 드는 비용의 일부를 보건의료기관 개설자 등 대통령령으로 정하는 자에게 분담하게 할 수 있도록 규정하고 있다. 이는 의료행위가 본질적으로 환자의 신체에 대한 침습을 수반하므로 의료사고의 위험을 내포하고 있고, 개인별 증상의 비정형성과 개인차로 인하여 정상적인 진단 또는 처치 등을 하는 경우에도 오히려 환자에게 나쁜 결과가 초래될 수 있는 등 예측곤란성이 있으므로, 의학적 한계로 발생할 수밖에 없는 의료사고의 피해자에 대한 구제제도를 마련하려는 취지에서 도입된 제도이다.[34]

그런데 불가항력 의료사고 보상제도는 분만사고에 한정하고 있는데, 이는 여러

33. 신현호 · 백경희, 앞의 책, 453~454면.
34. 김종두, 앞의 보고서, 45면.

가지 현실적 · 정책적 요소가 고려된 것으로 보인다. 그러나 동법 제46조에서 규정된 '불가항력 의료사고'가 무엇을 의미하는지, 이것이 무과실 사고와 동일한 것인지 여부가 불분명하며,[35] 동법이 의료과실책임에 있어 과실책임 원칙을 포기하지 않고 있는 상황에서 무과실임에도 불구하고 국가 주도 아래 이루어진 기금으로 보상하는 것이 타당한지, 그리고 기금을 통한 보상이 과연 분만사고시의 무과실의 불가항력적 사고에만 적용되는 것이 과연 피해자인 환자의 구제에 있어 형평에 맞는 것인지에 관하여 논의가 계속되고 있다.[36]

7. 손해배상금의 대불제도

의료분쟁조정법은 의료사고로 인한 피해자가 확정된 조정결정, 조정조서, 법원의 확정판결 등 집행권원을 가지고 있음에도 불구하고 그에 따른 금원을 지급받지 못하였을 경우 미지급금에 대하여 조정중재원에 대불을 청구할 수 있고(동법 제47조 제1항), 조정중재원은 피해자에게 손해배상금을 대불한 후에 그 손해배상금을 지급하지 않은 보건의료기관 개설자 또는 보건의료인에게 그 대불금을 구상할 수 있으며(동법 제47조 제6항), 보건의료기관 개설자는 손해배상금의 대불에 필요한 비용을 부담해야 한다(동법 제47조 제2항)고 하여 손해배상금 대불제도를 도입하고 있다.

대불제도는 의료사고로 인한 환자 등의 손해를 배상하기 위하여 보건의료기관 개설자로 하여금 의료배상책임보험 또는 의료배상공제에 가입하도록 의무화하려는 것과 관련하여 책임보험 등에 가입을 임의화하는 대신 의료인측의 경제적 사정이 여의치 아니하여서 환자측에 손해배상금을 지급하지 못할 경우를 대비하여 손해배상금 대불제도를 도입한다면 책임보험 등에 의하지 아니하더라도 환자측의 손해를 충분히 배상받을 수 있게 하기 위한 규정이다.[37]

그런데 대한의사협회와 같은 의료인 단체는 대불제도가 의료인측의 재산권을

35. 이에 대해 자세한 설명은 한두희, 「의료분쟁조정법 시행을 둘러싼 몇 가지 쟁점에 대한 검토」, 『법조』(통권 제675호), 2012.12, 269면 이하 참조.
36. 신현호 · 백경희, 앞의 책, 454면.
37. 김중두, 앞의 보고서, 45면.

과도하게 제한하는 등 위헌임을 주장하면서 의료분쟁조정법에 따른 조정절차 참여 거부의 명분으로 내세우고, 또한 일부 의료인들(30명)은 2012년 5월 31일 서울행정법원에 손해배상금 대불시행 및 운영방안 공고처분 취소소송(2012구합20304)을 제기하면서 법 제47조 제2항, 제4항에 대한 위헌심판제청을 신청하였는데(2012아3670), 위 법원은 같은 해 12월 7일 대불제도가 행정목적을 위하여 필요 · 적절한 제도이기는 하지만, 대불제도에 관한 위 법조 중 대불비용 부담액을 대통령령에 위임한 제47조 제2항 중 "그 금액과 납부방법 및 관리 등에 관하여 필요한 사항은 대통령령으로 정한다" 부분은 위헌의 소지가 있다는 이유로 헌법재판소에 위헌심판을 제청하였다. 그러나 헌법재판소는 2014년 4월 24일 관여재판관 전원의 일치된 의견으로, 위 부분이 법률유보원칙이나 포괄위임입법금지원칙에 위배되지 아니하여 헌법에 위반되지 아니한다고 결정한 바 있다.[38]

헌법재판소 2014.4.24. 선고 2013헌가4 결정

[사건의 개요]

제청신청인들은 의원 또는 병원을 개설한 의사들로서, 한국의료분쟁조정중재원장(이하 '조정중재원장')이 2012. 4. 9. '손해배상금 대불 시행 및 운영방안'을 공고하자(조정중재원 공고 제2012-1호), 서울행정법원에 위 공고처분의 취소를 구하는 소를 제기하고(2012구합20304), 그 소송 계속 중 보건의료기관개설자가 손해배상금 대불에 필요한 비용을 부담해야 하고 그 금액과 납부방법 및 관리 등에 관하여 필요한 사항은 대통령령으로 정하도록 규정한 의료분쟁조정법 제47조 제2항이 법률유보원칙 등에 위배된다고 주장하면서 위헌법률심판제청을 신청하였다. 제청법원은 2013. 1. 21. 의료분쟁조정법 제47조 제2항 중 "그 금액과 납부방법 및 관리 등에 관하여 필요한 사항은 대통령령으로 정한다" 부분이 법률유보원칙에 위배된다는 이유로 이 사건 위헌법률심판을 제청하였다.

[심판의 대상]

이 사건의 심판대상은 '의료사고 피해구제 및 의료분쟁 조정 등에 관한 법률'(2011. 4. 7.

38. 헌법재판소 2014.4.24. 선고 2013헌가4 결정.

법률 제10566호로 제정된 것, 이하 '의료분쟁조정법'이라 한다) 제47조 제2항 중 "그 금액과 납부방법 및 관리 등에 관하여 필요한 사항은 대통령령으로 정한다" 부분(이하 '심판대상조항'이라 한다)이 헌법에 위반되는지 여부이며, 그 내용은 다음과 같다.

[의료사고 피해구제 및 의료분쟁 조정 등에 관한 법률(2011. 4. 7. 법률 제10566호로 제정된 것)**]**

제47조(손해배상금 대불) ② 보건의료기관개설자는 제1항에 따른 손해배상금의 대불에 필요한 비용을 부담해야 하고, 그 금액과 납부방법 및 관리 등에 관하여 필요한 사항은 대통령령으로 정한다.

[결정이유의 요지]

▪ 법률유보원칙 위배 여부

헌법상 보장된 국민의 자유나 권리를 제한하는 때에는 그 제한의 본질적인 사항에 관한 한 입법자가 법률로써 스스로 규율해야 한다. 의료분쟁조정법 제47조 제1항에서는 손해배상금 대불제도의 기본적인 사항에 관해서 규율하고 있으며, 의료분쟁조정법 제47조 제4항에서 사실상 대부분의 보건의료기관개설자에 적용될 수 있는 징수방법을, 같은 조 제3항, 제7항에서 대불비용 부담금의 관리에 관한 기본 사항도 규율하고 있다. 한편 대불비용 부담금은 의료분쟁조정제도 시행 초기에 제도를 운영할 수 있을 만큼 재원을 적립하는 것에 우선적인 목표가 있고, 이후에 추가로 징수할 비용은 결손을 보충하는 정도에 불과하여 보건의료기관개설자들에 대하여 대불비용 부담금을 시행 초기와 같은 정도의 금액으로 '정기적·장기적으로' 징수할 가능성이 없다는 점, 손해배상금 대불제도 운영 이전 단계에서 대불에 필요한 적립금이 어느 정도 수준으로 유지되어야 하는지를 미리 확정하기 어려운 점 등을 고려하면, 보건의료개관개설자들이 구체적으로 부담할 금액 혹은 부담액의 상한이 법률에서 정해야 할 정도로 본질적인 사항이라고 보기는 어렵다.

대불비용 부담금에 관련된 기본권 제한의 본질적인 사항에 관해서는 법률에서 이를 규율하고 있으므로, 구체적인 부담액을 대통령령에 위임한 심판대상조항이 법률유보원칙에 위배된다고 보기 어렵다.

▪ 포괄위임입법금지원칙 위배 여부

개별 보건의료기관개설자들의 부담액이나 납부의 절차 등에 관련된 기술적이고 세부적인 사항은, 전문적 판단이 필요하고 수시로 변화하는 상황에 대응해야 할 필요가 있어 하위 법령에 위임할 필요가 있는 영역이다. 또한 손해배상금 대불제도는 처음 도입되는 단계에 있으므로 대불에 필요한 적립금이 어느 정도 수준으로 유지되고 있어야 하는지를 제도 운영 이전에 입법단계에서 예측하기 어렵고, 초기에 제도를 운영할 수 있을 만큼 재원을 적립한 이후에 추가로 징수할 비용은 결손을 보충하는 정도에 불과하므로 손해배상 대불제도를 실제로 운영하는 과정을 통해서 추산할 수밖에 없다. 금액 산정의 기준 역시 의료사고로 인한 보건의료기관개설자들의 손해배상책임 발생현황 등의 통계에 대한 분석과 의료행위별 위험성, 보건의료기관별 지급곤란 요소 등에 관한 전문적인 판단이 필요하다는 특수성이 있다. 그러므로 금액의 상한이나 금액 산정의 기준에 관하여도 상황의 변동에 따라 시의 적절하게 탄력적으로 대응할 수 있도록 하위 법령에 위임할 필요성이 인정된다.

손해배상금 대불제도의 입법목적과 의료사고로 인한 손해배상책임이 발생할 위험성이 높은 의료행위를 하거나 의료행위의 절대량이 많은 보건의료기관일수록 손해배상금 대불제도로 인한 혜택을 누리게 될 가능성이 크다는 점을 고려하면, 대불비용 부담금을 부과하는 산정기준으로 의료행위에 따른 위험성의 정도 차이와 의료기관에서 행해지는 의료행위의 양 등이 주로 고려될 것임을 예측할 수 있다. 따라서 의과, 치과, 한의과, 약국, 조산원과 같이 행해지는 의료행위의 종류에 따라, 또한 종합병원, 병원, 의원과 같이 의료기관의 규모에 따라 부담금의 차이가 날 것임이 예측 가능하다. 또한 일단 적립된 금액은 결손이 발생하지 않는 한 어느 정도 수준으로 유지될 것이고, 그 후의 추가적인 부담은 대불이 필요한 손해배상금의 총액이 증가하는 정도와 결손이 발생하는 정도를 고려하여 정해질 것임도 예측할 수 있다.

8. 형사처벌 특례제도

의료분쟁조정법은 의료사고로 인하여 형법 제268조의 죄 중 업무상 과실치상죄를 범한 보건의료인에 대하여는 조정이 성립하거나 조정절차 중 합의로 조정조서가 작성되거나 중재법 제31조에 따른 화해중재판정서가 작성된 경우 피해자의 명시한 의사에 반하여 공소를 제기할 수 없다고 하여 반의사불벌죄의 특례를 인정하고 있다. 다만, 피해자가 신체의 상해로 인하여 생명에 대한 위험이 발생하거나 장애 또는 불치나 난치의 질병에 이르게 되는 등 중상해를 입은 경우를 제외하고 있다(동법 제51조).[39]

39. 이에 대해 자세한 설명은 한두희, 앞의 논문, 282면 이하.

이러한 형사처벌 특례제도는 의료의 본질 및 의료사고에 대한 형법적 규율의 특징에 대한 이해에서 비롯된 것이라고 볼 수 있다. 즉 조정 · 합의 · 중재를 통해 분쟁을 해결하려는 당사자 간 의사의 합치가 있고 이에 기초해 배상액이 결정되는 한, 그 자체로 형법적 가벌성이 높지 않은 의료행위에 대한 의료인의 형사책임을 면제해주는 것은 환자의 피해를 회복시켜주면서도 형사소송의 과잉으로 인한 방어진료를 차단하는 역할을 할 수 있을 것이다.[40]

이러한 특례제도에 대해 종래 보건의료인에 대한 특혜 시비가 있어 왔으나, 형사처벌에 있어 피해자의 의사를 존중하도록 하고 궁극적으로 피해자에 대한 신속하고 공정한 구제를 목적으로 하고 있으므로 피해자의 이익에도 부합하는 측면도 있다.[41]

V. 의료분쟁조정절차에 있어 향후 과제

1. 참여율 제고

(1) 신청인의 참여를 유도하는 방안

의료분쟁조정절차에서 신청인은 주로 환자측이다. 환자 쪽의 참여 내지 신청을 유도하기 위해서는 먼저 상담 및 홍보 활동을 강화해야 한다. 장기적으로는 지방에도 조정중재원 지부를 설치해서 지부를 통한 상담 및 홍보 활동이 이루어지도록 할 필요가 있다. 간혹 의료기관이 먼저 분쟁조정 신청을 하는 경우도 있으므로, 의료기관이나 병원협회 등을 방문하여 설명회를 개최하거나 각종 학술대회나 세미나 등에 참석해서 제도를 안내할 필요가 있다.

40. 이상돈 · 김나경, 『의료법강의』(개정판), 법문사, 2013, 240면.
41. 신현호 · 백경희, 앞의 책, 455면.

(2) 피신청인의 참여 확대 방안

의료분쟁조정절차에 있어서 피신청인은 주로 병원측이다. 조정중재원의 의료분쟁조정절차는 피신청인이 조정절차에 동의해야 진행된다. 피신청인이 조정신청서를 송달받은 날부터 14일 이내에 조정절차에 응하고자 하는 의사를 통지하지 아니한 경우, 조정신청은 각하된다(법 제27조 제8항). 그런데 지난 2013년 통계자료를 보면, 조정신청이 접수된 1,398건의 사건 중 조정이 개시된 사건은 551건으로, 피신청인의 조정개시율, 즉 의료기관측이 동의하는 비율은 39.7%에 불과하다.[42]

그 이유는 아직 시행 초기라서 조정중재원의 역할이나 의료분쟁조정절차에 대한 이해도가 낮은 탓도 있지만, 의료분쟁조정법에 대한 의료계의 불만과 집단적인 거부 현상이 가장 큰 이유라고 본다. 의료계가 의료분쟁조정법에 대해서 갖고 있는 불만은 ① 감정부에 비전문가의 참여, ② 강제적인 현지조사와 형사처벌 규정, ③ 의료사고 대불금제도, ④ 무과실 분만사고에 대한 산부인과 의료기관의 비용 분담 등에 관한 것이다. 따라서 개별 의료기관을 상대로 조정중재원이나 분쟁조정절차를 안내하는 것에만 그칠 것이 아니라, 위와 같은 전체 의료계의 불만사항에 대해서도 경청하고 그 해결을 위해 같이 고민하는 등의 적극적인 자세가 필요하다.

특히, 감정부에 검사 1인이 반드시 참여하도록 하고(법 제26조 제7항 제2호), 감정부가 필요하면 언제든지 의료기관을 방문하여 조사할 수 있으며(법 제28조 제3항), 의료인이 조사를 거부·방해 또는 기피하는 경우 3,000만원 이하의 벌금에 처하도록 하는 부분은 재검토가 필요하다. 이는 자율적인 민사조정 절차를 강제적인 형사소추절차로 변용시킴으로써 의료계의 불신과 반발을 초래하고 있을 뿐만 아니라, 실무적으로도 그다지 도움이 되지 않는다. 따라서 강제적인 현지조사 규정을 삭제하거나, 형벌이 아닌 과태료로 개정할 필요가 있다.

---

42. 한국의료분쟁조정중재원, 『2013년도 의료분쟁 조정·중재 통계연보』.

(3) 의료계의 협조와 이해

의료분쟁조정제도의 활성화를 위해서는 조정중재원의 개선 의지와 노력이 중요하지만, 의료계의 협조와 이해도 필수적이다. 의료분쟁조정법의 목적은 의료분쟁을 신속하고 공정하게 해결함으로써 환자의 피해를 효율적으로 구제하고 안정적인 의료 환경을 조성함에 있다. 그에 따라 의료계 역시 의료분쟁조정법 제정에 원칙적으로 찬성했다. 그런데 조정중재원 설립 초기, 의료계는 의료분쟁조정법이 의료분쟁을 공정하게 해결하는 것이 아니라 의료분쟁을 조장하고, 의료인을 보호하기보다는 의료인의 권리를 제한하고 부담만 지우는 '악법' 으로 규정하고, 이에 대한 집단적인 거부를 선언한 바 있다.[43]

그러나 조정중재원이 의료분쟁을 신속하고 공정하게 해결한다면, 의료계도 여기에 참여하는 것이 이득이라 할 것이다. 특히, 20여 년 동안 의료계가 꾸준히 의료분쟁조정법 제정을 요구하였고, 그에 따라 어렵게 의료분쟁조정법이 통과되어 조정중재원이 설립되었다면, 비록 일부 불만이 있더라도 대승적 차원에서 조정절차에 협조하는 것이 바람직하다.[44]

2. 신속한 의료분쟁의 해결

(1) 전문적인 상담을 통한 자율적 분쟁해결 유도

조정중재원의 설립 목적은 의료분쟁을 신속 · 공정하고 효율적으로 해결함에 있지, 의료분쟁을 많이 처리함에 있지 않다. 의료분쟁의 신속하고 공정한 해결을 위해서는 조정이나 중재 업무 이외에 상담 업무도 매우 중요하다. 의료사고가 발생하면 초기에 상담자가 어떻게 상담하느냐에 따라 환자의 선택이 달라질 수 있기 때문이다. 따라서 의료사고에 대한 상담은 형식적으로 분쟁해결제도나 절차를 안내하는 정도에 그쳐서는 안 되고, 실질적인 상담이 될 수 있도록 해야 한다. 이를 위해서는 상

43. 의협신문 2012. 4. 10.자 기사(의협, 「전국 회원 의료분쟁조정제도 참여 말라」) 참조.
44. 현두륜, 앞의 논문, 132～136면.

담자의 전문성을 강화할 필요가 있다.

아울러 무분별한 조정신청이 이루어지는 것을 막기 위하여 조정중재원은 당사자들이 납득할 수 있도록 충분한 상담을 해주고, 조정대상이 되는 분쟁과 그렇지 않은 분쟁을 구분하여 실제로 조정의 필요성이 있는 사건이 신청이 될 수 있도록 노력할 필요가 있다.[45]

(2) 합의권고 제도의 신설 필요성

대부분의 분쟁조정절차에서는 조정 전 합의권고에 관한 규정을 두고 있다. 예를 들어 소비자기본법은 제57조에 합의권고 규정을 두고 있고, 그에 따라 피해구제 신청이 접수된 모든 사건에 대해서 분쟁조정신청 이전에 합의권고를 하고 있다. 개인정보보호법 제46조와 2012년 2월 1일 개정된 환경분쟁조정법 제16조의2에도 조정 전 합의권고에 관한 근거 규정이 있다.

의료분쟁조정법에는 합의권고에 관한 직접적인 근거규정이 없으나, 제37조 제1항을 근거로 조정절차 진행 중에도 합의를 권고할 수 있다.[46] 그러나 제37조 제1항은 조정중재원이 주체가 되어 합의를 권고하는 것이 아니라, 당사자가 주체가 되어 스스로 합의를 진행할 수 있다는 내용으로, 다른 법률에 있는 합의권고 규정과 구별된다. 따라서 합의권고를 정식적인 분쟁해결절차로 인정받기 위해서는 별도의 근거가 필요하다.[47]

---

45. 신은주, 「의료사고피해구제 및 의료분쟁 조정 등에 관한 법률에 있어서 조정제도 및 향후 전망」, 『의료법학』(제12권 제1호), 2011, 154면.

46. 제37조(조정절차 중 합의) ① 신청인은 제27조 제1항에 따른 조정신청을 한 후 조정절차 진행 중에 피신청인과 합의할 수 있다.
② 제1항에 따른 합의가 이루어진 경우 조정부는 조정절차를 중단하고 당사자가 합의한 내용에 따라 조정조서를 작성해야 한다.
③ 조정부는 제2항에 따른 조정조서를 작성하기 전에 당사자의 의사를 확인해야 한다.
④ 제2항에 따라 작성된 조정조서는 재판상 화해와 동일한 효력이 있다.

47. 현두륜, 앞의 논문, 136～137면.

3. 효율적 권리구제 도모

(1) 조정부와 감정부의 구성 인원 조정

의료분쟁조정법에서는 모든 사건에 감정부 회의와 조정부 회의를 거치도록 하고 있고, 감정부와 조정부는 각 5인의 감정위원 및 조정위원으로 구성하도록 요구하고 있다. 각 부 회의는 과반수의 출석과 출석위원 과반수의 찬성으로 의결된다. 전문성과 공정성을 위한 정책적 결정이라고는 하지만, 고비용 · 저효율의 가장 큰 원인이라고 생각한다. 따라서 장기적으로 감정부와 조정부의 인원을 조정할 필요가 있다.

(2) 감정단의 전문성과 공정성 확보

조정중재원이 법원이나 소비자원 구제절차와 구별되는 점은 조정중재원 내에 전문적인 감정단이 있다는 점이다. 감정단이 전문성과 공정성을 갖춘다면 조정중재원의 역할이나 위상은 높아지고, 그에 따라 조정참여율이나 조정성립률 역시 자연스럽게 높아질 것이다. 결국 감정단의 전문성과 공정성이 조정중재원의 성패를 좌우한다고 할 수 있다. 감정단은 전문적인 지식과 경험을 근거로 의료과실과 인과관계 등을 판단해야 하므로, 감정위원의 전문성이 가장 중요하다. 그런데 감정위원 5인 중에 의료인은 2명에 불과하기 때문에, 자칫하면 비전문가의 의견에 따라 감정결과가 왜곡될 수 있는 가능성도 배제할 수 없다. 따라서 장기적으로 감정부는 의료전문가 위주로 구성하는 것이 바람직하다.

또한 의료 전문 과목의 세분화 경향에 맞추어 전문과목별로 의료인 출신의 감정위원을 확보할 필요가 있다. 현행법은 감정단을 50명 이상 100명 이내의 감정위원으로 구성하도록 하고 있는데(법 제25조 제2항), 향후 전문과목당 의료인 감정위원을 2～3명으로 구성할 수 있도록 감정단의 구성인원을 100～200명으로 상향 조정할 필요가 있다.

(3) 감정부와 조정부 사이의 업무 협조

다른 분쟁조정절차와는 달리 조정중재원의 의료분쟁조정절차에는 감정부와 조정부의 업무가 명확하게 구분되어 있다. 이는 전문성과 공정성을 동시에 확보하기 위한 것이다. 그런데 서로 간의 업무가 중복되거나 상호 업무협조가 원활하지 못할 경우 상당한 비효율을 초래할 수도 있다. 상호 간에 소통이 원활하지 아니하면, 담당자들의 전문성 강화에도 한계가 있을 수 있다.

의료분쟁조정법에 따르면 감정위원은 조정부에 출석해서 해당 사건에 대한 감정 결과를 설명하도록 하고 있으나(법 제30조 제2항), 실무에서는 감정위원이 조정부에 참석하는 경우가 드물다고 한다. 그에 따라 감정의 내용이나 그 근거 등에 관한 사항이 조정부에 제대로 전달되지 않을 수도 있다. 또한 조정부의 조정내용이나 결과를 감정부에 통지해 주는 절차가 마련되어 있지 않기 때문에, 감정위원들 역시 자신의 감정결과가 조정에 어떤 영향을 미쳤는지 알 수가 없다. 앞으로 효율적인 운영을 위해서 감정부와 조정부의 긴밀한 업무 협조가 필요하다.

(4) 실질적 조사를 위한 처리기간의 연장

의료분쟁조정절차는 사건 접수, 부본 송달, 피신청인 동의와 답변서 제출, 감정소견 요청, 감정부 회의, 감정서 승인 및 감정서 송부, 조정기일 통지, 조정부 회의 등의 순서로 진행된다. 그런데 감정부는 조정신청이 있은 날로부터 60일 이내에 감정서를 작성하여 조정부에 송부해야 하고(법 제29조 제1항), 조정부는 조정신청이 있은 날로부터 90일 이내에 조정결정을 해야 한다(법 제33조 제1항).

피신청인이 조정절차에 동의해야 비로소 절차가 진행되는데, 상대방의 답변서를 받고 감정위원들에게 감정소견을 요청하기까지 불과 2주 정도밖에 시간적 여유가 없다. 이 기간 동안 조사관들은 사건 내용 및 쟁점을 정리해서 감정위원들에게 감정소견을 요청하게 되는데, 그 기간이 상당히 촉박하다. 그러다 보니 사실관계에 정리나 의료과실에 관한 쟁점 파악이 제대로 되지 않은 상태에서 감정부 회의가 진행되고, 그 결과 감정결과 역시 부실할 수밖에 없다. 조정부 역시 조정신청이 있은 날로부터 원칙적으로 90일 이내에 조정결정을 해야 하므로, 감정부에 재감정이나 재조사를 요구하는 데에도 한계가 있다.

따라서 감정서 송부 기간 및 조정결정 기간을 늘리든지, 아니면 그 기산일을 '조정신청이 있은 날' 로부터 할 것이 아니라, '피신청인이 절차 참여에 동의한 때' 또는 '조정절차가 개시된 때부터' 부터 기산하는 것이 적절하다.[48]

48. 현두륜, 앞의 논문, 136~137면.

제7장

판례로 본 의료분쟁

제1절 최근 의료소송 판례의 경향[1]

I. 대법원 판례의 경향

1. 2중의 기준에 의한 과실판단

대법원은 의료소송에 있어 2중의 기준으로 판단하고 있다. 첫째, 의료행위가 의학적으로나 의술적으로 평가하여 잘못되었는지 여부에 대한 순기술적인 판단과 둘째, 설명의무 위반의 유무인 바, 설명의무 위반에 대한 책임을 적극적으로 인정하고 있다. 다만 대법원은 설명의무로 인한 손해배상책임에 대하여는 인과관계 입증 정도에 따라 전손해배상과 위자료배상을 구별하여 의사들의 부담을 줄이고 있는데, 이는 우리 의료현실을 고려한 듯하다.[2] 최근 법원은 환자에 대한 설득의무를 상조하고 있다.[3]

---

1. 이하 http://www.hospitallaw.or.kr/dispute-now%20case.html 참조.
2. 대법원 1994.4.15. 선고 93다60953 판결.
3. 서울지법 남부지원 1998.8.27. 선고 96가합6111 판결.

2. 민 · 형사소송에 있어 입증책임의 차별

대법원은 전반적으로 의료소송에 있어서 민 · 형사판결의 입증책임을 구별하고 있다. 형사판결에 있어서는 전통적인 엄격입증책임원칙하에 검사로 하여금 '합리적인 의심이 없을 정도의 증명'을 하지 못한 경우에 무죄를 선고하고 있다. 그러나 민사소송에서는 입증책임경감이론을 적극적으로 적용하여 과실과 인과관계의 범위를 넓히고 있다. 이러한 차이로 인하여 같은 사건에 대하여 업무상 과실치사상죄에는 무죄를 선고하면서도 손해배상책임은 인정하는 판결이 선고되고 있다.[4]

3. 입증책임의 완화

대법원은 입증책임에 있어 환자측의 부담을 완화시켜 주는 입장에 서 있다. 의료소송에 있어 인과관계 입증은 환자로 하여금 '역사적 사실로서 증명되면 좋고 과학적으로까지 증명될 필요는 없다'는 견해를 유지하고 있다.[5] 나아가 대법원은 증명의 정도에 있어서도 과실과 결과 사이에 50%의 심증형성(개연성)만 있어도 인과관계를 인정할 수 있다고 하고,[6] 직접적으로 외과수술에 의한 손상이라는 점이 입증되지 않았다고 하여도 의사의 무과실에 해당되는 다른 원인을 배제하면서 의료과실을 인정하는 사실상의 추정도 인정하고 있다.[7]

특히 대법원은 "의료분쟁에 있어서 의사측이 가지고 있는 진료기록 등의 기재가 사실인정이나 법적 판단을 함에 있어 중요한 역할을 차지하고 있는 점을 고려하여 볼 때, 의사측이 진료기록을 변조한 행위는 그 변조이유에 대하여 상당하고도 합리적인 이유를 제시하지 못하는 한, 당사자 간의 공평의 원칙 또는 신의칙에 어긋나는 입증방해행위에 해당한다 할 것이고, 법원으로서는 이를 하나의 자료로 하여 자유로운 심증에 따라 의사측에게 불리한 평가를 할 수 있다"[8]고 판시하여 진료기록 등을

4. 대법원 1996.11.8. 선고 95도2710 판결; 대법원 1998.9.4. 선고 96다11440 판결.
5. 대법원 1995.12.5. 선고 94다57701 판결.
6. 대법원 1989.7.11. 선고 88다카26246 판결.
7. 대법원 1995.3.10. 선고 94다39567 판결.
8. 대법원 1995.3.10. 선고 94다39567 판결.

의사가 가지고 있다는 이유로 진료기록을 위 · 변조하거나 은닉, 훼손 또는 제출을 기피하는 경우는 과실을 추정하여 입증책임을 의사에게 전환하고 있다.

4. 설명의무

대법원은 조직검사 후 자궁경부에 염증이 발생한 사건에 대하여 "정기검사 시기에 맞추어 자궁암검사를 의뢰하기 위하여 처음 찾아온 의뢰인에게 세포진검사와 질확대경검사를 실시하였을 뿐 아니라 조직검사로 인하여 발생할지도 모르는 후유증에 대하여 아무런 설명도 없이 조직검사까지 실시한 의사의 행위가 과잉진료 내지 설명의무 위반의 불법행위에 해당할 여지가 있다"[9]고 하여 발생 가능성이 희소하더라도 설명의무의 대상이 된다고 판시한 바 있다.

또한 산모에게 태아가 기형아일 수도 있다는 의심을 하여 판별확률이 비교적 높은 위 트리플마커 검사법이나 양수천자검사를 실시하거나 적어도 이러한 검사법이 있음을 설명하여 산모로 하여금 위와 같은 검사를 받아 원고가 기형아임을 알 수 있게 할 주의의무가 있음에도 불구하고, 이를 게을리하여 판별확률이 낮은 초음파검사와 AFP(모체혈청단백질검사) 검사만을 실시하여 태아가 정상이라고 판단한 채, 산모에게 위와 같이 비교적 판별확률이 높은 검사법에 대하여는 아무런 설명을 하지 아니하였다. 즉, 산모로 하여금 확실한 검사방법을 택하여 태아가 기형아인지의 여부를 확인하고, 만일 그 태아가 기형아라면 낙태할 수 있는 기회를 박탈하여 기형아인 원고가 태어났고, 원고로 하여금 향후 치료비 및 부양료를 부담하게 하는 손해를 가하였다고 주장하는 원고의 청구에 대하여 대법원은 "피고 의사는 산모가 기형아 검사에 대하여 집착하면서 태아의 기형아 검사를 부탁하였으므로 산모에게 기형아 검사를 위한 산전진단방법으로 앞에서 본 바와 같은 여러 가지 검사방법의 필요성 및 위험성, 그 비용 등에 관하여 상세히 설명하여 산모로 하여금 검사를 받을지 여부를 판단할 기회를 주어서 원고의 부모가 스스로 확실한 검사방법을 택하여 태아가 기형아인지 여부를 확인하고, 만일 기형아라면 출산하여 키울 것인지 여부를 선택하고,

9. 대법원 1998.3.27. 선고 97다56761 판결.

이에 대한 대비를 할 수 있는 자기결정권을 행사할 수 있도록 하여야 하였음에도 그와 같이 하지 아니한 잘못이 있다 할 것이다"[10]라고 하여 부모에 대한 조언의무 위반이 있음을 시사하였다.

설명의무의 대상은 치료 선택권뿐 아니라 치료 후 회복하는 과정에서의 요양방법지도의무까지도 확대하고 있다. 대법원은 피고병원의 안과 의사가 백내장 환자에 대하여 백내장을 유화·흡인시키는 방법으로 수술을 진행하던 과정에서 수정체의 후낭이 파열되자 전부초자체절제술을 시행한 후 인공수정체를 삽입하였는데, 그 후 환자에게 비문증세가 나타나 검사한 결과 견인성망막박리로 진단되어 치료를 하였으나 각막이식 및 망막박리 교정술이 필요한 상태로 시력장애가 남을 것으로 예상되어 제소된 사건에 대하여 백내장수술 후 일단 시력이 정상으로 회복된 점에 비추어 수술상의 과실이 있거나 위 검진 당시 망막박리를 판단하기 위한 검사를 시행하지 아니한 것이 과실이라고 단정하기 어렵고, 나아가 그러한 진단 결과나 망막박리를 판단하기 위한 검사를 하지 아니한 것이 환자의 시각장애를 초래한 직접적인 원인이 되었다고 단정할 수도 없다고 하여 의료기술상의 과실책임은 인정하지 않았다. 그러나 "일반적으로 의사는 환자에게 수술을 시행하는 과정 및 그 후에 나쁜 결과가 발생할 개연성이 있는 의료행위를 하는 경우에 있어서는 응급 환자의 경우나 그 밖의 특별한 사정이 없는 한, 진료계약상의 의무로서 또는 수술에 대한 승낙을 얻기 위한 전제로서 당해 환자나 법정대리인에게 질병의 증상, 치료방법의 내용 및 필요성, 발생이 예상되는 위험 등에 관하여 당시의 의료 수준에 비추어 상당하다고 생각되는 사항을 설명하여 당해 환자가 그 필요성이나 위험성을 충분히 비교해 보고 그 의료행위를 받을 것인지의 여부를 선택할 수 있도록 하여야 할 의무가 있을 뿐만 아니라, 그 진료목적의 달성을 위하여 환자 또는 그 보호자에 대하여 요양의 방법, 기타 건강관리에 필요한 사항을 상세히 설명하여 후유증 등에 대비하도록 할 의무가 있다"[11]고 판시하면서 요양방법지도의무를 게을리한 책임을 묻고 위자료배상을 명하였다.

10. 대법원 1999.6.11. 선고 98다22857 판결.
11. 대법원 1997.7.22. 선고 95다49608 판결.

Ⅱ. 소 결

향후 환자측의 권리구제를 위한 법원의 노력은 지속될 것으로 보인다. 이는 세계적인 추세이기도 하다. 다만 대법원은 많은 환자를 보아야 하는 우리 의료현실을 고려하여 손해배상의 범위를 제한함으로써 손해의 공평부담원칙을 지키고 있다. 일례로 설명의무 위반과 관련하여 대법원은 병원에서 불안정성 협심증, 다발성 관상동맥협착증으로 관상동맥우회술을 시술받고 회복과정에서 심장마비 증세가 발생하여 저산소성 뇌기능장애로 사망한 사건에서 "의사가 위 설명의무를 위반한 채 수술 등을 하여 환자에게 사망 등의 중대한 결과가 발생한 경우에 있어서 환자측에서 선택의 기회를 잃고 자기결정권을 행사할 수 없게 된 데 대한 위자료만을 청구하는 경우에는 의사의 설명결여 내지 부족으로 선택의 기회를 상실하였다는 사실만을 입증함으로써 족하고, 설명을 받았더라면 사망 등의 결과는 생기지 않았을 것이라는 관계까지 입증할 필요는 없다고 할 것이다. 그러나 그 결과로 인한 모든 손해를 청구하는 경우에는 그 중대한 결과와 의사의 설명의무 위반 내지 승낙취득 과정에서의 잘못 사이에 상당인과관계가 존재하여야 하며, 그 경우 의사의 설명의무 위반은 환자의 자기결정권 내지 치료행위에 대한 선택의 기회를 보호하기 위한 점에 비추어 환자의 생명·신체에 대한 의료적 침습과정에서 요구되는 의사의 주의의무 위반과 동일시할 정도의 것이어야 한다고 할 것이다"[12]라고 판시한 바 있다.

12. 대법원 1994.4.15. 선고 93다60953 판결.

제2절 진료과목별 주요 의료분쟁 민사판례[13]

I. 산부인과

1. 거대아 분만과 의사의 과실

■ **사건개요**

산모가 병원에서 분만 전 3회에 걸쳐 산전진찰을 받고 도리어 거대아로 인한 난산의 가능성을 알리고 제왕절개에 의한 분만을 요청하였다. 그런데 분만 중 태아가 뇌손상을 입고 두개강내출혈이 생겨 뇌성마비가 발생하였다.

■ **판결요지**(대법원 1992.5.12. 선고 91다23707 판결)

이에 대하여 대법원은 "통상의 주의력을 가진 산부인과 의사라면 아두골반불균형 상태 또는 경계아두골반불균형 상태의 가능성이 있음을 의심할 수 있다고 보이는데도 이러한 가능성을 전혀 예상하지 아니하여 이에 대한 대비를 하지 아니하였고, 분만 2기에 있어서 5분마다 한 번씩 측정하여야 할 태아심음 측정을 4회나 하지 아니한 채, 만연히 통상의 질식분만의 방법으로 분만을 진행시키다가 뒤늦게 아두골반불균형 또는 이와 유사한 상태의 경우에는 피하여야 할 시술방법인 흡입분만의 방법을 무리하게 계속하여 태아를 만출시킨 의료상의 과실이 있다" 고 판시하였다(배상금액은 약 3억원).

13. 이하 대한의사협회, 『의료분쟁의 이해』, 법문사, 2009, 178면 이하; 이준상, 『의료과오에 관한 판례분석』, 고려대학교 출판부, 1997, 4～174면; 주호노, 『의사법총론』, 법문사, 2012, 782면 이하 참조.

2. 자궁외임신을 자궁근종이라고 오진한 경우 의사의 과실

■ **사건개요**

원고에게 수개월간에 걸쳐 입덧이 나고 하복부 동증과 함께 하혈이 계속되어 동네 병원에서 자궁근종 또는 자궁체부암이라는 첫 진단을 받은 후 타 진료권 진료확인서를 가지고 대학병원에서 검사를 받은 결과, 자궁근종이라는 진단을 받았고, 자궁적출술이 시행되었다. 그런데 사실은 오진이었고, 원고의 수술 전 동의는 자궁근종에 따른 자궁제거수술의 불가피성에만 사실상 한정된 것이었다.

■ **판결요지**(대법원 1992.4.14. 선고 91다36710 판결)

이에 대하여 대법원은 "기록에 의하면 당시 자궁외임신이라고 볼만한 사정이 있었고, 의사도 자궁외임신의 가능성을 생각해 보기까지 하였음에도 자궁에 혹이 만져진다고 하여 더 이상의 확인검사를 하지 아니한 의사의 잘못으로 이같은 진단상의 과오가 없었더라면 당연히 설명받았을 내용을 설명받지 못한 채 수술승낙을 하게 한 과실이 있다"고 판시하였다(배상금액은 약 7,000만원).

3. 아두골반불균형에 대한 흡입분만과 의사의 과실

■ **사건개요**

아두골반불균형 상태의 태아에 대하여 네 차례에 걸친 흡입분만을 시행하였지만 실패하고 제왕절개술로 태아를 출산하였지만, 인공호흡에도 불구하고 심정지를 일으킨 끝에 태변 흡입성증후군과 두개내혈종 등으로 사망하였다.

■ **판결요지**(대법원 1997.2.11. 선고 96다5933 판결)

이에 대하여 대법원은 "전공의들이 아두골반불균형이 진단되지 아니한 진료기록부에 의존하여 흡입분만을 시도하였기 때문에 그 흡입분만의 과정에서 어느 정도의 위험이 따를 수 있다고 인정되기는 하지만, 이 사건 흡입분만의 과정이나 그 결과에 비추어 보면, 과도하고도 무리한 흡입분만은 의사의 재량이나 의료 수준에 의하여 허용된 범위를 벗어난 것으로서 흡입분만을 시도하는 의사에게 있어서 요구되는 주의의무를 위반한 정도라고 보아야 할 것이다" 고 판시하였다.

4. 좌상완신경총마비 증세 신생아에 대한 의사의 과실

■ **사건개요**

담당 진료의가 분만 1주일 전까지 매월 1회 정기진찰 당시 초음파검사를 실시하여 태아인 원고 1의 두위가 정상임을 확인하였으나 거대아 여부의 측정을 세밀히 하지 아니하였고 이 사건 분만 당일에 분만의도 산전검사를 통하여 위와 같은 측정을 하지 아니하여 원고 1이 거대아인 점에 관하여 전혀 예측하지 못하였다. 아울러 원고 1이 거대아인 점이 밝혀졌다면 위 정기진찰이나 산전검사 당시 실시하였을 것으로 예상되는 산모인 원고 2의 골반 크기에 대한 검사도 전혀 실시하지 않은 채 제왕절개수술에 대한 고려나 설명이 이루어지지 아니하고 질식 정상 분만을 실시하여 출산하는 방법을 택하여 분만시도 중 원고 1로 하여금 좌상완신경총마비 증세를 발생하게 하였다.

■ **판결요지**(대법원 1999.6.11. 선고 99다3709 판결)

이에 대하여 대법원은 "정상 분만의 방법으로 출산한 신생아가 거대아로서 좌상완신경총마비 증세가 나타나 경우, 분만 직전까지 산모와 태아 모두 정상 상태였던 점, 위 증세는 정상 분만에 의하여 거대아를 출산할 때 나타날 확률이 높은 점, 위 증세 발생에 다른 원인이 개재되었을 가능성이 없는 점 등에 비추어 위 증세는 담당 의사가 임신 당시 정기진찰 및 산전검사를 통하여 태아가 거대아인 점과 산모의 골반 크기를 예측하고 제왕절개수술 등 적절한 대비책을 강구하지 못한 과실로 인하여 발생한 것으로 추정된다" 고 판시하였다.

5. 복강경에 의한 질식 자궁적출술과 의사의 과실

■ **사건개요**

복강경하 질식 자궁적출술 및 자궁부속기 제거술을 시행하는 경우 일반적인 합병증으로 요관에 직접적인 손상이나 열에 의한 손상이 따를 수 있고, 골반 내 유착이 심한 때에는 그 가능성이 더욱 증가하는 것으로 보고되고 있음을 알 수 있다. 그런데 이 사건에서 피고 2가 골반 내 유착이 심한 원고 1에게 위 수술을 시행하는 과정에서 위 원고의 요관이 손상되는 결과가 발생하였다.

■ **판결요지**(대법원 2008.3.27. 선고 2007다76290 판결)

이에 대하여 대법원은 "복강경에 의한 질식 자궁적출술 등을 시행하는 경우 일반적 합병증으로 요관손상이 따를 수 있으므로, 위 수술 시행 과정에서 환자의 요관이 손상되는 결과가 발생한 것에 대하여 바로 수술의사의 과실을 인정할 수 없고, 이를 추정하기 위해서는 위 손상 결과가 일반적인 합병증의 범위를 벗어난 것으로 볼 만한 사정이 인정되어야 한다" 고 판시하였다.

Ⅱ. 일반외과

1. 선상골절상 및 이에 따른 뇌실질내출혈을 발견하지 못한 의사의 과실

■ **사건개요**

자전거와 충돌하여 넘어진 망인의 상처를 진단함에 있어 신경외과적 진찰과 머리부분의 방사선 촬영 등을 하고도 그 사진상에 나타나 있는 우측 두부의 약 15cm 가량의 선상골절을 발견하지 못하여 단순한 뇌부종과 뇌좌상 등의 증세가 있는 것으로 판단하여 피고병원에 입원시켜 치료를 하던 중 다음날 뇌실질내출혈로 사망하였다.

■ **판결요지**(대법원 1989.7.11. 선고 88다카26246 판결)

이에 대하여 대법원은 "일반외과 전문의인 피고가 망인을 진료함에 있어 방사선 사진상에 나타나 있는 선상골절상이나 이에 따른 뇌실질내출혈 등을 발견 내지 예견하지 못하여 망인을 제때에 신경외과 전문의가 있는 병원에 전원시켜 확정적인 진단 및 수술을 받을 수 있는 필요한 조치를 취하지 아니한 경우, 의사의 과실과 환자의 사망 사이에는 인과관계가 인정된다" 고 판시하였다(배상금액은 약 1억원).

2. 전신마취를 하고 수술을 시행한 후 환자가 전격성간염으로 사망

■ **사건개요**

피고는 자신의 승용차를 운전하던 중 1988년 4월 21일 23:50경 망소외인의 오토바이와 교행하다가 피고 차량의 좌측 후사경부분으로 위 망인의 오토바이 좌측 핸들부분을 충격하여 땅에 넘어뜨려 그에게 좌주두분쇄골절 및 좌주관절탈구, 좌제5수지원위지골골절 등의 상해를 입히게 되었다. 위 망인은 그 무렵 판시 병원에 입원하여 국소마취를 한 후 제5수지 절단부분에 대한 수술을 시행하였고, 수술 전에 간기능검사를 하였는 바 정상이었다. 그 해 5월 4일 위 병원 의사가 할로테인을 사용한 전신마취를 한 가운데 좌주관절골절탈구에 대한 수술을 시행한 후 위 망인의 간기능에 이상이 생겨 급성전격성간염으로 사망하였다.

■ **판결요지**(대법원 1992.11.24. 선고 91다카34707 판결)

이에 대하여 대법원은 "전신마취로 인한 사망은 일반 경험상 그 가능성이 있다 할 것이고 위 망인에 대한 전신마취 등의 시술과정에서 의사들의 중대한 과실이 있었다고 인정되지 아니하므로 이 사건사고와 위 망인의 사망 간에는 인과관계가 있다 할 것이고, 따라서 피고는 위 망인이 사망함으로써 망인 및 망인의 가족들인 원고들이 입은 손해를 배상할 책임이 있다" 고 판시하였다.

3. 교통사고 후 하대정맥 파열로 인한 과다출혈로 사망

■ 사건개요

교통사고 환자가 복통을 호소하는 외에 다른 외상이 없는데도 혈압이 극히 낮아, 내출혈을 의심하고 수혈을 통하여 혈압을 끌어 올리는 한편, 출혈원인을 규명하기 위해 복강천자, 방광 및 신장에 대한 특수검사를 실시하고 정밀검사를 위한 초음파 검사를 준비하던 중 하대정맥 파열 등으로 인한 과다출혈로 사망하였다.

■ 판결요지(대법원 1995.4.25. 선고 94다27151 판결)

이에 대하여 대법원은 "교통사고 환자가 복통을 호소하는 외에 다른 외상이 없는데도 혈압이 극히 낮아, 담당의사들로서는 수혈을 통하여 환자의 혈압을 정상으로 끌어 올림으로써 위급한 상황을 넘겨 어느 정도 시간을 확보하게 된 상태에서 내출혈을 의심하고 그 출혈원인을 규명하기 위하여 한밤중에 자택에 있던 비뇨기과 과장까지 병원으로 나와 복강천자와 방광 및 신장에 대한 특수검사를 실시하고, 그래도 이상이 발견되지 아니하자 정밀검사를 위하여 초음파검사를 하려 하였던 시점에서 환자가 갑자기 호흡곤란 증세를 일으키기 시작하여 급히 개복수술을 하여 본 결과, 하대정맥 및 총장골동맥 파열로 인한 과다출혈로 결국 사망한 것이라면, 이는 그와 같은 상황에서 통상 의사들에게 요구되는 극히 정상적인 진료활동이라 할 수 있고, 이와 달리 환자가 외형상 위독한 상태가 아닌데도 각종 검사기법을 통한 원인규명을 생략한 채 내출혈의 원인을 밝혀내기 위하여 환자나 가족의 동의도 없이 새벽 2시 30분경부터 5시 30분경 사이의 인적 · 물적 조건 아래에서 개복수술부터 시행하도록 요구하거나 이를 기대할 수는 없으므로, 담당의사들에게 즉시 개복수술을 시행하여 내출혈의 원인을 밝혀내고 이를 치료하지 못한 의료과실이 있다고 볼 수 없다"고 판시하였다.

Ⅲ. 정형외과

1. 척추전방유합술과 의사의 과실

■ 사건개요

환자는 제7, 8흉추 사이의 척추결핵에 대한 치료를 위하여 종합병원에서 척추전방유합술을 받았으나, 그 직후부터 제7흉추 이하 하반신이 마비되는 증상이 나타나 그 후 2회에 걸친 수술을 받았음에도 역시 하반신마비가 회복되지 않았다.

■ 판결요지(대법원 1993.7.17. 선고 92다15031 판결)

이에 대하여 대법원은 "환자의 하반신마비 증세는 정형외과 전문의의 수술과정상의 잘못, 그 중에서도 집도의가 부주의로 척추신경을 수술칼로 끊거나 소파술시 수술기구로 신경을 세게 압박한 잘못으로 인하여 초래된 것이라고 추정할 수밖에 없다"고 판시하였다(배상금액은 약 3억 5,000만원). 추간판탈출증 등의 수술에 따른 하반신마비의 경우, 대법원은 상대적으로 다른 사건에 비하여 의사의 잘못을 좀더 강하게 추정하고 있는 것으로 보인다.

2. 물리치료와 의사의 과실

■ 사건개요

교통사고로 좌측대퇴골분쇄골절 등의 상해를 입고 수술을 받은 다음 의사로부터 관절굴신운동 등을 시키는 물리치료를 받게 되었다. 그런데 무리한 굴신운동으로 금속 내 고정물이 이완되고 제대로 유합되었던 골절부위가 다시 골절되어 끝내는 장애가 남게 되었다.

■ 판결요지(대법원 1993.1.26. 선고 92다4871 판결)

이에 대하여 대법원은 "피고가 경영하는 정형외과의원에 입원하여 치료를 받던 중 의사인 피고의 물리치료상의 과실로 말미암아 유합된 골절부위가 다시 골절된 것으로, 특별한 사정이 없는 한 재골절과 교통사고 사이에는 상당인과관계가 있고, 보험회사와 피고병원은 공동불법행위를 구성한다" 고 판시하였다(배상금액은 약 8,000만원).

3. 버거씨병 환자 하지절단

■ 사건개요

50대 남자가 좌측경추부교감신경절적출수술 및 좌상지동맥혈관내막절제술을 받은 병력이 있는 버거씨병(Burger's disease, 폐색성혈전혈관염) 환자를 Y병원 수련의가 진찰하고 방사선과에 의뢰하여 약 3시간 동안 같은 방법으로 9회에 걸쳐 방사선 혈관(동맥) 촬영 후 우측 대퇴동맥이 슬와부에서 완전 폐쇄된 것을 확인하고, 서울의 큰 병원으로 가서 교감신경절제술을 받을 것을 권유하였으나, 위 환자는 Y병원을 나와 전에 수술 및 치료를 받은 바 있는 C신경외과 및 한의원 등을 찾아다니며 치료를 하다가, W대학 병원에서 버거씨병의 급속한 진전으로 우측 하퇴부 및 족부에 종창이 발생하고 감각이 마비되며 극도의 압통이 있고 냉기가 심한 상태에 있는 것으로 판명되어 슬하지절단수술을 받게 되었다.

■ 판결요지(광주고법 1990.10.17. 선고 89나1062 제1민사부 판결)

이에 대하여 광주고등법원은 "정형외과 수련의인 갑이 환자에 대한 최초 진찰시 알게 된 과거 병력과 병증의 진행과정 및 당시의 병증에 비추어 그에게 버거씨병이 빠른 속도로 악화되고 있다는 사실을 알았거나 알 수 있었던 것으로 보여진다면 위 갑으로서는 환자에게 당시의 병증진행상황과 선택 가능한 치료방법 및 소속 병원의 치료능력 등을 설명하여 주고 전문의와 상의하여 유효적절한 치료방법을 선택, 시행하거나 그 방법이 위 병원에서는 시행 불가능한 경우에는 치료능력을 갖춘 병원으로의 전원을 권유하였어야 할 것이고, 버거씨병인지 여부의 확진과 폐색된 혈관부위를 찾아내기 위한 방사선 촬영 의뢰 이후에도 그 전후에 걸쳐 발생한 병증 및 방사선과 의사의 요구사항에 대하여도 적절한 조치를 취하여야 하는 등의 주의의무가 있고,

버거씨병 환자에 대하여 조영제를 주입하게 된 방사선과 수련의인 을로서도 조영제 주입으로 인한 각종 부작용의 발생을 예견하여 환자가 통증을 호소할 경우 방사선과 전문의 또는 촬영을 의뢰한 정형외과 의사와 협의하여 즉시 적절한 대응조치를 취하여야 함은 물론 촬영 중 전문의의 판독과정을 거침으로써 조영제의 주입이 필요한 최소한도에 그치도록 하여야 할 주의의무가 있다"고 판시하였다.

Ⅳ. 신경외과

1. 다한증과 교감신경절제술시 의사의 과실

■ **사건개요**

망인이 손바닥과 발바닥에 땀이 많이 나는 증상을 치료받기 위하여 수술 전 검사를 마치고 부작용에 대한 간단한 설명을 들은 다음 제1흉추 및 제2흉추 안쪽에서 손으로 가는 교감신경절제술을 받았는데, 수술 후 전신경련이 발생하기 시작하여 산소호흡기까지 부착하였지만 뇌경색으로 사망하였다.

■ **판결요지**(대법원 1995.2.10. 선고 93다52402 판결)

이에 대하여 대법원은 뇌경색이 이 사건 수술 후에 일어났고, 수술과 사망 사이에 다른 원인이 게재될 가능성이 없으며, 수술 전까지 특별한 이상증상이 나타나지 아니하였고, 수술 도중 피고의 근육을 절개해 놓고 기다린 시간이 다소 많이 경과하는 등 수술과정에 있어서 소홀한 점이 있었으며, 수술 전 사후 대처가 소홀했다는 점을 들어 의사의 손해배상책임을 인정하였다(배상금액은 약 1억 2,000만원).

2. 추간판탈출증과 의사의 과실

■ **사건개요**

원고는 경부동통, 우측 상지의 방상통 및 저린감이 있고 우측 상지의 삼두박근

이 약화되어 이를 치료하기 위하여 신경외과 의사의 진찰을 받은 결과, 제6~7경추간판탈출증으로 진단되었고, 제5~7경추간관절에서도 후방골격이 관찰되어 물리치료로는 치유가 어렵다는 말을 듣고 근원적 치료를 위하여 전방경추융합술을 시행받게 되었다. 그런데 수술 직후 마취에서 깨어나면서부터 하반신 완전마비 등 사지부전마비 증상이 발생하였다.

■ **판결요지**(대법원 1995.3.10. 선고 94다39567 판결)

이에 대하여 대법원은 "원고의 마비증세가 수술 직후에 나타났고, 그 증상에 대한 최종적인 진단명인 혈류 부족으로 인한 제6~7경추부위의 척수위축증으로 밝혀져 그 부위가 이 사건 수술부위와 일치되며 환자에게 하반신마비를 초래할 만한 특별한 원인이나 증상이 관철되지 아니하였다면 원고의 사지마비부전 증세는 신경외과 의사인 피고가 시술과정에서 수술기구 등으로 원고의 전면척추동맥 또는 신경근동맥을 과다하게 압박 또는 손상시킨 잘못으로 인하여 초래된 것이라고 추정할 수밖에 없다"고 판시하였다(배상금액은 약 3억원).

3. 뇌손상 환자 솔루메드롤 치료 후 대퇴골두골저 무혈성 괴사 발생

■ **사건개요**

H대학부속병원 신경외과 전문의인 Y는 1983년 교통사고로 우측 측두부의 뇌성뇌막 하혈종과 뇌부종 환자를 치료하면서 산소공급과 급성뇌압강하제인 만니톨을 주사하는 등의 응급조치를 취한 뒤 뇌압하강과 뇌기능보호를 위한 중증 쇼크치료제로 쓰이는 부신피질호르몬제인 솔루메드롤(Solumedrol)을 투약하여 치료한 후 환자는 호전되어 퇴원하였다. 1년 5개월 이후에 위 약품 투여에 의한 부작용으로 위 환자에게 대퇴골두골저 무혈성 괴사의 증상이 나타나게 되어 환자측에서 솔루메드롤 투약 때문에 부작용이 생긴 것이라 주장하여 소송을 제기하였다.

■ **판결요지**(대법원 1994.4.15. 선고 92다25885 판결)

이에 대하여 대법원은 "의사는 반드시 병을 완치시켜야 할 의무를 부담하는 것은 아니라 할지라도 최선의 주의로써 병을 치료하기 위한 충분한 조치를 다할 의무가 있고, 환자에 대한 수술은 물론 치료를 위한 의약품의 투여도 신체에 대한 침습을 포함하는 것이므로, 의사는 긴급한 경우 기타의 특별한 사정이 없는 한, 그 침습에 대한 승낙을 얻기 위한 전제로서 환자에 대하여 질환의 증상, 치료방법 및 내용, 그 필요성, 예후 및 예상되는 생명 · 신체에 대한 위험성과 부작용 등 환자의 의사결정을 위하여 중요한 사항에 관하여 사전에 설명함으로써 환자로 하여금 수술이나 투약에 응할 것인가의 여부를 스스로 결정할 기회를 가지도록 할 의무가 있고, 이러한 설명을 아니한 채 승낙 없이 침습한 경우에는, 설령 의사에게 치료상의 과실이 없는 경우에도 환자의 승낙권을 침해하는 위법한 행위가 된다. 또한, 피해자가 의사의 치료상의 과실이 없더라도 그의 설명의무 위반으로 투약 여부에 대한 승낙권을 침해당하였다면 그 위법행위 때문에 예기치 못한 의약품의 부작용으로 인한 정신적 고통을 입었다 할 것이고, 가족들도 위 고통을 함께 입었다 할 것이므로, 이러한 경우 병원을 경영하는 법인은 위 피해자에게 신체장해 등에 의한 재산적 손해를 배상할 책임은 없다 하더라도 위 피해자와 그의 가족들에게 위 정신적 고통에 대한 위자료를 지급할 책임이 있다"고 판시하였다.

4. 청신경초종 제거술과 의사의 과실

▪ 사건개요

망 김태○이 오른쪽 귀의 이명, 난청 등을 겪던 중 귀에 발생한 양성종양의 일종인 청신경초종의 진단을 받고 제거수술을 받기 위하여 1997년 9월 28일 피고 학교법인 한양학원에서 설립 · 운영하는 한양대학교 부속병원에 입원하였다. 피고 병원 소속 신경외과 의사인 피고 김광○은 1997년 10월 1일 망인의 두개골을 절개하여 경막과 지주막 사이에 있는 초종을 제거하고 다시 두부를 봉합하는 수술을 실시하였다. 망인은 위 수술 후 별다른 이상을 보이지 않다가 같은 달 8일 세균성뇌막염 증세를 보여 피고 김광○이 3세대 항생제를 처방한 결과 뇌막염은 호전되었다. 그런데 망인은 계속 식사를 제대로 하지 못하며 심한 두통을 호소하다가 같은 달 26일 의식을 상실하였는데 CT촬영결과 수술 부위의 출혈은 없었지만 측뇌실, 제3, 4뇌실 등

뇌실 전반에 걸친 뇌실내출혈, 뇌실의 심한 팽창, 뇌의 압박 소견과 함께 수두증이 발견되었다. 망인은 그 무렵부터 자가호흡능력을 상실하였고 피고 김광○은 뇌실배액술 및 기관지절개술 등의 조치를 취하는 한편 망인에게 새로 나타난 뇌실염을 치료하기 위하여 항생제를 투여하였으나, 위 증세들의 합병증으로 혈소판감소증 및 위출혈과 나아가 전신내 출혈이 발생하였고 망인은 1998년 1월 23일 전신출혈로 인한 심폐기능상실로 사망하였다.

■ **판결요지**(대법원 2003.11.27. 선고 2001다20127 판결)

이에 대하여 대법원은 "청신경초종 제거술을 받은 환자에게 수술중의 감염으로 인한 뇌막염이 발생하였지만 집도의사가 사고 당시 일반적인 의학 수준에 비추어 볼 때 수술로 인한 감염을 막기 위하여 필요한 조치를 다하였다고 볼 여지가 있는 반면 환자는 위 감염으로 인한 뇌막염과는 무관하게 원인을 알 수 없는 뇌실내출혈 및 이와 병발한 수두증 등의 합병증으로 사망하였다면, 막연하게 망인에게 수술중의 감염으로 뇌막염이 발생하였다는 사실만 가지고 사망이라는 중한 결과에 대하여 집도의사에게 감염방지의무를 게을리한 과실을 인정할 수 없다"고 판시하였다.

V. 성형외과

1. 두피이동술 등과 의사의 과실

■ **사건개요**

어릴 때 입은 화상으로 생긴 두부모발 결핍부분에 대한 성형수술을 위하여 두피이동술, 모발이식술, 식피술의 처치가 필요하다는 설명을 듣고 성형외과 의사의 집도하에 두피이동술과 함께 결손된 부위를 메우기 위하여 원고의 양 대퇴부 피부를 이식하였는데, 이로 인하여 왼쪽 대퇴부에 약 18×10cm, 오른쪽 대퇴부에 26×10cm의 상처가 발생하여 피부반흔 등의 후유증이 남게 되었다.

■ **판결요지**(대법원 1987.4.28. 선고 86다카1136 판결)

이에 대하여 대법원은 "의사로서는 성형수술이 그 성질상 긴급을 요하지 아니하고 성형수술을 한다 하더라도 외관상 다소간의 호전이 기대될 뿐이며, 다른 한편으로는 피부이식수술로 인한 피부제공처에 상당한 상처로 인한 후유증이 발생할 가능성이 있음을 고려하여 수술 전에 충분한 검사를 거쳐 환자에게 수술 중 피부이식에 필요하거나 필요하게 될 피부의 부위 및 정도와 그 후유증에 대하여 구체적인 설명을 하여 준 연후에 그의 사전동의를 받아 수술에 임하였어야 할 업무상 주의의무가 있음에도 불구하고 이에 이르지 아니한 채 막연한 두피이동술 및 식피술 등의 수술에 관한 동의만 받았을 뿐 양 대퇴부의 피부이식에 대한 내용 및 그 후유증 등에 대하여 구체적으로 설명하여 주지 아니하고 수술에 이르렀다면 이 사건 성형수술로 피해자가 입은 상해는 의사의 위와 같은 주의의무를 다하지 아니한 과실로 인한 것이라고 할 것이다"고 판시하였다(배상금액은 약 3,000만원).

2. 성형수술과 의사의 설명의무

■ **사건개요**

원고가 1993년 10월 7일경 피고 운영의 병원에 찾아와 미인대회에 출전하고자 하는데 이마와 턱을 높이고 눈 쌍꺼풀 수술을 하고 싶다며 성형수술에 관하여 상담을 한 후 1993년 11월 17일 6,000,000원을 피고에게 지급하고 턱과 이마 부위에 실리콘 보형물을 삽입하는 수술과 눈 쌍꺼풀 수술을 받았다. 그 뒤 원고가 국제미인대회에 한국대표로 출전하는 등 별 지장 없이 활동하다가 피고에게 재수술을 요구하여 1994년 12월 13일경 쌍꺼풀의 크기를 약간 줄이고 이마와 턱에 넣었던 보형물의 크기를 보다 얇은 것으로 교체하는 추가교정수술을 받았다. 그런데 1997년 12월경부터 원고의 턱 부위에 삽입된 실리콘이 대각선으로 이동하기 시작하여 1998년 10월경에는 실리콘 보형물이 입안 내로 일부 돌출되었고, 실리콘을 삽입하면서 머리 부위에 생긴 5cm의 반흔에 부분적으로 머리털이 재생되지 않았다.

■ **판결요지**(대법원 2002.10.25. 선고 2002다48443 판결)

이에 대하여 대법원은 "성형수술의 경우 그 성질상 긴급을 요하지 않고 성형수술을 한다 하더라도 외관상 다소 간의 호전이 기대될 뿐이며 수술 후의 상태가 환자의 주관적인 기대치와 다른 경우가 있을 수 있으므로, 의사는 환자에게 치료의 방법 및 필요성, 치료 후의 개선 상태 및 부작용 등에 관하여 구체적인 설명을 하여 환자가 그 의료행위를 받을 것인가의 여부를 선택할 수 있도록 하여야 할 의무가 있다. 피고가 원고에게 위와 같은 정도의 설명을 하여 원고가 수술을 결정하였음을 인정할 만한 증거가 없고, 오히려 원심의 피고본인신문결과 등에 의하면, 피고는 위 성형수술 당시 원고에게 위 수술의 부작용으로서 출혈, 염증, 보형물의 크기가 본인이 원하는 것이 아닐 경우가 있을 수 있으며, 머리 절개 부위는 머리털이 자라서 회복이 되는데 일부 미세하게 안 자라는 부분이 있을 수 있다고 설명하였을 뿐 위 보형물이 움직일 수 있다는 점에 대하여는 충분한 설명이 없이 수술한 사실이 인정된다. 피고는 위 수술을 함에 있어서 설명의무를 위반하여 원고가 수술을 할 것인지 여부를 결정할 수 있는 권리를 침해하였다 할 것이고 이로 인하여 원고에게 가한 정신적 손해를 배상할 책임이 있다"고 판시하였다.

VI. 흉부외과

1. 개심수술 후 후유증으로 뇌전색(우측상하지불완전마비, 실어증)

■ **사건개요**

본태성고혈압(동맥경화증), 대동맥판막폐쇄 및 부전증좌측주관상동맥협착증 환자가 K의료원에서 대동맥판막치환 등의 개심수술 후 후유증으로 뇌전색이 나타나 우측상하지불완전마비, 실어증, 지능저하, 성격 변화 등의 개선 불가능한 장해를 입게 되었다.

■ **판결요지**(대법원 1995.1.20. 선고 94다3421 판결)

이에 대하여 대법원은 "의사, 소외인 등이 원고의 병증을 본태성고혈압(동맥경화증), 대동맥판막폐쇄 및 부전증, 좌측주관상동맥협착 등으로 진단하고 수술의 필요성을 확진하기 위하여 충분한 사전검사를 실시한 다음, 그 결과를 종합하여 원고의 심장질환의 증상 정도가 대동맥판막치환, 상행대동맥확장 및 좌측주관상동맥입구확장 등의 개심수술이 필요한 상태라고 판단하고 그 수술을 시행한 것은 그 설시와 같은 원고의 구체적인 증상이나 당시의 임상의학의 실천으로서의 의료 수준에 비추어 보더라도 상당하다고 인정되고, 또한 이 사건 개심수술의 시술과정에 있어서 소외인 등에게 의료상의 과실은 없었으며, 원고의 심장질환에 대한 근원적인 치료를 위하여는 가까운 장래에 위와 같은 개심수술을 시행할 수밖에 없었고, 또 원고로서도 그와 같은 개심수술을 받을 생각으로 위 국립의료원에 입원하였다는 것인 바, 이러한 사정들에다 앞서 본 바와 같이 원고에게 나타난 뇌전색의 후유증은 개심수술에 따르는 전형적인 부작용의 하나이기는 하나 그 발생빈도가 크지는 아니한 점 등에 비추어 의사, 소외인 등이 위 개심수술에 앞서 원고에게 설명의무를 다하였다 하더라도 원고가 반드시 그 수술을 거부하였을 것이라고 단정할 수도 없는 점을 더하여 보면, 의사, 소외인 등의 위 설명의무 위반과 그 수술 후에 나타난 뇌전색 사이에는 상당인과관계가 있다고 보기는 어렵다 할 것이다. 그럼에도 불구하고 원심이 이와 달리 의사, 소외인 등의 위 설명의무 위반과 뇌전색과의 사이에 상당인과관계가 있다는 전제하에 위 설명의무 위반에 따라 예기치 못한 후유증을 앓게 된 데 대한 위자료 외에 위에서 본 바와 같이 소극적 손해와 적극적 손해까지 배상을 명한 조치에는 의사의 설명의무 위반시 손해배상의 범위에 관한 법리를 오해한 위법이 있다 할 것이고, 이러한 위법은 원심판결 중 소극적 손해 및 적극적 손해의 각 인용부분에 영향을 미쳤음이 명백하므로, 이 점을 지적하는 논지는 이유가 있다"고 판시하면서 원심판결의 피고 패소부분 중 위자료를 제외한 나머지 부분을 파기하고, 이 부분 사건을 서울고등법원에 환송하였다.

Ⅶ. 내 과

1. 감기약 투약과 의사의 과실

▩ **사건개요**

15세의 소년이 발열과 두통증세로 피고가 경영하는 개인병원에 찾아가 진찰을 받았던 바, 의사는 감기몸살로 진단하고 노나린, 캐롤 등을 투약ㆍ처방하였다. 그런데 다음날부터 부작용이 나타나고, 사흘째 되는 날에는 계속 침을 흘리고 턱밑에 붉은 반점이 나타나며, 음식물을 삼키지 못하는 증세가 계속되었음에도 의사는 같은 약물을 계속 투약하였다. 그리하여 마침내 소년은 간질 지속상태에 빠졌다가 사망하였다.

▩ **판결요지**(대법원 1998.2.13. 선고 97다12778 판결)

이에 대하여 대법원은 "약물의 부작용이 나타나면 원인분석을 위한 새로운 검사를 해보거나 약화나 시주상의 부작용, 또는 과민반응 등을 항상 염두에 두어 그와 같은 치료방법을 즉시 중지ㆍ변경하거나 다른 분야의 병원, 또는 좀더 큰 병원으로 보내어 검사와 치료를 받도록 하는 등의 주의의무가 있음에도 이를 무시한 채 계속 같은 방법으로 처치한 것은 의사의 잘못이다"고 판시하였다(배상금액은 약 2억원).

2. 스트렙토마이신 주사와 의사의 과실

▩ **사건개요**

결핵균 등 감염에 의한 늑막염을 앓던 환자는 스트렙토마이신 1g짜리 주사약을 맞고 병원 밖으로 나간 지 얼마 후 사체로 발견되었다. 부검 결과, 스트렙토마이신 주사로 인한 쇼크로 밝혀졌다. 의사는 시주 전 망인의 좌측 팔에 피부반응 시험을 하여 음성으로 나타나자 위 주사약을 좌측 엉덩이에 주사하였다.

■ **판결요지**(대법원 1990.1.23. 선고 87다카2305 판결)

이에 대하여 대법원은 "스트렙토마이신이 국가결핵관리체계에서 표준조치로 처방에 포함되어 있고, 또 쇼크가 매우 드물다고 하더라도 이 사건 당시의 의식 수준에 비추어 객관적인 견지에서 쇼크사에 대한 인식이 가능하였다면 의사로서는 만일에 일어날지 모르는 쇼크에 대비하여 응급처치수단을 강구한 후 주사해야 하고, 특히 주사 후에 쇼크가 발생할 수 있는 시간 동안 환자를 안정시키고 그 용태를 관찰하여 쇼크가 나타날 경우, 기도 확보, 약물 투여 등의 응급조치를 취할 주의의무가 있다"고 판시하여 의사의 손해배상책임을 인정하였다(배상금액은 약 7,000만원).

3. 화농성 폐렴에 대한 펜타조신 투여와 의사의 과실

■ **사건개요**

환자가 병원에 처음 내원하여 진료를 받을 때, 이미 화농성 폐렴증세를 보이고 있었으나, 그 증상이 뚜렷하지 아니하여 이를 위염과 신경증으로 진단하여 그에 대한 처방을 하였고, 그 후 상복부 통증이라는 새로운 증상까지 나타나 다시 병원에 찾아오게 된 환자가 있었다.

■ **판결요지**(대법원 1997.5.9. 선고 97다1815 판결)

이에 대하여 대법원은 "진료 의사로서는 처음의 진단과는 다른 질환일 가능성에 대한 의심을 갖고 좀더 정밀한 진단을 하여야 함은 물론, 과민성이 있는 환자에게는 부작용으로 인한 쇼크나 호흡억제를 일으킬 수 있는 약물을 투여할 경우에도 사후 세심한 주의와 관찰이 필요함에도 불구하고 만연히 앞서 진단하였던 결과에 따라 별다른 검진도 없이 약물을 투여하였고, 약물을 투여한 후에도 안정하도록 하여 부작용이 없는지를 확인하지도 아니함으로 인하여 과민성 쇼크가 발생하여 환자가 사망하였다면 진료 의사는 이로 인하여 발생한 모든 손해를 배상할 책임이 있다"고 판시하였다.

4. 결핵약인 에탐부톨의 복용과 의사의 과실

■ 사건개요

원고는 1999년 2월 24일 부여군 보건소에서 폐결핵 판정 및 결핵약 복용 처방을 받고 위 보건소 결핵실 담당 진료원인 오길자 등으로부터 결핵환자에게 일반적으로 처방되는 아이나, 에탐부톨(EMB), 피라진아미드, 리팜피신의 4가지 약품을 한 달 단위로 교부받아 복용하기 시작하였다. 원고가 복용한 에탐부톨은 결핵환자에게 일반적으로 처방되는 약품으로서 그 복용시에 드물게 시력감퇴가 발생할 수 있다는 것은 결핵관련 의료 종사자들에게 널리 알려진 사실이고, 일반적인 약품정보 등에도 설명되고 있으며, 보건복지부 발행의 1998년도 '결핵관리사업편람' 에서는 에탐부톨의 부작용인 급격한 시력감퇴가 나타나는 경우 그 복용을 곧 중단하도록 지도하게 되어 있으며, 보통의 경우 그 복용을 중단하면 시력이 서서히 회복되는 것으로 알려져 있다. 원고는 1999년 2월 24일부터 1999년 6월 28일까지 위 보건소의 처방에 따라 처음 2개월은 23.5㎎/㎏, 그 후로는 15.7㎎/㎏을 복용하였다. 원고는 1999년 6월 26일 부여읍 소재 박민영 안과에 들러 약 3, 4일 전부터 시야가 흐리다는 이유로 상담하였다가 시신경염(의증)의 진단을 받았는데, 위 소외 1은 1999년 6월 28일 원고로부터 이를 전해 듣자 즉시 에탐부톨의 투여를 중지하고 나머지 약제만으로 결핵약을 조제하도록 조치하였다. 원고는 에탐부톨의 복용 중지에도 불구하고 시력이 회복되지 않았을 뿐만 아니라 1999년 7월 27일 대전 소재 이안과에서 '결핵약 복용에 의한 약물유발성 시신경 병증' 의 진단을, 1999년 11월 25일 서울 양천구 목동 소재 이화여자대학교 부속병원에서 '양안시신경 위축' 의 진단을, 2000년 5월 10일 서울특별시립 보라매병원에서 '에탐부톨을 투여 중인 상태에서 발생한 시신경병증으로 독성 시신경병증이 가장 의심되는 질환' 의 진단과 함께 '우안 0.05, 좌안 0.05, 시각장애 3급 1호' 의 판정을 각각 받았다.

■ 판결요지(대법원 2005.4.29. 선고 2004다64067 판결)

이에 대하여 대법원은 "시각이상 등 그 복용 과정에 전형적으로 나타나는 중대한 부작용을 초래할 우려가 있는 약품을 투여함에 있어서 그러한 부작용의 발생 가능성 및 그 경우 증상의 악화를 막거나 원상으로 회복시키는 데에 필요한 조치사항에 관하여 환자에게 고지하는 것은 약품의 투여에 따른 치료상의 위험을 예방하고 치료의 성공을 보장하기 위하여 환자에게 안전을 위한 주의로서의 행동지침의 준수를 고지하는 진료상의 설명의무로서 진료행위의 본질적 구성부분에 해당한다 할 것이고, 이때 요구되는 설명의 내용 및 정도는, 비록 그 부작용의 발생 가능성이 높지 않다 하더라도 일단 발생하면 그로 인한 중대한 결과를 미연에 방지하기 위하여 필요한 조치가 무엇인지를 환자 스스로 판단, 대처할 수 있도록 환자의 교육정도, 연령, 심신상태 등의 사정에 맞추어 구체적인 정보의 제공과 함께 이를 설명, 지도할 의무가 있다.

결핵약인 '에탐부톨'이 시력약화 등 중대한 부작용을 초래할 우려가 있는 이상 이를 투약함에 있어서 그 투약업무를 담당한 보건진료원 등은 위와 같은 부작용의 발생 가능성 및 구체적 증상과 대처방안을 환자에게 설명하여 줄 의료상의 주의의무가 있고, 그 설명은 추상적인 주의사항의 고지나 약품설명서에 부작용에 관한 일반적 주의사항이 기재되어 있다는 것만으로는 불충분하고 환자가 부작용의 증세를 자각하는 즉시 복용을 중단하고 보건소에 나와 상담하는 조치를 취할 수 있도록 구체적으로 이루어져야 한다"고 판시하였다.

Ⅷ. 소아과

1. 중증 탈수증과 의사의 과실

■ 사건개요

소아가 이질 및 중증 탈수증으로 병원에 입원하여 소아과 의사의 진료를 받게 되었다. 의사는 염화카리 주사를 시주하게 하였고, 주사 후 한 시간 뒤 사망하였다.

■ 판결요지(대법원 1981.6.23. 선고 81다413 판결)

이에 대하여 대법원은 "간호사에게 단지 포도당 10cc에 염화카리 0.5밀리이큐

빌런트를 혼합하여 5분 주입시간을 엄수하고 또한 환자에게 이상반응이 나타났을 때에는 즉시 주사를 중단하고 의사의 지시를 받도록 함으로써 주사로 인해 환자에게 미칠지도 모르는 생명의 위험을 사전에 방지할 업무상 주의의무가 있음에도 불구하고 이를 게을리한 채 위 주사액을 망인의 혈관에 직접 주입하였고, 약 2cc를 주사할 때 망인에게 청색증반응이 나타난 것을 발견하고도 이를 무시하고 주사액 전량을 주입함으로써 망인을 사망에까지 이르게 한 과실이 있다"고 판시하였다(배상금액은 약 8,000만원).

IX. 신경정신과

1. 환자의 자해행위와 의사의 과실

■ 사건개요

1987년 7월 1일 정신질환으로 피고 경영의 의과대학부속병원(이하 피고병원이라 한다)의 신경정신과에 입원하여 진찰을 받은 결과 그 질환이 전환장애로 진단되어 치료를 받던 중 같은 달 31일 보호병동에서 피고병원 직원의 감시가 소홀한 틈을 타서 자해행위로 부상을 당한 왼쪽 손목부위의 봉합부위를 감싸기 위하여 피고병원 직원이 감아 둔 탄력붕대를 창문 철망에 묶고 목을 매달아 자살을 하려다가 피고병원 직원에게 발견되어 그 생명은 구조되었으나 이로 인하여 저산소성 뇌손상을 입게 되었다.

■ 판결요지(대법원 1991.5.10. 선고 91다5396 판결)

이에 대하여 대법원은 "피고병원의 신경정신과 병실은 개방병동과 보호병동으로 구분되어 있는데, 보호병동에는 근접관찰이 필요한 중환자를 수용하고 이들에 대하여는 외부인의 감호가 배제된 채 피고병원의 의사나 간호사 및 간호보조사 등의 직원에 의하여 그들의 책임하에 환자의 관찰, 보호 및 감독이 이루어지는 사실, 전환장애 환자가 자살기도를 시도하는 것은 그 증상의 하나에 해당하지만 드물게는 실제로 자살을 하는 경우도 있는 사실 등을 인정한 다음 원고에 대한 치료 및 감호를 담당하는 피고병원의 의사 김○○, 간호사 성○○ 등으로서는 위와 같은 정황으로 미루어 자살을 감행할 수도 있을 것으로 예상되는 위험한 상태에 있는 원고의 동태를 계속 주의깊게 관찰·감독하는 등의 조치를 취함으로써 전환장애 환자인 원고의 자살기도를 미리 방지하여야 할 주의의무가 있음에도 이를 게을리한 과실이 인정된다"고 판시하였다(배상금액은 약 1억원).

2. 정신분열증 환자의 투신자살 행위와 의사의 과실

■ 사건개요

정신분열증 환자가 안전장치 없는 폐쇄병실의 창문을 열고 투신하여 신체에 중대한 기질적 상해를 수반하는 후유증이 남게 되자 이를 비관하여 자살하였다.

■ 판결요지(대법원 2007.1.11. 선고 2005다44015 판결)

이에 대하여 대법원은 "이 사건 사고로 소외인은 요추부 골절 등의 상해를 입어 장기간 치료를 받았으나 일용노동자로서의 노동능력을 60% 가량 잃었을 뿐 아니라 자발적인 배뇨가 불가능하여 매일 타인의 도움을 받아야만 배뇨를 할 수 있는 등 신체에 중대한 기질적 상해를 수반하는 후유증이 남게 되었고, 이에 소외인이 이러한 자신의 처지와 이 사건 후유장해로 인한 고통을 이기지 못하고 비관하여 자살하였다는 것이니, 이와 같은 사정 아래서는 이 사건 후유장해로 말미암아 소외인이 심신상실 또는 정신착란의 상태에 빠지지 않았다 하더라도 그 후유장해는 소외인이 자살에 이르게 된 주된 원인으로 작용하였다 할 것이어서 이 사건 사고와 자살 사이에는 상당인과관계가 있다고 봄이 상당하고, 비록 소외인이 이 사건 사고 이전부터 정신분열증을 앓고 있었고 그러한 정신분열증이 소외인의 자살에 심인적 요인으로 작용하였다 하더라도, 소외인의 자살이 오로지 그와 같은 정신분열증의 발현에 의한 것이라고 볼 수 없는 이상 위와 같은 심인적 요인은 손해배상액을 산정함에 있어서 참작할 사유가 될 뿐이지 이 사건 사고와 자살 사이의 상당인과관계를 부정하는 사유가 될 수는 없다 할 것이다"고 판시하여 위 투신사고와 자살 사이에 상당인과관계가 인정된다고 보아 위 병원의 운영자에게 손해배상책임을 인정하였다.

X. 마취과

1. 정밀검사를 시행하지 아니한 채 전신마취한 의사의 과실

▪ 사건개요

심전도검사상 이상이 발견된 환자에 대하여 정밀검사를 시행하지 아니한 채 전신마취를 시행하여 수술 도중 환자가 마취로 인한 부작용으로 사망하였다.

▪ 판결요지(대법원 1998.11.24. 선고 98다32045 판결)

이에 대하여 대법원은 "전신마취에 의한 수술을 함에 있어 사전에 실시한 심전도검사에서 이상이 발견되었으나 심전도검사 결과가 전신마취에 부적합한 정도에 이르는지 여부를 보다 정밀한 검사를 통하여 확인하는 등의 절차 없이 그대로 일반적인 마취방법으로 수술을 시행하던 중 마취로 인한 부작용으로 환자가 사망한 사고에서 병원 의사들의 의료행위에 과실이 있었다"고 판시하였다.

2. 마취 후 병발증과 의사의 과실

▪ 사건개요

교통사고로 상하악골 등에 중상을 입은 환자에 대하여 할로탄 등을 혼합 사용하여 전신마취한 다음 안면골절부위 관혈적정복술을 시행하였다. 그런데 며칠 뒤 내과로 전과되어 치료를 받던 중 전격성간기능부전 증세가 나타났다가 이틀 후 사망하였다.

▪ 판결요지(대법원 1990.6.26. 선고 89다카7730 판결)

이에 대하여 대법원은 "피해자가 교통사고로 7주 이상의 치료를 요하는 상하악골골절 등의 상해를 입고 대학병원 치과에 입원하여 할로탄 등으로 전신마취를 한 가운데 안면골절부위 관혈적정복술을 받고, 그로부터 16일 후 전격성간기능부전증으로 인한 뇌부종 및 호흡중추마비로 사망하였다면, 적어도 할로탄 투여로 인하여 전격성간기능부전증이 발생하였고, 전신마취 등 시술과정에서 의사 등의 중대한 과실이 있었다고 인정되지는 아니하는 경우라면, 의학이 고도로 발달된 오늘날에 있어서도 전신마취는 위험한 것으로서 전신마취로 인한 사망은 일반 경험상 그 가능성이 있다고 할 것이므로 교통사고와 피해자의 사망 간에는 상당인과관계가 있다고 할 것이다"고 판시하여 의사와 보험회사의 손해배상책임을 인정하였다.

3. 좌측 발목 경골골절상 환자에 대한 전신마취와 의사의 과실

■ 사건개요

1996년 2월 7일 15:30경 망 소외 1이 2층 높이의 사다리에 올라가 작업을 하다가 바닥에 떨어져 좌측 발목 경골골절상을 입고 피고가 운영하는 병원에 후송된 후 좌측 발목 경골골절 정복치환 수술을 받기 위하여 입원하였다. 같은 해 2월 15일 09:30경 피고 병원 소속 마취과 전문의인 소외 2가 위 망 소외 1에 대한 수술에 앞서 전신마취를 하기 위하여 그에게 마취제를 투여한 후 기관 내에 삽관을 하고 호흡낭을 조작하던 중 망 소외 1이 갑자기 기관지 경련을 일으켜 이에 따른 기관지 협착으로 인하여 위 호흡낭이 딱딱해지면서 조작이 불가능하게 되어 그에게 더 이상 산소를 공급해 줄 수 없게 되었고 혈압도 떨어지게 되었던바, 약 7분간에 걸친 심폐소생술 등의 응급조치를 실시하여 심장박동 및 혈압은 정상으로 돌아왔으나 위 호흡중지 기간의 장기화에 따른 저산소증으로 심정지가 초래되고 이에 따른 뇌손상으로 인하여 의식이 회복되지 아니하자 같은 날 15:40경 위 뇌손상에 대한 보다 전문적인 치료를 위하여 피고가 운영하는 다른 병원인 소외 3 병원으로 망 소외 1을 이송, 치료하였으나 결국 같은 해 2월 22일 21:26경 위 병원에서 허혈성 뇌손상으로 사망하였다.

■ 판결요지(대법원 2001.3.23. 선고 99다748221 판결)

이에 대하여 대법원은 "환자가 전신마취 도중에 갑작스런 기관지 경련이 일어나고 이로 인한 심정지가 발생하여 뇌손상으로 인하여 결국 사망에 이른 경우에 있어서는, 피해자 측에서 일련의 의료행위과정에 있어 저질러진 일반인의 상식에 바탕을 둔 의료상의 과실 있는 행위를 입증하고 그 결과와의 사이에 일련의 의료행위 외에 다른 원인이 개재될 수 없다는 점, 이를테면 환자에게 의료행위 이전에 그러한 결과의 원인이 될만한 건강상의 결함이 없었다는 사정을 증명한 경우에 있어서는, 의료행위를 한 측이 그 결과가 의료상의 과실로 말미암은 것이 아니라 환자의 특이체질 등 전혀 다른 원인으로 말미암은 것이라는 입증을 하지 아니하는 이상, 의료상 과실과 결과 사이의 인과관계를 추정하여 손해배상책임을 지울 수 있도록 입증책임을 완화하는 것이 손해의 공평 · 타당한 부담을 그 지도원리로 하는 손해배상제도의 이상에 맞는다" 고 판시하였다.

4. 전신마취 후 마치 회복 기간에 있는 환자에 대한 사후 관리와 의사의 과실

■ **사건개요**

망아가 피고 병원에서 전신마취 수술을 받은 후 기면 내지 혼미의 의식상태에 놓여 있다가 사망하였다.

■ **판결요지**(대법원 2006.9.28. 선고 2004다61402 판결)

이에 대하여 대법원은 "수술 후 관리 소홀의 점에 관한 피고 병원 의료진의 주의의무 위반의 점이 인정된다고 하더라도, 더 나아가 그러한 주의의무 위반의 정도가 일반인의 수인한도를 넘어설 만큼 현저하게 불성실한 진료를 행한 것으로 평가될 정도에 이르렀음이 입증되지 아니하는 한 피고 병원의 위자료 배상책임을 인정할 수 없다 할 것인데, 이 사건에 있어서 원심이 인정한 사실만으로 피고 병원에게 불법행위책임을 물을 수 있을 정도로 피고 병원 의료진이 일반인의 수인한도를 넘어서 현저하게 불성실한 진료를 행한 잘못이 있었다고 단정할 만큼 충분한 입증에 이르렀다고 볼 수 있는지 의문이 든다.

따라서 원심으로서는 이 사건 수술 이후 망아에게서 나타난 구체적 증상하에서 망아의 수술 및 회복을 위한 입원치료를 맡은 병원의 의료진에게 일반적 의학상식 및 임상의학의 현실에 비추어 통상적으로 요구되는 필요한 조치가 무엇인지, 그러한 조치를 피고 병원의 의료진이 스스로 용이하게 취할 수 있었음에도 이를 게을리한 것인지, 아니면 담당 수술 집도의 등에게 보고하여 그로 하여금 즉각 필요한 조치를 취하도록 하였어야 함에도 이를 게을리한 것인지 등 위 주의의무 위반의 정도가 일반인의 수인한도를 넘어서는 것인지 여부의 판단에 필요한 모든 사정에 관하여 먼저 심리한 다음 피고 병원의 위자료 배상책임의 존부 및 그 적정한 액수 여하를 판단하였어야만 할 것이다"고 판시하였다.

XI. 비뇨기과

1. 신결핵에 따른 신장적출수술과 의사의 과실

■ 사건개요

산부인과 의사에 의해 우측 신기능이 소실된 상태에서 신중심에 결손부위가 있고, 우측 신배, 신우 및 상부요관이 확장되어 있는 환자에 대하여 신장적출수술을 시행하였는데 하대정맥열상으로 인한 과다출혈이 있었고, 수술 후 저산소성 뇌손상에 의한 기질성 장애 등의 후유장애가 발생하였다.

■ 판결요지(대법원 1996.12.10. 선고 96다28158 판결)

이에 대하여 대법원은 "신장을 주위 유착조직에서 박리함에 있어 하대정맥과의 유착 여부를 확인하고, 만일 그 유착이 확인되면 그 박리 중의 열상 가능성에 대비하여 사전에 하대정맥의 손상과 그로 인한 출혈에 대비한 만반의 조치를 취한 후, 조심스럽게 박리를 하여야 함에도 불구하고 만연히 원고의 신장을 박리하다가 그에 유착된 원고의 하대정맥에 열상을 가하여 과다출혈에 이르게 한 수술상의 잘못으로 원고의 혈압이 허혈성 쇼크상태였던 시간 동안 뇌에 대한 산소공급이 저하되어 뇌손상에 의한 기질적 장애 등을 가져오게 한 것이라 볼 수 있다"고 하여 의사의 손해배상책임을 인정하였다(배상금액은 약 3억원).

XII. 이비인후과

1. 희귀후두신경초종양 적출수술과 의사의 과실

■ 사건개요

원고 김○○가 피고법인 피용자인 의사들로부터 희귀후두신경초종양을 적출하는 수술은 받았는데, 수술 후 원고는 발성기능장애의 후유증을 입게 되었다. 이에 원고는 위 의사들이 수술을 하기 전에 수술 후 후유증에 관한 충분한 설명을 하지 않은 것으로 이는 원고의 승낙권을 침해한 위법한 수술이라고 주장하였다.

■ 판결요지(대법원 1979.8.14. 선고 78다488 판결)

이에 대하여 대법원은 "원고 김○○의 후두종양제거수술을 한 집도 의사들이 수술 후 환자의 목이 쉴 수도 있다는 말을 하였다 하더라도 그것만으로서는 수술 후 동 원고에게 원심인정과 같은 발성기능장애의 후유증을 가져다 준 이 사건에 있어서 설명의무를 다하였다고는 할 수 없고, 또 집도 의사들이 원심인정과 같은 병상, 수술내용에 관하여 사전에 제대로 설명을 한 것으로 볼 수 없음은 원심의 사실인정의 내용에 의하여 분명하다. 그리고 동 원고는 위와 같은 후유증에 대하여는 전혀 예상하지 못한 자이고 긴급을 요하는 사태도 아니었다면 그러한 후유증이 수반되는 수술을 승낙한 것으로는 볼 수 없다 함이 상당하다 할 것이니, 집도 의사들이 설명의무를 다하지 아니함과 동시에 동 원고의 승낙권을 침해함으로써 위법한 수술을 실시하였다는 같은 취지의 원심판단은 정당하다"고 판시하였다.

XIII. 기 타

1. 대학교병원에서 수혈한 혈액에 의하여 AIDS에 감염되어 자살한 사례

■ 사건개요

환자 L(1971년생 남자)은 1987년 S대학교병원에서 상부위장관출혈로 대한적십자사로부터 공급받아 2파인트(약 800cc)의 혈액을 수혈 후 후천성면역결핍증(약칭 AIDS)에 감염되어 D보건소로부터 S대학교병원의 수혈에 의하여 에이즈 감염자로 판명되었다는 사실을 통보받고 정신적 충격을 받아 삶에 대한 의욕을 완전히 상실하고 극도의 소외감 속에서 세상을 비관하여 살아가다가 건강도 급격히 악화되어 탈장이 되고, 몸무게도 30kg으로 급격히 감소한 상태에서 절망을 이기지 못하고 1992년 자살하였다.

■ 판결요지(대법원 1995.8.25. 선고 94다47803 판결)

이에 대하여 대법원은 "피고 대한적십자사는 1986년 10월 20일 이 사건 혈액을 채혈할 당시에 혈액의 수혈로 인한 에이즈 감염의 구체적 위험성을 예견할 수 있었다고 할 것이고, 그렇다면 위 채혈일로부터 환자 L이 수혈을 받은 1987년 1월 7일 사이에 에이즈에 감염된 것으로 판명된 내국인의 수는 5명 정도에 불과하여 수혈로 인한 에이즈 감염의 확률은 극히 낮은 것으로 보여지는 반면에 헌혈 혈액 전부에 대한 에이즈 검사를 실시하는 데 적지 않은 비용이 소요된다는 점을 감안한다고 하더라도 수혈로 인한 에이즈 감염이라는 결과와 그로 인한 피침해이익의 중대성에 비추어 볼 때, 피고로서는 헌혈 혈액 전부에 대하여 당시 실행 가능했던 최선의 조치로 판단되는 에이즈 검사를 실시함으로써 이 사건과 같은 에이즈 감염의 결과 발생을 회피할 주의의무가 있었다"는 점을 인정하여 피고 대한적십자사는 원고에게 1천 2백9만원을 지급하라고 판결한 바 있다.

2. 안과수술 후 시신경염으로 환자의 시력이 상실된 사례

■ **사건개요**

원고는 피고 안과병원에서 안과수술을 받았는데, 수술 부위는 우안 안검 부위였으나 위 원고의 시력감퇴 및 소실은 좌, 우안 모두에 약 3, 4일에 걸쳐 점진적으로 진행되었다. 더구나 원고는 수술 후 4일째인 1994년 7월 26일부터 계속하여 시신경염에 특징적으로 나타나는 안통, 특히 눈동자를 움직일 때의 심한 통증을 호소하였다. 그런데 원고의 두개강 내 신경섬유종은 수술 전후에 걸쳐 특별한 변화를 보이지 않았고 수술 후 검사 소견상 시신경유두부출혈 등의 증상이 나타나지 않는 등 허혈성 시신경증에 부합하는 증세가 없었다.

■ **판결요지**(대법원 1999.9.3. 선고 99다10479 판결)

이에 대하여 대법원은 "안과수술 후 갑자기 나타난 예측불가능한 시신경염으로 환자의 시력이 상실된 경우, 수술 전에 그 수술의 필요성, 방법, 합병증에 대하여 자세히 설명하였고 수술 전후에 걸쳐 환자의 기왕병력인 신경섬유종의 변화 유무를 관찰하였으나 아무런 변화가 없었으며, 수술 부위가 시신경과는 무관한 안검 부위로서 시신경염으로 인한 시력상실은 통상적으로 예견되는 후유증이 아니라는 점에 비추어 그에 대한 의사의 설명의무 및 의료과실을 부정" 하였다.

3. 환자에 대한 관리 사례

■ **사건개요**

피고 병원 의사들이 1992년 12월 25일 망 안송수의 손바닥 파열상에 대한 이 사건 수술을 시행하기 전에 필요한 검사를 모두 마쳐 망인이 아무런 이상소견을 보이지 아니하였고, 망인이 이 사건 수술을 받은 날로부터 4일째 되는 같은 달 29일 피고 병원 화장실에서 담배를 피우고 소변을 본 다음 출입문 쪽으로 걸어나오다가 갑자기 바닥에 쓰러져 사지마비 등에 빠지다 사망하였다.

■ **판결요지**(대법원 1999.3.26. 선고 98다45379 판결)

이에 대하여 대법원은 "손바닥 파열상에 대한 수술 후 입원치료를 받던 환자가 화장실에서 흡연을 한 후 나오다가 쓰러져 사망한 경우, 그 환자가 경추의 기왕증 및 병력이 있는 상태에서 평소 많은 양의 흡연을 해 왔다 하더라도 입원치료를 받게 된 것은 손바닥 파열상에 대한 봉합수술 후 요양을 위한 것으로서 환자의 기왕증이나 병력과는 질병의 성격이나 정도 등에서 별다른 상관관계가 인정되지 않는 것이고 사고 당시 환자는 분별력에 별다른 장애가 없는 성인 남자였으므로, 의료 종사자들에게 금연에 관한 일반적인 요양지도 외에 환자의 기왕증과 관련된 흡연의 위험성을 경고하고 화장실에서의 흡연 여부까지 상시 확인 · 감독할 주의의무는 없다" 고 판시하였다.

제3절 의료과실 유형별 주요 의료분쟁 형사판례[14]

I. 진단 · 검사

1. 외상성 장파열로 인한 복막염을 임비성 장폐색증 등으로 오진한 사례

이 사례에 대하여 대법원은 "외상성 장파열과 장폐색증은 조기감별이 어려울 뿐 아니라 복부통증을 호소하는 피해자에 대한 조기진단에 나타난 모든 자료, 특히 엑스선 촬영 결과에 특기할 만한 점이 없으며 복벽강직 증상과 반사통을 호소하지 아니하므로 피해자를 일단 급성위확장 및 마비성 장폐색증으로 진단하고 이에 대한 대증요법을 시행하면서 확진을 위하여 계속 외과적 관찰을 하여 온 피고인의 소위는 통상 의사에게 요구되는 진단방법과 그 증상에 대한 통상의 치료방법을 사용하였다

14. 이하 대한의사협회, 앞의 책, 125면 이하; 이상돈, 『의료형법』, 법문사, 1998, 165~208면; 이준상, 앞의 책, 206~273면; 주호노, 앞의 책, 782면 이하; 최재천 · 박영호 · 홍영균, 『의료형법』, 육법사, 2003, 93~104면 참조.

할 것이어서 피고인에게 과실이 있다고 단정하기 어렵다"[15]고 판시하여 의사의 업무상 과실치사죄의 성립을 부정하였다.

2. 자궁외임신을 최초 수술로 인한 후유증으로 오진한 사례

이 사례에 대하여 대법원은 "피고인이 최초의 소파수술을 받은 피해자가 8일 후에 다시 복통을 호소하면서 찾아오자 그 복통이 최초 수술로 인한 후유증(최초 수술시에 태아조직이 완전히 제거되지 아니한 채 자궁 내에 잔류함으로 인한 후유증)으로 판단하고 두 번째의 소파수술을 시행하였으나, 이는 피해자에 대한 최초의 소파수술시에 태아조직으로 볼 수 있는 내용물이 나왔던 점에 근거한 판단으로, 그와 같은 판단이 현재의 의학이론에 크게 벗어나지 않는 것이라는 점, 피해자를 자궁외임신으로 의심하는 경우에도 진단목적으로 소파수술을 시행할 수도 있다는 점, 2차 소파수술로 인한 상처가 지극히 경미한 정도의 것이라는 점에 비추어 보면, 비록 위 제2차 소파수술이 피해자의 자궁외임신을 오진한 피고인의 과실에 기인된 것이라 하더라도 이는 사회적 상당성이 인정되는 의사의 통상적인 진료행위에 지나지 않는 것이므로 피고인의 소위를 과실로 상해를 입힌 행위로는 볼 수 없다"[16]고 판시하여 의사의 업무상 과실치상죄의 성립을 부정하였다.

3. 자궁외임신을 자궁근종으로 오진한 사례

이 사례에 대하여 대법원은 "피고인은 자신의 시진, 촉진 결과 등을 과신한 나머지 초음파검사 등 피해자의 병증이 자궁외임신인지, 자궁근종인지를 판별하기 위한 정밀한 진단방법을 실시하지 아니한 채 피해자의 병명을 자궁근종으로 오진하고 이에 근거하여 의학에 대한 전문지식이 없는 피해자에게 자궁적출술의 불가피성만을 강조하였을 뿐 위와 같은 진단상의 과오가 없었다면 당연히 설명받았을 자궁외임신에 관한 내용을 설명받지 못한 피해자로부터 수술승낙을 받은 사실을 인정할 수

15. 대법원 1984.4.24. 선고 82도1882 판결.
16. 대법원 1986.6.10. 선고 85도2133 판결.

있으므로 위 승낙은 피고인의 부정확 또는 불충분한 설명을 근거로 이루어진 것으로서 이 사건 수술의 위법성을 조각할 유효한 승낙이라고 볼 수 없다 할 것이다. 또한 피해자가 난소의 제거로 이미 임신불능상태에 있어 자궁을 적출했다 하더라도 이는 업무상 과실치상죄 소정의 상해에 해당하지 않는다는 것이나, 그와 같은 사유만으로 자궁을 제거한 것이 신체의 완전성을 해한 것이 아니라거나 생활기능에 아무런 장애를 주는 것이 아니라거나 건강상태를 불량하게 변경한 것이 아니라고 할 수 없고, 이는 업무상 과실치상죄에 있어서의 상해에 해당한다 할 것이다"[17]고 판시하여 의사의 업무상 과실치상죄의 성립을 인정하였다.

4. 정밀검사 없이 심장병 환자의 편도선절제수술을 한 사례

이 사례에 대하여 대법원은 "갑상선비대증이나 심장병 환자에 대하여는 편도선절제수술이 금기사항으로 되어 있으므로 의사로서는 환자를 진찰한 결과 환자의 갑상선과 심장이 보통사람의 그것에 비하여 많이 비대해져 있음을 발견하였으면 마땅히 정밀검사를 통하여 그 발병원인을 밝혀 보고, 나아가 그 질환의 정도가 편도선절제수술을 감내할 수 있는지의 여부를 확인한 연후에 편도선절제수술을 시행하였어야 할 터임에도 사전에 이에 대한 정밀검사를 실시하지 아니한 과실로 환자가 갑상선수양암 및 관상동맥경화증 환자임을 알지 못한 채 동인의 편도선절제수술을 감행함으로써 동인으로 하여금 수술을 마친 후 약 40분 후에 심장마비로 사망케 하였다면 업무상 과실치사의 책임이 있다"[18]고 판시하였다.

5. 수련의의 잘못된 처방에 대해 정형외과 전공의가 그 적절성 여부를 감독하지 않은 사례

이 사례에 대하여 대법원은 "피고인이 피해자의 주치의 겸 이 사건 병원 정형외과의 전공의로서, 같은 과의 수련의인 공소외 1이 피고인의 담당 환자인 피해자에

17. 대법원 1993.7.27. 선고 92도2345 판결.
18. 대법원 1986.10.14. 선고 85도1789 판결.

대하여 한 처방이 적절한 것인지의 여부를 확인하고 감독하여야 할 업무상 주의의무가 있음에도 불구하고(이는 공소외 1이 성형외과 영역과 관련한 처방에 대하여 이 사건 병원 성형외과 전공의인 공소외 2의 지시를 받았다고 하여 달리 볼 것이 아니다), 위 의무를 소홀히 한 나머지, 피해자가 공소외 1의 잘못된 처방으로 인하여 이 사건 상해를 입게 되었다는 이유로, 피고인에 대한 판시 업무상 과실치상죄의 범죄사실을 유죄로 인정한 것은 정당하다"[19]고 판시하였다.

Ⅱ. 주 사

1. 페니실린 주사 후 부작용이 있었음에도 같은 주사를 계속 놓은 사례

이 사례에 대하여 대법원은 "초일 페니실린반응 검사 후에 호스타마이신 40만 단위(페니실린 40만 단위, 스트렙트마이신 0.5g으로 구성된 항생제)를 환자에게 시주하는 의사가 환자의 부(父)로부터 전날 페니실린 주사를 맞고 가렵고 발진이 있어서 부작용을 일으킨 것 같다는 말을 들은 경우에는 전날 페니실린 시주 후의 환자의 증세가 어떠하였는가에 대하여 더 엄밀히 문진, 기타 가능한 방법에 의하여 조사를 하고 전날 주사 후 있었다는 발진과 가려움증이 페니실린의 부작용이 아니었다는 확실한 진단이 있기 전에는 함부로 동 약재를 시주하는 행위는 삼가해야 하고, 위 주사를 시주할 시에는 시주 후 부작용이 있을 것을 상정하고 사전조치를 준비함은 물론 시주한 후에는 의학적으로 기대되는 적절한 사후 치료조치를 다할 주의의무가 있다고 할 것인데, 단지 쇼크에 처치시설이 갖추어진 도립병원에서 초일 반응검사 후에 항생제를 시주함에 있어서 다시 사전 반응검사를 하여야 할 주의의무가 요구된다 할 수 없다는 이유만으로 곧 의사로서 요구되는 업무상 주의의무를 다하였다고 논단할 수 없다"[20]고 판시하여 의사의 업무상 과실치사죄의 성립을 인정하였다.

---

19. 대법원 2007.2.22. 선고 2005도9229 판결.

20. 대법원 1976.12.28. 선고 74도816 판결.

2. 기관지폐렴 환자에 대해 피부반응검사 후 엠피시린 주사를 시주한 사례

이 사례에 대하여 대법원은 "의료과오 사건에 있어서의 의사의 과실은 결과 발생을 예견할 수 있었음에도 불구하고 그 결과 발생을 예견하지 못하였고, 그 결과 발생을 회피할 수 있었음에도 불구하고 그 결과 발생을 회피하지 못한 과실이 검토되어야 할 것이고, 특히 의사의 질병진단의 결과에 과실이 없다고 인정되는 이상 그 요법으로서 어떠한 조치를 취하여야 할 것인가는 의사 스스로 환자의 상황, 기타 이에 터잡은 자기의 전문적 지식경험에 따라 결정하여야 할 것이고, 생각할 수 있는 몇 가지의 조치가 의사로서 취할 조치로서 합리적인 것인 한 그 어떤 것을 선택할 것이냐는 당해 의사의 재량의 범위 내에 속하고 반드시 그 중 어느 하나만이 정당하고 이와 다른 조치를 취한 것은 모두 과실이 있는 것이라고 할 수는 없다. 따라서 내과 전문의가 기관지폐렴 환자로 진단한 환자에 대하여 그 요법으로 일반적으로 통용되고 있는 "엠피시린" 주사액을 피부반응검사를 거쳐 음성인 경우에 한하여 그 주사액을 시주케 한 행위에는 내과 전문의로서의 과실이 있다고 보기 어렵다"[21]고 판시하여 의사의 업무상 과실치사죄의 성립을 부인하였다.

3. 간호사로 하여금 시주케 한 의사에게 과실을 인정한 사례

이 사례에 대하여 대법원은 "주사약인 에폰톨은 3, 4분 정도의 단시간형 마취에 흔히 이용되는 마취제로서 점액성이 강한 유액성분이어서 반드시 정맥에 주사하여야 하며, 정맥에 투여하다가 근육에 새면 유액성분으로 인하여 조직괴사, 일시적인 혈관수축 등의 부작용을 일으킬 수 있으므로 위와 같은 마취제를 정맥주사할 경우 의사로서는 스스로 주사를 놓든가, 부득이하게 간호사나 간호조무사에게 주사케 하는 경우에도 주사할 위치와 방법 등에 관한 적절하고 상세한 지시를 함과 동시에 스스로 그 장소에 입회하여 주사시행과정에서의 환자의 징후 등을 계속 주시하면서 주사

21. 대법원 1984.6.12. 선고 82도3199 판결.

가 잘못 없이 끝나도록 조치하여야 할 주의의무가 있고, 또는 위와 같은 마취제의 정맥주사방법으로서는 수액세트에 주사침을 연결하여 정맥 내에 위치하게 하고 수액을 공급하면서 주사제를 기존의 수액세트를 통하여 주사하는 이른바 사이드 인젝션(side injection)방법이 직접 주사방법보다 안전하고 일반적인 것이라 할 것인 바, 산부인과 의사인 피고인이 피해자에 대한 임신중절수술을 시행하기 위하여 마취주사를 시주함에 있어 피고인이 직접 주사하지 아니하고, 만연히 간호조무사로 하여금 직접방법에 의하여 에폰톨 500mg이 함유된 마취주사를 피해자의 우측 팔에 놓게 하여 피해자에게 상해를 입혔다면 이에는 의사로서의 주의의무를 다하지 아니한 과실이 있다고 할 것이다"[22]고 판시하여 의사의 업무상 과실치상죄의 성립을 인정하였다.[23]

4. 전해질 이상 유무를 확인치 않고 다량의 포도당액을 주사한 사례

이 사례에 대하여 대법원은 "정신과질환인 조증으로 입원한 환자의 주치의사는 환자의 건강상태를 사전에 면밀히 살펴서 그 상태에 맞도록 조증치료제인 클로르프로마진을 가감하면서 투여해야 하고, 클로르프로마진의 과다 투여로 인하여 환자에게 기립성 저혈압이 발생하게 되었고, 당시 환자의 건강상태가 갑자기 나빠지기 시작하였다면 좀더 정확한 진찰과 치료를 위하여 내과전문병원 등으로 전원조치를 하여야 할 것이고, 그러지 못하고 환자의 혈압상승을 위하여 포도당액을 주사하게 되었으면 그 과정에서 환자의 전해질 이상 유무를 확인하고 투여하여야 함에도 의사에게 요구되는 이러한 일련의 조치를 취하지 아니한 과실이 있다면, 그러한 과실로 환자가 전해질 이상, 빈혈, 저알부민증 등으로 인한 쇼크로 사망하였음을 인정할 수 있고, 그 치료과정에서 야간당직의사의 과실이 일부 개입하였다고 하더라도 그의 주치의사 및 환자와의 관계에 비추어 볼 때 환자의 주치의사는 업무상 과실치사죄의 책임을 면할 수는 없다"[24]고 판시하였다.

---

22. 대법원 1990.5.22 선고 90도579 판결.
23. 그러나 대법원은 간호사가 의사의 처방에 의한 정맥주사(side injection 방식)를 의사의 입회 없이 간호실습생(간호학과 대학생)에게 실시하도록 하여 발생한 의료사고에 있어서 의사의 과실을 부정하였다(대법원 2003.8.19. 선고 2001도3667 판결).
24. 대법원 1994.12.9. 선고 93도2524 판결.

Ⅲ. 수술 · 치료

1. 환자가 의사의 전원지시를 따르지 않아 다리를 절단하게 된 사례

이 사례에 대하여 대법원은 "피해자가 1979년 5월 7일 타 병원에서 절개수술까지 권유받았으나 경제적인 이유로 이에 불응하고 퇴원하여 민간요법치료를 하다가 같은 달 10일 피고인의 진찰을 받고 일단 종합병원에 가서 진단과 치료를 받을 것을 권고받았으나 경제적 사정을 호소하면서 피고인의 치료를 요구하여 피고인이 피해자의 병상에 비추어 봉과직염으로 진단하고 우측슬하부절개수술을 하였으나 밤톨만한 응고된 혈괴만이 검출되어 혈관질환에 의한 증상으로 판단하고 세균 감염에 대비한 조치를 취하고 아울러 즉시 혈관 촬영이 가능하고 수술시설이 갖추어진 종합병원으로 갈 것을 강력히 제시하고 괴사의 위험성이 있음을 경고하였으나 피해자는 이에 불응하고 민간요법으로 치료를 계속하다가 같은 달 21일 타 병원에서 괴사로 진행되고 있는 우측 하지를 절단받기에 이른 경우라면 피고인에 있어서 치료시술상 요구되는 주의의무를 해태하였다고 볼 수 없다"[25]고 판시하여 의사의 업무상 과실치상죄의 성립을 부인하였다.

2. 산모가 폐부종으로 사망한 사례

이 사례에 대하여 대법원은 "1995년 7월 18일 10:50경 자궁 내에 응고되어 있던 혈액을 제거하기 전까지는 산모 이○○이 쌍태아를 출산하였는데도 자궁수축력이 좋아 회복실로 옮겨져 회복기에 있었고, 이완성 자궁출혈 등 이상징후를 예견할 수 없었던 점, 일반적으로 수술 후 회복기에 있는 환자에 대한 활력징후(혈압, 맥박, 호흡, 체온 등) 관찰은 회복실 또는 병실에서 간호사가 관찰하고 이상이 발견되면 의사에게 보고하는 것이 상례인 점, 이완성 자궁출혈을 발견하거나 예방의 차원으로

---

25. 대법원 1983.5.24. 선고 82도289 판결.

일반적으로 활력징후, 소변량, 수액량, 출혈 여부 등을 관찰하고 자궁저를 마사지한다든가 자궁수축제를 투여하고 있는 바, 의사인 피고인은 간호사로 하여금 이○○에게 자궁수축제를 투여하도록 지시하였고, 간호사가 일정시간 간격을 두고 계속적으로 이○○을 관찰하면서 활력징후 및 출혈 여부에 대하여 체크하고 의사에게 보고하거나 산소를 공급하고 수혈하는 등 조치를 취하였으나, 이○○에게는 일반적인 수술환자에게 나타나는 증상 외에 특별히 이완성 자궁출혈을 의심할 만한 증상은 발견되지 않았던 점, 이완성 자궁출혈은 의료계에서 아직 그 발병을 예측할 수 없고, 그 예방법도 없는 점 등에 비추어 이 사건 공소사실과 같이 1995년 7월 18일 08:00경부터 이○○의 이완성 자궁출혈이 시작되었다고는 볼 수 없고, 수술 후 이완성 자궁출혈이 시작된 시점인 같은 날 10:40경까지 피고인이 취한 일련의 조치들이 통상의 능력을 갖춘 의사로서 이완성 자궁출혈의 결과 발생을 예견할 수 있었음에도 불구하고 주의의무를 해태하여 이를 조기에 발견하지 못하였다고 볼 수 없으며, 다음으로 피고인이 이○○의 이완성 자궁출혈이 시작된 이후에 취한 일련의 조치들에 대하여 보건대, 피고인이 자궁 내에 응고된 혈액을 제거하자 갑자기 자궁출혈이 나타나므로 수액에 자궁수축제를 섞어 투여하고, 부작용을 방지하기 위하여 중심정맥압을 측정하면서 수액과 혈액을 투여하는 등 필요한 의료조치를 취하고 같은 날 23:00경 이○○에게 갑자기 폐부종이 발병한 것으로 판단하여 직접 동인을 경상대학병원으로 전원시키고 함께 가서 동인의 상태를 살핀 점 등에 비추어 보면, 피고인이 실시한 의료조치는 이 사고와 같은 경우 통상의 능력을 갖춘 의사로서 일반적으로 인정되고 사용되는 필요한 조치를 다하였다고 할 수 있으므로 피고인에게 어떠한 주의의무를 다하지 못한 과실이 있었다고 볼 수 없다 할 것이다"[26]고 판시하여 의사의 업무상 과실치사죄의 성립을 부인하였다.

3. 메스조각을 그대로 둔 채 봉합한 사례

이 사례에 대하여 대법원은 "의료사고에 있어서 의사의 과실을 인정하기 위해서

---

26. 대법원 1997.4.8. 선고 96도3082 판결.

는 의사가 결과 발생을 예견할 수 있었음에도 불구하고 그 결과 발생을 예견하지 못하였고, 그 결과 발생을 회피할 수 있었음에도 불구하고 그 결과 발생을 회피하지 못한 과실이 검토되어야 하고, 그 과실의 유무를 판단함에는 같은 업무와 직무에 종사하는 일반적 보통인의 주의 정도를 표준으로 해야 하며, 이에는 사고 당시의 일반적인 의학의 수준과 의료환경 및 조건, 의료행위의 특수성 등이 고려되어야 한다. 따라서 요추 척추후궁절제수술 도중에 수술용 메스가 부러지자 담당의사가 부러진 메스조각(3×5mm)을 찾아 제거하기 위한 최선의 노력을 다하였으나 찾지 못하여 부러진 메스조각을 그대로 둔 채 수술부위를 봉합한 경우, 같은 수술과정에서 메스 끝이 부러지는 일이 흔히 있고, 부러진 메스가 쉽게 발견되지 않을 경우 수술과정에서 무리하게 제거하려고 하면 부가적인 손상을 줄 우려가 있어 일단 봉합한 후에 재수술을 통하여 제거하거나 그대로 두는 경우가 있는 점에 비추어 담당의사의 과실을 인정할 수 없다"[27]고 판시하여 의사의 업무상 과실치상죄의 성립을 부인하였다.

4. 환자의 치료를 소홀히 한 사례

이 사례에 대하여 대법원은 "갑상선아전절제술 및 전경부임파절청소술을 받은 환자가 기도부종으로 인한 호흡장애로 뇌기능 부분손상상태(식물인간상태)에 이르게 된 경우, 환자의 호흡곤란을 알고도 00:30경부터 09:00경까지 환자의 상태를 확인하지 아니한 주치의 겸 당직의사와 그의 활력체크 지시를 제대로 이행하지 아니하고 의사를 불러달라는 환자 보호자의 요청을 듣지 아니한 담당간호사들에게 업무상 과실이 있다"[28]고 판시하여 의사와 담당간호사들의 업무상 과실치상죄의 성립을 인정하였다.

27. 대법원 1999.12.10. 선고 99도3711 판결.
28. 대법원 1994.12.22. 선고 93도3030 판결.

5. 산모의 태아가 역위로 조기분만 되면서 태아가 난산으로 분만 후 사망한 사례

이 사례에 대하여 대법원은 "산모의 태아가 역위로 조기분만되면서 태아가 난산으로 인하여 분만 후 사망한 사안에서, 비록 조산 위험이 있기는 하였으나 산모에게 분만진통이 있었다고 단정하기 어려워 그와 같은 상황에서 내진이나 초음파검사 없이 경과를 관찰하기로 한 산부인과 의사의 행위를 진료행위에 있어서 합리적인 재량의 범위를 벗어난 것이라고 보기 어려울 뿐만 아니라 일반적으로 산부인과 의사에게 요구되는 주의의무를 위반한 것이라고 보기는 어렵다"[29]고 판시하여 업무상 과실치사죄를 부인하였다.

Ⅳ. 마 취

1. 간기능검사 없이 할로테인 전신마취를 한 사례

이 사례에 대하여 대법원은 "전신마취에 의한 개복수술은 간부전을 일으키고 간성혼수에 빠지게 하기도 하는데, 특히 급 · 만성간염이나 간경변 등 간기능에 이상이 있는 경우에는 90% 이상이 간기능이 중악화하고 심한 경우에는 사망에 이르게 하는 것으로 알려져 있어 개복수술 전에 간의 이상 유무를 검사하는 것은 필수적이고, 피해자의 수술시에 사용된 마취제 할로테인은 드물게는 간에 해독을 끼치고, 특히 이미 간장애가 있는 경우에는 간장애를 격화시킬 위험이 있으므로 이러한 환자에 대하여는 그 사용을 주의 또는 회피하여야 한다고 의료계에 주지되어 있으며, 이 사건사고 당시 의료계에서는 개복수술 환자의 경우 긴급한 상황이 아닌 때에는 혈청의 생화학적 반응에 의한 간기능검사를 하는 것이 보편적이었다면, 응급 환자가 아닌 난소종양 환자의 경우에 있어서 수술 주관의사 또는 마취 담당의사인 피고인들로서는

29. 대법원 2006.12.7. 선고 2006도1790 판결.

난소종양절제수술에 앞서 혈청의 생화학적 반응에 의한 검사 등으로 종합적인 간기능검사를 철저히 하여 피해자가 간손상상태에 있는지의 여부를 확인한 후에 마취 및 수술을 시행하였어야 할 터인데 피고인들은 시진, 문진 등의 검사 결과와 정확성이 떨어지는 소변에 의한 간검사 결과만을 믿고 피해자의 간상태를 정확히 파악하지 아니한 채 할로테인으로 전신마취를 실시한 다음, 이 사건 개복수술을 감행한 결과 수술 후 22일만에 환자가 급성전격성간염으로 인하여 사망한 경우에는 피고인들에게 업무상 과실이 있다"[30]고 판시하여 의사의 업무상 과실치사죄의 성립을 인정하였다.

2. 마취환자의 마취회복업무를 소홀히 한 사례

이 사례에 대하여 대법원은 "마취환자의 마취회복업무를 담당한 의사로서는 마취환자가 수술 도중 특별한 이상이 있었는지를 확인하여 특별한 이상이 있었던 경우에는 보통 환자보다 더욱 감시를 철저히 하고, 또한 마취환자가 의식이 회복되기 전에는 호흡이 정지될 가능성이 적지 않으므로 피해자의 의식이 완전히 회복될 때까지 주위에서 관찰하거나 적어도 환자를 떠날 때는 피해자를 담당하는 간호사를 특정하여 그로 하여금 환자의 상태를 계속 주시하도록 하여 만일 이상이 발생한 경우에는 즉시 응급조치가 가능하도록 할 의무가 있다"[31]고 판시하여 의사의 업무상 과실치상죄의 성립을 인정하였다.

V. 혈 액

1. 간호사의 실수로 혈액형이 다른 혈액을 수혈한 사례

이 사례에 대하여 대법원은 "수혈은 종종 그 과정에서 부작용을 수반하는 의료행위이므로, 수혈을 담당하는 의사는 혈액형의 일치 여부는 물론 수혈의 완성 여부

30. 대법원 1990.12.11. 선고 90도694 판결.
31. 대법원 1994.4.26. 선고 92도3283 판결.

를 확인하고, 수혈 도중에도 세심하게 환자의 반응을 주시하여 부작용이 있을 경우 필요한 조치를 취할 준비를 갖추는 등의 주의의무가 있다. 그리고 의사는 전문적 지식과 기능을 가지고 환자의 전적인 신뢰하에서 환자의 생명과 건강을 보호하는 것을 업으로 하는 자로서, 그 의료행위를 시술하는 기회에 환자에게 위해가 미치는 것을 방지하기 위하여 최선의 조치를 취할 의무를 지고 있고, 간호사로 하여금 의료행위에 관여하게 하는 경우에도 그 의료행위는 의사의 책임하에 이루어지는 것이고 간호사는 그 보조자에 불과하므로, 의사는 당해 의료행위가 환자에게 위해가 미칠 위험이 있는 이상 간호사가 과오를 범하지 않도록 충분히 지도·감독을 하여 사고의 발생을 미연에 방지하여야 할 주의의무가 있고, 이를 소홀히 한 채 만연히 간호사를 신뢰하여 간호사에게 당해 의료행위를 일임함으로써 간호사의 과오로 환자에게 위해가 발생하였다면 의사는 그에 대한 과실책임을 면할 수 없다"[32]고 판시하여 의사의 업무상 과실치사죄의 성립을 인정하였다.

2. 제왕절개수술시 미리 혈액을 준비하지 않은 사례

이 사례에 대하여 대법원은 "산부인과 개업의들이 매 분만마다 수혈용 혈액을 준비한다 하더라도 이를 사용하지 아니한 경우(대부분의 분만에서 사용하지 아니한다)에는 혈액원에 반납할 수 없고, 산부인과의원에서는 이를 보관하였다가 다른 산모에게 사용할 수도 없기 때문에 결국 사용하지 못한 혈액은 폐기해야 하고, 헌혈 부족으로 충분한 혈액을 확보하지 못하고 있는 당시 우리나라의 실정상 만약 산부인과 개업의들이 매 분만마다 수혈용 혈액을 미리 준비하고, 이를 폐기한다면 혈액 부족이 심화될 우려가 있음을 알 수 있는 바, 제왕절개분만을 함에 있어서 산모에게 수혈을 할 필요가 있을 것이라고 예상할 수 있었다는 사정이 보이지 않는 한, 산후 과다출혈에 대비하여 제왕절개수술을 시행하기 전에 미리 혈액을 준비할 업무상 주의의무가 있다고 보기 어렵다"[33]고 판시하여 의사의 업무상 과실치사죄의 성립을 부정하였다.

32. 대법원 1998.2.27. 선고 97도2812 판결.
33. 대법원 1997.4.8. 선고 96도3082 판결.

3. 산모의 태반조기박리에 대한 대응조치로서 응급 제왕절개수술시 미리 혈액을 준비하지 않은 사례

일반적인 제왕절개수술시와 달리 이 사례에 대하여 대법원은 "피고인이 산모인 피해자의 태반조기박리에 대한 대응조치로서 응급 제왕절개수술을 시행하기로 결정하였다면 이러한 경우에는 적어도 제왕절개수술 시행결정과 아울러 산모에게 수혈을 할 필요가 있을 것이라고 예상되는 특별한 사정이 있어 미리 혈액을 준비하여야 할 업무상 주의의무가 있다고 보아야 할 것이다. 따라서 피고인이 그러한 수술결정과 아울러 피해자에 대한 수혈의 필요성에 대비하여 수술 도중이나 수술 후에라도 가능한 빠른 시기에 혈액을 공급받기 위한 조치를 전혀 취하지 아니한 과실로 인하여 수혈시기를 놓치게 하여 피해자가 사망하였으므로 업무상 과실치사죄 인정의 과실이 인정된다"[34]고 판시하였다.

Ⅵ. 간 호

1. 망상형 정신분열환자가 자살한 사례

이 사례에 대하여 대법원은 "피고인이 경영하는 병원 특호실에 정신분열증 망상형 환자를 수용하고 신경안정제인 푸로마링분말약 약 30mg을 복용시켰으나 약 30분 후 일단 잠이 들었다가 약 2시간 후에 깨어나 유리창을 부수고 출입문을 발로 차면서 고함을 지르는 등 발작을 일으켰으므로 다시 신경안정제를 주사하는 등 치료를 받고 잠이 들게 되었다. 병원의 직원이 이를 확인하고 취침한 후 약 1시간만에 감시 소홀한 기회를 이용하여 입고 있던 작업복상의 옷자락으로 병실 유리창의 쇠창살에 목을 매어 자살한 경우 망상형 정신분열증 환자의 자상 내지 자살 등의 자학적인 행동은 의학상 이례에 속하여 이를 예측할 것은 기대하기 어려우므로 피고인

34. 대법원 2000.1.14. 선고 99도3621 판결.

에게 이 사건 자살에 대한 예측 가능성이 없는 이상 과실이 없다"[35]고 판시하여 의사의 업무상 과실치사죄의 성립을 부정하였다.

2. 정신병동에 입원 중인 환자가 완전감금병동의 화장실 창문을 열고 탈출하려다가 떨어져 사망한 사례

이 사례에 대하여 대법원은 "위 병동의 당직간호사인 피고인이 피해자에 대한 동태관찰의무 및 화장실 창문 자물쇠의 시정상태 점검의무를 게을리한 과실이 있다고 유죄로 인정한 원심판결에 대하여 그 증거만으로는 당시 위 창문이 잠겨 있지 않았다고 단정하기 어렵고(단순히 시정장치의 시정 여부를 확인하는 것을 넘어 이를 설치 · 관리하는 일까지 간호사의 업무로 보기는 어렵다), 또한 피고인이 피해자가 화장실에 가는 시간을 기록하여 두고 10여 분 후에 간호보조사로부터 피해자가 병실 침대에 없다는 보고를 받은 즉시 그를 찾아 나섰다면 그것을 가리켜 환자동태관찰의무를 게을리한 것이라고 단정할 수도 없다"[36]고 판시하여 당직간호사의 업무상 과실치사죄의 성립을 부정하였다.

3. 야간 당직간호사의 담당 환자에 대한 보고 소홀 사례

이 사례에 대하여 대법원은 "야간 당직간호사가 담당 환자의 심근경색 증상을 당직의사에게 제대로 보고하지 않음으로써 당직의사가 필요한 조치를 취하지 못한 채 환자가 사망한 경우, 병원의 야간당직 운영체계상 당직간호사에게 환자의 사망을 예견하거나 회피하지 못한 업무상 과실이 있고, 당직의사에게는 업무상 과실을 인정하기 어렵다"[37]고 판시하였다.

35. 대법원 1970.12.22. 선고 70도2304 판결.
36. 대법원 1992.4.28. 선고 91도1346 판결.
37. 대법원 2007.9.20. 선고 2006도294 판결.

부 록

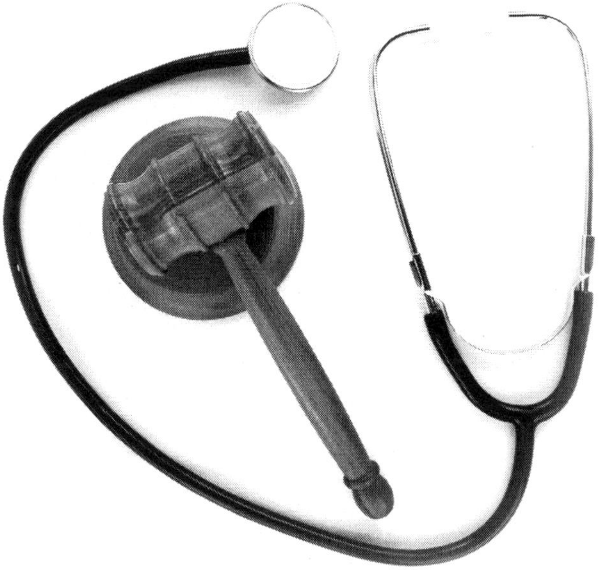

[부록 1]

의료법

[시행 2014.1.1.] [법률 제10609호, 2011.4.28., 일부개정]

제1장 총 칙

제1조 (목적)

이 법은 모든 국민이 수준 높은 의료 혜택을 받을 수 있도록 국민의료에 필요한 사항을 규정함으로써 국민의 건강을 보호하고 증진하는 데에 목적이 있다.

제2조 (의료인)

① 이 법에서 "의료인"이란 보건복지부장관의 면허를 받은 의사 · 치과의사 · 한의사 · 조산사 및 간호사를 말한다. 〈개정 2008.2.29., 2010.1.18.〉

② 의료인은 종별에 따라 다음 각 호의 임무를 수행하여 국민보건 향상을 이루고 국민의 건강한 생활 확보에 이바지할 사명을 가진다.

1. 의사는 의료와 보건지도를 임무로 한다.
2. 치과의사는 치과 의료와 구강 보건지도를 임무로 한다.
3. 한의사는 한방 의료와 한방 보건지도를 임무로 한다.
4. 조산사는 조산(助産)과 임부(姙婦) · 해산부(解産婦) · 산욕부(産褥婦) 및 신생아에 대한 보건과 양호지도를 임무로 한다.
5. 간호사는 상병자(傷病者)나 해산부의 요양을 위한 간호 또는 진료 보조 및 대통령령으로 정하는 보건활동을 임무로 한다.

제3조 (의료기관)

① 이 법에서 "의료기관"이란 의료인이 공중(公衆) 또는 특정 다수인을 위하여 의료 · 조산의 업(이하 "의료업"이라 한다)을 하는 곳을 말한다.

② 의료기관은 다음 각 호와 같이 구분한다. 〈개정 2009.1.30., 2011.6.7.〉

1. 의원급 의료기관: 의사, 치과의사 또는 한의사가 주로 외래환자를 대상으로 각각 그 의료행위를 하는 의료기관으로서 그 종류는 다음 각 목과 같다.
   가. 의원
   나. 치과의원
   다. 한의원
2. 조산원: 조산사가 조산과 임부 · 해산부 · 산욕부 및 신생아를 대상으로 보건활동과 교육 · 상담을 하는 의료기관을 말한다.
3. 병원급 의료기관: 의사, 치과의사 또는 한의사가 주로 입원환자를 대상으로 의료행위를 하는 의료기관으로서 그 종류는 다음 각 목과 같다.
   가. 병원
   나. 치과병원
   다. 한방병원
   라. 요양병원(「정신보건법」 제3조 제3호에 따른 정신의료기관 중 정신병원, 「장애인복지법」 제58조 제1항 제2호에 따른 의료재활시설로서 제3조의2의 요건을 갖춘 의료기관을 포함한다. 이하 같다)
   마. 종합병원

③ 보건복지부장관은 보건의료정책에 필요하다고 인정하는 경우에는 제2항 제1호부터 제3호까지의 규정에 따른 의료기관의 종류별 표준업무를 정하여 고시할 수 있다. 〈개정 2009.1.30., 2010.1.18.〉

④ 삭제 〈2009.1.30.〉

⑤ 삭제 〈2009.1.30.〉

⑥ 삭제 〈2009.1.30.〉

⑦ 삭제 〈2009.1.30.〉

⑧ 삭제 〈2009.1.30.〉

제3조의2 (병원등)

병원 · 치과병원 · 한방병원 및 요양병원(이하 "병원등"이라 한다)은 30개 이상의 병상(병원 · 한방병원만 해당한다) 또는 요양병상(요양병원만 해당하며, 장기입원이 필요한 환자를 대상으로 의료행위를 하기 위하여 설치한 병상을 말한다)을 갖추어야 한다.

[본조신설 2009.1.30.]

제3조의3 (종합병원)

① 종합병원은 다음 각 호의 요건을 갖추어야 한다. 〈개정 2011.8.4.〉

1. 100개 이상의 병상을 갖출 것
2. 100병상 이상 300병상 이하인 경우에는 내과 · 외과 · 소아청소년과 · 산부인과 중 3개 진료과목, 영상의학과, 마취통증의학과와 진단검사의학과 또는 병리과를 포함한 7개 이상의 진료과목을 갖추고 각 진료과목마다 전속하는 전문의를 둘 것
3. 300병상을 초과하는 경우에는 내과, 외과, 소아청소년과, 산부인과, 영상의학과, 마취통증의학과, 진단검사의학과 또는 병리과, 정신건강의학과 및 치과를 포함한 9개 이상의 진료과목을 갖추고 각 진료과목마다 전속하는 전문의를 둘 것

② 종합병원은 제1항 제2호 또는 제3호에 따른 진료과목(이하 이 항에서 "필수진료과목"이라 한다) 외에 필요하면 추가로 진료과목을 설치 · 운영할 수 있다. 이 경우 필수진료과목 외의 진료과목에 대하여는 해당 의료기관에 전속하지 아니한 전문의를 둘 수 있다.

[본조신설 2009.1.30.]

제3조의4 (상급종합병원 지정)

① 보건복지부장관은 다음 각 호의 요건을 갖춘 종합병원 중에서 중증질환에 대하여 난이도가 높은 의료행위를 전문적으로 하는 종합병원을 상급종합병원으로 지정할 수 있다. 〈개정 2010.1.18.〉

1. 보건복지부령으로 정하는 20개 이상의 진료과목을 갖추고 각 진료과목마다 전속하는 전문의를 둘 것
2. 제77조 제1항에 따라 전문의가 되려는 자를 수련시키는 기관일 것
3. 보건복지부령으로 정하는 인력 · 시설 · 장비 등을 갖출 것
4. 질병군별(疾病群別) 환자구성 비율이 보건복지부령으로 정하는 기준에 해당할 것

② 보건복지부장관은 제1항에 따른 지정을 하는 경우 제1항 각 호의 사항 및 전문성 등에 대하여 평가를 실시하여야 한다. 〈개정 2010.1.18.〉

③ 보건복지부장관은 제1항에 따라 상급종합병원으로 지정받은 종합병원에 대하여 3년마다 제2항에 따른 평가를 실시하여 재지정하거나 지정을 취소할 수 있다. 〈개정 2010.1.18.〉

④ 제2항 및 제3항에 따른 평가업무를 관계 전문기관 또는 단체에 위탁할 수 있다. 〈개정

2010.1.18.〉

⑤ 상급종합병원 지정 · 재지정의 기준 · 절차 및 평가업무의 위탁 절차 등에 관하여 필요한 사항은 보건복지부령으로 정한다. 〈개정 2010.1.18.〉

[본조신설 2009.1.30.]

제3조의5 (전문병원 지정)

① 보건복지부장관은 병원급 의료기관 중에서 특정 진료과목이나 특정 질환 등에 대하여 난이도가 높은 의료행위를 하는 병원을 전문병원으로 지정할 수 있다. 〈개정 2010.1.18.〉

② 제1항에 따른 전문병원은 다음 각 호의 요건을 갖추어야 한다. 〈개정 2010.1.18.〉

1. 특정 질환별 · 진료과목별 환자의 구성비율 등이 보건복지부령으로 정하는 기준에 해당할 것
2. 보건복지부령으로 정하는 수 이상의 진료과목을 갖추고 각 진료과목마다 전속하는 전문의를 둘 것

③ 보건복지부장관은 제1항에 따라 전문병원으로 지정하는 경우 제2항 각 호의 사항 및 진료의 난이도 등에 대하여 평가를 실시하여야 한다. 〈개정 2010.1.18.〉

④ 보건복지부장관은 제1항에 따라 전문병원으로 지정받은 의료기관에 대하여 3년마다 제3항에 따른 평가를 실시하여 재지정하거나 지정을 취소할 수 있다. 〈개정 2010.1.18.〉

⑤ 보건복지부장관은 제3항 및 제4항에 따른 평가업무를 관계 전문기관 또는 단체에 위탁할 수 있다. 〈개정 2010.1.18.〉

⑥ 전문병원 지정 · 재지정의 기준 · 절차 및 평가업무의 위탁 절차 등에 관하여 필요한 사항은 보건복지부령으로 정한다. 〈개정 2010.1.18.〉

[본조신설 2009.1.30.]

제2장 의료인

제1절 자격과 면허

제4조 (의료인과 의료기관의 장의 의무)

① 의료인과 의료기관의 장은 의료의 질을 높이고 병원감염을 예방하며 의료기술을 발전시키는 등 환자에게 최선의 의료서비스를 제공하기 위하여 노력하여야 한다. 〈개정 2012.2.1.〉

② 의료인은 다른 의료인의 명의로 의료기관을 개설하거나 운영할 수 없다. 〈신설 2012.2.1.〉

③ 의료기관의 장은 「보건의료기본법」 제6조 · 제12조 및 제13조에 따른 환자의 권리 등 보건복지부령으로 정하는 사항을 환자가 쉽게 볼 수 있도록 의료기관 내에 게시하여야 한다. 이 경우 게시 방법, 게시 장소 등 게시에 필요한 사항은 보건복지부령으로 정한다. 〈신설 2012.2.1.〉

제5조 (의사 · 치과의사 및 한의사 면허)

① 의사 · 치과의사 또는 한의사가 되려는 자는 다음 각 호의 어느 하나에 해당하는 자격을 가진 자로서 제9조에 따른 의사 · 치과의사 또는 한의사 국가시험에 합격한 후 보건복지부장관의 면허를 받아야 한다. 〈개정 2010.1.18., 2012.2.1.〉

1. 「고등교육법」 제11조의2에 따른 인정기관(이하 "평가인증기구"라 한다)의 인증(이하 "평가인증기구의 인증"이라 한다)을 받은 의학 · 치의학 또는 한의학을 전공하는 대학을 졸업하고 의학사 · 치의학사 또는 한의학사 학위를 받은 자
2. 평가인증기구의 인증을 받은 의학 · 치의학 또는 한의학을 전공하는 전문대학원을 졸업하고 석사학위 또는 박사학위를 받은 자
3. 보건복지부장관이 인정하는 외국의 제1호나 제2호에 해당하는 학교를 졸업하고 외국의 의사 · 치과의사 또는 한의사 면허를 받은 자로서 제9조에 따른 예비시험에 합격한 자

② 평가인증기구의 인증을 받은 의학 · 치의학 또는 한의학을 전공하는 대학 또는 전문대학원을 6개월 이내에 졸업하고 해당 학위를 받을 것으로 예정된 자는 제1항 제1호 및

제2호의 자격을 가진 자로 본다. 다만, 그 졸업예정시기에 졸업하고 해당 학위를 받아야 면허를 받을 수 있다. 〈개정 2012.2.1.〉

③ 제1항에도 불구하고 입학 당시 평가인증기구의 인증을 받은 의학 · 치의학 또는 한의학을 전공하는 대학 또는 전문대학원에 입학한 사람으로서 그 대학 또는 전문대학원을 졸업하고 해당 학위를 받은 사람은 같은 항 제1호 및 제2호의 자격을 가진 사람으로 본다. 〈신설 2012.2.1.〉

[전문개정 200810.14.]

[시행일 : 2017.2.2.] 제5조

제6조 (조산사 면허)

조산사가 되려는 자는 다음 각 호의 어느 하나에 해당하는 자로서 제9조에 따른 조산사 국가시험에 합격한 후 보건복지부장관의 면허를 받아야 한다. 〈개정 2008.2.29., 2010.1.18.〉

1. 간호사 면허를 가지고 보건복지부장관이 인정하는 의료기관에서 1년간 조산 수습과정을 마친 자
2. 보건복지부장관이 인정하는 외국의 조산사 면허를 받은 자

제7조 (간호사 면허)

① 간호사가 되려는 자는 다음 각 호의 어느 하나에 해당하는 자로서 제9조에 따른 간호사 국가시험에 합격한 후 보건복지부장관의 면허를 받아야 한다. 〈개정 2008.2.29., 2010.1.18., 2012.2.1.〉

1. 평가인증기구의 인증을 받은 간호학을 전공하는 대학이나 전문대학[구제(舊制) 전문학교와 간호학교를 포함한다]을 졸업한 자
2. 보건복지부장관이 인정하는 외국의 제1호에 해당하는 학교를 졸업하고 외국의 간호사 면허를 받은 자

② 제1항에도 불구하고 입학 당시 평가인증기구의 인증을 받은 간호학을 전공하는 대학 또는 전문대학에 입학한 사람으로서 그 대학 또는 전문대학을 졸업하고 해당 학위를 받은 사람은 같은 항 제1호에 해당하는 사람으로 본다. 〈신설 2012.2.1.〉

[시행일 : 2017.2.2.] 제7조

제8조 (결격사유 등)

다음 각 호의 어느 하나에 해당하는 자는 의료인이 될 수 없다. 〈개정 2007.10.17.〉

1. 「정신보건법」 제3조 제1호에 따른 정신질환자. 다만, 전문의가 의료인으로서 적합하다고 인정하는 사람은 그러하지 아니하다.
2. 마약 · 대마 · 향정신성의약품 중독자
3. 금치산자 · 한정치산자
4. 이 법 또는 「형법」 제233조, 제234조, 제269조, 제270조, 제317조 제1항 및 제347조(허위로 진료비를 청구하여 환자나 진료비를 지급하는 기관이나 단체를 속인 경우만을 말한다), 「보건범죄단속에 관한 특별조치법」, 「지역보건법」, 「후천성면역결핍증 예방법」, 「응급의료에 관한 법률」, 「농어촌 등 보건의료를 위한 특별 조치법」, 「시체해부 및 보존에 관한 법률」, 「혈액관리법」, 「마약류관리에 관한 법률」, 「약사법」, 「모자보건법」, 그 밖에 대통령령으로 정하는 의료 관련 법령을 위반하여 금고 이상의 형을 선고받고 그 형의 집행이 종료되지 아니하였거나 집행을 받지 아니하기로 확정되지 아니한 자

제9조 (국가시험 등)

① 의사 · 치과의사 · 한의사 · 조산사 또는 간호사 국가시험과 의사 · 치과의사 · 한의사 예비시험(이하 "국가시험등"이라 한다)은 매년 보건복지부장관이 시행한다. 〈개정 2008.2.29., 2010.1.18.〉

② 보건복지부장관은 국가시험등의 관리를 대통령령으로 정하는 바에 따라 시험관리 능력이 있다고 인정되는 관계 전문기관에 맡길 수 있다. 〈개정 2008.2.29., 2010.1.18.〉

③ 보건복지부장관은 제2항에 따라 국가시험등의 관리를 맡긴 때에는 그 관리에 필요한 예산을 보조할 수 있다. 〈개정 2008.2.29., 2010.1.18.〉

④ 국가시험등에 필요한 사항은 대통령령으로 정한다.

제10조 (응시자격 제한 등)

① 제8조 각 호의 어느 하나에 해당하는 자는 국가시험등에 응시할 수 없다. 〈개정 2009.1.30.〉

② 부정한 방법으로 국가시험등에 응시한 자나 국가시험등에 관하여 부정행위를 한 자는 그 수험을 정지시키거나 합격을 무효로 한다.

③ 제2항에 따라 수험이 정지되거나 합격이 무효가 된 자는 그 다음에 치러지는 2회의 국가시험등에 응시할 수 없다.

제11조 (면허 조건과 등록)

① 보건복지부장관은 보건의료 시책에 필요하다고 인정하면 제5조에서 제7조까지의 규정에 따른 면허를 내줄 때 3년 이내의 기간을 정하여 특정 지역이나 특정 업무에 종사할 것을 면허의 조건으로 붙일 수 있다. 〈개정 2008.2.29., 2010.1.18.〉

② 보건복지부장관은 제5조부터 제7조까지의 규정에 따른 면허를 내줄 때에는 그 면허에 관한 사항을 등록대장에 등록하고 면허증을 내주어야 한다. 〈개정 2008.2.29., 2010.1.18.〉

③ 제2항의 등록대장은 의료인의 종별로 따로 작성·비치하여야 한다.

④ 면허등록과 면허증에 필요한 사항은 보건복지부령으로 정한다. 〈개정 2008.2.29., 2010.1.18.〉

제12조 (의료기술 등에 대한 보호)

① 의료인이 하는 의료·조산·간호 등 의료기술의 시행(이하 "의료행위"라 한다)에 대하여는 이 법이나 다른 법령에 따로 규정된 경우 외에는 누구든지 간섭하지 못한다.

② 누구든지 의료기관의 의료용 시설·기재·약품, 그 밖의 기물 등을 파괴·손상하거나 의료기관을 점거하여 진료를 방해하여서는 아니 되며, 이를 교사하거나 방조하여서는 아니 된다.

제13조 (의료기재 압류 금지)

의료인의 의료 업무에 필요한 기구·약품, 그 밖의 재료는 압류하지 못한다.

제14조 (기구 등 우선공급)

① 의료인은 의료행위에 필요한 기구·약품, 그 밖의 시설 및 재료를 우선적으로 공급받을 권리가 있다.

② 의료인은 제1항의 권리에 부수(附隨)되는 물품, 노력, 교통수단에 대하여서도 제1항과 같은 권리가 있다.

제15조 (진료거부 금지 등)

① 의료인은 진료나 조산 요청을 받으면 정당한 사유 없이 거부하지 못한다.

② 의료인은 응급환자에게 「응급의료에 관한 법률」에서 정하는 바에 따라 최선의 처치를 하여야 한다.

제16조 (세탁물 처리)

① 의료기관에서 나오는 세탁물은 의료인 · 의료기관 또는 시장 · 군수 · 구청장(자치구의 구청장을 말한다. 이하 같다)에게 신고한 자가 아니면 처리할 수 없다.

② 제1항에 따라 세탁물을 처리하는 자는 보건복지부령으로 정하는 바에 따라 위생적으로 보관 · 운반 · 처리하여야 한다. 〈개정 2008.2.29., 2010.1.18.〉

③ 제1항에 따른 세탁물을 처리하는 자의 시설 · 장비 기준, 신고 절차 및 지도 · 감독, 그 밖에 관리에 필요한 사항은 보건복지부령으로 정한다. 〈개정 2008.2.29., 2010.1.18.〉

제17조 (진단서 등)

① 의료업에 종사하고 직접 진찰하거나 검안(檢案)한 의사[이하 이 항에서는 검안서에 한하여 검시(檢屍)업무를 담당하는 국가기관에 종사하는 의사를 포함한다], 치과의사, 한의사가 아니면 진단서 · 검안서 · 증명서 또는 처방전[의사나 치과의사가 「전자서명법」에 따른 전자서명이 기재된 전자문서 형태로 작성한 처방전(이하 "전자처방전"이라 한다)을 포함한다. 이하 같다]을 작성하여 환자(환자가 사망한 경우에는 배우자, 직계존비속 또는 배우자의 직계존속을 말한다) 또는 「형사소송법」 제222조 제1항에 따라 검시(檢屍)를 하는 지방검찰청검사(검안서에 한한다)에게 교부하거나 발송(전자처방전에 한한다)하지 못한다. 다만, 진료 중이던 환자가 최종 진료 시부터 48시간 이내에 사망한 경우에는 다시 진료하지 아니하더라도 진단서나 증명서를 내줄 수 있으며, 환자 또는 사망자를 직접 진찰하거나 검안한 의사 · 치과의사 또는 한의사가 부득이한 사유로 진단서 · 검안서 또는 증명서를 내줄 수 없으면 같은 의료기관에 종사하는 다른 의사 · 치과의사 또는 한의사가 환자의 진료기록부 등에 따라 내줄 수 있다. 〈개정 2009.1.30.〉

② 의료업에 종사하고 직접 조산한 의사 · 한의사 또는 조산사가 아니면 출생 · 사망 또는 사산 증명서를 내주지 못한다. 다만, 직접 조산한 의사 · 한의사 또는 조산사가 부득이한 사유로 증명서를 내줄 수 없으면 같은 의료기관에 종사하는 다른 의사 · 한의사 또는 조산사가 진료기록부 등에 따라 증명서를 내줄 수 있다.

③ 의사 · 치과의사 또는 한의사는 자신이 진찰하거나 검안한 자에 대한 진단서 · 검안서 또는 증명서 교부를 요구받은 때에는 정당한 사유 없이 거부하지 못한다.

④ 의사 · 한의사 또는 조산사는 자신이 조산(助産)한 것에 대한 출생 · 사망 또는 사산 증명서 교부를 요구받은 때에는 정당한 사유 없이 거부하지 못한다.

⑤ 제1항부터 제4항까지의 규정에 따른 진단서, 증명서의 서식 · 기재사항, 그 밖에 필요한 사항은 보건복지부령으로 정한다. 〈신설 2007.7.27., 2008.2.29., 2010.1.18.〉

제18조 (처방전 작성과 교부)

① 의사나 치과의사는 환자에게 의약품을 투여할 필요가 있다고 인정하면 「약사법」에 따라 자신이 직접 의약품을 조제할 수 있는 경우가 아니면 보건복지부령으로 정하는 바에 따라 처방전을 작성하여 환자에게 내주거나 발송(전자처방전만 해당된다)하여야 한다. 〈개정 2008.2.29., 2010.1.18.〉

② 제1항에 따른 처방전의 서식, 기재사항, 보존, 그 밖에 필요한 사항은 보건복지부령으로 정한다. 〈개정 2008.2.29., 2010.1.18.〉

③ 누구든지 정당한 사유 없이 전자처방전에 저장된 개인정보를 탐지하거나 누출 · 변조 또는 훼손하여서는 아니 된다.

④ 제1항에 따라 처방전을 발행한 의사 또는 치과의사(처방전을 발행한 한의사를 포함한다)는 처방전에 따라 의약품을 조제하는 약사 또는 한약사가 「약사법」 제26조 제2항에 따라 문의한 때 즉시 이에 응하여야 한다. 다만, 다음 각 호의 어느 하나에 해당하는 사유로 약사 또는 한약사의 문의에 응할 수 없는 경우 사유가 종료된 때 즉시 이에 응하여야 한다. 〈신설 2007.7.27.〉

1. 「응급의료에 관한 법률」 제2조 제1호에 따른 응급환자를 진료 중인 경우
2. 환자를 수술 또는 처치 중인 경우
3. 그 밖에 약사의 문의에 응할 수 없는 정당한 사유가 있는 경우

제19조 (비밀 누설 금지)

의료인은 이 법이나 다른 법령에 특별히 규정된 경우 외에는 의료 · 조산 또는 간호를 하면서 알게 된 다른 사람의 비밀을 누설하거나 발표하지 못한다.

제20조 (태아 성 감별 행위 등 금지)

① 의료인은 태아 성 감별을 목적으로 임부를 진찰하거나 검사하여서는 아니 되며, 같은 목적을 위한 다른 사람의 행위를 도와서도 아니 된다.

② 의료인은 임신 32주 이전에 태아나 임부를 진찰하거나 검사하면서 알게 된 태아의 성(性)을 임부, 임부의 가족, 그 밖의 다른 사람이 알게 하여서는 아니 된다. 〈개정 2009.12.31.〉

[2009.12.31. 법률 제9906호에 의하여 2008.7.31. 헌법재판소에서 헌법불합치 결정된 이 조 제2항을 개정함.]

제21조 (기록 열람 등)

① 의료인이나 의료기관 종사자는 환자가 아닌 다른 사람에게 환자에 관한 기록을 열람하게 하거나 그 사본을 내주는 등 내용을 확인할 수 있게 하여서는 아니 된다. 〈개정 2009.1.30.〉

② 제1항에도 불구하고 의료인이나 의료기관 종사자는 다음 각 호의 어느 하나에 해당하면 그 기록을 열람하게 하거나 그 사본을 교부하는 등 그 내용을 확인할 수 있게 하여야 한다. 다만, 의사 · 치과의사 또는 한의사가 환자의 진료를 위하여 불가피하다고 인정한 경우에는 그러하지 아니하다. 〈개정 2009.1.30., 2010.1.18., 2011.4.7., 2011.12.31., 2012.2.1.〉

1. 환자의 배우자, 직계 존속 · 비속 또는 배우자의 직계 존속이 환자 본인의 동의서와 친족관계임을 나타내는 증명서 등을 첨부하는 등 보건복지부령으로 정하는 요건을 갖추어 요청한 경우
2. 환자가 지정하는 대리인이 환자 본인의 동의서와 대리권이 있음을 증명하는 서류를 첨부하는 등 보건복지부령으로 정하는 요건을 갖추어 요청한 경우
3. 환자가 사망하거나 의식이 없는 등 환자의 동의를 받을 수 없어 환자의 배우자, 직계 존속 · 비속 또는 배우자의 직계 존속이 친족관계임을 나타내는 증명서 등을 첨부하는 등 보건복지부령으로 정하는 요건을 갖추어 요청한 경우
4. 「국민건강보험법」 제14조, 제47조, 제48조 및 제63조에 따라 급여비용 심사 · 지급 · 대상여부 확인 · 사후관리 및 요양급여의 적정성 평가 · 가감지급 등을 위하여 국민건강보험공단 또는 건강보험심사평가원에 제공하는 경우

5. 「의료급여법」 제5조, 제11조, 제11조의3 및 제33조에 따라 의료급여 수급권자 확인, 급여비용의 심사 · 지급, 사후관리 등 의료급여 업무를 위하여 보장기관(시 · 군 · 구), 국민건강보험공단, 건강보험심사평가원에 제공하는 경우
6. 「형사소송법」 제106조, 제215조 또는 제218조에 따른 경우
7. 「민사소송법」 제347조에 따라 문서제출을 명한 경우
8. 「산업재해보상보험법」 제118조에 따라 근로복지공단이 보험급여를 받는 근로자를 진료한 산재보험 의료기관(의사를 포함한다)에 대하여 그 근로자의 진료에 관한 보고 또는 서류 등 제출을 요구하거나 조사하는 경우
9. 「자동차손해배상 보장법」 제12조 제2항 및 제14조에 따라 의료기관으로부터 자동차보험진료수가를 청구받은 보험회사등이 그 의료기관에 대하여 관계 진료기록의 열람을 청구한 경우
10. 「병역법」 제11조의2에 따라 지방병무청장이 징병검사와 관련하여 질병 또는 심신장애의 확인을 위하여 필요하다고 인정하여 의료기관의 장에게 징병검사대상자의 진료기록 · 치료 관련 기록의 제출을 요구한 경우
11. 「학교안전사고 예방 및 보상에 관한 법률」 제42조에 따라 공제회가 공제급여의 지급 여부를 결정하기 위하여 필요하다고 인정하여 「국민건강보험법」 제42조에 따른 요양기관에 대하여 관계 진료기록의 열람 또는 필요한 자료의 제출을 요청하는 경우
12. 「고엽제후유의증 환자지원 등에 관한 법률」 제7조 제3항에 따라 의료기관의 장이 진료기록 및 임상소견서를 보훈병원장에게 보내는 경우
13. 「의료사고 피해구제 및 의료분쟁 조정 등에 관한 법률」 제28조 제3항에 따른 경우
14. 「국민연금법」 제123조에 따라 국민연금공단이 부양가족연금, 장애연금 및 유족연금 급여의 지급심사와 관련하여 가입자 또는 가입자였던 사람을 진료한 의료기관에 해당 진료에 관한 사항의 열람 또는 사본 교부를 요청하는 경우

③ 의료인은 다른 의료인으로부터 제22조 또는 제23조에 따른 진료기록의 내용 확인이나 환자의 진료경과에 대한 소견 등을 송부할 것을 요청받은 경우에는 해당 환자나 환자 보호자의 동의를 받아 송부하여야 한다. 다만, 해당 환자의 의식이 없거나 응급환자인 경우 또는 환자의 보호자가 없어 동의를 받을 수 없는 경우에는 환자나 환자 보호자의 동의 없이 송부할 수 있다. 〈개정 2009.1.30.〉

④ 진료기록을 보관하고 있는 의료기관이나 진료기록이 이관된 보건소에 근무하는 의사 · 치과의사 또는 한의사는 자신이 직접 진료하지 아니한 환자의 과거 진료 내용의 확인 요청을 받은 경우에는 진료기록을 근거로 하여 사실을 확인하여 줄 수 있다. 〈신설 2009.1.30.〉

⑤ 의료인은 응급환자를 다른 의료기관에 이송하는 경우에는 지체 없이 내원 당시 작성된 진료기록의 사본 등을 이송하여야 한다. 〈신설 2009.1.30.〉

제2절 권리와 의무

제22조 (진료기록부 등)

① 의료인은 각각 진료기록부, 조산기록부, 간호기록부, 그 밖의 진료에 관한 기록(이하 "진료기록부등"이라 한다)을 갖추어 두고 환자의 주된 증상, 진단 및 치료 내용 등 보건복지부령으로 정하는 의료행위에 관한 사항과 의견을 상세히 기록하고 서명하여야 한다. 〈개정 2013.4.5.〉

② 의료인이나 의료기관 개설자는 진료기록부등[제23조 제1항에 따른 전자의무기록(電子醫務記錄)을 포함한다. 이하 제40조 제2항에서 같다]을 보건복지부령으로 정하는 바에 따라 보존하여야 한다. 〈개정 2008.2.29., 2010.1.18.〉

③ 의료인은 진료기록부등을 거짓으로 작성하거나 고의로 사실과 다르게 추가기재 · 수정하여서는 아니 된다. 〈신설 2011.4.7.〉

제23조 (전자의무기록)

① 의료인이나 의료기관 개설자는 제22조의 규정에도 불구하고 진료기록부등을 「전자서명법」에 따른 전자서명이 기재된 전자문서(이하 "전자의무기록"이라 한다)로 작성 · 보관할 수 있다.

② 의료인이나 의료기관 개설자는 보건복지부령으로 정하는 바에 따라 전자의무기록을 안전하게 관리 · 보존하는 데에 필요한 시설과 장비를 갖추어야 한다. 〈개정 2008.2.29., 2010.1.18.〉

③ 누구든지 정당한 사유 없이 전자의무기록에 저장된 개인정보를 탐지하거나 누출 · 변조 또는 훼손하여서는 아니 된다.

제23조의2 (부당한 경제적 이익등의 취득 금지)

① 의료인, 의료기관 개설자(법인의 대표자, 이사, 그 밖에 이에 종사하는 자를 포함한다. 이하 이 조에서 같다) 및 의료기관 종사자는 「약사법」 제31조에 따른 품목허가를 받은 자 또는 품목신고를 한 자, 같은 법 제42조에 따른 의약품 수입자, 같은 법 제45조에 따른 의약품 도매상으로부터 의약품 채택 · 처방유도 등 판매촉진을 목적으로 제공되는 금전, 물품, 편익, 노무, 향응, 그 밖의 경제적 이익(이하 "경제적 이익등"이라 한다)을 받아서는 아니 된다. 다만, 견본품 제공, 학술대회 지원, 임상시험 지원, 제품설명회, 대금결제조건에 따른 비용할인, 시판 후 조사 등의 행위(이하 "견본품 제공등의 행위"라 한다)로서 보건복지부령으로 정하는 범위 안의 경제적 이익등인 경우에는 그러하지 아니하다.

② 의료인, 의료기관 개설자 및 의료기관 종사자는 「의료기기법」 제6조에 따른 제조업자, 같은 법 제15조에 따른 의료기기 수입업자, 같은 법 제17조에 따른 의료기기 판매업자 또는 임대업자로부터 의료기기 채택 · 사용유도 등 판매촉진을 목적으로 제공되는 경제적 이익등을 받아서는 아니 된다. 다만, 견본품 제공등의 행위로서 보건복지부령으로 정하는 범위 안의 경제적 이익등인 경우에는 그러하지 아니하다. 〈개정 2011.4.7.〉

[본조신설 2010.5.27.]

제24조 (요양방법 지도)

의료인은 환자나 환자의 보호자에게 요양방법이나 그 밖에 건강관리에 필요한 사항을 지도하여야 한다.

제25조 (신고)

① 의료인은 대통령령으로 정하는 바에 따라 최초로 면허를 받은 후부터 3년마다 그 실태와 취업상황 등을 보건복지부장관에게 신고하여야 한다. 〈개정 2008.2.29., 2010.1.18., 2011.4.28.〉

② 보건복지부장관은 제30조 제3항의 보수교육을 이수하지 아니한 의료인에 대하여 제1항에 따른 신고를 반려할 수 있다. 〈신설 2011.4.28.〉

③ 보건복지부장관은 제1항에 따른 신고 수리 업무를 대통령령으로 정하는 바에 따라 관련 단체 등에 위탁할 수 있다. 〈신설 2011.4.28.〉

제26조 (변사체 신고)

의사 · 치과의사 · 한의사 및 조산사는 사체를 검안하여 변사(變死)한 것으로 의심되는 때에는 사체의 소재지를 관할하는 경찰서장에게 신고하여야 한다.

제3절 의료행위의 제한

제27조 (무면허 의료행위 등 금지)

① 의료인이 아니면 누구든지 의료행위를 할 수 없으며 의료인도 면허된 것 이외의 의료행위를 할 수 없다. 다만, 다음 각 호의 어느 하나에 해당하는 자는 보건복지부령으로 정하는 범위에서 의료행위를 할 수 있다. 〈개정 2008.2.29., 2009.1.30., 2010.1.18.〉

1. 외국의 의료인 면허를 가진 자로서 일정 기간 국내에 체류하는 자
2. 의과대학, 치과대학, 한의과대학, 의학전문대학원, 치의학전문대학원, 한의학전문대학원, 종합병원 또는 외국 의료원조기관의 의료봉사 또는 연구 및 시범사업을 위하여 의료행위를 하는 자
3. 의학 · 치과의학 · 한방의학 또는 간호학을 전공하는 학교의 학생

② 의료인이 아니면 의사 · 치과의사 · 한의사 · 조산사 또는 간호사 명칭이나 이와 비슷한 명칭을 사용하지 못한다.

③ 누구든지 「국민건강보험법」이나 「의료급여법」에 따른 본인부담금을 면제하거나 할인하는 행위, 금품 등을 제공하거나 불특정 다수인에게 교통편의를 제공하는 행위 등 영리를 목적으로 환자를 의료기관이나 의료인에게 소개 · 알선 · 유인하는 행위 및 이를 사주하는 행위를 하여서는 아니 된다. 다만, 다음 각 호의 어느 하나에 해당하는 행위는 할 수 있다. 〈개정 2009.1.30., 2010.1.18., 2011.12.31.〉

1. 환자의 경제적 사정 등을 이유로 개별적으로 관할 시장 · 군수 · 구청장의 사전승인을 받아 환자를 유치하는 행위
2. 「국민건강보험법」 제109조에 따른 가입자나 피부양자가 아닌 외국인(보건복지부령으로 정하는 바에 따라 국내에 거주하는 외국인은 제외한다)환자를 유치하기 위한 행위

④ 제3항 제2호에도 불구하고 「보험업법」 제2조에 따른 보험회사, 상호회사, 보험설계사, 보험대리점 또는 보험중개사는 외국인환자를 유치하기 위한 행위를 하여서는 아니 된다. 〈신설 2009.1.30.〉

제27조의2 (외국인환자 유치에 대한 등록 등)

① 제27조 제3항 제2호에 따라 외국인환자를 유치하고자 하는 의료기관은 보건복지부령으로 정하는 요건을 갖추어 보건복지부장관에게 등록하여야 한다. 〈개정 2010.1.18.〉

② 제1항의 의료기관을 제외하고 제27조 제3항 제2호에 따른 외국인환자를 유치하고자 하는 자는 다음 각 호의 요건을 갖추어 보건복지부장관에게 등록하여야 한다. 〈개정 2010.1.18.〉

1. 보건복지부령으로 정하는 보증보험에 가입하였을 것
2. 보건복지부령으로 정하는 규모 이상의 자본금을 보유할 것
3. 그 밖에 외국인환자 유치를 위하여 보건복지부령으로 정하는 사항

③ 제1항에 따라 등록한 의료기관 및 제2항에 따라 등록한 자(이하 "외국인환자 유치업자"라 한다)는 보건복지부령으로 정하는 바에 따라 매년 3월 말까지 전년도 사업실적을 보건복지부장관에게 보고하여야 한다. 〈개정 2010.1.18.〉

④ 보건복지부장관은 의료기관 또는 외국인환자 유치업자가 다음 각 호의 어느 하나에 해당하는 경우 등록을 취소할 수 있다. 〈개정 2010.1.18.〉

1. 제1항 또는 제2항에 따른 등록요건을 갖추지 아니한 경우
2. 제27조 제3항 제2호 외의 자를 유치하는 행위를 한 경우
3. 제63조에 따른 시정명령을 이행하지 아니한 경우

⑤ 제1항에 따른 의료기관 중 상급종합병원은 보건복지부령으로 정하는 병상 수를 초과하여 외국인환자를 유치하여서는 아니 된다. 〈개정 2010.1.18.〉

⑥ 제1항 및 제2항에 따른 등록절차에 관하여 필요한 사항은 보건복지부령으로 정한다. 〈개정 2010.1.18.〉

[본조신설 2009.1.30.]

제4절 의료인 단체

제28조 (중앙회와 지부)

① 의사 · 치과의사 · 한의사 · 조산사 및 간호사는 대통령령으로 정하는 바에 따라 각각 전국적 조직을 두는 의사회 · 치과의사회 · 한의사회 · 조산사회 및 간호사회(이하 "중앙회"라 한다)를 각각 설립하여야 한다.

② 중앙회는 법인으로 한다.

③ 제1항에 따라 중앙회가 설립된 경우에는 의료인은 당연히 해당하는 중앙회의 회원이 되며, 중앙회의 정관을 지켜야 한다.

④ 중앙회에 관하여 이 법에 규정되지 아니한 사항에 대하여는 「민법」 중 사단법인에 관한 규정을 준용한다.

⑤ 중앙회는 대통령령으로 정하는 바에 따라 특별시 · 광역시 · 도와 특별자치도(이하 "시 · 도"라 한다)에 지부를 설치하여야 하며, 시 · 군 · 구(자치구만을 말한다. 이하 같다)에 분회를 설치할 수 있다. 다만, 그 외의 지부나 외국에 의사회 지부를 설치하려면 보건복지부장관의 승인을 받아야 한다. 〈개정 2008.2.29., 2010.1.18.〉

⑥ 중앙회가 지부나 분회를 설치한 때에는 그 지부나 분회의 책임자는 지체 없이 특별시장 · 광역시장 · 도지사 · 특별자치도지사(이하 "시 · 도지사"라 한다) 또는 시장 · 군수 · 구청장에게 신고하여야 한다.

⑦ 각 중앙회는 제66조의2에 따른 자격정지 처분 요구에 관한 사항 등을 심의 · 의결하기 위하여 윤리위원회를 둔다. 〈신설 2011.4.28.〉

⑧ 윤리위원회의 구성, 운영 등에 관한 사항은 대통령령으로 정한다. 〈신설 2011.4.28.〉

제29조 (설립 허가 등)

① 중앙회를 설립하려면 대표자는 대통령령으로 정하는 바에 따라 정관과 그 밖에 필요한 서류를 보건복지부장관에게 제출하여 설립 허가를 받아야 한다. 〈개정 2008.2.29., 2010.1.18.〉

② 중앙회의 정관에 적을 사항은 대통령령으로 정한다.

③ 중앙회가 정관을 변경하려면 보건복지부장관의 허가를 받아야 한다. 〈개정 2008.2.29., 2010.1.18.〉

제30조 (협조 의무)

① 중앙회는 보건복지부장관으로부터 의료와 국민보건 향상에 관한 협조 요청을 받으면 협조하여야 한다. 〈개정 2008.2.29., 2010.1.18.〉

② 중앙회는 보건복지부령으로 정하는 바에 따라 회원의 자질 향상을 위하여 필요한 보수(補修)교육을 실시하여야 한다. 〈개정 2008.2.29., 2010.1.18.〉

③ 의료인은 제2항에 따른 보수교육을 받아야 한다.

제31조 삭제 〈2011.4.7.〉

제32조 (감독)

보건복지부장관은 중앙회나 그 지부가 정관으로 정한 사업 외의 사업을 하거나 국민보건 향상에 장애가 되는 행위를 한 때 또는 제30조 제1항에 따른 요청을 받고 협조하지 아니한 경우에는 정관을 변경하거나 임원을 새로 뽑을 것을 명할 수 있다. 〈개정 2008.2.29., 2010.1.18.〉

제3장 의료기관

제1절 의료기관의 개설

제33조 (개설 등)

① 의료인은 이 법에 따른 의료기관을 개설하지 아니하고는 의료업을 할 수 없으며, 다음 각 호의 어느 하나에 해당하는 경우 외에는 그 의료기관 내에서 의료업을 하여야 한다. 〈개정 2008.2.29., 2010.1.18.〉

1. 「응급의료에 관한 법률」 제2조 제1호에 따른 응급환자를 진료하는 경우
2. 환자나 환자 보호자의 요청에 따라 진료하는 경우
3. 국가나 지방자치단체의 장이 공익상 필요하다고 인정하여 요청하는 경우
4. 보건복지부령으로 정하는 바에 따라 가정간호를 하는 경우
5. 그 밖에 이 법 또는 다른 법령으로 특별히 정한 경우나 환자가 있는 현장에서 진료를 하여야 하는 부득이한 사유가 있는 경우

② 다음 각 호의 어느 하나에 해당하는 자가 아니면 의료기관을 개설할 수 없다. 이 경우 의사는 종합병원 · 병원 · 요양병원 또는 의원을, 치과의사는 치과병원 또는 치과의원을, 한의사는 한방병원 · 요양병원 또는 한의원을, 조산사는 조산원만을 개설할 수 있다. 〈개정 2009.1.30.〉

1. 의사, 치과의사, 한의사 또는 조산사
2. 국가나 지방자치단체
3. 의료업을 목적으로 설립된 법인(이하 "의료법인"이라 한다)

4. 「민법」이나 특별법에 따라 설립된 비영리법인
5. 「공공기관의 운영에 관한 법률」에 따른 준정부기관, 「지방의료원의 설립 및 운영에 관한 법률」에 따른 지방의료원, 「한국보훈복지의료공단법」에 따른 한국보훈복지의료공단

③ 제2항에 따라 의원 · 치과의원 · 한의원 또는 조산원을 개설하려는 자는 보건복지부령으로 정하는 바에 따라 시장 · 군수 · 구청장에게 신고하여야 한다. 〈개정 2008.2.29., 2010.1.18.〉

④ 제2항에 따라 종합병원 · 병원 · 치과병원 · 한방병원 또는 요양병원을 개설하려면 보건복지부령으로 정하는 바에 따라 시 · 도지사의 허가를 받아야 한다. 이 경우 시 · 도지사는 개설하려는 의료기관이 제36조에 따른 시설기준에 맞지 아니하는 경우에는 개설허가를 할 수 없다. 〈개정 2008.2.29., 2010.1.18.〉

⑤ 제3항과 제4항에 따라 개설된 의료기관이 개설 장소를 이전하거나 개설에 관한 신고 또는 허가사항 중 보건복지부령으로 정하는 중요사항을 변경하려는 때에도 제3항 또는 제4항과 같다. 〈개정 2008.2.29., 2010.1.18.〉

⑥ 조산원을 개설하는 자는 반드시 지도의사(指導醫師)를 정하여야 한다.

⑦ 다음 각 호의 어느 하나에 해당하는 경우에는 의료기관을 개설할 수 없다.

1. 약국 시설 안이나 구내인 경우
2. 약국의 시설이나 부지 일부를 분할 · 변경 또는 개수하여 의료기관을 개설하는 경우
3. 약국과 전용 복도 · 계단 · 승강기 또는 구름다리 등의 통로가 설치되어 있거나 이런 것들을 설치하여 의료기관을 개설하는 경우

⑧ 제2항 제1호의 의료인은 어떠한 명목으로도 둘 이상의 의료기관을 개설 · 운영할 수 없다. 다만, 2 이상의 의료인 면허를 소지한 자가 의원급 의료기관을 개설하려는 경우에는 하나의 장소에 한하여 면허 종별에 따른 의료기관을 함께 개설할 수 있다. 〈신설 2009.1.30., 2012.2.1.〉

[제목개정 2012.2.1.]

[2007.12.27. 법률 제9386호에 의하여 2007.12.27. 헌법재판소에서 헌법불합치된 이 조 제2항을 개정함]

제34조 (원격의료)

① 의료인(의료업에 종사하는 의사 · 치과의사 · 한의사만 해당한다)은 제33조 제1항에도 불구하고 컴퓨터 · 화상통신 등 정보통신기술을 활용하여 먼 곳에 있는 의료인에게 의료지식이나 기술을 지원하는 원격의료(이하 "원격의료"라 한다)를 할 수 있다.

② 원격의료를 행하거나 받으려는 자는 보건복지부령으로 정하는 시설과 장비를 갖추어야 한다. 〈개정 2008.2.29., 2010.1.18.〉

③ 원격의료를 하는 자(이하 "원격지의사"라 한다)는 환자를 직접 대면하여 진료하는 경우와 같은 책임을 진다.

④ 원격지의사의 원격의료에 따라 의료행위를 한 의료인이 의사 · 치과의사 또는 한의사(이하 "현지의사"라 한다)인 경우에는 그 의료행위에 대하여 원격지의사의 과실을 인정할 만한 명백한 근거가 없으면 환자에 대한 책임은 제3항에도 불구하고 현지의사에게 있는 것으로 본다.

제35조 (의료기관 개설 특례)

① 제33조 제1항 · 제2항 및 제8항에 따른 자 외의 자가 그 소속 직원, 종업원, 그 밖의 구성원(수용자를 포함한다)이나 그 가족의 건강관리를 위하여 부속 의료기관을 개설하려면 그 개설 장소를 관할하는 시장 · 군수 · 구청장에게 신고하여야 한다. 다만, 부속 의료기관으로 병원급 의료기관을 개설하려면 그 개설 장소를 관할하는 시 · 도지사의 허가를 받아야 한다. 〈개정 2009.1.30.〉

② 제1항에 따른 개설 신고 및 허가에 관한 절차 · 조건, 그 밖에 필요한 사항과 그 의료기관의 운영에 필요한 사항은 보건복지부령으로 정한다. 〈개정 2008.2.29., 2010.1.18.〉

제36조 (준수사항)

제33조 제2항 및 제8항에 따라 의료기관을 개설하는 자는 보건복지부령으로 정하는 바에 따라 다음 각 호의 사항을 지켜야 한다. 〈개정 2008.2.29., 2009.1.30., 2010.1.18.〉

1. 의료기관의 종류에 따른 시설기준 및 규격에 관한 사항
2. 의료기관의 안전관리시설 기준에 관한 사항
3. 의료기관 및 요양병원의 운영 기준에 관한 사항
4. 고가의료장비의 설치 · 운영 기준에 관한 사항
5. 의료기관의 종류에 따른 의료인 등의 정원 기준에 관한 사항

6. 급식관리 기준에 관한 사항

제37조 (진단용 방사선 발생장치)

① 진단용 방사선 발생장치를 설치·운영하려는 의료기관은 보건복지부령으로 정하는 바에 따라 시장·군수·구청장에게 신고하여야 하며, 보건복지부령으로 정하는 안전관리기준에 맞도록 설치·운영하여야 한다. 〈개정 2008.2.29., 2010.1.18.〉

② 의료기관 개설자나 관리자는 진단용 방사선 발생장치를 설치한 경우에는 보건복지부령으로 정하는 바에 따라 안전관리책임자를 선임하고, 정기적으로 검사와 측정을 받아야 하며, 방사선 관계 종사자에 대한 피폭관리(被曝管理)를 하여야 한다. 〈개정 2008.2.29., 2010.1.18.〉

③ 제1항과 제2항에 따른 진단용 방사선 발생장치의 범위·신고·검사·설치 및 측정기준 등에 필요한 사항은 보건복지부령으로 정한다. 〈개정 2008.2.29., 2010.1.18.〉

제38조 (특수의료장비의 설치·운영)

① 의료기관은 보건의료 시책상 적정한 설치와 활용이 필요하여 보건복지부장관이 정하여 고시하는 의료장비(이하 "특수의료장비"라 한다)를 설치·운영하려면 보건복지부령으로 정하는 바에 따라 시장·군수·구청장에게 등록하여야 하며, 보건복지부령으로 정하는 설치인정기준에 맞게 설치·운영하여야 한다. 〈개정 2008.2.29., 2010.1.18., 2012.2.1.〉

② 의료기관의 개설자나 관리자는 제1항에 따라 특수의료장비를 설치하면 보건복지부령으로 정하는 바에 따라 보건복지부장관에게 정기적인 품질관리검사를 받아야 한다. 〈개정 2008.2.29., 2010.1.18.〉

③ 의료기관의 개설자나 관리자는 제2항에 따른 품질관리검사에서 부적합하다고 판정받은 특수의료장비를 사용하여서는 아니 된다.

④ 보건복지부장관은 제2항에 따른 품질관리검사업무의 전부 또는 일부를 보건복지부령으로 정하는 바에 따라 관계 전문기관에 위탁할 수 있다. 〈개정 2008.2.29., 2010.1.18.〉

제39조 (시설 등의 공동이용)

① 의료인은 다른 의료기관의 장의 동의를 받아 그 의료기관의 시설·장비 및 인력 등을 이용하여 진료할 수 있다.

② 의료기관의 장은 그 의료기관의 환자를 진료하는 데에 필요하면 해당 의료기관에 소속

되지 아니한 의료인에게 진료하도록 할 수 있다.

③ 의료인이 다른 의료기관의 시설 · 장비 및 인력 등을 이용하여 진료하는 과정에서 발생한 의료사고에 대하여는 진료를 한 의료인의 과실 때문이면 그 의료인에게, 의료기관의 시설 · 장비 및 인력 등의 결함 때문이면 그것을 제공한 의료기관 개설자에게 각각 책임이 있는 것으로 본다.

제40조 (폐업 · 휴업 신고와 진료기록부등의 이관)

① 의료기관 개설자는 의료업을 폐업하거나 1개월 이상 휴업하려면 보건복지부령으로 정하는 바에 따라 관할 시장 · 군수 · 구청장에게 신고하여야 한다. 〈개정 2008.2.29., 2010.1.18.〉

② 의료기관 개설자는 제1항에 따라 폐업 또는 휴업 신고를 할 때 제22조나 제23조에 따라 기록 · 보존하고 있는 진료기록부등을 관할 보건소장에게 넘겨야 한다. 다만, 의료기관 개설자가 보건복지부령으로 정하는 바에 따라 진료기록부등의 보관계획서를 제출하여 관할 보건소장의 허가를 받은 경우에는 직접 보관할 수 있다. 〈개정 2008.2.29., 2010.1.18.〉

제41조 (당직의료인)

각종 병원에는 응급환자와 입원환자의 진료 등에 필요한 당직의료인을 두어야 한다.

제42조 (의료기관의 명칭)

① 의료기관은 제3조 제2항에 따른 의료기관의 종류에 따르는 명칭 외의 명칭을 사용하지 못한다. 다만, 다음 각 호의 어느 하나에 해당하는 경우에는 그러하지 아니하다. 〈개정 2008.2.29., 2009.1.30., 2010.1.18.〉

1. 종합병원이 그 명칭을 병원으로 표시하는 경우
2. 제3조의4 제1항에 따라 상급종합병원으로 지정받거나 제3조의5 제1항에 따라 전문병원으로 지정받은 의료기관이 지정받은 기간 동안 그 명칭을 사용하는 경우
3. 제33조 제8항 단서에 따라 개설한 의원급 의료기관이 면허 종별에 따른 종별명칭을 함께 사용하는 경우
4. 국가나 지방자치단체에서 개설하는 의료기관이 보건복지부장관이나 시 · 도지사와 협의하여 정한 명칭을 사용하는 경우

5. 다른 법령으로 따로 정한 명칭을 사용하는 경우

② 의료기관의 명칭 표시에 관한 사항은 보건복지부령으로 정한다. 〈개정 2008.2.29., 2010.1.18.〉

③ 의료기관이 아니면 의료기관의 명칭이나 이와 비슷한 명칭을 사용하지 못한다.

제43조 (진료과목 등)

① 병원 · 치과병원 또는 종합병원은 한의사를 두어 한의과 진료과목을 추가로 설치 · 운영할 수 있다.

② 한방병원 또는 치과병원은 의사를 두어 의과 진료과목을 추가로 설치 · 운영할 수 있다.

③ 병원 · 한방병원 또는 요양병원은 치과의사를 두어 치과 진료과목을 추가로 설치 · 운영할 수 있다.

④ 제1항부터 제3항까지의 규정에 따라 추가로 진료과목을 설치 · 운영하는 경우에는 보건복지부령으로 정하는 바에 따라 진료에 필요한 시설 · 장비를 갖추어야 한다. 〈개정 2010.1.18.〉

⑤ 제1항부터 제3항까지의 규정에 따라 추가로 설치한 진료과목을 포함한 의료기관의 진료과목은 보건복지부령으로 정하는 바에 따라 표시하여야 한다. 다만, 치과의 진료과목은 종합병원과 제77조 제2항에 따라 보건복지부령으로 정하는 치과병원에 한하여 표시할 수 있다. 〈개정 2010.1.18.〉

[전문개정 2009.1.30.]

[법률 제9386호(2009.1.30.) 부칙 제2조의 규정에 의하여 이 조 제5항 단서의 개정규정 중 치과의사에 대한 부분은 2013년 12월 31일까지 유효함]

제44조 삭제 〈2009.1.30.〉

제45조 (비급여 진료비용 등의 고지)

① 의료기관 개설자는 「국민건강보험법」 제41조 제3항에 따라 요양급여의 대상에서 제외되는 사항 또는 「의료급여법」 제7조 제3항에 따라 의료급여의 대상에서 제외되는 사항의 비용(이하 "비급여 진료비용"이라 한다)을 환자 또는 환자의 보호자가 쉽게 알 수 있도록 보건복지부령으로 정하는 바에 따라 고지하여야 한다. 〈개정 2010.1.18., 2011.12.31.〉

② 의료기관 개설자는 보건복지부령으로 정하는 바에 따라 의료기관이 환자로부터 징수하는 제증명수수료의 비용을 게시하여야 한다. 〈개정 2010.1.18.〉

③ 의료기관 개설자는 제1항 및 제2항에서 고지 · 게시한 금액을 초과하여 징수할 수 없다.

[전문개정 2009.1.30.]

第46条 (환자의 진료의사 선택 등)

① 환자나 환자의 보호자는 보건복지부령으로 정하는 바에 따라 종합병원 · 병원 · 치과병원 · 한방병원 또는 요양병원의 특정한 의사 · 치과의사 또는 한의사를 선택하여 진료(이하 "선택진료"라 한다)를 요청할 수 있다. 이 경우 의료기관의 장은 특별한 사유가 없으면 환자나 환자의 보호자가 요청한 의사 · 치과의사 또는 한의사가 진료하도록 하여야 한다. 〈개정 2008.2.29., 2010.1.18.〉

② 제1항에 따라 선택진료를 받는 환자나 환자의 보호자는 선택진료의 변경 또는 해지를 요청할 수 있다. 이 경우 의료기관의 장은 지체 없이 이에 응하여야 한다.

③ 의료기관의 장은 보건복지부령으로 정하는 바에 따라 환자 또는 환자의 보호자에게 선택진료의 내용 · 절차 및 방법 등에 관한 정보를 제공하여야 한다. 〈개정 2008.2.29., 2010.1.18.〉

④ 의료기관의 장은 제1항에 따라 선택진료를 하게 한 경우에도 환자나 환자의 보호자로부터 추가비용을 받을 수 없다.

⑤ 의료기관의 장은 제4항에도 불구하고 일정한 요건을 갖추고 선택진료를 하게 하는 경우에는 추가비용을 받을 수 있다.

⑥ 제5항에 따른 추가비용을 받을 수 있는 의료기관의 의사 · 치과의사 또는 한의사의 자격 요건과 범위, 진료 항목과 추가 비용의 산정 기준, 그 밖에 필요한 사항은 보건복지부령으로 정한다. 〈개정 2008.2.29., 2010.1.18.〉

第47条 (병원감염 예방)

① 보건복지부령으로 정하는 일정 규모 이상의 병원급 의료기관의 장은 병원감염 예방을 위하여 감염관리위원회와 감염관리실을 설치 · 운영하고 보건복지부령으로 정하는 바에 따라 감염관리 업무를 수행하는 전담 인력을 두는 등 필요한 조치를 하여야 한다. 〈개정 2008.2.29., 2010.1.18., 2011.8.4.〉

② 제1항에 따른 감염관리위원회의 구성과 운영, 감염관리실 운영 등에 필요한 사항은 보

건복지부령으로 정한다. 〈개정 2008.2.29., 2010.1.18., 2011.8.4.〉

제2절 의료법인

제48조 (설립 허가 등)

① 제33조 제2항에 따른 의료법인을 설립하려는 자는 대통령령으로 정하는 바에 따라 정관과 그 밖의 서류를 갖추어 그 법인의 주된 사무소의 소재지를 관할하는 시 · 도지사의 허가를 받아야 한다.

② 의료법인은 그 법인이 개설하는 의료기관에 필요한 시설이나 시설을 갖추는 데에 필요한 자금을 보유하여야 한다.

③ 의료법인이 재산을 처분하거나 정관을 변경하려면 시 · 도지사의 허가를 받아야 한다.

④ 이 법에 따른 의료법인이 아니면 의료법인이나 이와 비슷한 명칭을 사용할 수 없다.

제49조 (부대사업)

① 의료법인은 그 법인이 개설하는 의료기관에서 의료업무 외에 다음의 부대사업을 할 수 있다. 이 경우 부대사업으로 얻은 수익에 관한 회계는 의료법인의 다른 회계와 구분하여 계산하여야 한다. 〈개정 2008.2.29., 2010.1.18.〉

1. 의료인과 의료관계자 양성이나 보수교육
2. 의료나 의학에 관한 조사 연구
3. 「노인복지법」 제31조 제2호에 따른 노인의료복지시설의 설치 · 운영
4. 「장사 등에 관한 법률」 제25조 제1항에 따른 장례식장의 설치 · 운영
5. 「주차장법」 제19조 제1항에 따른 부설주차장의 설치 · 운영
6. 의료업 수행에 수반되는 의료정보시스템 개발 · 운영사업 중 대통령령으로 정하는 사업
7. 그 밖에 휴게음식점영업, 일반음식점영업, 이용업, 미용업 등 환자 또는 의료법인이 개설한 의료기관 종사자 등의 편의를 위하여 보건복지부령으로 정하는 사업

② 제1항 제4호 · 제5호 및 제7호의 부대사업을 하려는 의료법인은 타인에게 임대 또는 위탁하여 운영할 수 있다.

③ 제1항 및 제2항에 따라 부대사업을 하려는 의료법인은 보건복지부령으로 정하는 바에 따라 미리 의료기관의 소재지를 관할하는 시 · 도지사에게 신고하여야 한다. 신고사항

을 변경하려는 경우에도 또한 같다. 〈개정 2008.2.29., 2010.1.18.〉

제50조 (「민법」의 준용)

의료법인에 대하여 이 법에 규정된 것 외에는 「민법」 중 재단법인에 관한 규정을 준용한다.

제51조 (설립 허가 취소)

보건복지부장관 또는 시 · 도지사는 의료법인이 다음 각 호의 어느 하나에 해당하면 그 설립 허가를 취소할 수 있다. 〈개정 2008.2.29., 2010.1.18.〉

1. 정관으로 정하지 아니한 사업을 한 때
2. 설립된 날부터 2년 안에 의료기관을 개설하지 아니한 때
3. 의료법인이 개설한 의료기관이 제64조에 따라 개설허가를 취소당한 때
4. 보건복지부장관 또는 시 · 도지사가 감독을 위하여 내린 명령을 위반한 때
5. 제49조 제1항에 따른 부대사업 외의 사업을 한 때

제3절 의료기관 단체

제52조 (의료기관단체 설립)

① 병원급 의료기관의 장은 의료기관의 건전한 발전과 국민보건 향상에 기여하기 위하여 전국 조직을 두는 단체를 설립할 수 있다. 〈개정 2009.1.30.〉

② 제1항에 따른 단체는 법인으로 한다.

제4장 신의료기술평가

제53조 (신의료기술의 평가)

① 보건복지부장관은 국민건강을 보호하고 의료기술의 발전을 촉진하기 위하여 대통령령으로 정하는 바에 따라 제54조에 따른 신의료기술평가위원회의 심의를 거쳐 신의료기술의 안전성 · 유효성 등에 관한 평가(이하 "신의료기술평가"라 한다)를 하여야 한다. 〈개

정 2008.2.29., 2010.1.18.〉

② 제1항에 따른 신의료기술은 새로 개발된 의료기술로서 보건복지부장관이 안전성 · 유효성을 평가할 필요성이 있다고 인정하는 것을 말한다. 〈개정 2008.2.29., 2010.1.18.〉

③ 보건복지부장관은 신의료기술평가의 결과를 「국민건강보험법」 제64조에 따른 건강보험심사평가원의 장에게 알려야 한다. 이 경우 신의료기술평가의 결과를 보건복지부령으로 정하는 바에 따라 공표할 수 있다. 〈개정 2008.2.29., 2010.1.18., 2011.12.31.〉

④ 그 밖에 신의료기술평가의 대상 및 절차 등에 필요한 사항은 보건복지부령으로 정한다. 〈개정 2008.2.29., 2010.1.18.〉

제54조 (신의료기술평가위원회의 설치 등)

① 보건복지부장관은 신의료기술평가에 관한 사항을 심의하기 위하여 보건복지부에 신의료기술평가위원회(이하 "위원회"라 한다)를 둔다. 〈개정 2008.2.29., 2010.1.18.〉

② 위원회는 위원장 1명을 포함하여 20명 이내의 위원으로 구성한다.

③ 위원은 다음 각 호의 자 중에서 보건복지부장관이 위촉하거나 임명한다. 다만, 위원장은 제1호 또는 제2호의 자 중에서 임명한다. 〈개정 2008.2.29., 2010.1.18.〉

1. 제28조 제1항에 따른 의사회 · 치과의사회 · 한의사회에서 각각 추천하는 자
2. 보건의료에 관한 학식이 풍부한 자
3. 소비자단체에서 추천하는 자
4. 변호사의 자격을 가진 자로서 보건의료와 관련된 업무에 5년 이상 종사한 경력이 있는 자
5. 보건의료정책 관련 업무를 담당하고 있는 보건복지부 소속 5급 이상의 공무원

④ 위원장과 위원의 임기는 3년으로 하되, 연임할 수 있다. 다만, 제3항 제5호에 따른 공무원의 경우에는 재임기간으로 한다.

⑤ 위원의 자리가 빈 때에는 새로 위원을 임명하고, 새로 임명된 위원의 임기는 임명된 날부터 기산한다.

⑥ 위원회의 심의사항을 전문적으로 검토하기 위하여 위원회에 분야별 전문평가위원회를 둔다.

⑦ 그 밖에 위원회 · 전문평가위원회의 구성 및 운영 등에 필요한 사항은 보건복지부령으로 정한다. 〈개정 2008.2.29., 2010.1.18.〉

第55조 (자료의 수집 업무 등의 위탁)

보건복지부장관은 신의료기술평가에 관한 업무를 수행하기 위하여 필요한 경우 보건복지부령으로 정하는 바에 따라 자료 수집 · 조사 등 평가에 수반되는 업무를 관계 전문기관 또는 단체에 위탁할 수 있다. 〈개정 2008.2.29., 2010.1.18.〉

第5장 의료광고

第56조 (의료광고의 금지 등)

① 의료법인 · 의료기관 또는 의료인이 아닌 자는 의료에 관한 광고를 하지 못한다.

② 의료법인 · 의료기관 또는 의료인은 다음 각 호의 어느 하나에 해당하는 의료광고를 하지 못한다. 〈개정 2009.1.30.〉

1. 第53조에 따른 평가를 받지 아니한 신의료기술에 관한 광고
2. 치료효과를 보장하는 등 소비자를 현혹할 우려가 있는 내용의 광고
3. 다른 의료기관 · 의료인의 기능 또는 진료 방법과 비교하는 내용의 광고
4. 다른 의료법인 · 의료기관 또는 의료인을 비방하는 내용의 광고
5. 수술 장면 등 직접적인 시술행위를 노출하는 내용의 광고
6. 의료인의 기능, 진료 방법과 관련하여 심각한 부작용 등 중요한 정보를 누락하는 광고
7. 객관적으로 인정되지 아니하거나 근거가 없는 내용을 포함하는 광고
8. 신문, 방송, 잡지 등을 이용하여 기사(記事) 또는 전문가의 의견 형태로 표현되는 광고
9. 第57조에 따른 심의를 받지 아니하거나 심의받은 내용과 다른 내용의 광고
10. 第27조 第3항에 따라 외국인환자를 유치하기 위한 국내광고
11. 그 밖에 의료광고의 내용이 국민건강에 중대한 위해를 발생하게 하거나 발생하게 할 우려가 있는 것으로서 대통령령으로 정하는 내용의 광고

③ 의료법인 · 의료기관 또는 의료인은 거짓이나 과장된 내용의 의료광고를 하지 못한다.

④ 의료광고는 다음 각 호의 방법으로는 하지 못한다.

1. 「방송법」 第2조 第1호의 방송
2. 그 밖에 국민의 보건과 건전한 의료경쟁의 질서를 유지하기 위하여 제한할 필요가

있는 경우로서 대통령령으로 정하는 방법

⑤ 제1항이나 제2항에 따라 금지되는 의료광고의 구체적인 기준 등 의료광고에 관하여 필요한 사항은 대통령령으로 정한다.

제57조 (광고의 심의)

① 의료법인 · 의료기관 · 의료인이 다음 각 호의 어느 하나에 해당하는 매체를 이용하여 의료광고를 하려는 경우 미리 광고의 내용과 방법 등에 관하여 보건복지부장관의 심의를 받아야 한다. 〈개정 2008.2.29., 2010.1.18., 2011.8.4.〉

1. 「신문 등의 진흥에 관한 법률」 제2조에 따른 신문 · 인터넷신문 또는 「잡지 등 정기간행물의 진흥에 관한 법률」 제2조에 따른 정기간행물
2. 「옥외광고물 등 관리법」 제2조 제1호에 따른 옥외광고물 중 현수막(懸垂幕), 벽보, 전단(傳單) 및 교통시설 · 교통수단에 표시되는 것
3. 전광판
4. 대통령령으로 정하는 인터넷 매체

② 제1항에 따른 심의를 받으려는 자는 보건복지부령으로 정하는 수수료를 내야 한다. 〈개정 2008.2.29., 2010.1.18.〉

③ 보건복지부장관은 제1항에 따른 심의에 관한 업무를 제28조에 따라 설립된 단체에 위탁할 수 있다. 〈개정 2008.2.29., 2010.1.18.〉

④ 제1항에 따른 심의 기준 · 절차 및 제3항에 따른 심의 업무의 위탁 등 의료광고의 심의에 관하여 필요한 사항은 대통령령으로 정한다. 〈개정 2011.8.4.〉

제6장 감 독

제58조 (의료기관 인증)

① 보건복지부장관은 의료의 질과 환자 안전의 수준을 높이기 위하여 병원급 의료기관에 대한 인증(이하 "의료기관 인증"이라 한다)을 할 수 있다.

② 보건복지부장관은 대통령령으로 정하는 바에 따라 의료기관 인증에 관한 업무를 관계 전문기관(이하 "인증전담기관"이라 한다)에 위탁할 수 있다. 이 경우 인증전담기관에 대

하여 필요한 예산을 지원할 수 있다.

③ 보건복지부장관은 다른 법률에 따라 의료기관을 대상으로 실시하는 평가를 통합하여 인증전담기관으로 하여금 시행하도록 할 수 있다.

[전문개정 2010.7.23.]

제58조의2 (의료기관인증위원회)

① 보건복지부장관은 의료기관 인증에 관한 주요 정책을 심의하기 위하여 보건복지부장관 소속으로 의료기관인증위원회(이하 이 조에서 "위원회"라 한다)를 둔다.

② 위원회는 위원장 1명을 포함한 15인 이내의 위원으로 구성한다.

③ 위원회의 위원장은 보건복지부차관으로 하고, 위원회의 위원은 다음 각 호의 사람 중에서 보건복지부장관이 임명 또는 위촉한다.

1. 제28조에 따른 의료인 단체 및 제52조에 따른 의료기관단체에서 추천하는 자
2. 노동계, 시민단체(「비영리민간단체지원법」 제2조에 따른 비영리민간단체를 말한다), 소비자단체(「소비자기본법」 제29조에 따른 소비자단체를 말한다)에서 추천하는 자
3. 보건의료에 관한 학식과 경험이 풍부한 자
4. 보건복지부 소속 3급 이상 공무원 또는 고위공무원단에 속하는 공무원

④ 위원회는 다음 각 호의 사항을 심의한다.

1. 인증기준 및 인증의 공표를 포함한 의료기관 인증과 관련된 주요 정책에 관한 사항
2. 제58조 제3항에 따른 의료기관 대상 평가제도 통합에 관한 사항
3. 제58조의7 제2항에 따른 의료기관 인증 활용에 관한 사항
4. 그 밖에 위원장이 심의에 부치는 사항

⑤ 위원회의 구성 및 운영, 그 밖에 필요한 사항은 대통령령으로 정한다.

[본조신설 2010.7.23.]

제58조의3 (의료기관 인증기준 및 방법 등)

① 의료기관 인증기준은 다음 각 호의 사항을 포함하여야 한다.

1. 환자의 권리와 안전
2. 의료기관의 의료서비스 질 향상 활동
3. 의료서비스의 제공과정 및 성과
4. 의료기관의 조직 · 인력관리 및 운영

5. 환자 만족도

② 보건복지부장관은 인증을 신청한 의료기관에 대하여 제1항에 따른 인증기준의 충족 여부를 평가하여야 한다.

③ 보건복지부장관은 제2항에 따라 평가한 결과와 인증등급을 지체 없이 해당 의료기관의 장에게 통보하여야 한다.

④ 인증등급은 인증, 조건부인증 및 불인증으로 구분한다.

⑤ 인증의 유효기간은 4년으로 한다. 다만, 조건부인증의 경우에는 유효기간을 1년으로 한다.

⑥ 조건부인증을 받은 의료기관의 장은 유효기간 내에 보건복지부령으로 정하는 바에 따라 재인증을 받아야 한다.

⑦ 제1항에 따른 인증기준의 세부 내용은 보건복지부장관이 정한다.

[본조신설 2010.7.23.]

제58조의4 (의료기관 인증의 신청)

① 의료기관 인증을 받고자 하는 의료기관의 장은 보건복지부령으로 정하는 바에 따라 보건복지부장관에게 신청할 수 있다.

② 제1항에도 불구하고 제3조 제2항 제3호에 따른 요양병원(「장애인복지법」 제58조 제1항 제2호에 따른 의료재활시설로서 제3조의2에 따른 요건을 갖춘 의료기관은 제외한다)의 장은 보건복지부령으로 정하는 바에 따라 보건복지부장관에게 인증을 신청하여야 한다.

③ 인증전담기관은 보건복지부장관의 승인을 받아 의료기관 인증을 신청한 의료기관의 장으로부터 인증에 소요되는 비용을 징수할 수 있다.

[본조신설 2010.7.23.]

제58조의5 (이의신청)

① 의료기관 인증을 신청한 의료기관의 장은 평가결과 또는 인증등급에 관하여 보건복지부장관에게 이의신청을 할 수 있다.

② 제1항에 따른 이의신청은 평가결과 또는 인증등급을 통보받은 날부터 30일 이내에 하여야 한다. 다만, 책임질 수 없는 사유로 그 기간을 지킬 수 없었던 경우에는 그 사유가 없어진 날부터 기산한다.

③ 제1항에 따른 이의신청의 방법 및 처리 결과의 통보 등에 필요한 사항은 보건복지부령

으로 정한다.

[본조신설 2010.7.23.]

제58조의6 (인증서와 인증마크)

① 보건복지부장관은 인증을 받은 의료기관에 인증서를 교부하고 인증을 나타내는 표시(이하 "인증마크"라 한다)를 제작하여 인증을 받은 의료기관이 사용하도록 할 수 있다.

② 누구든지 제58조 제1항에 따른 인증을 받지 아니하고 인증서나 인증마크를 제작·사용하거나 그 밖의 방법으로 인증을 사칭하여서는 아니 된다.

③ 인증마크의 도안 및 표시방법 등에 필요한 사항은 보건복지부령으로 정한다.

[본조신설 2010.7.23.]

제58조의7 (인증의 공표 및 활용)

① 보건복지부장관은 인증을 받은 의료기관에 관하여 인증기준, 인증 유효기간 및 제58조의3 제2항에 따라 평가한 결과 등 보건복지부령으로 정하는 사항을 인터넷 홈페이지 등에 공표하여야 한다.

② 보건복지부장관은 제58조의3 제3항에 따른 평가 결과와 인증등급을 활용하여 의료기관에 대하여 다음 각 호에 해당하는 행정적·재정적 지원 등 필요한 조치를 할 수 있다.

1. 제3조의4에 따른 상급종합병원 지정
2. 제3조의5에 따른 전문병원 지정
3. 그 밖에 다른 법률에서 정하거나 보건복지부장관이 필요하다고 인정한 사항

③ 제1항에 따른 공표 등에 필요한 사항은 보건복지부령으로 정한다.

[본조신설 2010.7.23.]

제58조의8 (자료의 제공요청)

① 보건복지부장관은 인증과 관련하여 필요한 경우에는 관계 행정기관, 의료기관, 그 밖의 공공단체 등에 대하여 자료의 제공 및 협조를 요청할 수 있다.

② 제1항에 따른 자료의 제공과 협조를 요청받은 자는 정당한 사유가 없는 한 요청에 따라야 한다.

[본조신설 2010.7.23.]

제58조의9 (의료기관 인증의 취소)

① 보건복지부장관은 다음 각 호의 어느 하나에 해당하는 경우에는 의료기관 인증 또는 조건부인증을 취소할 수 있다. 다만, 제1호 및 제2호에 해당하는 경우에는 인증 또는 조건부인증을 취소하여야 한다.

1. 거짓이나 그 밖의 부정한 방법으로 인증 또는 조건부인증을 받은 경우
2. 제64조 제1항에 따라 의료기관 개설 허가가 취소되거나 폐쇄명령을 받은 경우
3. 의료기관의 종별 변경 등 인증 또는 조건부인증의 전제나 근거가 되는 중대한 사실이 변경된 경우

② 제1항 제1호에 따라 인증이 취소된 의료기관은 인증 또는 조건부인증이 취소된 날부터 1년 이내에 인증 신청을 할 수 없다.

[본조신설 2010.7.23.]

제59조 (지도와 명령)

① 보건복지부장관 또는 시 · 도지사는 보건의료정책을 위하여 필요하거나 국민보건에 중대한 위해(危害)가 발생하거나 발생할 우려가 있으면 의료기관이나 의료인에게 필요한 지도와 명령을 할 수 있다. 〈개정 2008.2.29., 2010.1.18.〉

② 보건복지부장관, 시 · 도지사 또는 시장 · 군수 · 구청장은 의료인이 정당한 사유 없이 진료를 중단하거나 의료기관 개설자가 집단으로 휴업하거나 폐업하여 환자 진료에 막대한 지장을 초래하거나 초래할 우려가 있다고 인정할 만한 상당한 이유가 있으면 그 의료인이나 의료기관 개설자에게 업무개시 명령을 할 수 있다. 〈개정 2008.2.29., 2010.1.18.〉

③ 의료인과 의료기관 개설자는 정당한 사유 없이 제2항의 명령을 거부할 수 없다.

제60조 (병상 수급계획의 수립 등)

① 보건복지부장관은 병상의 합리적인 공급과 배치에 관한 기본시책을 수립하여야 한다. 〈개정 2008.2.29., 2010.1.18.〉

② 시 · 도지사는 제1항에 따른 기본시책에 따라 지역 실정을 고려하여 특별시 · 광역시 또는 도 단위의 병상 수급계획을 수립한 후 보건복지부장관에게 제출하여야 한다. 〈개정 2008.2.29., 2010.1.18.〉

③ 보건복지부장관은 제2항에 따라 제출된 병상 수급계획이 제1항에 따른 기본시책에 맞

지 아니하는 등 보건복지부령으로 정하는 사유가 있으면 시·도지사에게 보건복지부령으로 정하는 바에 따라 그 조정을 권고할 수 있다. 〈개정 2008.2.29., 2010.1.18.〉

제61조 (보고와 업무 검사 등)

① 보건복지부장관 또는 시장·군수·구청장은 의료기관이나 의료인에게 필요한 사항을 보고하도록 명할 수 있고, 관계 공무원을 시켜 그 업무 상황, 시설 또는 진료기록부·조산기록부·간호기록부 등 관계 서류를 검사하게 하거나 관계인에게서 진술을 들어 사실을 확인받게 할 수 있다. 이 경우 의료인이나 의료기관은 정당한 사유 없이 이를 거부하지 못한다. 〈개정 2008.2.29., 2010.1.18., 2011.8.4.〉

② 제1항의 경우에 관계 공무원은 권한을 증명하는 증표 및 조사기간, 조사범위, 조사담당자, 관계 법령 등이 기재된 조사명령서를 지니고 이를 관계인에게 내보여야 한다. 〈개정 2011.8.4.〉

③ 제1항의 보고 및 제2항의 조사명령서에 관한 사항은 보건복지부령으로 정한다. 〈개정 2008.2.29., 2010.1.18., 2011.8.4.〉

제62조 (의료기관 회계기준)

① 의료기관 개설자는 의료기관 회계를 투명하게 하도록 노력하여야 한다.

② 보건복지부령으로 정하는 일정 규모 이상의 종합병원 개설자는 회계를 투명하게 하기 위하여 의료기관 회계기준을 지켜야 한다. 〈개정 2008.2.29., 2010.1.18.〉

③ 제2항에 따른 의료기관 회계기준은 보건복지부령으로 정한다. 〈개정 2008.2.29., 2010.1.18.〉

제63조 (시정 명령 등)

보건복지부장관 또는 시장·군수·구청장은 의료기관이 제16조 제2항, 제23조 제2항, 제27조의2 제1항·제2항(외국인환자 유치업자를 말한다)·제3항(외국인환자 유치업자를 포함한다)·제5항, 제34조 제2항, 제35조 제2항, 제36조, 제37조 제1항·제2항, 제38조 제1항·제2항, 제41조부터 제43조까지, 제45조, 제46조, 제47조 제1항, 제56조 제2항부터 제4항까지, 제57조 제1항, 제58조의4 제2항, 제62조 제2항, 제77조 제3항을 위반한 때 또는 종합병원·상급종합병원·전문병원이 각각 제3조의3 제1항·제3조의4 제1항·제3조의5 제2항에 따른 요건에 해당하지 아니하게 된 때에는 일정한 기간을 정하여 그 시설 · 장비 등의 전부 또는 일부의 사용을 제한 또는 금지하거나 위반한 사항을 시정하도록 명할 수 있다. 〈개정 2008.2.29., 2009.1.30., 2010.1.18., 2010.7.23., 2011.4.28.〉

제64조 (개설 허가 취소 등)

① 보건복지부장관 또는 시장 · 군수 · 구청장은 의료기관이 다음 각 호의 어느 하나에 해당하면 그 의료업을 1년의 범위에서 정지시키거나 개설 허가를 취소하거나 의료기관 폐쇄를 명할 수 있다. 다만, 제8호에 해당하는 경우에는 의료기관 개설 허가를 취소하거나 의료기관 폐쇄를 명하여야 하며, 의료기관 폐쇄는 제33조 제3항과 제35조 제1항 본문에 따라 신고한 의료기관에만 명할 수 있다. 〈개정 2007.7.27., 2008.2.29., 2009.1.30., 2010.1.18., 2011.8.4., 2013.8.13.〉

1. 개설 신고나 개설 허가를 한 날부터 3개월 이내에 정당한 사유 없이 업무를 시작하지 아니한 때
2. 의료인이나 의료기관 종사자가 무자격자에게 의료행위를 하게 하거나 의료인에게 면허 사항 외의 의료행위를 하게 한 때
3. 제61조에 따른 관계 공무원의 직무 수행을 기피 또는 방해하거나 제59조 또는 제63조에 따른 명령을 위반한 때
4. 제33조 제2항 제3호부터 제5호까지의 규정에 따른 의료법인 · 비영리법인, 준정부기관 · 지방의료원 또는 한국보훈복지의료공단의 설립허가가 취소되거나 해산된 때
5. 제33조 제5항, 제40조 또는 제56조를 위반한 때
6. 제63조에 따른 시정명령(제27조의2 제1항 · 제3항 · 제5항 위반에 따른 시정명령을 제외한다)을 이행하지 아니한 때
7. 「약사법」 제24조 제2항을 위반하여 담합행위를 한 때
8. 의료기관 개설자가 거짓으로 진료비를 청구하여 금고 이상의 형을 선고받고 그 형이 확정된 때

② 제1항에 따라 개설 허가를 취소당하거나 폐쇄 명령을 받은 자는 그 취소된 날이나 폐쇄 명령을 받은 날부터 6개월 이내에, 의료업 정지처분을 받은 자는 그 업무 정지기간 중에 각각 의료기관을 개설 · 운영하지 못한다. 다만, 제1항 제8호에 따라 의료기관 개설 허가를 취소당하거나 폐쇄 명령을 받은 자는 취소당한 날이나 폐쇄 명령을 받은 날부터 3년 안에는 의료기관을 개설 · 운영하지 못한다

제65조 (면허 취소와 재교부)

① 보건복지부장관은 의료인이 다음 각 호의 어느 하나에 해당할 경우에는 그 면허를 취소할 수 있다. 다만, 제1호의 경우에는 면허를 취소하여야 한다. 〈개정 2008.2.29., 2009.1.30., 2010.1.18.〉

1. 제8조 각 호의 어느 하나에 해당하게 된 경우
2. 제66조에 따른 자격 정지 처분 기간 중에 의료행위를 하거나 3회 이상 자격 정지 처분을 받은 경우
3. 제11조 제1항에 따른 면허 조건을 이행하지 아니한 경우
4. 삭제 〈2009.12.31.〉
5. 면허증을 빌려준 경우

② 보건복지부장관은 제1항에 따라 면허가 취소된 자라도 취소의 원인이 된 사유가 없어지거나 개전(改悛)의 정이 뚜렷하다고 인정되면 면허를 재교부할 수 있다. 다만, 제1항 제3호에 따라 면허가 취소된 경우에는 취소된 날부터 1년 이내, 제1항 제2호 · 제4호 또는 제5호에 따라 면허가 취소된 경우에는 취소된 날부터 2년 이내, 제8조 제4호에 따른 사유로 면허가 취소된 경우에는 취소된 날부터 3년 이내에는 재교부하지 못한다. 〈개정 2007.7.27., 2008.2.29., 2010.1.18.〉

제66조 (자격정지 등)

① 보건복지부장관은 의료인이 다음 각 호의 어느 하나에 해당하면 1년의 범위에서 면허자격을 정지시킬 수 있다. 이 경우 의료기술과 관련한 판단이 필요한 사항에 관하여는 관계 전문가의 의견을 들어 결정할 수 있다. 〈개정 2008.2.29., 2009.12.31., 2010.1.18., 2010.5.27., 2011.4.7., 2011.8.4.〉

1. 의료인의 품위를 심하게 손상시키는 행위를 한 때
2. 의료기관 개설자가 될 수 없는 자에게 고용되어 의료행위를 한 때
3. 제17조 제1항 및 제2항에 따른 진단서 · 검안서 또는 증명서를 거짓으로 작성하여 내주거나 제22조 제1항에 따른 진료기록부등을 거짓으로 작성하거나 고의로 사실과 다르게 추가기재 · 수정한 때
4. 제20조를 위반한 경우
5. 제27조 제1항을 위반하여 의료인이 아닌 자로 하여금 의료행위를 하게 한 때

6. 의료기사가 아닌 자에게 의료기사의 업무를 하게 하거나 의료기사에게 그 업무 범위를 벗어나게 한 때
7. 관련 서류를 위조 · 변조하거나 속임수 등 부정한 방법으로 진료비를 거짓 청구한 때
8. 삭제 〈2011.8.4.〉
9. 제23조의2를 위반하여 경제적 이익등을 제공받은 때
10. 그 밖에 이 법 또는 이 법에 따른 명령을 위반한 때

② 제1항 제1호에 따른 행위의 범위는 대통령령으로 정한다.

③ 의료기관은 그 의료기관 개설자가 제1항 제7호에 따라 자격정지 처분을 받은 경우에는 그 자격정지 기간 중 의료업을 할 수 없다. 〈개정 2010.7.23.〉

④ 보건복지부장관은 의료인이 제25조에 따른 신고를 하지 아니한 때에는 신고할 때까지 면허의 효력을 정지할 수 있다. 〈신설 2011.4.28.〉

⑤ 제1항 제2호를 위반한 의료인이 자진하여 그 사실을 신고한 경우에는 제1항에도 불구하고 보건복지부령으로 정하는 바에 따라 그 처분을 감경하거나 면제할 수 있다. 〈신설 2012.2.1.〉

제66조의2 (중앙회의 자격정지 처분 요구 등)

각 중앙회의 장은 의료인이 제66조 제1항 제1호에 해당하는 경우에는 각 중앙회의 윤리위원회의 심의 · 의결을 거쳐 보건복지부장관에게 자격정지 처분을 요구할 수 있다.

[본조신설 2011.4.28.]

제67조 (과징금 처분)

① 보건복지부장관이나 시장 · 군수 · 구청장은 의료기관이 제64조 제1항 각 호의 어느 하나에 해당할 때에는 대통령령으로 정하는 바에 따라 의료업 정지 처분을 갈음하여 5천만원 이하의 과징금을 부과할 수 있다. 이 경우 과징금은 3회까지만 부과할 수 있다. 〈개정 2008.2.29., 2010.1.18.〉

② 제1항에 따른 과징금을 부과하는 위반 행위의 종류와 정도 등에 따른 과징금의 액수와 그 밖에 필요한 사항은 대통령령으로 정한다.

③ 보건복지부장관이나 시장 · 군수 · 구청장은 제1항에 따른 과징금을 기한 안에 내지 아니한 때에는 지방세 체납처분의 예에 따라 징수한다. 〈개정 2008.2.29., 2010.1.18.〉

제68조 (행정처분의 기준)

제63조, 제64조 제1항, 제65조 제1항, 제66조 제1항에 따른 행정처분의 세부적인 기준은 보건복지부령으로 정한다. 〈개정 2008.2.29., 2010.1.18.〉

제69조 (의료지도원)

① 제61조에 따른 관계 공무원의 직무를 행하게 하기 위하여 보건복지부, 시 · 도 및 시 · 군 · 구에 의료지도원을 둔다. 〈개정 2008.2.29., 2010.1.18.〉

② 의료지도원은 보건복지부장관, 시 · 도지사 또는 시장 · 군수 · 구청장이 그 소속 공무원 중에서 임명하되, 자격과 임명 등에 필요한 사항은 보건복지부령으로 정한다. 〈개정 2008.2.29., 2010.1.18.〉

③ 의료지도원 및 그 밖의 공무원은 직무를 통하여 알게 된 의료기관, 의료인, 환자의 비밀을 누설하지 못한다.

제7장 삭제 〈2011.4.7.〉

제70조 삭제 〈2011.4.7.〉

제71조 삭제 〈2011.4.7.〉

제72조 삭제 〈2011.4.7.〉

제73조 삭제 〈2011.4.7.〉

제74조 삭제 〈2011.4.7.〉

제75조 삭제 〈2011.4.7.〉

제76조 삭제 〈2011.4.7.〉

제8장 보 칙

제77조 (전문의)

① 의사 · 치과의사 또는 한의사로서 전문의가 되려는 자는 대통령령으로 정하는 수련을 거쳐 보건복지부장관에게 자격 인정을 받아야 한다. 〈개정 2008.2.29., 2010.1.18.〉

② 제1항에 따라 전문의 자격을 인정받은 자가 아니면 전문과목을 표시하지 못한다. 다만, 보건복지부장관은 의료체계를 효율적으로 운영하기 위하여 전문의 자격을 인정받은 치과의사와 한의사에 대하여 종합병원 · 치과병원 · 한방병원 중 보건복지부령으로 정하는 의료기관에 한하여 전문과목을 표시하도록 할 수 있다. 〈개정 2008.2.29., 2009.1. 30., 2010.1.18.〉

③ 제2항에 따라 전문과목을 표시한 치과의원은 제15조 제1항에도 불구하고 표시한 전문과목에 해당하는 환자만을 진료하여야 한다. 다만, 응급환자인 경우에는 그러하지 아니하다. 〈신설 2011.4.28.〉

④ 전문의 자격 인정과 전문과목에 관한 사항은 대통령령으로 정한다. 〈개정 2011.4.28.〉

[법률 제9386호(2009.1.30.) 부칙 제2조의 규정에 의하여 이 조 제2항 단서의 개정규정 중 치과의사에 대한 부분은 2013년 12월 31일까지, 한의사에 대한 부분은 2009년 12월 31일까지 유효함]

제78조 (전문간호사)

① 보건복지부장관은 간호사에게 간호사 면허 외에 전문간호사 자격을 인정할 수 있다. 〈개정 2008.2.29., 2010.1.18.〉

② 제1항에 따른 전문간호사의 자격 구분, 자격 기준, 자격증, 그 밖에 필요한 사항은 보건복지부령으로 정한다. 〈개정 2008.2.29., 2010.1.18.〉

제79조 (한지 의료인)

① 이 법이 시행되기 전의 규정에 따라 면허를 받은 한지 의사(限地 醫師), 한지 치과의사 및 한지 한의사는 허가받은 지역에서 의료업무에 종사하는 경우 의료인으로 본다.

② 보건복지부장관은 제1항에 따른 의료인이 허가받은 지역 밖에서 의료행위를 하는 경

우에는 그 면허를 취소할 수 있다. 〈개정 2008.2.29., 2010.1.18.〉

③ 제1항에 따른 의료인의 허가지역 변경, 그 밖에 필요한 사항은 보건복지부령으로 정한다. 〈개정 2008.2.29., 2010.1.18.〉

④ 한지 의사, 한지 치과의사, 한지 한의사로서 허가받은 지역에서 10년 이상 의료업무에 종사한 경력이 있는 자 또는 이 법 시행 당시 의료업무에 종사하고 있는 자 중 경력이 5년 이상인 자에게는 제5조에도 불구하고 보건복지부령으로 정하는 바에 따라 의사, 치과의사 또는 한의사의 면허를 줄 수 있다. 〈개정 2008.2.29., 2010.1.18.〉

제80조 (간호조무사)

① 간호조무사가 되려는 자는 시ㆍ도지사의 자격인정을 받아야 한다.

② 간호조무사는 제27조에도 불구하고 간호보조 업무에 종사할 수 있다. 이 경우에는 이 법을 적용할 때 간호사에 관한 규정을 준용하며, "면허"는 "자격"으로, "면허증"은 "자격증"으로 한다.

③ 간호조무사의 자격인정과 그 업무 한계 등에 필요한 사항은 보건복지부령으로 정한다. 〈개정 2008.2.29., 2010.1.18.〉

제81조 (의료유사업자)

① 이 법이 시행되기 전의 규정에 따라 자격을 받은 접골사(接骨士), 침사(鍼士), 구사(灸士)(이하 "의료유사업자"라 한다)는 제27조에도 불구하고 각 해당 시술소에서 시술(施術)을 업(業)으로 할 수 있다.

② 의료유사업자에 대하여는 이 법 중 의료인과 의료기관에 관한 규정을 준용한다. 이 경우 "의료인"은 "의료유사업자"로, "면허"는 "자격"으로, "면허증"은 "자격증"으로, "의료기관"은 "시술소"로 한다.

③ 의료유사업자의 시술행위, 시술업무의 한계 및 시술소의 기준 등에 관한 사항은 보건복지부령으로 정한다. 〈개정 2008.2.29., 2010.1.18.〉

제82조 (안마사)

① 안마사는 「장애인복지법」에 따른 시각장애인 중 다음 각 호의 어느 하나에 해당하는 자로서 시ㆍ도지사에게 자격인정을 받아야 한다. 〈개정 2008.2.29., 2010.1.18.〉

1. 「초ㆍ중등교육법」 제2조 제5호에 따른 특수학교 중 고등학교에 준한 교육을 하는

학교에서 제4항에 따른 안마사의 업무한계에 따라 물리적 시술에 관한 교육과정을 마친 자

2. 중학교 과정 이상의 교육을 받고 보건복지부장관이 지정하는 안마수련기관에서 2년 이상의 안마수련과정을 마친 자

② 제1항의 안마사는 제27조에도 불구하고 안마업무를 할 수 있다.

③ 안마사에 대하여는 이 법 중 제8조, 제25조, 제28조부터 제32조까지, 제33조 제2항 제1호 · 제3항 · 제5항 · 제8항 본문, 제36조, 제40조, 제59조 제1항, 제61조, 제63조(제36조를 위반한 경우만을 말한다), 제64조부터 제66조까지, 제68조, 제83조, 제84조를 준용한다. 이 경우 "의료인"은 "안마사"로, "면허"는 "자격"으로, "면허증"은 "자격증"으로, "의료기관"은 "안마시술소 또는 안마원"으로, "해당 의료관계단체의 장"은 "안마사회장"으로 한다. 〈개정 2009.1.30.〉

④ 안마사의 업무한계, 안마시술소나 안마원의 시설 기준 등에 관한 사항은 보건복지부령으로 정한다. 〈개정 2008.2.29., 2010.1.18.〉

제83조 (경비 보조 등)

① 보건복지부장관 또는 시 · 도지사는 국민보건 향상을 위하여 필요하다고 인정될 때에는 의료인 · 의료기관 · 중앙회 또는 의료 관련 단체에 대하여 시설, 운영 경비, 조사 · 연구 비용의 전부 또는 일부를 보조할 수 있다. 〈개정 2008.2.29., 2010.1.18., 2010.7.23.〉

② 보건복지부장관은 다음 각 호의 의료기관이 인증을 신청할 때 예산의 범위에서 인증에 소요되는 비용의 전부 또는 일부를 보조할 수 있다. 〈신설 2010.7.23.〉

1. 제58조의4 제2항에 따라 인증을 신청하여야 하는 의료기관
2. 300병상 미만인 의료기관(종합병원은 제외한다) 중 보건복지부장관이 정하는 기준에 해당하는 의료기관

제84조 (청문)

보건복지부장관, 시 · 도지사 또는 시장 · 군수 · 구청장은 다음 각 호의 어느 하나에 해당하는 처분을 하려면 청문을 실시하여야 한다. 〈개정 2008.2.29., 2010.1.18., 2010.7.23.〉

1. 제51조에 따른 설립 허가의 취소
2. 제58조의9에 따른 의료기관 인증 또는 조건부인증의 취소
3. 제63조에 따른 시설 · 장비 등의 사용금지 명령

4. 제64조 제1항에 따른 개설허가 취소나 의료기관 폐쇄 명령
5. 제65조 제1항에 따른 면허의 취소

제85조 (수수료)

① 이 법에 따른 의료인의 면허나 면허증을 재교부 받으려는 자, 국가시험등에 응시하려는 자, 진단용 방사선 발생 장치의 검사를 받으려는 자는 보건복지부령으로 정하는 바에 따라 수수료를 내야 한다. 〈개정 2008.2.29., 2010.1.18.〉

② 제9조 제2항에 따른 관계 전문기관은 제1항에 따라 납부받은 국가시험등의 응시수수료를 보건복지부장관의 승인을 받아 시험 관리에 필요한 경비에 직접 충당할 수 있다. 〈개정 2008.2.29., 2010.1.18.〉

제86조 (권한의 위임 및 위탁)

① 이 법에 따른 보건복지부장관 또는 시ㆍ도지사의 권한은 그 일부를 대통령령으로 정하는 바에 따라 시ㆍ도지사, 질병관리본부장 또는 시장ㆍ군수ㆍ구청장이나 보건소장에게 위임할 수 있다. 〈개정 2008.2.29., 2010.1.18.〉

② 보건복지부장관은 이 법에 따른 업무의 일부를 대통령령으로 정하는 바에 따라 관계 전문기관에 위탁할 수 있다. 〈개정 2008.2.29., 2010.1.18.〉

제9장 벌 칙

제87조 (벌칙)

① 다음 각 호의 어느 하나에 해당하는 자는 5년 이하의 징역이나 2천만원 이하의 벌금에 처한다. 〈개정 2009.1.30.〉

1. 면허증을 대여한 자
2. 제12조 제2항, 제18조 제3항, 제23조 제3항, 제27조 제1항, 제33조 제2항ㆍ제8항(제82조 제3항에서 준용하는 경우를 포함한다)을 위반한 자

② 제38조 제3항을 위반한 자는 3년 이하의 징역 또는 3천만원 이하의 벌금에 처한다.

제88조 (벌칙)

제19조, 제21조 제1항, 제22조 제3항, 제27조 제3항 · 제4항, 제27조의2 제1항 · 제2항, 제33조 제4항, 제35조 제1항 단서, 제59조 제3항, 제64조 제2항(제82조 제3항에서 준용하는 경우를 포함한다), 제69조 제3항을 위반한 자 또는 제82조 제1항에 따른 안마사의 자격인정을 받지 아니하고 영리를 목적으로 안마를 한 자는 3년 이하의 징역이나 1천만원 이하의 벌금에 처한다. 다만, 제19조, 제21조 제1항 또는 제69조 제3항을 위반한 자에 대한 공소는 고소가 있어야 한다. 〈개정 2009.1.30., 2009.12.31., 2011.4.7.〉

제88조의2 (벌칙)

제23조의2를 위반한 자는 2년 이하의 징역이나 3천만원 이하의 벌금에 처한다. 이 경우 취득한 경제적 이익등은 몰수하고, 몰수할 수 없을 때에는 그 가액을 추징한다.

[본조신설 2010.5.27.]

[종전 제88조의2는 제88조의3으로 이동 〈2010.5.27.〉]

제88조의3 (벌칙)

제20조를 위반한 자는 2년 이하의 징역이나 1천만원 이하의 벌금에 처한다.

[본조신설 2009.12.31.]

[제88조의2에서 이동 〈2010.5.27.〉]

제89조 (벌칙)

제15조 제1항, 제17조 제1항 · 제2항(제1항 단서 후단과 제2항 단서는 제외한다), 제56조 제1항부터 제4항까지, 제57조 제1항, 제58조의6 제2항을 위반한 자는 1년 이하의 징역이나 500만원 이하의 벌금에 처한다. 〈개정 2010.7.23.〉

제90조 (벌칙)

제16조 제1항 · 제2항, 제17조 제3항 · 제4항, 제18조 제4항, 제21조 제3항 · 제5항, 제22조 제1항 · 제2항, 제26조, 제27조 제2항, 제33조 제1항 · 제3항(제82조 제3항에서 준용하는 경우를 포함한다) · 제5항(허가의 경우만을 말한다), 제35조 제1항 본문, 제41조, 제42조 제1항, 제48조 제3항 · 제4항, 제77조 제2항을 위반한 자나 제63조에 따

른 명령을 위반한 자와 의료기관 개설자가 될 수 없는 자에게 고용되어 의료행위를 한 자는 300만원 이하의 벌금에 처한다. 〈개정 2007.7.27., 2009.1.30., 2011.4.7.〉

제91조 (양벌규정)

법인의 대표자나 법인 또는 개인의 대리인, 사용인, 그 밖의 종업원이 그 법인 또는 개인의 업무에 관하여 제87조, 제88조, 제88조의3, 제89조 또는 제90조의 위반행위를 하면 그 행위자를 벌하는 외에 그 법인 또는 개인에게도 해당 조문의 벌금형을 과(科)한다. 다만, 법인 또는 개인이 그 위반행위를 방지하기 위하여 해당 업무에 관하여 상당한 주의와 감독을 게을리하지 아니한 경우에는 그러하지 아니하다. 〈개정 2010.5.27.〉

[전문개정 2009.12.31.]

제92조 (과태료)

① 다음 각 호의 어느 하나에 해당하는 자에게는 300만원 이하의 과태료를 부과한다.

1. 제37조 제1항에 따른 신고를 하지 아니하고 진단용 방사선 발생장치를 설치 · 운영한 자
2. 제37조 제2항에 따른 안전관리책임자를 선임하지 아니하거나 정기검사와 측정 또는 방사선 관계 종사자에 대한 피폭관리를 실시하지 아니한 자
3. 제46조 제3항을 위반하여 선택진료에 관한 정보를 제공하지 아니한 자
4. 제49조 제3항을 위반하여 신고하지 아니한 자

② 제61조 제1항에 따른 보고를 하지 아니하거나 검사를 거부 · 방해 또는 기피한 자에게는 200만원 이하의 과태료를 부과한다.

③ 다음 각 호의 어느 하나에 해당하는 자에게는 100만원 이하의 과태료를 부과한다. 〈개정 2009.1.30., 2012.2.1.〉

1. 삭제 〈2011.4.28.〉
2. 제33조 제5항(제82조 제3항에서 준용하는 경우를 포함한다)에 따른 변경신고를 하지 아니한 자
3. 제40조 제1항(제82조 제3항에서 준용하는 경우를 포함한다)에 따른 휴업 또는 폐업 신고를 하지 아니하거나 제40조 제2항을 위반하여 진료기록부등을 이관(移管)하지 아니한 자
4. 제42조 제3항을 위반하여 의료기관의 명칭 또는 이와 비슷한 명칭을 사용한 자

5. 제43조 제5항에 따른 진료과목 표시를 위반한 자

6. 제4조 제3항에 따라 환자의 권리 등을 게시하지 아니한 자

④ 제1항부터 제3항까지의 과태료는 대통령령으로 정하는 바에 따라 보건복지부장관 또는 시장 · 군수 · 구청장이 부과 · 징수한다. 〈신설 2009.1.30., 2010.1.18.〉

제93조 삭제 〈2009.1.30.〉

부 칙 〈제12069호, 2013.8.13.〉

제1조 (시행일)

이 법은 공포한 날부터 시행한다.

제2조 (의료업의 정지에 관한 적용례)

제64조 제1항의 개정규정은 이 법 시행 전의 위반행위에 대하여 행정처분을 하는 경우에도 적용한다.

[부록 2]

의료사고 피해구제 및 의료분쟁 조정 등에 관한 법률

[시행 2013.4.8.] [법률 제10566호, 2011.4.7., 제정]

제1장 총 칙

제1조 (목적)

이 법은 의료분쟁의 조정 및 중재 등에 관한 사항을 규정함으로써 의료사고로 인한 피해를 신속 · 공정하게 구제하고 보건의료인의 안정적인 진료환경을 조성함을 목적으로 한다.

제2조 (정의)

이 법에서 사용하는 용어의 뜻은 다음과 같다.

1. "의료사고"란 보건의료인(「의료법」 제27조 제1항 단서 또는 「약사법」 제23조 제1항 단서에 따라 그 행위가 허용되는 자를 포함한다)이 환자에 대하여 실시하는 진단 · 검사 · 치료 · 의약품의 처방 및 조제 등의 행위(이하 "의료행위등"이라 한다)로 인하여 사람의 생명 · 신체 및 재산에 대하여 피해가 발생한 경우를 말한다.
2. "의료분쟁"이란 의료사고로 인한 다툼을 말한다.
3. "보건의료인"이란 「의료법」에 따른 의료인 · 간호조무사, 「의료기사 등에 관한 법률」에 따른 의료기사, 「응급의료에 관한 법률」에 따른 응급구조사 및 「약사법」에 따른 약사 · 한약사로서 보건의료기관에 종사하는 사람을 말한다.
4. "보건의료기관"이란 「의료법」에 따라 개설된 의료기관, 「약사법」에 따라 등록된 약국, 「약사법」에 따라 설립된 한국희귀의약품센터, 「지역보건법」에 따라 설치된 보건소 · 보건의료원 · 보건지소 및 「농어촌 등 보건의료를 위한 특별조치법」에 따라 설치된 보건진료소를 말한다.
5. "보건의료기관개설자"란 「의료법」에 따른 의료기관 개설자, 「약사법」에 따른 약국개설자 · 한국희귀의약품센터의 장, 「지역보건법」에 따른 보건소 · 보건의료원 · 보

건지소 및 「농어촌 등 보건의료를 위한 특별조치법」에 따른 보건진료소를 운영하는 시장(「제주특별자치도 설치 및 국제자유도시 조성을 위한 특별법」에 따른 행정시장을 포함한다. 이하 같다) · 군수 · 구청장(자치구의 구청장을 말한다. 이하 같다)을 말한다.

6. "보건의료인단체 및 보건의료기관단체"란 「의료법」에 따라 설립된 의료인 단체 및 의료기관 단체와 「약사법」에 따라 설립된 대한약사회 및 대한한약사회를 말한다.

제3조 (적용 대상)

이 법은 대한민국 국민이 아닌 사람이 보건의료기관에 대하여 의료사고로 인한 손해배상을 구하는 경우에도 적용한다.

제4조 (신의성실의 원칙)

제6조에 따른 한국의료분쟁조정중재원은 조정 및 중재 절차가 신속 · 공정하고 효율적으로 진행되도록 노력하여야 하고, 조정 및 중재 절차에 참여하는 분쟁 당사자는 상호 신뢰와 이해를 바탕으로 성실하게 절차에 임하여야 한다.

제5조 (국가 · 보건의료기관개설자 및 보건의료인의 책무 등)

① 국가는 의료사고를 예방하기 위하여 조사 · 연구, 통계 작성 및 공표, 교육 및 지침 개발 등 법적 · 제도적 기반을 마련하여야 한다.

② 보건의료기관개설자 및 보건의료인은 의료사고 예방을 위하여 시설 · 장비 및 인력에 흠이 없도록 하고, 필요한 관리상의 주의의무를 다하여야 한다.

③ 보건복지부장관이 정하는 보건의료기관개설자는 의료사고의 예방을 위하여 의료사고예방위원회를 설치 · 운영하는 등 필요한 조치를 하여야 한다.

④ 제3항에 따른 의료사고예방위원회의 구성 및 운영, 그 밖에 필요한 사항은 보건복지부령으로 정한다.

제2장 한국의료분쟁조정중재원

제1절 설립 등

제6조 (한국의료분쟁조정중재원의 설립)

① 의료분쟁을 신속 · 공정하고 효율적으로 해결하기 위하여 한국의료분쟁조정중재원(이하 "조정중재원"이라 한다)을 설립한다.

② 조정중재원은 법인으로 한다.

③ 조정중재원은 대통령령으로 정하는 바에 따라 필요한 곳에 그 지부를 설치할 수 있다.

④ 조정중재원은 그 주된 사무소의 소재지에서 설립등기를 함으로써 성립한다.

제7조 (정관)

① 조정중재원의 정관에는 다음 각 호의 사항을 기재하여야 한다.

1. 목적
2. 명칭
3. 주된 사무소 및 지부에 관한 사항
4. 임원 및 직원에 관한 사항
5. 이사회의 운영에 관한 사항
6. 제19조에 따른 의료분쟁조정위원회에 관한 사항
7. 제25조에 따른 의료사고감정단에 관한 사항
8. 제47조에 따른 손해배상금 대불(代拂)에 관한 사항
9. 업무와 그 집행에 관한 사항
10. 재산 및 회계에 관한 사항
11. 정관의 변경에 관한 사항
12. 내부규정의 제정 · 개정 및 폐지에 관한 사항
13. 그 밖에 보건복지부령으로 정하는 사항

② 그 정관을 변경하려면 보건복지부장관의 인가를 받아야 한다.

제8조 (업무)

조정중재원의 업무는 다음 각 호와 같다.

1. 의료분쟁의 조정 · 중재 및 상담
2. 의료사고 감정
3. 손해배상금 대불
4. 의료분쟁과 관련된 제도와 정책의 연구, 통계 작성, 교육 및 홍보
5. 그 밖에 의료분쟁과 관련하여 대통령령으로 정하는 업무

제9조 (유사명칭의 사용금지)

이 법에 따른 한국의료분쟁조정중재원이 아닌 자는 한국의료분쟁조정중재원 또는 이와 유사한 명칭을 사용하여서는 아니 된다.

제10조 (임원 및 임기)

① 조정중재원에 임원으로서 조정중재원의 원장(이하 "원장" 이라 한다), 제19조에 따른 의료분쟁조정위원회의 위원장(이하 "위원장" 이라 한다) 및 제25조에 따른 의료사고감정단의 단장(이하 "단장" 이라 한다)을 포함한 9명 이내의 이사와 감사 1명을 둔다.

② 원장은 상임으로 하고, 그 밖의 임원은 비상임으로 한다.

③ 원장은 의료분쟁의 조정 등에 관하여 학식과 경험이 풍부한 사람 중에서 보건복지부장관이 임명한다.

④ 이사는 의료분쟁에 관하여 학식과 경험이 풍부한 사람 중에서 원장의 제청으로 보건복지부장관이 위촉한다.

⑤ 감사는 보건복지부장관이 위촉한다.

⑥ 임원의 임기는 3년으로 하고, 중임할 수 없다.

제11조 (임원의 직무)

① 원장은 조정중재원을 대표하고 조정중재원의 업무를 총괄한다.

② 원장이 부득이한 사유로 직무를 수행할 수 없는 경우 위원장이 그 직무를 대행한다.

③ 위원장은 원장의 지휘를 받아 의료분쟁조정위원회의 업무를 총괄하고, 단장은 원장의 지휘를 받아 의료사고감정단의 업무를 총괄한다.

④ 원장 · 위원장이 모두 부득이한 사유로 직무를 수행할 수 없을 때에는 단장, 그 밖에 정

관으로 정하는 이사의 순으로 그 직무를 대행한다.

⑤ 감사는 조정중재원의 업무 및 회계를 감사한다.

제12조 (임원의 결격사유)

다음 각 호의 어느 하나에 해당하는 사람은 조정중재원의 임원이 될 수 없다.

1. 대한민국 국민이 아닌 사람
2. 「국가공무원법」 제33조 각 호의 어느 하나에 해당하는 사람

제13조 (이사회)

① 조정중재원의 업무와 운영에 관한 중요사항을 심의 · 의결하기 위하여 조정중재원에 이사회를 둔다.

② 이사회는 원장 · 위원장 · 단장, 그 밖의 이사로 구성한다.

③ 원장은 이사회를 소집하고 이사회의 의장이 된다.

④ 감사는 이사회에 출석하여 의견을 진술할 수 있다.

⑤ 이사회는 재적의원 과반수의 출석과 출석위원 과반수의 찬성으로 의결한다.

⑥ 이사회의 구성 및 운영 등에 관하여 필요한 사항은 대통령령으로 정한다.

제14조 (사무국)

조정중재원의 사무를 처리하고 의료분쟁조정위원회와 의료사고감정단의 사무를 보조하기 위하여 조정중재원에 사무국을 둘 수 있다.

제15조 (재원)

① 조정중재원의 설립 · 운영 및 업무에 필요한 경비는 다음 각 호의 재원으로 충당한다.

1. 정부출연금
2. 조정중재원의 운영에 따른 수입금

② 정부는 조정중재원의 경비를 충당하기 위하여 필요한 출연금을 예산의 범위에서 지급한다.

③ 제2항에 따른 정부출연금의 지급 및 사용 등에 관하여 필요한 사항은 대통령령으로 정한다.

제16조 (감독)

① 보건복지부장관은 조정중재원을 지도 · 감독하고, 필요한 경우 조정중재원에 대하여 그 사업에 관한 지시 또는 명령을 할 수 있다.

② 조정중재원은 매년 업무계획서와 예산서를 작성하여 보건복지부장관의 승인을 받아야 하고, 매년 결산보고서와 이에 대한 감사의 의견서를 작성하여 보건복지부장관에게 보고하여야 한다. 이 경우 승인 및 보고절차 등에 관하여 필요한 사항은 보건복지부령으로 정한다.

③ 보건복지부장관은 필요한 경우 조정중재원에 대하여 그 업무 · 회계 및 재산에 관한 사항을 보고하게 하거나 감사할 수 있다.

제17조 (벌칙 적용에서의 공무원 의제)

조정중재원의 임원 및 직원, 제19조에 따른 의료분쟁조정위원회의 조정위원 및 조정위원의 업무를 보좌하는 자, 제25조에 따른 의료사고감정단의 감정위원 및 조사관은 「형법」 제129조부터 제132조까지의 규정을 적용할 때에는 공무원으로 본다.

제18조 (「민법」의 준용)

조정중재원에 관하여 이 법에서 규정하지 아니한 사항에 대하여는 「민법」 중 재단법인에 관한 규정을 준용한다.

제2절 의료분쟁조정위원회

제19조 (의료분쟁조정위원회의 설치)

① 의료분쟁을 조정하거나 중재하기 위하여 조정중재원에 의료분쟁조정위원회(이하 "조정위원회"라 한다)를 둔다.

② 조정위원회는 다음 각 호의 사항을 심의 · 의결한다.

1. 제23조에 따른 조정부의 구성에 관한 사항
2. 조정위원회의 의사에 관한 규칙의 제정 · 개정 및 폐지
3. 그 밖에 위원장이 심의에 부치는 사항

제20조 (조정위원회의 구성 및 운영)

① 조정위원회는 위원장 및 50명 이상 100명 이내의 조정위원으로 구성하고 비상임으로 한다. 다만, 제37조 제2항에 따른 조정조서 작성 등을 위하여 상임 조정위원을 둘 수 있다.

② 원장은 다음 각 호의 어느 하나에 해당하는 사람 중에서 조정위원을 임명 또는 위촉한다.

1. 조정위원 정수의 5분의 2는 판사 · 검사 또는 변호사의 자격이 있는 사람(외국의 법제에 관한 학식과 경험이 풍부한 사람을 2명 이상 포함하여야 한다)
2. 조정위원 정수의 5분의 1은 보건의료에 관한 학식과 경험이 풍부한 사람으로서 보건의료인단체 또는 보건의료기관단체에서 추천한 사람(외국의 보건의료에 관한 학식과 경험이 풍부한 사람을 2명 이상 포함하여야 한다)
3. 조정위원 정수의 5분의 1은 소비자권익에 관한 학식과 경험이 풍부한 사람으로서 「비영리민간단체 지원법」 제2조에 따른 비영리민간단체에서 추천한 사람
4. 조정위원 정수의 5분의 1은 대학이나 공인된 연구기관에서 부교수급 이상 또는 이에 상당하는 직에 있거나 있었던 사람으로 보건의료인이 아닌 사람

③ 위원장은 제2항 각 호의 어느 하나에 해당하는 자격을 가진 사람 중에서 원장의 제청으로 보건복지부장관이 위촉한다.

④ 위원장이 부득이한 사유로 직무를 수행할 수 없을 때에는 위원장이 지정하는 조정위원이 그 직무를 대행한다.

⑤ 조정위원의 임기는 3년으로 하고, 연임할 수 있다.

⑥ 조정위원회는 재적위원 과반수의 출석과 출석위원 과반수의 찬성으로 의결한다.

⑦ 조정위원회의 구성 · 운영 등에 관하여 필요한 사항은 대통령령으로 정한다.

제21조 (조정위원의 결격사유)

「국가공무원법」 제33조 각 호의 어느 하나에 해당하는 사람은 조정위원이 될 수 없다.

제22조 (조정위원의 신분보장)

① 조정위원은 자신의 직무를 독립적으로 수행하고 의료분쟁의 심리 및 판단에 관하여 어떠한 지시에도 구속되지 아니한다.

② 조정위원은 다음 각 호의 어느 하나에 해당하는 경우를 제외하고는 그 의사에 반하여 해임 또는 해촉되지 아니한다.

1. 제21조에 해당하는 경우
2. 신체상 또는 정신상의 장애로 직무를 수행할 수 없게 된 경우

제23조 (조정부)

① 조정위원회의 업무를 효율적으로 수행하기 위하여 5명의 조정위원으로 구성된 분야별, 대상별 또는 지역별 조정부를 둘 수 있다.

② 조정부의 장은 판사 · 검사 또는 변호사의 자격이 있는 조정위원 중에서 위원장이 지명한다.

③ 조정부는 제20조 제2항 제1호에 해당하는 사람은 2명(판사 1명은 포함하여야 한다), 제2호부터 제4호까지의 어느 하나에 해당하는 사람은 각각 1명으로 구성한다.

④ 조정부는 조정부의 장을 포함한 조정위원 과반수의 출석과 출석위원 과반수의 찬성으로 의결한다.

⑤ 조정부의 업무는 다음 각 호와 같다.

1. 의료분쟁의 조정결정 및 중재판정
2. 의료사고로 인한 손해액 산정
3. 조정조서 작성
4. 그 밖에 대통령령으로 정하는 사항

⑥ 제4항에 따라 조정부가 내린 결정은 조정위원회가 결정한 것으로 본다.

⑦ 조정위원의 업무를 보좌하기 위하여 변호사 등 대통령령으로 정하는 사람을 둘 수 있다.

⑧ 조정부의 구성 및 운영 등에 관하여 필요한 사항은 대통령령으로 정한다.

제24조 (조정위원의 제척 등)

① 조정위원이 다음 각 호의 어느 하나에 해당하는 경우 그 직무의 집행에서 제척된다.

1. 조정위원 또는 그 배우자나 배우자이었던 사람이 해당 분쟁사건(이하 이 조에서 "사건"이라 한다)의 당사자가 되는 경우
2. 조정위원이 해당 사건의 당사자와 친족관계에 있거나 있었던 경우
3. 조정위원이 해당 사건에 관하여 진술이나 감정을 한 경우
4. 조정위원이 해당 사건에 관하여 당사자의 대리인으로서 관여하거나 관여하였던 경우
5. 조정위원이 해당 사건이 발생한 보건의료기관에 종사하거나 종사하였던 경우
6. 조정위원이 해당 사건이 발생한 보건의료기관과 동일하거나 사실상 동일한 법인이

나 단체에 종사하거나 종사하였던 경우

7. 조정위원이 해당 사건이 발생한 보건의료기관과 동일하거나 사실상 동일한 법인이나 단체에 속하는 보건의료기관에 종사하거나 종사하였던 경우

② 사건을 담당한 조정위원에게 제척의 원인이 있는 때에는 해당 조정위원이 속한 조정부는 직권 또는 당사자의 신청에 따라 제척의 결정을 한다.

③ 당사자는 사건을 담당한 조정위원에게 공정한 직무집행을 기대하기 어려운 사정이 있는 경우 사건을 담당한 조정부에 기피신청을 할 수 있다.

④ 기피신청에 관한 결정은 조정위원회의 위원장이 지명하는 조정부가 하고, 해당 조정위원 및 당사자 쌍방은 그 결정에 불복하지 못한다.

⑤ 조정위원은 제1항 또는 제3항에 해당하는 경우 조정부의 허가를 받지 아니하고 해당 사건의 직무집행에서 회피할 수 있다.

⑥ 제3항에 따른 기피신청이 있는 때에는 해당 조정위원이 속한 조정부는 그 신청에 대한 결정이 있을 때까지 조정절차를 중지하여야 한다.

⑦ 제23조 제7항에 따라 조정위원의 업무를 보좌하는 사람, 제26조에 따른 감정위원 및 조사관에 대하여는 제1항부터 제6항까지의 규정을 준용한다.

제3절 의료사고감정단

제25조 (의료사고감정단의 설치)

① 의료분쟁의 신속 · 공정한 해결을 지원하기 위하여 조정중재원에 의료사고감정단(이하 "감정단"이라 한다)을 둔다.

② 감정단은 단장 및 50명 이상 100명 이내의 감정위원으로 구성하고, 단장은 비상임으로서 보건의료에 관한 학식과 경험이 풍부한 사람 중에서 원장의 제청으로 보건복지부장관이 위촉한다.

③ 감정단의 업무는 다음 각 호와 같다.

1. 의료분쟁의 조정 또는 중재에 필요한 사실조사
2. 의료행위등을 둘러싼 과실 유무 및 인과관계의 규명
3. 후유장애 발생 여부 등 확인
4. 다른 기관에서 의뢰한 의료사고에 대한 감정

제26조 (감정부)

① 감정단의 업무를 효율적으로 수행하기 위하여 상임 감정위원 및 비상임 감정위원으로 구성된 분야별, 대상별 또는 지역별 감정부를 둘 수 있다.

② 감정위원은 다음 각 호의 어느 하나에 해당하는 사람 중에서 9명의 추천위원으로 구성된 감정위원추천위원회(이하 "추천위원회"라 한다)의 추천을 받아 원장이 임명 또는 위촉한다.

1. 의사전문의 자격 취득 후 2년 이상 경과하거나 치과의사 또는 한의사 면허 취득 후 6년 이상 경과한 사람
2. 변호사 자격 취득 후 4년 이상 경과한 사람
3. 보건복지부장관이 제1호 또는 제2호에 상당하다고 인정하는 외국의 자격 또는 면허 취득 후 5년 이상 경과한 사람
4. 소비자권익에 관한 학식과 경험이 풍부한 사람으로서 「비영리민간단체 지원법」 제2조에 따른 비영리민간단체 임원의 직에 2년 이상 있거나 있었던 사람

③ 추천위원회의 위원은 다음 각 호의 어느 하나에 해당하는 사람 중에서 원장이 위촉한다. 이 경우 제1호에 해당하는 사람은 3명으로 하고, 제2호부터 제4호까지의 어느 하나에 해당하는 사람은 각각 2명으로 한다.

1. 판사 · 검사 또는 변호사의 자격이 있는 사람으로서 법원행정처, 법무부 또는 대한변호사협회에서 추천한 사람
2. 보건의료에 관한 학식과 경험이 풍부한 사람으로서 보건의료인단체 또는 보건의료기관단체에서 추천한 사람
3. 소비자권익에 관한 학식과 경험이 풍부한 사람으로서 「비영리민간단체 지원법」 제2조에 따른 비영리민간단체에서 추천한 사람
4. 대학에서 부교수 이상의 직에 있거나 있었던 사람으로서 한국대학교육협의회에서 추천한 사람(보건의료인은 제외한다)

④ 추천위원회의 위원장은 위원 중에서 호선한다.

⑤ 추천위원회의 회의는 재적위원 과반수의 출석과 출석위원 과반수의 찬성으로 의결한다.

⑥ 감정위원의 임기는 3년으로 하고, 연임할 수 있다.

⑦ 각 감정부에 두는 감정위원의 정수는 다음 각 호와 같다.

1. 제2항 제1호 또는 제3호(외국의 의사전문의 자격이나 치과의사 또는 한의사 면허를 취

득한 사람에 한정한다)에 해당하는 사람: 2명

2. 제2항 제2호 또는 제3호(외국의 변호사 자격을 취득한 사람에 한정한다)에 해당하는 사람: 2명(검사 1명은 포함하여야 한다)
3. 제2항 제4호에 해당하는 사람: 1명

⑧ 감정부의 장은 제2항 제1호에 해당하는 사람 중에서 단장이 지명한다.

⑨ 감정부에 1명 이상의 상임 감정위원을 둔다.

⑩ 감정위원은 자신의 직무를 독립적으로 수행하고 의료사고의 감정에 관하여 어떠한 지시에도 구속되지 아니한다.

⑪ 제21조 및 제22조 제2항은 감정위원에게 준용한다.

⑫ 감정위원의 업무를 보좌하기 위하여 의사 · 치과의사 및 한의사, 약사, 한약사, 간호사 등 대통령령으로 정하는 사람 중에서 조사관을 둘 수 있다.

⑬ 추천위원회의 구성 및 운영, 감정부의 조직 및 운영 등에 관하여 필요한 사항은 대통령령으로 정한다.

제3장 의료분쟁의 조정 및 중재

제1절 조 정

제27조 (조정의 신청)

① 의료분쟁(이하 "분쟁"이라 한다)의 당사자 또는 그 대리인(이하 "신청인"이라 한다)은 보건복지부령으로 정하는 바에 따라 조정중재원에 분쟁의 조정을 신청할 수 있다.

② 당사자는 다음 각 호의 어느 하나에 해당하는 사람을 대리인으로 선임할 수 있다. 다만, 제4호의 경우에는 제1호에 해당하는 사람이 없는 경우에 한정한다.

1. 당사자의 법정대리인, 배우자, 직계존비속 또는 형제자매
2. 당사자인 법인의 임직원
3. 변호사
4. 당사자로부터 서면으로 대리권을 수여받은 자

③ 원장은 제1항에 따른 조정신청이 다음 각 호의 어느 하나에 해당하는 경우 신청을 각하한다.

1. 이미 해당 분쟁조정사항에 대하여 법원에 소(訴)가 제기된 경우
2. 이미 해당 분쟁조정사항에 대하여 「소비자기본법」 제60조에 따른 소비자분쟁조정위원회에 분쟁조정이 신청된 경우
3. 조정신청 자체로서 의료사고가 아닌 것이 명백한 경우

④ 원장은 조정신청을 접수하면 조정위원회와 감정단에 각각 이를 통지하고 피신청인에게 조정신청서를 송달하여야 한다.

⑤ 위원장은 제4항에 따른 조정신청의 통지를 받은 때에는 지체 없이 관할 조정부를 지정하고 해당 사건을 배당하여야 한다.

⑥ 단장은 제4항에 따른 조정신청의 통지를 받은 때에는 지체 없이 관할 감정부를 지정하고 해당 사건을 배당하여야 한다.

⑦ 위원장 또는 단장은 다음 각 호의 어느 하나에 해당하는 경우 지체 없이 그 사실을 원장에게 통지하여야 한다. 이 경우 원장은 조정신청을 각하한다.

1. 신청인이 조사에 응하지 아니하거나 2회 이상 출석요구에 응하지 아니한 때
2. 신청인이 조정신청 후에 의료사고를 이유로 「의료법」 제12조 제2항을 위반하는 행위를 한 때 또는 「형법」 제314조 제1항에 해당하는 행위를 한 때
3. 조정신청이 있은 후에 소가 제기된 때

⑧ 제4항에 따라 조정신청서를 송달받은 피신청인이 조정에 응하고자 하는 의사를 조정중재원에 통지함으로써 조정절차를 개시한다. 피신청인이 조정신청서를 송달받은 날부터 14일 이내에 조정절차에 응하고자 하는 의사를 통지하지 아니한 경우 원장은 조정신청을 각하한다.

⑨ 제7항 또는 제8항에 따라 조정신청이 각하된 경우 원장은 지체 없이 위원장과 단장에게 이를 알려야 한다.

⑩ 제1항에 따른 분쟁의 조정신청은 다음 각 호에 해당하는 기간 내에 하여야 한다.

1. 의료사고의 원인이 된 행위가 종료된 날부터 10년
2. 피해자나 그 법정대리인이 그 손해 및 가해자를 안 날부터 3년

⑪ 신청인이 피신청인을 잘못 지정한 것이 명백한 때에는 조정부는 신청인의 신청에 따라 결정으로 피신청인의 경정을 허가할 수 있다.

⑫ 제11항에 따른 경정허가결정이 있는 경우 새로운 피신청인에 대한 조정신청은 제11항의 경정신청이 있는 때에 한 것으로 보고, 종전의 피신청인에 대한 조정신청은 신청인의 경정신청이 있는 때에 취하된 것으로 본다.

제28조 (의료사고의 조사)

① 감정부는 필요하다고 인정하는 경우 신청인, 피신청인, 분쟁 관련 이해관계인 또는 참고인으로 하여금 출석하게 하여 진술하게 하거나 조사에 필요한 자료 및 물건 등의 제출을 요구할 수 있다.

② 감정부는 의료사고가 발생한 보건의료기관의 보건의료인 또는 보건의료기관개설자에게 사고의 원인이 된 행위 당시 환자의 상태 및 그 행위를 선택하게 된 이유 등을 서면 또는 구두로 소명하도록 요구할 수 있다.

③ 감정위원 또는 조사관은 의료사고가 발생한 보건의료기관에 출입하여 관련 문서 또는 물건을 조사 · 열람 또는 복사할 수 있다. 이 경우 감정위원 또는 조사관은 그 권한을 표시하는 증표를 지니고 이를 관계인에게 내보여야 한다.

제29조 (감정서)

① 감정부는 조정신청이 있은 날부터 60일 이내에 감정서를 작성하여 조정부에 송부하여야 한다.

② 제1항에도 불구하고 감정부가 필요하다고 인정하는 때에는 그 기간을 1회에 한하여 30일까지 연장할 수 있다. 이 경우 그 사유와 기한을 명시하여 조정부에 통지하여야 한다.

③ 제1항의 감정서에는 사실조사의 내용 및 결과, 과실 및 인과관계 유무, 후유장애의 정도 등 대통령령으로 정하는 사항을 기재하고 감정부의 장 및 감정위원이 이에 기명날인 또는 서명하여야 한다.

제30조 (의견진술 등)

① 조정부는 신청인, 피신청인 또는 분쟁 관련 이해관계인으로 하여금 조정부에 출석하여 발언할 수 있게 하여야 한다.

② 감정부에 소속된 감정위원은 조정부에 출석하여 해당 사건에 대한 감정결과를 설명하여야 하고, 조정부는 조정위원 과반수의 찬성이 있는 경우 그 사유와 기한을 명시하여 재감정을 요구할 수 있다.

③ 조정부가 제2항에 따라 재감정을 요구한 경우 단장은 기존 감정절차에 참여하지 아니한 감정위원으로 새로이 감정부를 구성하여야 한다.

④ 제3항에 따라 새로이 구성된 감정부는 감정을 실시함에 있어서 필요한 경우 조정중재원에 속하지 아니한 보건의료인에게 자문할 수 있다.

제31조 (출석기일)

① 출석기일은 이를 당사자에게 통지하여야 한다.
② 기일의 통지는 출석요구서를 송달하는 외에 그 밖의 상당한 방법에 따라 이루어져야 한다.

제32조 (조정절차의 비공개)

조정부의 조정절차는 공개하지 아니한다. 다만, 조정부의 조정위원 과반수의 찬성이 있는 경우 이를 공개할 수 있다.

제33조 (조정결정)

① 조정부는 사건의 조정신청이 있은 날부터 90일 이내에 조정결정을 하여야 한다.
② 제1항에도 불구하고 조정부가 필요하다고 인정하는 경우 그 기간을 1회에 한하여 30일까지 연장할 수 있다. 이 경우 그 사유와 기한을 명시하여 신청인에게 통지하여야 한다.
③ 조정부는 해당 사건에 대한 감정부의 감정의견을 고려하여 조정결정을 한다.

제34조 (조정결정서)

① 조정부의 조정결정은 다음 각 호의 사항을 기재한 문서로 하고 조정부의 장 및 조정위원이 이에 기명날인 또는 서명하여야 한다.
1. 사건번호와 사건명
2. 당사자 및 대리인의 성명과 주소
3. 결정주문
4. 신청의 취지
5. 결정이유
6. 조정일자

② 제1항 제5호의 결정이유에는 주문의 내용이 정당함을 인정할 수 있는 정도의 판단을 표시하여야 한다.

제35조 (배상금의 결정)

조정부는 제33조에 따라 조정결정을 하는 경우 의료사고로 인하여 환자에게 발생한 생명·신체 및 재산에 관한 손해, 보건의료기관개설자 또는 보건의료인의 과실 정도, 환자의 귀책사유 등을 고려하여 손해배상액을 결정하여야 한다.

제36조 (조정결과의 통지)

① 원장은 제33조에 따라 조정부가 조정결정을 한 때에는 그 조정결정서 정본을 7일 이내에 신청인과 피신청인에게 송달하여야 한다.

② 제1항에 따른 송달을 받은 신청인과 피신청인은 그 송달을 받은 날부터 15일 이내에 동의 여부를 조정중재원에 통보하여야 한다. 이 경우 15일 이내에 의사표시가 없는 때에는 동의한 것으로 본다.

③ 조정은 제2항에 따라 당사자 쌍방이 조정결정에 동의하거나 동의한 것으로 보는 때에 성립한다.

④ 제3항에 따라 성립된 조정은 재판상 화해와 동일한 효력이 있다.

⑤ 원장은 분쟁의 조정 결과 의료사고에 대한 의료인의 과실이 인정되지 아니하고 해당 의료사고가 보건의료기관이 사용한 다음 각 호의 어느 하나에 해당하는 물건의 흠으로 인한 것으로 의심되는 경우 신청인에게 그와 같은 취지를 설명하고 피해를 구제받을 수 있는 절차 등을 대통령령으로 정하는 바에 따라 안내하여야 한다.

1. 「약사법」 제2조에 따른 의약품, 한약 및 한약제제
2. 「의료기기법」 제2조에 따른 의료기기
3. 「혈액관리법」 제2조에 따른 혈액

제37조 (조정절차 중 합의)

① 신청인은 제27조 제1항에 따른 조정신청을 한 후 조정절차 진행 중에 피신청인과 합의할 수 있다.

② 제1항에 따른 합의가 이루어진 경우 조정부는 조정절차를 중단하고 당사자가 합의한 내용에 따라 조정조서를 작성하여야 한다.

③ 조정부는 제2항에 따른 조정조서를 작성하기 전에 당사자의 의사를 확인하여야 한다.

④ 제2항에 따라 작성된 조정조서는 재판상 화해와 동일한 효력이 있다.

제38조 (감정서 등의 열람 · 복사)

① 신청인 또는 피신청인은 조정중재원에 감정서, 조정결정서, 조정조서, 그 밖의 감정에 관한 기록 등의 열람 또는 복사를 신청할 수 있다.

② 제1항에 따른 열람 또는 복사의 대상 · 신청방법 및 절차 등에 관하여 필요한 사항은 보건복지부령으로 정한다.

제39조 (「민사조정법」의 준용 등)

조정절차에 관하여 이 법에서 규정하지 아니한 사항에 대하여는 「민사조정법」을 준용한다.

제40조 (소송과의 관계)

의료분쟁에 관한 소송은 이 법에 따른 조정절차를 거치지 아니하고도 제기할 수 있다.

제41조 (비밀누설의 금지)

조정위원, 감정위원, 조사관 및 조정중재원의 임직원으로서 그 업무를 수행하거나 수행하였던 자는 조정 또는 감정 절차의 과정에서 직무상 알게 된 비밀을 누설하여서는 아니된다.

제42조 (시효의 중단)

① 제27조 제1항에 따른 조정의 신청은 시효중단의 효력이 있다. 다만, 그 신청이 취하되거나 각하된 때에는 그러하지 아니하다.

② 제1항 본문에 따라 중단된 시효는 다음 각 호의 어느 하나에 해당하는 경우 새로이 진행한다.

1. 조정이 성립하였거나 제37조에 따라 조정절차 중 합의가 이루어진 경우
2. 당사자의 일방 또는 쌍방이 조정결정에 동의하지 아니한다는 의사를 표시한 경우

제2절 중 재

제43조 (중재)

① 당사자는 분쟁에 관하여 조정부의 종국적 결정에 따르기로 서면으로 합의하고 중재를 신청할 수 있다.

② 제1항의 중재신청은 조정절차 계속 중에도 할 수 있다. 이 경우 조정절차에 제출된 서면 또는 주장 등은 중재절차에서 제출한 것으로 본다.

③ 당사자는 합의에 따라 대통령령으로 정하는 바에 따라 조정부를 선택할 수 있다.

④ 중재절차에 관하여는 조정절차에 관한 이 법의 규정을 우선 적용하고, 보충적으로 「중재법」을 준용한다.

제44조 (중재판정의 효력 등)

① 중재판정은 확정판결과 동일한 효력이 있다.

② 중재판정에 대한 불복과 중재판정의 취소에 관하여는 「중재법」 제36조를 준용한다.

제4장 의료배상공제조합 및 불가항력 의료사고 보상

제45조 (의료배상공제조합의 설립 · 운영)

① 보건의료인단체 및 보건의료기관단체는 의료사고에 대한 배상을 목적으로 하는 의료배상공제조합(이하 "공제조합"이라 한다)을 보건복지부장관의 인가를 받아 설립 · 운영할 수 있다.

② 공제조합은 법인으로 한다.

③ 공제조합은 의료사고에 대한 배상금을 지급하는 공제사업을 운영하여야 한다.

④ 보건의료기관개설자는 자신이 소속되어 있는 보건의료인단체 및 보건의료기관단체가 운영하는 공제조합의 조합원으로 가입할 수 있고, 공제조합에 가입한 경우 공제조합이 정하는 공제료를 납부하여야 한다.

⑤ 공제조합의 설립 · 운영 등에 관하여 필요한 사항은 보건복지부령으로 정한다.

⑥ 공제조합에 관하여 이 법에서 규정된 사항 외에는 「민법」 중 사단법인에 관한 규정을 준용한다.

제46조 (불가항력 의료사고 보상)

① 조정중재원은 보건의료인이 충분한 주의의무를 다하였음에도 불구하고 불가항력적으로 발생하였다고 의료사고보상심의위원회에서 결정한 분만(分娩)에 따른 의료사고로 인한 피해를 보상하기 위한 사업(이하 "의료사고 보상사업"이라 한다)을 실시한다.

② 보건복지부장관은 제1항에 따른 의료사고 보상사업에 드는 비용의 일부를 예산의 범

위에서 지원할 수 있다.

③ 조정중재원은 제1항에 따른 의료사고 보상사업에 드는 비용의 일부를 보건의료기관개설자 등 대통령령으로 정하는 자에게 분담하게 할 수 있다.

④ 제1항에 따른 의료사고보상심의위원회의 구성 및 운영, 제3항에 따른 보건의료기관개설자의 범위, 보상재원의 분담비율, 보상의 범위, 보상금의 지급기준 및 절차 등에 관하여 필요한 사항은 대통령령으로 정한다.

제5장 손해배상금 대불

제47조 (손해배상금 대불)

① 의료사고로 인한 피해자가 다음 각 호의 어느 하나에 해당함에도 불구하고 그에 따른 금원을 지급받지 못하였을 경우 미지급금에 대하여 조정중재원에 대불을 청구할 수 있다. 다만, 제3호의 경우 판결은 확정된 경우에 한정한다.

1. 조정이 성립되거나 중재판정이 내려진 경우 또는 제37조 제1항에 따라 조정절차 중 합의로 조정조서가 작성된 경우
2. 「소비자기본법」 제67조 제3항에 따라 조정조서가 작성된 경우
3. 법원이 의료분쟁에 관한 민사절차에서 보건의료기관개설자, 보건의료인, 그 밖의 당사자가 될 수 있는 자에 대하여 금원의 지급을 명하는 집행권원을 작성한 경우

② 보건의료기관개설자는 제1항에 따른 손해배상금의 대불에 필요한 비용을 부담하여야 하고, 그 금액과 납부방법 및 관리 등에 관하여 필요한 사항은 대통령령으로 정한다.

③ 조정중재원은 손해배상금 대불을 위하여 보건복지부령으로 정하는 바에 따라 별도 계정을 설치하여야 한다.

④ 제2항에 따라 보건의료기관개설자가 부담하는 비용은 「국민건강보험법」 제47조 제3항에도 불구하고 국민건강보험공단이 요양기관에 지급하여야 할 요양급여비용의 일부를 조정중재원에 지급하는 방법으로 할 수 있다. 이 경우 국민건강보험공단은 요양기관에 지급하여야 할 요양급여비용의 일부를 지급하지 아니하고 이를 조정중재원에 지급하여야 한다. 〈개정 2011.12.31.〉

⑤ 조정중재원은 제1항에 따른 대불청구가 있는 때에는 보건복지부령으로 정하는 기준에

따라 심사하고 대불하여야 한다.

⑥ 조정중재원은 제5항에 따라 손해배상금을 대불한 경우 해당 보건의료기관개설자 또는 보건의료인에게 그 대불금을 구상할 수 있다.

⑦ 조정중재원은 제6항에 따라 대불금을 구상함에 있어서 상환이 불가능한 대불금에 대하여 결손처분을 할 수 있다.

⑧ 제5항에 따른 손해배상금 대불의 대상 · 범위 · 절차 및 방법, 제6항에 따른 구상의 절차 및 방법, 제7항에 따른 상환이 불가능한 대불금의 범위 및 결손처분 절차 등에 관하여 필요한 사항은 대통령령으로 정한다.

제48조 (자료의 제공)

조정중재원은 보건의료기관 등 관계 기관에 대하여 대불금 구상 및 결손처분 등을 위하여 필요한 자료의 제공을 요청할 수 있다.

제6장 보 칙

제49조 (송달)

이 법에 따른 문서의 송달에 관하여는 「민사소송법」 중 송달에 관한 규정을 준용한다.

제50조 (조정비용 등)

① 조정중재원은 분쟁의 조정 또는 중재 신청을 하는 자에게 수수료를 납부하게 할 수 있다.

② 조정중재원은 다른 기관 등으로부터 의뢰된 감정에 대하여 그 비용을 징수할 수 있다.

③ 제1항에 따른 수수료 및 제2항에 따른 감정비용의 금액과 납부방법 등에 관하여 필요한 사항은 대통령령으로 정한다.

제51조 (조정성립 등에 따른 피해자의 의사)

① 의료사고로 인하여 「형법」 제268조의 죄 중 업무상과실치상죄를 범한 보건의료인에 대하여는 제36조 제3항에 따른 조정이 성립하거나 제37조 제2항에 따라 조정절차 중 합의로 조정조서가 작성된 경우 피해자의 명시한 의사에 반하여 공소를 제기할 수 없

다. 다만, 피해자가 신체의 상해로 인하여 생명에 대한 위험이 발생하거나 장애 또는 불치나 난치의 질병에 이르게 된 경우에는 그러하지 아니하다.

② 제3장 제2절에 따른 중재절차에서 「중재법」 제31조에 따른 화해중재판정서가 작성된 경우에도 제1항과 같다.

제52조 (권한의 위임 및 위탁)

① 보건복지부장관은 이 법에 따른 권한의 일부를 대통령령으로 정하는 바에 따라 시 · 도지사 또는 시장 · 군수 · 구청장에게 위임할 수 있다.

② 보건복지부장관은 이 법에 따른 권한의 일부를 대통령령으로 정하는 바에 따라 조정중재원에 위탁할 수 있다.

제7장 벌 칙

제53조 (벌칙)

① 제41조를 위반하여 직무상 알게 된 비밀을 누설한 사람은 3년 이하의 징역 또는 1천만원 이하의 벌금에 처한다. 다만, 이에 대하여는 피해자 또는 그 대리인의 고소가 있어야 공소를 제기할 수 있다.

② 제28조 제3항에 따른 조사 · 열람 또는 복사를 정당한 이유 없이 거부 · 방해 또는 기피한 사람은 3천만원 이하의 벌금에 처한다.

제54조 (과태료)

① 다음 각 호의 어느 하나에 해당하는 자에게는 500만원 이하의 과태료를 부과한다.

1. 제9조를 위반하여 동일 또는 유사명칭을 사용한 자
2. 제28조 제1항에 따른 출석요구를 받고 정당한 사유 없이 출석하지 아니한 신청인 또는 피신청인
3. 제28조 제1항에 따른 조사에 필요한 자료 및 물건 등의 제출요구를 받고 정당한 사유 없이 이를 제출하지 아니한 자
4. 제28조 제2항에 따른 소명요구를 받고 정당한 사유 없이 이에 응하지 아니한 자

② 제1항에 따른 과태료는 대통령령으로 정하는 바에 따라 보건복지부장관, 시·도지사 또는 시장·군수·구청장이 부과·징수한다.

부 칙 〈제11141호, 2011.12.31.〉 (국민건강보험법)

제1조 (시행일)

이 법은 2012년 9월 1일부터 시행한다. 〈단서 생략〉

제2조부터 **제20조**까지 생략

제21조 (다른 법률의 개정)

①부터 ⑳까지 생략

㉑ 법률 제10566호 의료사고 피해구제 및 의료분쟁 조정 등에 관한 법률 일부를 다음과 같이 개정한다.

제47조 제4항 전단 중 "「국민건강보험법」 제43조 제3항"을 "「국민건강보험법」 제47조 제3항"으로 한다.

㉒부터 ㉘까지 생략

제22조 생략

[부록 3]

대한의사협회 윤리강령

제정 1997. 4. 12.
개정 2006. 4. 22.

1. 의사는 인간의 존엄과 가치를 존중하며, 의료를 적정하고 공정하게 시행하여 사람의 건강을 보호증진함에 헌신한다.
2. 의사는 학문적으로 인정된 전문적 의학지식과 양심에 따라 진료를 하며, 상호간에 우애, 존경, 신의로써 대하고, 품위와 명예를 지킨다.
3. 의사는 최신 전문적 의학지식의 습득에 노력하고, 공중보건의 개선과 발전에 이바지한다.
4. 의사는 진단 및 치료 과정에 환자의 의사와 선택을 반영함으로써 환자의 인격과 자기결정권을 존중한다.
5. 의사는 진단 및 치료와 관련하여 알게 된 환자에 대한 비밀과 사생활을 보호하며, 환자의 이익에 반하는 제도의 개선과 환자에 대한 책임을 다하도록 노력한다.
6. 의사는 응급환자가 아닌 자에 대하여 진료방해, 과잉진료요구 등 정당한 이유가 있는 때에는 진료를 거부함으로써 건강한 진료문화의 발달에 기여한다.
7. 의사는 죽음을 앞둔 환자의 고통을 줄이고, 환자가 인간답게 자연스런 죽음을 맞을 수 있도록 최선을 다한다.
8. 의사는 인체 및 생명공학 연구와 관련하여 피험자의 생명, 건강과 인격을 존중하고, 윤리적, 의학적, 사회적 타당성을 검토함으로써 의술 향상 및 인류의 건강 증진에 기여한다.

[부록 4]

대한의사협회 윤리지침

제정 2001. 4. 19.
개정 2006. 4. 22.

제1조 (진료권 및 직무수행 보장)

의사는 양심에 따라 학문적으로 인정된 진료를 하며, 의료행위와 관련하여 누구로부터도 일체의 부당한 간섭과 방해를 받지 아니한다.

제2조 (최선의 의료행위 및 교육이수)

의사는 주어진 상황에서 본인의 능력에 맞는 최선의 의료를 시행한다.

의사는 연수교육과 보수교육에 적극적으로 참여하여 새로운 의학지식과 의료기술을 습득하고 연마하여야 한다.

제3조 (제도개선 노력)

의사는 최선의 진료를 위하여 의료 관련 법령 및 제도, 정책 등을 개선하는 데 노력하여야 한다.

제4조 (품위유지의무)

의사는 의료인으로서 그 품위를 손상하는 행위를 하여서는 아니 된다.

제5조 (비밀유지의무 등)

의사는 그 직무상 알게 된 환자에 대한 비밀을 누설하거나 발표하여서는 아니 된다.

다만, 법률에 특별한 규정이 있는 경우에는 그러하지 아니하며, 환자가 미성년자인 경우 필요하다고 판단되면 법정대리인에게 알릴 수 있다.

의사는 질병의 파급을 방지하기 위하여 법령이 정하는 바에 따라 필요한 대상에게 이를 공개할 수 있다.

제6조 (진료의 거부금지 등)

의사는 진료의 요구를 받은 때에는 정당한 이유 없이 이를 거부하여서는 아니 된다.

의사는 진료를 요구한 사람이 응급환자가 아니고, 진료방해, 과잉진료요구, 진료가 필요하다고 인정되지 않는 경우 등 정당한 이유가 있는 때에는 그 환자 또는 보호자에게 충분한 설명을 한 후 진료를 거부하거나 타 의료기관을 추천할 수 있다.

제7조 (응급의료 및 이송)

의사는 응급환자에 대하여 자신의 능력 범위 내에서 필요한 최선의 의료를 시행하여야 한다. 다만, 자신의 능력과 시설로는 그 환자에 대하여 적정한 응급의료를 행할 수 없다고 판단한 때에는 지체 없이 그 환자를 적정한 응급의료가 가능한 다른 의료기관으로 이송하여야 한다.

제8조 (의사와 환자의 상호 신뢰)

의사는 환자와 서로 신뢰하고 존중하는 관계가 유지되도록 노력하여야 한다.

제9조 (환자의 자율성 존중)

의사는 환자에게 질병상태와 예후, 시행하려는 의료행위의 내용 및 효과와 위험성, 후유증, 진료비 등에 대하여 설명하여야 한다.

의사는 환자에게 해악을 초래하거나 비윤리적인 경우를 제외하고, 환자의 의사를 존중하여야 한다.

의사는 환자가 의식불명 또는 미성년자인 경우 보호자 또는 법정대리인의 의사를 존중하여야 한다.

제10조 (구호활동)

의사는 전염병이나 천재지변 등으로 다수의 환자가 발생하는 경우 구호 활동에 참여하여야 한다.

제11조 (불공정 경쟁금지 등)

의사는 영리를 목적으로 다른 의료기관을 이용하려는 환자를 그가 종사하거나 개설한 의료기관으로 유인하거나 그 직원으로 하여금 소개 · 알선 등 유인하게 하는 행위를 하여서는 아니 된다.

의사는 환자로부터 법령이 허용하는 범위 내에서 의료보수를 징수하여야 한다. 다만, 사회봉사를 목적으로 시행한 의료의 경우는 예외로 한다.

제12조 (과대광고금지)

의사는 의료업무 또는 경력에 관하여 허위 또는 과대한 광고를 하여서는 아니 되며, 특정 의사를 비방하거나 선량한 풍속을 해하여서는 아니 된다.

제13조 (과잉진료 및 부당이득금지)

의사는 환자에게 의학적으로 필요하지 아니한 진료행위를 하거나 부당하게 많은 진료비를 요구하는 행위를 하여서는 아니 된다.

의사는 환자에게 새로운 추가진료가 필요한 경우에는 환자에게 충분히 설명하고 그 동의를 받아야 한다.

제14조 (인공수태시술 등)

의사는 성별을 선택하여 임신하고자 하는 자에게 인공수정 등의 시술을 하여서는 아니 된다. 의사는 인공수정에 필요한 정자 및 난자의 매매 등 불법적인 거래행위에 관여하여서는 아니 된다.

의사는 인공수정에 필요한 정자 및 난자를 제공한 자의 신원을 공개하여서는 아니 된다.

이 지침에서 규정하지 않은 사항은 대한의사협회가 제정한 인공수태윤리에 관한 선언을 준용한다.

제15조 (태아의 생명보호 및 성감별행위 등 금지)

의사는 태아의 생명 보전과 건강 증진에 최선을 다하여야 한다.

의사는 태아 및 임부의 생명, 건강, 인격을 보호하기 위하여 의학적, 법적으로 인정된 경우 이외의 목적으로 인공임신중절수술을 시행하여서는 아니 된다.

의사는 태아의 성감별을 목적으로 임부를 진찰 또는 검사하여서는 아니 된다.

의사는 태아 또는 임부에 대한 진찰이나 검사 등 의료행위를 통하여 알게 된 태아의 성별을 임부 본인, 그 가족 기타 다른 사람이 알 수 있도록 하여서는 아니 된다.

제16조 (말기환자에 대한 의료의 개입과 중단)

의사는 죽음을 앞둔 환자의 신체적, 정신적 고통을 줄이는 데 최선의 노력을 다하여야 한다.

의사는 죽음을 앞둔 환자가 자신의 죽음을 긍정적으로 받아들여 품위 있는 죽음을 맞이할 수 있도록 노력하여야 한다.

의사는 감내할 수 없고 치료와 조절이 불가능한 고통을 겪는 환자에게 죽음을 초래할 물질을 투여하는 등의 인위적, 적극적인 방법으로 자연적인 사망 시기보다 앞서 환자가 사망에 이르게 하는 행위를 하여서는 아니 된다.

의사는 환자가 자신의 생명을 끊는 데 필요한 수단이나 그에 관한 정보를 의사가 제공함으로써 환자의 자살을 도와주는 행위를 하여서는 아니 된다.

제17조 (생명이 위험한 환자의 의료중단 및 퇴원요구시 조치 등)

의료행위가 중단되면 생명에 위험이 초래되거나 또는 생명이 위급한 환자에 대하여 의사가 필요하고도 충분한 설명을 하고 계속적인 의료를 받을 것을 설득하였음에도 그 환자가 심신이 안정적인 상태에서 자유로운 의사에 따라 생명유지 치료 등 의료행위의 중단 또는 퇴원을 서면으로 요구하고, 그 이후 반복적으로 퇴원을 요구하면서 진료를 거부하거나 방해하는 등의 행위를 하는 경우, 의사는 인격권, 행복추구권과 의료선택권 등을 갖는 환자의 그 요구를 의학적으로 회피할 수 없다고 판단되면 의료를 중단할 수 있다.

의식불명인 환자 또는 스스로 의사표시를 할 수 없는 생명이 위급한 환자의 가족 등 보호자에 대하여 의사가 필요하고도 충분한 설명을 하고 계속적인 의료를 받을 것을 설득하였음에도 그 보호자가 환자의 생명유지 치료를 비롯한 의료행위의 중단 또는 퇴원을 서면으로 요구하고, 그 이후 반복적으로 퇴원을 요구하면서 진료를 거부하거나 방해하는 등의 행위를 하는 경우, 의사는 환자가 의식이 있다면 그 환자가 가질 수 있는 의사와 이익을 신중히 고려하여 보호자의 의사 및 요구와 환자의 추정적 의사 등이 의학적, 사회통념적으로 수용될 수 있다고 판단되면 보호자의 의사를 존중하여 의료를 중단할 수 있다.

제18조 (의학적으로 의미없는 의료행위의 중단 등)

의사는 의료행위가 의학적으로 무익, 무용하다고 판단된 회생가능성이 없는 환자에 대하여 환자 또는 그 보호자가 적극적이고 확실한 의사표시에 의하여 환자의 생명유지치료 등 의료행위의 중단 또는 퇴원을 요구하는 경우에 의사는 의학적, 사회통념적으로 수용될 수 있다고 판단되면 그들에게 충분한 설명을 하고 법령이 정하는 절차와 방법에 따라 그 의료행위를 보류, 철회, 중단할 수 있다.

제19조 (뇌사판정)

의사는 뇌사를 판정할 때에 신중하여야 하며 그 환자의 보호자에게 충분한 설명을 하고 법령이 정한 절차와 방법을 거쳐야 한다.

제20조 (장기이식술 등)

의사는 환자의 장기 등의 기능회복을 위하여 다른 적절한 의료방법이 없는 때에는 장기이식등에관한법률이 정하는 바에 따라 장기이식술을 시행할 수 있다.

의사는 장기이식술을 시행하고자 할 때 그 시술이 환자의 장기 등의 기능회복에 실질적인 도움이 되는지 여부를 충분히 검토하여 인도적 정신에 따라 행하여져야 한다.

의사는 법령위반 등 특별한 사정이 없는 한 의학적, 윤리적, 사회적 타당성이 있는 범위 내에서 환자 등이 자발적으로 장기 및 신체조직 일부를 기증하는 것을 권장하도록 노력하여야 한다.

제21조 (장기등의 적출 및 이식등)

의사는 살아 있는 사람의 장기 등을 적출할 때 본인이 동의한 경우에 한하여 적출할 수 있으며, 적출시 본인 여부를 확인하고 본인과 그 가족에게 장기상태, 예후, 치료계획 등에 관하여 충분히 설명하여야 한다. 다만, 16세 이상의 미성년자의 장기 등과 16세 미만의 미성년자의 골수를 적출하고자 하는 경우에는 본인과 그 법정대리인의 동의를 얻어야 한다.

의사는 뇌사자 또는 사망한 자의 장기 등을 적출할 때 그 가족 또는 유족이 명시적으로 거부하지 않는 경우에 본인이 뇌사 또는 사망 전에 장기 등의 적출에 동의하거나, 또는 본인이 장기 등의 적출에 동의하였다는 사실이 확인되거나 또는 반대하였다는 사실이 확인되지 아니한 경우에 한하여 적출할 수 있다. 다만, 16세 미만의 미성년자의 경우에는 그 부모가 장기 등의 적출에 동의한 경우에 한한다.

의사는 본인이 서명한 문서에 의한 동의나 민법상 유언의 방식에 의한 동의 또는 가족이나 유족 중 2인 이상의 동의가 있는 때는 장기 등을 기증받을 수 있다.

제22조 (장기 등의 매매행위 등의 금지)

누구든지 금전 또는 재산상의 이익 기타 반대급부를 주고 받거나 주고 받을 것을 약속하고 자기 또는 타인의 신체의 일부, 장기 등과 사망한 태아 등을 주거나 받는 행위를 하거나 이를 교사, 알선, 방조하여서는 아니 된다.

의사는 전항과 같은 장기 등의 불법 거래행위를 감시하고 발견하였을 경우 고발하여야 하며, 불법행위에 의하여 제공된 장기 등의 적출 또는 이식을 시행하여서는 아니 된다.

제23조 (장기이식 순서 기준)

의사는 장기의 기증자, 기증희망자가 있는 경우 장기이식을 받아야 하는 자의 장기이식을 받아야 하는 절박성, 그 장기이식으로 받게 될 장기 등의 기능 회복의 정도, 삶의 질의 개선 정도 등에 대한 의학적 판단을 우선하여 장기등이식에관한법률이 정하는 바에 따라 그 장기이식 순서를 결정하여야 한다.

제24조 (인체대상 연구목적 등)

의사는 인간의 생명과 건강을 보호증진하는 목적 이외의 다른 목적으로 인체 등 사람을 대상으로 한 실험, 시술 등의 연구를 하여서는 아니 된다.

인체를 대상으로 한 연구를 하는 의사는 자신이 소속한 전문학회 또는 의료기관, 연구기관 등에 설치된 임상시험심의위원회 등 관련 기구에서 연구목적, 연구방법, 연구내용과 범위, 연구대상 등에 관하여 충분한 검증과 승인을 받아야 하고, 그 기구의 감독 아래 연구하여야 한다.

의사는 인체를 대상으로 한 연구와 관련하여 피검자의 인격과 권리가 침해되지 않도록 이를 최우선 고려하여야 한다.

제25조 (생명복제 연구 등)

의사는 인간의 생명 및 건강의 보호 증진과 질병의 예방과 치료를 위한 목적 이외의 다른 목적으로 생명복제에 관한 연구를 하여서는 아니 된다.

생명복제 연구의 허용과 금지 범위, 감독기구, 연구자의 등록, 발표방법 등은 생명윤리및안전에관한법률과 대한의사협회의 관련 규정을 준용한다.

제26조 (피험자에 대한 설명 및 서면동의 등)

의사는 인체를 대상으로 연구를 하는 경우 사전에 그 목적, 방법, 내용, 위험성과 윤리성 등을 피험자 또는 그 보호자에게 충분히 설명하고 서면 동의를 받아야 한다.

의사는 사전에 피험자 또는 그 보호자에게 언제든지 연구 참여를 그만둘 수 있고, 그만둔다 하더라도 불이익을 받지 않는다는 사실을 알려 주어야 한다.

제27조 (피험자에 대한 보상)

의사는 인체를 대상으로 연구를 하는 경우 피험자에게 금품, 향응 등 일체의 대가를 제공하여서는 아니 된다. 다만, 피험자가 연구에 참여함으로써 잃게 된 일실수입 또는 연구로 인하여 발생한 질병 및 그 질병 등의 치료에 필요한 적절한 비용 등은 보상할 수 있다.

제28조 (인체대상 연구의 중단)

의사는 인체를 대상으로 연구를 수행하는 과정에서 피험자의 생명과 건강에 위험이 생길 수 있는 경우와 인류사회와 생태계에 중대한 위협을 줄 가능성이 있는 경우에는 지체없이 연구를 중단하고 그 사실을 관련 기구 등에 보고하여야 한다.

제29조 (동식물을 이용한 연구)

의사는 동물과 식물을 이용한 연구와 관련하여 그 이용대상에 대하여 최소한의 고통과 희생의 범위 내에서 연구하여야 한다.

제30조 (연구결과의 발표)

의사는 관련 학회에서 충분히 검증되지 않은 연구결과를 그 학회 이외의 곳에 공개하는 경우 신중하여야 한다.

의사는 언론매체에 연구결과가 보도되는 것과 관련하여 그 매체에 대하여 신중한 보도를 요구할 수 있다.

부 칙

제1조 (시행일)

이 지침은 대의원총회에서 의결된 날로부터 시행한다.

[부록 5]

의료과실소송서류 작성례*

사건개요

김○○은 53세의 주부이다. 평소 허리가 아프고 다리가 저리는 등의 증상이 있어 ○○대학병원을 방문하여 진단을 받았다. ○○대학병원 정형외과 의사 양○○는 김○○의 증세를 척추관협착증(어떤 원인에 의하여 요추관, 요추의 신경관 또는 추간공이 좁아져서 척수 혹은 신경근을 압박하여 요통과 간헐적인 하지동통 및 신경증상을 일으키는 질환)이라고 진단하고 수술을 권유하였다.

양○○의 권유를 받아들인 김○○은 수술에 동의를 하였는데, 수술이 끝나고 마취에서 깨어나 보니 하반신에 아무런 감각이 없는 것을 깨닫고 의사를 호출하였다. 의사는 김○○의 몸에 부착된 헤모박(수술 부위에 혈액이 고이는 것을 방지하기 위하여 수술을 마칠 무렵 수술 부위에 삽입하는 의료기구로, 출혈을 밖으로 배출하는 플라스틱 도관과 흡입통으로 구성되어 있다) 백이 불량품이라서 그렇다며 새로운 것으로 교체하고 진통제를 놓아주었다. 그 후 의사들은 헤모박이 제기능을 하지 못하여 분비물이 신경을 누르고 있어 이를 제거하는 수술을 하여야 한다고 하였고, 김○○은 두 번째 수술을 받았다.

그러나 두 번째 수술 후에도 하반신마비는 지속되어 오른쪽 다리를 심하게 절고, 허리가 굽었으며, 대소변 감각이 전혀 없을 뿐만 아니라 성생활도 할 수 없는 상태가 되었다. 두 번째 수술 후 김○○은 담당의사인 양○○에게 그 원인과 치유 가능성에 대하여 수차례 물었으나 양○○는 치료될 수 있으니 믿고 가만히 있으라고만 할 뿐 자세한 설명은 하지 않았다. 그러나 결국 치료는 불가능한 것으로 밝혀졌고 김○○은 소송을 준비하고 있다.

* 이하 http://www.wowmedical.tv/trouble/precedent01.asp 참조.

소 장

원 고 1. 김○○(480422-2468246)
서울 강남구 역삼동 999-100
(우편번호 : 135-080, 전화번호 : 0000-1111)
2. 이○○(431207-1469548)
위 동

피 고 1. ○○대학병원
서울 관악구 신림동 00번지(우편번호 : 114-114)
대표자 이사 박○○
2. 양○○
서울 관악구 신림동 ○○대학병원 정형외과 과장
(전화번호 : 8988-4412)

손해배상(의) 청구의 소

청 구 취 지

1. 피고는 원고 김○○에게 금 45,000,100원, 같은 이○○에게 금 5,000,000원 및 이에 대하여 2001. 6. 7.부터 이 사건 판결선고일까지는 연 5푼의, 그 다음날부터 다 갚는 날까지 연 2할 5푼의 각각 비율에 의한 금원을 지급하라.
2. 소송비용은 피고의 부담으로 한다.
3. 위 제1항은 가집행할 수 있다.

라는 판결을 구합니다.

청 구 원 인

1. 당사자들의 신분관계

원고 김○○은 이 사건 의료사고의 피해자 본인, 같은 이○○은 그의 남편이며, 피고 ○○대학병원은 위 주소지에서 대학병원을 개설, 운영하는 자로, 이 사건 의료사고를 야기한 양○○의 사용자이고, 양○○는 위 대학병원 정형외과 과장으로서 이 사건 의료사고를 야기한 자입니다.

2. 손해배상책임의 발생

가. 사고의 개요

(1) 원고 김○○은 평소 허리가 아프고 다리가 저리는 등의 증상으로 피고병원에 내원하여 진료받은 결과, 척추관협착증이라는 진단을 받았습니다. 피고병원에서는 수술 후 2~3주 후면 완치된다며 수술 결과를 확신하며 수술을 권유하였습니다.

(2) 그리하여 원고 김○○은 2001. 5. 31. 피고병원에 입원하여 같은 해 6. 7. 수술을 받게 되었습니다. 원고 김○○은 수술 후 마취에서 깨어나는 순간 발 부분에 심한 열감과 함께, 하반신이 마비된 것을 느끼고 의사를 호출하자 의사가 달려와 허리에 채우는 분비물 뽑아내는 헤모박 백이 불량품이라며 급히 백을 바꾸고 진통제를 주사하였습니다.

(3) 그 후에도 헤모박이 제기능을 하지 못하였는데 피고병원에서는 분비물이 신경을 누르고 있어 제거수술을 해야 한다고 하더니 같은 해 6. 11.경 재수술을 시행하였습니다.

(4) 그러나 재수술 후 원고는 하반신마비가 계속되어 허리가 할머니처럼 휘고 대 · 소변을 제대로 보지 못하였으며, 자궁주변과 항문주변 엉덩이 하반부에 전혀 감각이 없어 용변을 볼 때 힘을 주어야 가능하므로 혈압이 상승하여 심한 두통에 시달리게 되었습니다. 이에 피고병원 의사에게 문의하자 "2~3주 후면 나을 것이다. 걱정하지 말아라" 고만 하였습니다. 피고병원에서는 수술 후 바로 퇴원하라고 하였으나 원고 김○○은 호전을 기대하며 입원치료를 계속 받았습니다. 그러나 상태가 더욱 심하게 악화될 뿐이었고 입원비를 감당할 수 없어 원고는 같은 해 7. 23. 퇴원하게 되었습니다.

(5) 그 후 원고 김○○은 피고병원에서 현재까지 정기적으로 통원치료를 꾸준히 받고 있으나 담당주치의는 원고에게 별다른 설명 없이 시간이 지나면 완쾌될 수 있다는 말만 되풀이하였습니다. 그러던 중 원고는 2001. 12. 12.경 피고병원 비뇨기과에서 치료 불가능하다는 소견을 듣게 되었습니다.

(6) 현재 원고 김○○은 이 건 수술 이후 오른쪽 다리를 심하게 절고, 허리가 굽었으며, 대소변 감각이 전혀 없을 뿐만 아니라 성생활도 할 수 없는 상태로 심한 고통을 받고 있습니다.

나. 피고의 과실

일반적으로 수술 부위에서 생기는 분비물을 체외로 제거하기 위하여 수술 당시 수술 부위에 헤모박이라는 음압을 이용한 분비물 제거 백을 삽입합니다. 그리고 삽입 직후 백의 상태와 배액상태를 관찰하여 백의 불량 여부를 확인하며 이후에도 백의 기능과 배액상태를 수시로 확인하여 수술 부위 분비물이 적절히 배액되는지 확인하여야 합니다.

그러나 피고병원에서는 불량 헤모박을 사용하였으며, 헤모박을 교체한 후에도 잘못된 설치로 배액기능이 적절하지 못하고 수술 부위 신경이 분비물로 압박되고 하지마비의 이상증상이 나타나고 있음에도 이를 확인하기 위한 어떤 검사도 시행하지 않은 채 원고의 상태를 방치하고 뒤늦게 수술을 시행하여 원고를 하지신경마비에 의한 장애상태에 이르게 하였는 바, 피고는 위와 같은 불법행위 또는 채무불이행에 의하여 발생한 원고들의 손해 전부를 배상할 책임이 있다고 할 것입니다.

3. 손해배상의 범위

가. 물적인 손해

(1) 기대여명

원고 김○○은 1948. 4. 22.생으로 이 사건 사고일인 2001. 6. 7. 당시 53세 1개월 남짓된 여자로서 같은 또래의 한국인 여자의 기대여명은 26.88년으로 특단의 사정이 없는 한 79세까지는 생존하리라 추정됩니다.

(2) 소득 등

원고 김○○은 이 사건 사고가 없었더라면 그의 나이가 60세에 이르는 날까지 최소한 도시 일용노동자로 근무하여 매월 그 근로에 상당하는 소득을 얻을 수 있었을 것인데, 이 사건 사고로 소득의 상당 부분을 상실하였는 바, 이에 대해서는 추후 신체감정 결과에 따라 확장청구하기로 하고, 우선 금 30,000,100원을 청구합니다.

(3) 기왕 치료비, 향후 치료비 등

추후 신체감정 결과에 따라 청구하겠습니다.

나. 위자료(정신적 손해)

원고 김○○은 이 건 사고로 인하여 집안에서나 외출시에도 기저귀를 차야 하는 등 원고들의 고통은 이루 말할 수 없을 정도로 심한 바, 피고는 이를 금전적으로나마 위자하여야 할 것인데, 추후 확장청구하기로 하고 원고 김○○에게 우선 금 15,000,000원, 같은 원고 이○○에게 금 5,000,000원의 지급을 구하는 바입니다.

4. 결 론

그렇다면 피고는 원고 김○○에게 연대하여 금 45,000,100원, 같은 이○○에게 금 5,000,000원 및 이에 대하여 이 사건 사고일(수술일자)인 2001. 6. 7.부터 이 사건 판결선고일까지는 민법 소정의 연 5푼의, 그 다음날부터는 다 갚는 날까지는 소송촉진등에관한특례법 소정의 연 2할 5푼의 각 비율에 의한 지연손해금을 지급할 의무가 있다고 할 것입니다.

입 증 방 법

1. 갑 제1호증	호적등본
2. 갑 제2호증	주민등록등본
3. 갑 제3호증의 1, 2	2001년 생명표 표지 및 내용
4. 갑 제4호증의 1, 2	월간거래가격 표지 및 내용

첨 부 서 류

1. 납부서(인지, 송달료)	2통
1. 참고논문	1부
1. 소장부본	1통

2002. 2. 4.

위 원고들 김○○

이○○

서 울 지 방 법 원 귀 중

2002가합16548호 손해배상(의) 본원 제15민사부

준 비 서 면

원 고 김○○ 외 1
피 고 ○○대학병원 양○○

위 당사자 간 귀원 위 사건에 관하여 원고는 다음과 같이 변론을 준비합니다.

다 음

1. 이 건 사고의 경위

가. 척추관협착증수술을 위하여 피고병원에 입원

원고 김○○은 평소 허리가 아프고 다리가 저리는 등의 증상으로 피고병원인 ○○대학병원(이하 피고병원이라 칭함)에 내원하여 진료받은 결과, 척추관협착증이라는 진단을 받았습니다. 당시 피고병원에서는 수술 후 2~3주 정도면 완쾌된다는 수술을 권유하여 원고 김○○은 2001. 5. 31. 피고병원에 입원하였습니다.

나. 수술 당일 헤모박의 기능부전으로 헤모박 교체

원고는 2001. 6. 7. 피고병원에 척추관협착증에 대한 수술을 받게 되었습니다. 원고 김○○은 수술 후 수시간 후부터 발 부분의 열감과 함께 하반신이 마비된 것을 느끼고 의사를 호출하자 의사가 달려와 수술상 처치부위에 삽입되어 분비물을 뽑아내는 헤모박 백이 불량품이어서 배액이 잘 되지 않는다며 급히 백을 바꾸고 진통제를 주사하였습니다.

다. 교체된 헤모박의 지속된 기능부전과 마미증후군의 발현

헤모박을 교체한 이후에도 수술상처에서 배액되는 것은 거의 없었으나 피고병원은 아무런 조치를 취하지 않았습니다. 그러던 중 수술 다음날인 2001. 6. 8.부터는 하지 발목부위로 저리고 차가운 느낌이 나타났으며(갑 제5호증의 123) 소변이 680cc나 차도록 뇨의를 느끼지 못하는 등(갑 제5호증의 124) 이상증상이 나타났습니다. 그러나 피고병원에서는 이러한 증상에 대하여 아무런 말이 없었고 아무런 조치도 취하지 않았습니다. 그렇게 이상증상이 지속되던 중 원고는 2001. 6. 10. 아무런 느낌도 없이 침대에 대변을 보고(갑 제5호증의 127) 말았습니다. 이렇듯 원고에게 혈종이 척수신경을 압박하여 마미증후군이 나타나고 있음에도 피고는 아무런 조치도 없이 3일을 허비하였습니다.

라. 마미증후군 발현 후 3일만에 뒤늦은 혈종제거술 시행

원고에게 마미증후군이 시작된 3일 후인 2001. 6. 11.이 되어서야 피고병원 의사는 분비물이 신경을 누르고 있어 제거수술을 해야 한다고 하더니 같은 날 저녁 혈종제거술을 시행하였습니다.

마. 수술 후 지속된 배변 · 배뇨장애 등 영구적인 신체장애의 발생

그러나 재수술 후 원고는 하반신마비가 계속되어 대 · 소변을 볼 수 없었으며 외음부주변과

항문주변, 엉덩이 하반부에 전혀 감각이 없었습니다. 이에 피고병원 의사는 2～3주 후면 나을 것이니 걱정하지 말라고 하였으나 상태는 더욱 악화될 뿐이었습니다.

같은 해 7. 24. 퇴원 후에도 호전되리라는 피고병원 의사의 말을 믿고 지속적으로 통원치료를 꾸준히 받던 중 2001. 12. 12.경 피고병원 비뇨기과에서 치료가 불가능하다는 소견을 듣게 되었던 것입니다.

현재 원고는 대소변 감각이 없으며 갑자기 소변이 나오는 등 외출시에는 기저귀를 착용하여야 하며, 성생활도 전혀 할 수 없는 상태로 사고 이후 심한 고통을 받고 있습니다.

2. 피고의 과실

가. 헤모박 삽입 또는 관리상의 잘못으로 혈종 및 마미증후군을 유발시킨 과실

(1) 헤모박의 도관을 잘못 위치시킨 잘못

헤모박은 수술부위에 혈액이 고이는 것을 방지하기 위하여 수술이 끝마칠 무렵 수술부위에 삽입하는 의료기구로 플라스틱으로 만든 도관과 흡입통으로 구성되어 있습니다. 헤모박의 기능은 수술부위에 혈액이 고이는 것을 방지하기 위한 것으로 특히나 척추수술시에는 다른 수술에 비하여 출혈이 많으므로 헤모박을 반드시 삽입하여야 합니다. 삽입시 헤모박의 도관이 정확하게 출혈부위에 삽입되도록 주의를 기울려 도관의 끝을 위치시킨 후 근육, 피부 등을 정확하게 봉합하고 수술을 끝마쳐야 합니다. 그런데 수술집도의인 양○○는 헤모박의 도관 끝을 출혈부위에 제대로 위치시키지 못하여 적절한 배액이 이루어지지 않아 혈종을 발생케 한 것입니다.

(2) 혈종으로 인한 마미증후군의 발생

이 건 피고병원의 의사가 척추수술 중 수술부위 혈액의 배액을 위한 헤모박의 도관삽입시 정확한 위치에 삽입하지 못하여 발생된 혈종은 원고에게 마미증후군이라는 합병증을 유발시켰습니다. 그리고 이러한 마미증후군에 대한 처치상의 과실로 인하여 심각한 후유장애가 발생하게 되었습니다.

(3) 소 결

이 건 사고의 출발점을 다시 한 번 살펴보자면 척추수술에서 수술부위 혈액을 배출하기 위하여 설치한 헤모박을 잘못 위치시킨 과실입니다. 이러한 최초의 과실이 없었다면 2번의 수술도 필요 없었고 마미증후군의 발생도 없었을 것입니다.

나. 뒤늦은 혈종제거로 인하여 영구적인 후유장애를 남긴 과실

이 건 피고의 두 번째의 과실은 피고의 잘못된 헤모박 삽입으로 인한 혈종 발생 후 환자에게 신경증상이 점차 악화되어 마미증후군이 나타났음에도 신속한 조치를 취하지 아니하여 심각한 후유장애를 영구적으로 발생시킨 과실입니다.

3. 피고 주장에 대한 반박

피고는 답변서에서 첫째, 환자가 호소하고 있는 바와 같이 배변, 배뇨장애의 고통이 있는 것은 이 건 수술에 따른 부득이한 것으로서 현재의 의료수준 및 기술로서는 예상할 수도 없는 부작용이라고 할 수도 있으며, 둘째, 신경인성 방광증세가 피고병원 의료진의 수술상 과오로 인하여 발생한 것인

지에 대한 증거자료는 없는 것이라고 주장하는 바 이것은 사실과 다른 거짓 주장이며 이 건 사고의 원인이 피고의 과실임이 분명한 데도 이를 부인하려는 의도인 것입니다.

이에 대하여 반박하자면 다음과 같습니다.

첫째, 원고가 지금 겪고 있는 배변, 배뇨장애가 수술에 따른 부득이한 것으로 현재의 의료수준 및 기술로는 예상도 할 수 없는 것이라는 주장은 이 건 경우에는 해당되지 않는 것입니다. 왜냐하면 이 건 배변, 배뇨장애는 수술과정에서 척수신경이 손상을 입어 발생한 것이 아니고 척수수술 후 수술부위의 혈액이 배액되지 않고 고여 혈종을 형성하여 신경을 압박하여 발생된 증상이었으므로 응급수술만 제때에 하였더라면 장애는 남지 않았을 것이고 치료가 되었을 것이기 때문입니다.

둘째, 신경인성 방광이 피고의 수술상의 과실로 발생한 것이라는 증거는 없다는 주장은 참으로 어이없는 주장입니다.

4. 결 론

이 건 원고는 수술 후 배변, 배뇨장애가 나타난 후에도 피고병원 의료진들의 곧 좋아질 것이라는 말을 믿고 성실하게 외래 진료를 받아오다가 2001. 12. 12. 비뇨기과 의료진들의 회복불가라는 말을 듣고 기가 막힐 따름이었습니다. 이 건 원고는 현재 외출시는 기저귀를 착용하는 등 이루 말할 수 없는 고통을 겪고 있습니다. 피고는 원고의 이러한 고통에 대하여 자신의 과실을 인정하고 금전으로나마 배상함이 마땅하다고 할 것입니다.

이상과 같이 변론을 준비합니다.

입 증 방 법

1. 갑 제6호증의 1, 2(척추외과학 표지 및 내용)

2002. 2. 4.

위 원고 김○○

서 울 지 방 법 원 민 사 제 15 부 귀 중

2002가합16548호 손해배상(의)

문 서 제 출 명 령 신 청

원 고 김○○ 외 1
피 고 ○○대학병원 외 1

위 당사자 간 귀원 위 사건에 관하여 원고들은 그 주장사실을 입증하기 위하여 다음과 같이 문서제출명령을 신청합니다.

신 청 취 지

피고는 원고 김○○에 대한 별지 기재 진료기록부 일체를 2002. 2. 20.까지 제출하라.
는 명령을 구합니다.

신 청 이 유

1. 원고는 2001. 5.경부터 피고병원에 입원하여 척추관협착수술 및 치료를 받은 사실이 있습니다.
2. 위 피고는 문서의 제출을 거부하고 있는 바, 원고의 주장사실을 입증하고, 이 건 소송진행을 신속히 하고자 문서의 제출명령신청을 하는 것입니다.

2002. 3. 12.

위 원고 김○○
이○○

서 울 지 방 법 원 민 사 제15부 귀 중

별 지

1. 외래진료기록지
2. 입 · 퇴원기록지
3. 경과기록지
4. 의사처치명령서
5. 협진의뢰서
6. 간호기록지
7. 투약기록지
8. T.P.R note(활력도표지)
9. 수분섭취배설기록지
10. 수혈기록지
11. 수술기록지
12. 마취기록지
13. 각종 요청서
14. 각종 임상검사 결과기록지
15. 각종 방사선 결과기록지
16. 특수검사 기록지
17. 중환자실 기록지
18. 기타 신청인에 대한 모든 진료기록지

2002가합16548호 손해배상(의)

신 체 감 정 촉 탁 신 청

원 고 김○○ 외 1
피 고 ○○대학병원 외 1

위 당사자 간의 귀원 위 사건에 관하여 원고들은 주장사실을 입증하기 위하여 아래와 같이 신체감정을 촉탁합니다.

아 래

1. 피감정인의 인적 사항
   성 명 : 김○○
   생 년 월 일 : 1948. 4. 22.생
   주 소 : 서울 강남구 역삼동 999-100
   직업(직종) : 도시일용노동자

2. 감 정 과 목 : 신경외과, 비뇨기과

3. 피감정인의 병력

일반적으로 수술부위에서 생기는 분비물을 제거하기 위하여 수술 당시 수술부위에 헤모박이라는 음압을 이용한 분비물제거 백을 삽입하고 삽입 직후 백의 상태와 배액상태를 관찰하여 백의 불량 여부를 확인하며 이후에도 백의 기능과 배액상태를 수시로 확인하여 수술부위 분비물이 적절히 배액되는지 확인하여야 함에도 피고병원에서는 불량 헤모박을 사용하였으며, 헤모박을 교체한 후에도 잘못된 설치로 배액기능이 적절하지 못하고 수술부위 신경이 분비물로 압박되고 하지마비의 이상증상이 나타나고 있음에도 이를 확인하기 위한 어떠한 검사도 시행하지 않은 채 피감정인의 상태를 방치하고 뒤늦게 수술을 시행하여 피감정인을 하지신경마비에 의한 장애상태에 이르게 한 것입니다.

4. 감정할 사항

위 피감정인의 위 2001. 6. 7. 의료사고로 인한 부상에 관하여

(1) 부상의 부위 및 정도
(2) 치료가 종결된 여부
(3) 현재의 자각적 증상의 유무 및 있다면 그 내용과 정도
(4) 현재의 타각적 증세의 유무 및 있다면 그 내용과 정도
(5) 현재의 병적 증상이 위 일자의 사고로 인한 것인지 여부
(6) 위 병적 증상의 원인이 되는 기왕증이 있었는지 여부 및 있다면 그 내용 및 정도(기여비율을 %로 표시할 것)

(7) 향후치료가 필요하다면 그 치료의 내용과 치료시기 및 기간, 그리고 치료비 예상액

(8) 피감정인에게 보조장구가 필요하다면 그 보조기의 종류, 필요기간, 소요개수, 수명 및 단가와 그 보조구의 사용으로 개선될 수 있는 거동의 정도 및 착용훈련기간이 필요한 경우에는 그 훈련기간

(9) 개호인이 필요한지 여부, 필요하다면 ① 개호내용(음식물 섭취, 착탈의, 대소변, 체위변경 등), ② 개호내용에 비추어 의료전문가의 개호가 필요한지, 또는 보통 성인남녀의 개호로 족한지의 여부 및 개호인은 몇 명이 필요한지(의료전문가가 필요하다면 그 비용)

(10) 치료종결 후(향후치료 포함) 피감정인에게 후유증이 남게 될 것인지 여부

가. 어떠한 후유증이 남게 되는지 여부

나. 그것이 영구적인지 혹은 개선 가능한 것인지의 여부

다. 이로 인하여 신체장해가 예상되는지(신체장해라 함은 치료종결로 증상이 고정되었거나 향후치료를 한다 하더라도 영구적으로 개선 불가능한 후유증이란 점을 고려한 것)와 그 장해내용(운동장해, 기능장해가 있는 경우 이를 구체적으로 표시할 것)

라. 위 신체장해가 맥브라이드 노동능력상실평가표와 국가배상법시행령 별표 노동력상실률표의 각 어느 항목에 해당하는지, 만일 적절한 해당 항목이 없을 경우 준용항목, 또는 어느 항목의 몇 % 정도에 해당하는 것으로 봄이 상당한지를 표시

마. 피감정인이 도시일용노동자 직업에 계속 종사할 수 있는지의 여부 및 그 직업에 있어서의 노동능력 상실정도(%로 표시)

바. 피감정인이 일반 도시 또는 농촌일용노동자로 종사하는 경우 그 노동능력의 상실정도(%로 표시)

(11) 위 후유증이 피감정인의 평균수명에 영향이 있는지, 있다면 예상되는 단축기간 및 그 근거자료

(12) 기타 참고사항

2002. 3. 12.

위 원고 김○○

이○○

서 울 지 방 법 원 민 사 제15부 귀 중

2002가합16548호 손해배상(의)

감 정 신 청 서

원 고 김○○ 외 1
피 고 ○○대학병원 외 1

위 당사자 간 귀원 위 사건에 관하여 원고들은 다음과 같이 진료기록부 및 의학감정을 신청합니다.

다 음

1. 감정할 곳
사단법인 대한의사협회(참조 : 정형외과학회)
서울 용산구 동부 이촌동 302의 75(우편번호 : 140-031)
(전화번호 : 794-24○○)

2. 감정목적물
피고병원 소속 의료진이 원고 김○○을 진료한 후 작성한 진료기록부

3. 감정할 사항
가. 수술 전 상태에 대하여
(1) 2001. 5. 31. 입원 당시 및 6. 7. 수술 전 진단명 및 위 환자의 증상은 어떠한지.
(2) 2001. 6. 7. 수술 전 위 환자는 배뇨 및 배변장애가 있었는지 여부.
나. 2001. 6. 7. 척추관협착증수술에 대하여
(1) 척추관협착증이란 무엇인지.
(2) 위 환자의 척추관협착증상태는 어떠하며, 수술의 목적은 무엇인지.
(3) 척추관협착증수술 후 합병증으로 어떠한 것들이 있으며, 합병증의 원인은 무엇인지.
다. 헤모박에 대하여
(1) 헤모박이란 무엇이며, 척추수술시 헤모박 관리상의 주의점은 무엇인지.
(2) 2001. 6. 7. 척추관협착증수술시 수술부위에 삽입되는 헤모박의 기능은 무엇인지.
(3) 이 건과 같은 척추관협착증수술 후 헤모박을 통한 정상적인 배액량은 어떠한지.
(4) 위 환자는 6. 7. 수술 당일 수술부위 심한 통증을 호소하였고, 헤모박으로 배액이 잘 되지 않아 같은 날 23:00경 헤모박 교체가 있었는 바,
① 헤모박을 통한 배액이 적절하지 못할 경우 그 원인으로 어떠한 것들이 있을 수 있으며, 적절할 검사 및 처치는 무엇인지.
② 위 환자에서 6. 7.경 헤모박으로 배액이 적절하지 못한 원인은 무엇이며, 교체하게 된 경위는 무엇인지.

③ 헤모박 교체시 주의점은 무엇인지.

(5) 위 환자는 6. 7. 23:00경 헤모박을 교체한 이후에도 헤모박을 통해 배액이 거의 없고 6. 9.경 헤모박 제거가 있었는 바,

① 위 환자에서 척추관협착증수술 후 헤모박 교체 전 배액상태 및 6. 7.경 헤모박 교체 후 배액상태는 어떠한지.

② 위 환자는 헤모박을 교체한 후에도 거의 배액되지 않고 이러한 상태에서 6. 9.경 수술부위 통증이 심하고 양쪽 발부분 저린감이 지속되었는 바, 이때 주의해야 할 사항은 무엇이며, 적절한 검사 및 처치는 무엇인지.

라. 척추관협착증수술 후 상태에 대하여

(1) 척추관협착증수술 후 위 환자의 신경학적 증상변화는 어떠한지.

(2) 위 환자에서 배뇨 및 배변기능 이상이 발생된 시점은 언제인지.

마. 2001. 6. 11. 수술에 대하여

위 환자는 6. 11.경 수술부위 혈종제거술을 받았는 바,

(1) 수술 후 수술부위 혈종을 진단할 수 있는 방법은 어떠한 것들이 있는지.

(2) 위 병원에서는 6. 11.경 수술부위 혈종을 진단하고 혈종제거수술을 결정하였는 바, 혈종을 진단하게 된 근거는 무엇인지.

(3) 척추관협착증수술 후 수술부위 혈종유발의 원인으로 어떠한 것들이 있는지.

(4) 6. 11.경 수술 후 두 개의 헤모박이 삽입되었는 바, 헤모박을 통한 배액상태는 어떠하였는지.

첨 부 서 류

1. 진료기록 각 1부

2002. 3. 12.

위 원고 김○○ 외 1

서 울 지 방 법 원 민 사 제 15 부 귀 중

2002가합16548호 손해배상(의)

사 실 조 회 신 청

원 고 김○○ 외 1
피 고 ○○대학병원 외 1

위 당사자 간 귀원 위 사건에 관하여 원고들은 주장사실을 입증하기 위하여 아래와 같이 사실조회를 신청합니다.

아 래

1. 사실조회할 기관
   사단법인 대한의사협회(정형외과학회)
   서울 용산구 동부 이촌동 302의 75(우편번호 : 140-031)
   (전화번호 : 794-24○○)

2. 조회할 사항

가. 척추관협착증수술에 대하여
   (1) 척추관협착증이란 무엇인지.
   (2) 척추관협착증수술 후 합병증으로 어떠한 것들이 있는지.

나. 헤모박에 대하여
   (1) 헤모박이란 무엇인지, 헤모박을 사용하기 전 헤모박의 기능확인이 필요한지.
   (2) 척추관협착증수술시 수술부위에 삽입되는 헤모박의 기능은 무엇인지, 수술 후 헤모박 관리상의 주의점은 무엇인지.

다. 척추수술 후 상태에 대하여
   (1) 이 건과 같은 척추관협착증수술 후 헤모박을 통한 통상적인 배액량은 어떠한지.
   (2) 척추수술 후 수술부위 통증이 심하고 헤모박을 통하여 배액이 적절하지 못한 경우,
      ① 이때 어떠한 주의가 필요한지, 적절한 조치는 무엇인지.
      ② 헤모박을 교체한 후에도 배액이 거의 되지 않는 정도로 배액이 적절하지 못한 경우 주의해야 할 사항 및 적절한 검사와 처치는 무엇인지.
   (3) 헤모박 기능장애가 있는 상태에서 헤모박을 제거할 경우 어떠한 위험이 있을 수 있는지, 이때 주의해야 할 점은 무엇인지.
   (4) 척추수술 후 수술부위 통증이 심하고 감각이상 및 배뇨 및 배변장애 등 신경학적 이상증상이 있을 경우, 어떠한 주의가 필요한지, 이때 적절한 검사 및 처치는 무엇인지.

라. 척추수술 후 수술부위 혈종유발에 대하여
   (1) 척추관협착증수술 후 수술부위 혈종유발의 원인으로 어떠한 것들이 있는지.

(2) 척추수술시 수술부위 혈종유발을 예방하기 위한 수술시 주의사항은 무엇인지.
(3) 척추수술 후 수술부위 혈종유발 및 신경손상의 위험에 대비한 주의사항은 무엇인지.
(4) 척추수술 후 수술부위 혈종을 진단할 수 있는 방법으로 어떠한 것들이 있는지.
(5) 수술부위 혈종이 적절히 제거되지 못하고 혈종으로 신경압박이 계속될 경우 신경손상이 유발될 수 있는지.

2002. 3. 12.

위 원고 김○○ 외 1

서 울 지 방 법 원 민 사 제 15 부 귀 중

2002가합16548호 손해배상(의)

청구취지확장 및 원인변경 신청서

원 고　김○○ 외 1
피 고　○○대학병원 외 1

위 사건에 관하여 원고들의 소송대리인은 다음과 같이 청구취지확장 및 원인변경신청을 합니다.

변 경 된 청 구 취 지

1. 피고는 원고 김○○에게 금 65,862,779원, 같은 이○○에게 금 5,000,000원 및 각 이에 대하여 2001. 6. 7.부터 이 청구취지확장 및 청구원인정정 신청서 부본 송달일까지는 연 5푼의, 그 다음날부터 다 갚는 날까지는 연 2할 5푼의 각 비율에 의한 금원을 지급하라.
2. 소송비용은 피고의 부담으로 한다.
3. 제1항은 가집행할 수 있다.

라는 판결을 구합니다.

변 경 된 청 구 원 인

1. 2. 당사자들의 신분관계 및 손해배상 책임의 발생은 종전 소장을 그대로 원용합니다.

3. 손해배상의 범위

가. 원고 김○○의 일실이익

위 원고가 이 사건 사고로 인하여 상실한 가동능력에 대한 금전적 총평가액 상당의 일실수입 손해는, 다음 (1)과 같은 기초사실 및 평가내용을 기초로 하여 다음 (2)항과 같이 월 12분지 5푼의 비율에 의한 중간이자를 공제하는 단리할인법에 따라 이 사건 사고 당시의 현가로 계산하면 금 17,599,077원입니다.

(1) 기초사실 및 평가내용

(가) 성　별 : 여자

생년월일 : 1948. 4. 22.

시 고 일 : 2001. 6. 7.

이 사건 사고 당시 연령 : 53세 1개월 남짓

기대여명 : 생명표상 26.88년으로 특단의 사정이 없는 한 79세까지는 생존하리라 추정됩니다.

(나) 직업 및 소득실태

① 직　업 : 도시일용노동자

② 월수입 : 금 856,504원(금 38,932원×22일)

(다) 기왕증

이 사건 사고의 신체감정의인 중부 용산병원의 신체감정의 최○○의 신체감정서에 의하면 원고의 기왕증의 관여도는 약 50%로 추정된다고 합니다.

(라) 후유장해 및 가동능력상실 비율

이 사건 중부 용산병원의 비뇨기과 감정의 유○○의 신체감정 결과에 따르면 위 원고는 신경인성 방광, 요실금은 맥브라이드표에 따르면 비뇨생식기계의 손상 중 표 II-A-2항에 해당하고 기왕증의 관여도 50%를 제하면 7.5%의 노동능력상실이 영구 예상된다고 하였습니다.

이 사건 중부 용산병원의 신경외과 신체감정의 유○○의 신체감정 결과에 의하면 위 원고의 장애 정도는 맥브라이드표(Table 14, 80, 86page) 척수손상-V-D-2-b 및 직장-A-2에 각각 해당되고 기왕증의 관여도 50%를 제하면 10%(주부를 실내도시일용노동자로 간주하여 직업계수 5를 적용하면 12%)와 10%(주부로서 13%)의 노동능력 상실이 영구 예상되어 종합하면 23.44%의 노동능력상실이 영구 예상된다고 합니다. 배뇨장애에 대한 비뇨기과문제는 별도로 한다고 감정하였습니다.

따라서 이를 계산하면 원고의 노동능력상실률은 29.182%{23.44%+(100-23.44)×0.075}가 됩니다.

(마) 가동기간

이 사건 사고일인 2001. 6. 7.부터 원고의 나이 만 60세에 이르는 2008. 4. 22까지 82개월 동안

(2) 계산(편의상 월 · 원 미만 버림, 이하 같음)

2001. 6. 7.부터 2008. 4. 22.까지(82개월간)

금 17,599,077원 = 금 856,504원×70.4118×29.182%

나. 치료비

(1) 기왕 치료비

위 원고는 이 건 사고로 인한 기왕 치료비는 추후 확장의 여지를 남기겠습니다.

(2) 향후 치료비

(가) 이 사건 사고에 대하여 중부 용산병원 비뇨기과 신체감정의 유○○에 의하면, 위 원고의 향후 치료비로 금 43,764,000원이 소요된다고 하며 이를 호프만식 계산방법에 의하여 계산하면 (나)와 같습니다.

신경인성 방광, 요실금 :

연 1회 경정맥 요로조영술	100,000원
연 1회 방광기능검사	100,000원
연 4회 요검사, 요배양검사	96,000원
방광배뇨근 인정제 투여	
디트로판연	980,000원

요실금에 대한 기저귀(패드) 착용

패드값 : 1,500원/일 연 547,500원

1년간 치료비 합계액 : 1,823,500원/년

여명기간 : 24년

총 치료비 추정액 : 1,823,500원×24＝43,764,000원

(나) 계산(년 미만 절사)

1,823,500원×15.4997＝28,263,702원

다. 위자료

이 건 원고는 수술 후 배변, 배뇨장애가 나타난 후에도 피고병원 의료진들의 곧 좋아질 것이라는 말을 믿고 성실하게 외래 진료를 받아오다가 비뇨기과 의료진들의 회복불가라는 말을 듣고 기가 막힐 따름이었습니다. 원고는 현재 요실금 및 빈뇨, 급박료 등의 증상을 보이고 있으며 평상시에도 기저귀를 착용하여야만 하고 또한 요추부 고정에 따른 운동장애 및 통증 발생 그리고 항문 주위의 감각저하 및 배변장애 등 이루 말할 수 없는 고통을 겪고 있습니다. 피고는 원고의 이러한 고통에 대하여 금전적으로나마 배상함이 마땅하다고 할 것입니다.

따라서 이 사건 사고의 경위 및 가해자의 과실, 위 원고의 노동능력 상실 정도, 치료기간, 원고의 나이 등 제반 사정을 감안할 때 피고는 위자료로 원고 김○○에게 금 20,000,000원, 원고 이○○에게 금 5,000,000원을 지급하여야 할 것입니다.

4. 결 론

그렇다면 피고는 원고 김○○에게 금 65,862,779(일실수익 금 17,599,077＋향후 치료비 금 28,263,702원＋위자료 금 20,000,000원), 같은 이○○에게 금 5,000,000원 및 이에 대하여 2001. 6. 7.부터 이 청구취지확장 및 원인변경신청서 부본 송달일까지는 민법 소정의 연 5푼의, 그 다음날부터 다 갚는 날까지는 소송촉진등에관한특례법 소정의 연 2할 5푼의 각 비율에 의한 지연손해금을 지급할 의무가 있다 할 것입니다.

2002. 3. 20.

위 원고 김○○ 외 1

서 울 지 방 법 원 민 사 제15부 귀 중

항 소 장

원고(피항소인) 1. 김○○(480422-2468246)
서울 강남구 역삼동 999-100
(우편번호 : 135-080, 전화번호 : 556-3100)
2. 이○○(431207-1469548)
위 동

피고(항소인) 1. ○○대학병원
서울 관악구 신림동 00번지(우편번호 : 114-114)
대표자 이사 박○○
2. 양○○
서울 관악구 신림동 ○○대학병원 정형외과 과장
(전화번호 : 8988-4412)

손해배상(의) 사건

위 당사자 간 서울지방법원 2002가합16548호 손해배상(의)청구사건에 관하여 피고는 동원이 2002. 5. 1. 선고한 판결 중 피고패소 부분에 관하여 불복하므로 이에 항소를 제기합니다(제1심 판결정본은 2002. 5. 4.에 송달받았습니다).

원판결의 표시

1. 피고는 원고 김○○에게 36,769,836원, 원고 이○○에게 300만원 및 각 이에 대하여 2001. 6. 7.부터 2002. 5. 1.까지는 연 5%, 그 다음날부터 갚는 날까지는 연 25%의 비율에 의한 금액을 지급하라.
2. 원고들의 나머지 청구는 기각한다.
3. 소송비용 중 40%는 원고들이, 60%는 피고가 부담한다.
4. 제1항은 가집행할 수 있다.

항 소 취 지

1. 원판결 중 피고패소 부분을 취소하고 위 취소 부분에 해당하는 원고들의 청구를 각 기각한다.
2. 소송비용은 1, 2심 모두 원고들의 부담으로 한다.

라는 판결을 구함.

항 소 이 유

추후 제출하겠음.

첨 부 서 류

1. 항소장 부본 1 매
1. 납부서 1 매

2002. 5. 10.

위 피고 ○○대학병원 외 1

서 울 고 등 법 원 귀 중

찾아보기

Medical Dispute and Law
second edition Index

ㅁ

ㅂ

ㅅ

ㅇ

ㅌ

ㅍ

ㅎ

지은이에 대하여

김재윤

건국대학교 법과대학 졸업

건국대학교 대학원 졸업(법학석사)

독일 Trier 대학교 법학석사(LL. M.)

독일 Trier 대학교 법학박사(Dr. jur.)

인제대학교 법학과 조교수

現 전남대학교 법학전문대학원 부교수

주요 저서 및 논문

Umweltstrafrecht in der Risikogesellschaft —Ein Beitrag zum Umgang mit abstrakten Gefährdungsdelikten—, Dissertation, Göttingen 2004.

『현대형법의 위기와 과제』, 전남대학교출판부, 2009.

『형법판례—총론편』, 전남대학교출판부, 3인 공저, 2010.

『새로운 형법총론』, 율곡출판사, 2인 공저, 2011.

『새로운 형법각론』, 율곡출판사, 2인 공저, 2013.

『로스쿨 의료형법』, 전남대학교 출판부, 2013.

『생명의 형법적 보호』, 전남대학교 출판부, 2014.

「타인의 인체파생물질 사용의 형법적 정당화사유」, 『법학논총』(제33집 제2호), 전남대학교 법학연구소, 2013.8, 29~50면 외 다수.

제2판 의료분쟁과 법

초 판 1쇄 발행 2006년 2월 5일
제2판 1쇄 발행 2015년 2월 5일

지은이 김재윤
펴낸이 박기남
펴낸곳 **율곡출판사**
153-797 서울시 금천구 가산디지털1로 84, 803호
전화 (代) 02) 718-9872/3
팩스 02) 718-9874
home-page www.yulgokbooks.co.kr
e-mail yulgokbook@naver.com
등록 1989.11.10. 제2014-000031호
ISBN 978-89-97428-56-4 93360

정가 30,000원

※ 이 책의 무단 전재 또는 복제행위에 대해서는 저작권법 제136조에 의거 5년 이하의 징역 또는 5,000만원 이하의 벌금에 처하게 됩니다.
※ 잘못된 책은 구입하신 서점에서 바꾸어 드립니다.